Pädiatrische Notfall- und Intensivmedizin

T0175279

EBOOK INSIDE

Die Zugangsinformationen zum eBook inside finden Sie
am Ende des Buchs.

Thomas Nicolai · Florian Hoffmann · Carola Schön ·
Karl Reiter

Pädiatrische Notfall-
und Intensivmedizin

6. Auflage

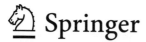 Springer

Prof. Dr. Thomas Nicolai
München, Deutschland

PD Dr. Florian Hoffmann
Dr. von Haunersches Kinderspital
München, Deutschland

Dr. Carola Schön
Dr. von Haunersches Kinderspital
München, Deutschland

Prof. Dr. Karl Reiter
Dr. von Haunersches Kinderspital
München, Deutschland

ISBN 978-3-662-61596-6   ISBN 978-3-662-61597-3 (eBook)
https://doi.org/10.1007/978-3-662-61597-3

Die Deutsche Nationalbibliothek verzeichnet diese Publikation in der Deutschen Nationalbibliografie; detaillierte bibliografische Daten sind im Internet
über http://dnb.d-nb.de abrufbar.

Springer ist ein Imprint der eingetragenen Gesellschaft Springer-Verlag GmbH,
DE und ist ein Teil von Springer Nature.
Die Anschrift der Gesellschaft ist: Heidelberger Platz 3, 14197 Berlin, Germany

Vorwort zur 6. Auflage

Der rasche Fortschritt in der Kinderintensivmedizin macht eine Neuauflage dieses Buches erforderlich. Das Spektrum der heute in der Kinderintensivmedizin zu behandelnden Erkrankungen hat sich in den letzten Jahren drastisch verändert.

Viele Krankheitsbilder z. B. aus dem Gebiet der Stoffwechselerkrankungen kommen dank Frühdiagnose und besserer Therapiemöglichkeiten seltener mit intensivpflichtigen Verschlechterungen zur Aufnahme. Dies gilt ebenso für viele Infektionserkrankungen, die dank Impferfolgen kaum noch in Erscheinung treten.

Bei manchen Erkrankungen des neuromuskulären Systems deuten sich erstmals kausale Therapiemöglichkeiten an, sodass hoffentlich zukünftig die oft ungünstigen intensivmedizinischen Behandlungsphasen vermieden oder in ein höheres Alter verschoben werden können.

Andererseits haben Fortschritte in Spezialgebieten der Pädiatrie, wie z. B. in der Onkologie und Transplantationsmedizin, eine Kenntnis der Intensivtherapie besonders schwerer Fälle aus diesen komplexen Bereichen unerlässlich gemacht. Die Verbesserung der perioperativen Schmerztherapie muss unbedingt in die Versorgung integriert werden und erfordert entsprechend Kenntnisse und Routine in der Anwendung. Die rationale Diagnostik und Therapie schwerer Traumata und die allgemeine Schockraumversorgung von Kindern ist in den letzten Jahren wesentlich verbessert worden.

Wir hoffen die Umsetzung auch neuer Erkenntnisse im hektischen Alltag einer Intensivstation durch dieses Buch zu erleichtern. Eine sonst in der Medizin sinnvolle und weithin praktizierte Online-Suche ist nach unserer Erfahrung für Akutsituationen oft zu umständlich, mühsam und unübersichtlich. Bei weniger eiligen Entscheidungen ist sie dann eine un-

Inhaltsverzeichnis

Kardiozirkulatorische Erkrankungen

T. Nicolai, F. Hoffmann, C. Schön, K. Reiter

Der Beitrag wurde verfasst unter Mitarbeit von G. Balling

1.1 Schock, Kreislaufinsuffizienz

Def. Akutes zirkulatorisches Versagen mit konsekutiver verminderter Organperfusion und Endorgandysfunktion durch unzureichende Versorgung mit oxygeniertem Blut.

Sy. Tachykardie, niedriger Blutdruck, verlängerte Rekapillarisierungszeit, Unruhe („the child is confused, but not perfused"), kalter Schweiß, Urinmenge vermindert.
Sekundärfolgen sind Schockniere, Leberfunktions- und Gerinnungsstörungen, ARDS, Multiorganversagen.

Ät. ■ Hypovolämie (häufig bei Kindern!):
  ▬ Absolut: Trauma, gastrointestinaler Flüssigkeitsverlust: GI-Blutung, Gastroenteritis, Ileus; innere Blutungen (Milzruptur), Kapillarleck (Verbrennung, nach Knochenmarktransplantation, Sepsis), Dehydration.
  ▬ Relativ (venöses Pooling, arteriolärer Tonusverlust): Sepsis, Anaphylaxie, Addison, AGS, Salzverlustsyndrom.
■ Septischer Schock: Meningokokkensepsis, gramnegative Sepsis (NG), Staphylokokken-Schock-Syndrom, SIRS („systemic inflammatory response syndrome").

© Springer-Verlag Berlin Heidelberg 2021
T. Nicolai, F. Hoffmann, C. Schön, K. Reiter, *Pädiatrische Notfall- und Intensivmedizin*,
https://doi.org/10.1007/978-3-662-61597-3_1

- Kardiogener Schock: Kardiomyopathie, Myokarditis, Herzfehler (NG), Staphylokokken-Schock-Syndrom, linksventrikulären Obstruktionen (LVOTO; „left ventricular outflow tract obstruction") inkl. kritischer Aortenisthmusstenose, kritische Aortenstenose oder hypoplastisches Linksherzsyndrom (HLH), Rhythmusstörung mit LCO („low cardiac output"), pulmonalhypertensive Krise, Perikardtamponade, Spannungspneu, Überblähung bei Beatmung insbesondere bei NG und jungen SG: selten ALCAPA-(„Anomalous left coronary artery from pulmonal artery"-)Syndrom (ischämiebedingtes Infarkt-EKG beim Kind!).
- Seltenere Ursachen einer generellen Minderperfusion: Supraventrikuläre Tachykardie (SVT) als Schockursache selten! Wird von SG/Kindern meist lange toleriert. Demaskierung eines Vorhofflatterns: Adenosinbolus (▶ Abschn. 1.6, Herzrhythmusstörungen).

Dg.

- **Klinik:** RR oben/unten, Amplitude? Herzfrequenz, Pulse an allen vier Extremitäten, Rekap.-Zeit, Atemfrequenz, S_pO_2, (prä- und postduktale Sättigung beim NG), Belüftung der Lungen bei Beatmung: ausreichende Exspirationszeit (besonders bei obstruktiven Lungenerkrankungen)?
- Halsvenenstauung? Lebergröße, Dehydratation?, Temperatur, Urinmenge.
- **Labor:** Basislabor, CRP, BK, E'lyte, Laktat, Eiweiß, LDH, Quick, PTT, Fibrinogen, AT III, art. Blutgase, art. und zentralvenöse Sättigung (S_aO_2, S_vO_2), proBNP, Amylase, Lipase, D-Dimere, GOT, GPT, CK, CK-MB, Troponin, Diff-BB.
- **EKG:** Tachy-/Bradykardie, Rhythmusstörung, Ischämiezeichen (z. B. bei ALCAPA).
- **Infektiologie:** Suche nach Myokarditis, Osteomyelitis, Otitis, innerer Blutung etc.; Urinstatus (Katheter): Stix, spezifisches Gewicht, Bakteriologie, Antigendirektnachweis (Latexagglutination); Stuhl: Virologie (Rota-/Noro-Viren), Bakteriologie etc. je nach Klinik.

- **Bildgebung:** RöTx, UKG, Sono-Abdomen, Abdomen-Leeraufnahme je nach Klinik.
- **Weiteres:** LP, Antigendirektnachweis (Latexagglutination) und Gram-Färbung, Cortisol, fT_3, fT_4, TSH, Hydroxyprogesteron, Pyruvat, Untersuchungen zur Infektionsquelle, Blutungsursache je nach Klinik.

- **Intensivmonitoring**

RR alle 5–10 min (Normalwerte ◻ Tab. 17.1), orientierendes UKG, EKG, S_pO_2.

❶ CAVE

RR bei nicht-invasiver Messung evtl. falsch-normal; deshalb möglichst Arterie (RR-Normalwerte ◻ Tab. 17.1).

- Neurostatus, GCS, Kapillarperfusion (Warm-Kalt-Grenze markieren), Rekap.-Zeit: stündlich (normal: <3 s).
- ZVK → ZVD! (Füllungsdruck, $ScvO_2$).
- Blasenkatheter → Bilanz (Einfuhr, Ausfuhr, mind. 6-stündlich).
- Magenablaufsonde → pH, Blut?.

Th.

- Entscheidend ist die Korrektur der intravasalen Hypovolämie!
- Rasch orientierendes UKG (globale Funktion, Klappenstenosen, Aortenstenosen, AV- oder VA-Klappeninsuffizienz, Abschätzung des Drucks im RV über TI, Ductus offen, Perikard/Pleuraerguss?), aber Therapie nicht verzögern.
- Septischer Schock: ▶ Abschn. 10.1.
- O_2-Zufuhr.

Sonst fast immer:

- Schocklagerung.
- i. v.-Zugang, evtl. intraossär (▶ Kap. 15).
- Volumengabe: VEL, NaCl 0,9 %, Ringer-Acetat, (je nach Indikation Albumin 5 %, Serum, Blut).
  - Menge: rasch 10–20 ml/kg als Bolus aus der Hand; evtl. nach 10–20 min, evtl. auch mehrfach wdh., bis 60 ml/kg

in der ersten Stunde) je nach RR, Kapillarperfusion, HF!
Anwärmen der i. v.-Flüssigkeit!
  – Bei großen Mengen Kristalloid ($\geq$ 50 ml/kg) an
    Verdünnungseffekte denken, entsprechend
    Albumin 5 %, bei Blutungen (BB, Thromb., Gerinnung
    inkl. Fibrinogen, ggf. ROTEM) evtl. FFP und
    Thrombozytenkonzentrate geben.
- Korrektur der Azidose bei pulmonaler Hypertension erwägen:
  ggf. Bikarbonat/Tris-Puffer, E'lyte, Blutzucker.
- Beatmung: nach klinischer Indikation, aber eher früh (Zwerch-
  fellaktivität verbraucht viel O_2 und HZV!). Indikationen: S_pO_2-
  Abfälle, Erschöpfungszeichen, persistierende Schockzeichen,
  Koma – im Schock immer indiziert!
  — Normo- oder mäßige Hyperventilation: pCO_2 etwa
    (kurzfristig 30–)35 mmHg bei biventrikuärer Zirkulation.
    CAVE bei Shuntvitien mit Lungenüberdurchblutung
    (pCO_2 erhöhen).
- Herz groß im RöTx: dilatative Kardiomyopathie/Myokarditis
  $\rightarrow$ Vorsicht mit Volumentherapie bei kardiogenem Schock,
  aber bei DD Perikardtamponade $\rightarrow$ Volumen indiziert **und** ra-
  sche Punktion!
- Arrhythmie: wenn nicht durch Minderperfusion/O_2-Mangel,
  E'lytstörung, Medikamente sekundär entstanden
  ($\blacktriangleright$ Abschn. 1.6).
  — Bei breitem QRS und Tachykardie meist Kammerflattern:
    Defibrillation 4 J/kg.
  — Bei Bradykardie nach Herz-OP trotz guter Beatmung und
    guter BGA: Isoprenalin (Isuprel) 0,1–1(–2) µg/kg/min,
    sonst Pacer (extern/transvenös/intern).
- Antibiotika: bei Sepsis rasch ($\blacktriangleright$ Abschn. 10.1) nach Kulturen-
  abnahme.

**Wenn nach Volumenloading und Korrektur einer Arrhythmie
noch nicht stabil:**
- Dobutamin: 5–10(–20) µg/kg/min; häufig Tachykardieneigung
  (u. erhöhten myokard. O_2-Bedarf), RR-Abfall $\rightarrow$ dann zusätzlich Volumen und/oder Noradrenalin.

- Milrinon: 0,3–0,5 μg/kg/min; bei schlechter Ventrikelfunktion und eher hohem peripheren Widerstand (Myokarditis) – aufgrund der Vasodilation ggf. mit Noradrenalin kombinieren.
- Epinephrin/Adrenalin: 0,05–0,1 μg/kg/min.
- Norepinephrin/Noradrenalin: 0,05–1,0 μg/kg/min, z. B. bei septischem Schock; Oligurie ist keine KI!
- Alternativ Dopamin vasokonstriktiv ab 5–20 μg/kg/min.
- Arginin-Vasopressin (bei niedrigerem diastol. Blutdruck/Vasodilation nicht reagierend auf Noradrenalin): 0,0005–0,002 E/kg/min.

CAVE
Wenn Herz groß, peripher kalt = Systemwiderstand hoch und wird durch Vasopressoren noch weiter erhöht! Wenn möglich, Vor- und Nachlast senken (Furosemid, Milrinon, Nitrate [ISD], s. u.).

- **Zusätzliche Maßnahmen**
  - Antipyrese bei Temperatur >38,5 °C: z. B. Paracetamol, Ibuprofen, äußerliche Kühlung.
  - Sedierung: Midazolam 0,1 mg/kg/h, Fentanyl 2–5 μg/kg/h (wenn intubiert).
  - Furosemid: 1–3 mg/kg/Dosis bei Oligurie (Hypovolämie ausschließen, Leberdruckzeichen!), wenn RR und periphere Perfusion gut oder Flüssigkeitsbolus ohne Effekt war.
  - Bei hohem Systemwiderstand: periphere Vasodilatation mit z. B. Nitraten (ISD: 0,5–1–2 μg/kg/min) oder Milrinon bei zusätzlicher schlechter Ventrikelfunktion.

❶ **CAVE**
Volumen bereithalten (evtl. + Noradrenalin) wg. peripherer Vasodilatation!

  - Ranitidin: wenn Magen-pH <4,5 → 4 mg/kg/d i. v. in 4 ED oder Omeprazol über Magensonde (**CAVE**: Long-QT).
  - EK: Ziel-Hb >7 g%, bei zyanotischem Herzfehler >12 g%; an Verdünnungseffekt nach Volumentherapie denken.

- iNO bis 20 ppm: wenn pulmonale Hypertonie zu einem „low cardiac output" führt.
- Bei Blutungsschock postop oder z. B. nach Milzruptur: zügige Transfusion und Korrektur der Gerinnung bei Normothermie.
- Bei oberer GI-Blutung: Endoskopie.
- Glukosezufuhr: <10 J: 6–8 mg/kg/min; >10 J: 4–5 mg/kg/min; sonst nach BZ (keine Hyperglykämie – Insulintherapie 0,1 IE/kg/h), Kalorien: <10 kg: 55–75 kcal/kg/d; >10 kg: 45–55 kcal/kg/d.

DD.
- Symptomatische Sinustachykardie bei Sepsis bzw. bei absolutem oder relativem Volumenmangel, Herzinsuffizienz.
- Hypertone Krise mit akuter linksventrikulärer Insuffizienz bei Neuroblastom, thyreotoxische Krise, Phäochromozytom.
- Addison-Krise.

- **Erfolgsmonitoring**
  - Blutdruck, Herzfrequenz, Kältegrenze, Kapillarperfusion, Neurostatus, Anstieg der gemischtvenösen Sättigung, S_pO_2.
  - BGA: metabol. Azidose und Laktat rückläufig.
  - Nierenperfusion: Urinmenge >1 ml/kg/h.

1.1.1 Kardiogener Schock

Arrhythmien, Hypoxie, E'lytstörungen beseitigen, art. Drucküberwachung, BGA und Laktat im Verlauf, rechtzeitige Anlage eines ZVK und Blasenkatheter (s. o.).

Bestimmung des HZV, z. B. Pulmonaliskatheter (Swan-Ganz), Pulskonturanalyse (PiCCO). Abzuschätzen indirekt durch zentralvenöse Sättigung (ZVK).

Th.

- Beatmung allgemein: günstig zur Entlastung des linken Ventrikels (hoher PEEP), ungünstig für den rechten Ventrikel durch Erhöhung der RV-Afterload.
  CAVE: zu hoher PEEP (Erhöhung außerhalb der funktionellen Residualkapazität → Überblähung), besonders bei Patienten mit passivem Lungenfluss, z. B. Fontan-Zirkulation!
- Bei Lungenödem oder Fontan: Oberkörper des Pat. 30–45° hochlagern.
- Morphin: 0,1 mg/kg (0,05 mg/kg, wenn nicht beatmet) v. a. beim Absaugen o. Ä. (Auslöser von pulmonalhypertensiven Krisen).
- Vorlast durch Furosemidgaben: 1–3(–5) mg/kg i. v. senken, ggf. als DTI.
- Neben den Katecholaminen (s. o.) auch an Vasodilatatoren (Nachlast) denken: z. B. bei überdehntem linken Ventrikel mit erhöhtem LA-/Wedge-Druck (Druck im linken Vorhof = Vorlast) >12 cmH$_2$O, kühler Peripherie (erhöhter Systemwiderstand) und Ausschluss einer linksseitigen Stenose (z. B. Aortenisthmus-/Aortenklappenstenose):
  - Milrinon (Corotrop): 0,3–0,5 µg/kg/min, ggf. mit Bolusgabe als Inodilatator.
  - Sonst mit Nitraten: z. B. ISD (= Isosorbiddinitrat [Isoket]) 10 ml = 10 mg, 0,5–3 µg/kg/min.
  - Volumen vor Vasodilatatorengabe aufgezogen bereithalten, sonst auch Vasopressoren wie Noradrenalin oder Adrenalin.
- Auch an Levosimendan (Simdax) 0,1–0,2(–0,3) µg/kg/min denken; keine Daten aus der Pädiatrie vorliegend, hohes Risiko einer RR-Abfalls.
- Tachykardien/Rhythmusstörungen: Amidarontherapie, β-Blockertherapie.
- Rechtzeitig diskutieren, ob ein ventrikuläres Unterstützungssystem infrage kommt („assist device"/ECMO).

▪▪ Bemerkungen

Milrinon wirkt inotrop aber hypotensiv durch Nachlastsenkung (= Inodilatator) → evtl. mit Noradrenalin/Adrenalin kombinieren und Volumen bereithalten.

Intubation/Beatmung → mittlerer intrathorakaler Druck wird erhöht → linksventrikuläre Auswurfleistung wird verbessert, ungünstig für den rechten Ventrikel durch Erhöhung der RV-Afterload.

▪▪ Sondersituationen/Komplikationen

▪ Perikardtamponade: sofort unter Echo-Kontrolle → Drainieren (▶ Abschn. 15.3) und Volumengabe.
▪ Infusoperikard: Diagnostik: Glukose im Punktat? Katheterlage, Kontrast-Echo mit „bubbles" Röntgen mit KM?
▪ Spannungspneu, Pneumoperikard: sofort Probepunktion → falls Luft zu aspirieren → großlumige Drainage, evtl. auch vor Röntgen.
▪ Aorten- oder Isthmusstenose beim NG: Prostaglandin (PG) E_1 = Minprog i. v.: 0,01–0,1 µg/kg/min (= 10–100 ng/kg/min). Über RV und Ductus arteriosus Botalli wird untere Körperhälfte perfundiert → Urinausscheidung steigt! Bei Prostaglandin NW (wie Fieber, Apnoen) beachten, Volumen und Beatmung bereithalten.

1.2   Myokarditis, Kardiomyopathie

Warme, ruhige Umgebung, Stress reduzieren. Allgemeine Diagnostik und Therapie ▶ Abschn. 10.1 (septischer Schock) und ▶ Abschn. 1.1.

Th.

(wie bei Schock/Präschock)
▪ Katecholamine, Phosphodiesterasehemmer, Nitrate:
  ▶ Abschn. 1.1 (Milrinon niedrig dosiert kann auch über peripheren Zugang gestartet werden).

> - Volumen: evtl. 3–5 ml/kg Boli über 10 min; sehr vorsichtig bei dilatativer Kardiomyopathie!
> - Furosemid i. v.
> - Immunglobuline (IgG): 1 g/kg/d für 2 d, möglicherweise Vorteil initial bei akuter Myokarditis (zuvor ausreichend Serum für AK-Diagnostik abnehmen).
> - Verlaufskontrolle zentralvenöse Sättigung, proBNP, LVEF und LVEDD (Ultraschall).

❶ CAVE
- **Möglichst keine zu ausgeprägte Tachykardie erzeugen, deshalb mit β-Mimetika vorsichtig!**
- **Nachlast nicht erhöhen, deshalb mit α-Mimetika vorsichtig!**
- **Stress /Unruhe erhöht O_2-Verbrauch ggf. auch CPAP-Maske/Beatmung mit PEEP bei beginnendem Lungenödem.**
- **Vorsichtig bei der Sedierung (Vasodilatation mit Blutdruckabfall)!**

Rechtzeitig: EKG-Monitoring, zentralvenöser Zugang, art. Blutdrucküberwachung, Blasenkatheter.

■■ **Bemerkungen**
- Antikoagulation bei EF <30 %, wenn kein Blutungsrisiko mit Heparin: 5.000–10.000 E/m^2/d, (Ziel-PTT-Verlängerung: 2-mal Normwert). Im weiteren Verlauf Umstellung auf orale Antikoagulation (Coumadin).
- Wenn Katecholamine oder Milrinon ausgeschlichen werden: Start mit ACE-Hemmung (Captopril: erst Testdosis mit 0,1 mg/kg/Gabe bis zur Zieldosis 2–3 mg/kg/d in 3 ED oder Lisinopril: Testdosis mit 0,05 mg/kg/d bis zur Zieldosis 0,2 mg/kg/d in 1 ED); langsam steigern (RR: überschießend sinkend: Volumengabe → engmaschig kontrollieren).
- β-Blockertherapie: Bisoprolol 0,05–0,1(–0,2) mg/kg/d in 1 ED.

- Evtl. Digitalis: keine Aufsättigung, mit Erhaltungsdosis beginnen, aber Vorsicht: Arrhythmien nehmen zu (Digitalisspiegel gerne <1,0 µg/l).
- Diuretika initial bei akuter Herzinsuffizienz (Furosemid i. v.) im Verlauf zu reduzieren, wenn mit ACE-Hemmern gestartet wird (mangelndes intravasales Volumen). Wechsel auf Spironolacton.
- Arrhythmien therapieren. EKG zur Klärung der Frage, ob primäre Rhythmusstörung; bei ST-Senkung/Infarktbild an Bland-Garland-White-Syndrom (ALCAPA, s. u.) denken. Bei totalem AV-Block transvenöser Pacer.
- Chronische Kardiomyopathie mit akuter Dekompensation: evtl. Intubation, Beatmung und Katecholamintherapie; rechtzeitig ECMO/„assist device" als „bridge for recovery" besprechen oder Listung zur Herztransplantation.
- Herzfrequenzkontrolle erfolgt über β-Blocker – **CAVE**: besonders bei SG ist der „cardiac output" frequenzabhängig (Erfordernistachykardie).

> **Bei Symptombild einer dilatativen Kardiomyopathie und bei SG immer auch eine kritische Aortenstenose und Bland-Garland-White-Syndrom (ALCAPA) in der Differenzialdiagnostik der LV-Dysfunktion berücksichtigen!**
> **Im Akutstadium einer viralen Myokarditis keine Steroidgabe.**

▪▪ Sonderform: Hypertrophe Kardiomyopathie
- Propranolol 2–5(–10) mg/kg/d hoch dosiert titrieren, ggf. Disopyramid 10(–20) mg/kg/d in 4 ED.
- Volumenstatus beachten (der „steife" Ventrikel benötigt Vorlast).
- Keine Adrenergika! Kein Digitalis, keine Nachlastsenker, Vorsicht bei Diuretika!
- Bei Dekompensation und „low cardiac output" rechtzeitig mit Beatmung mit PEEP beginnen.
- Bei zusätzlicher subvalvulärer Aortenstenose an OP denken.

1.3 Pulmonale Hypertonie und pulmonalhypertensive Krisen

Ruhige Umgebung, Stress reduzieren (v. a. beim Absaugen). Allgemeine Diagnostik und Therapie ▶ Abschn. 1.1.

Th.

- O_2-Vorlage: möglichst p_aO_2 >100 mmHg, SpO_2 >95 %.
- Morphin: 0,05–0,1 mg/kg/Dosis, ggf. auch Fentanyl.
- Sedierung: z. B. Midazolam, Clonidin, Dexmedetomidin.
- pH <7,4, metabol. Azidose? → Bikarbonat, evtl. bis pH = 7,5; oder, wenn beatmet, indirekt über Hyperventilation. Ziel: pCO_2 30 (kurzfristig in der Krise)–35 mmHg.
- Vorsicht beim endotrachealen Absaugen: zuvor sedieren und präoxigenieren mit 100 % O_2!
- Bei manipulativ auslösbaren Krisen: Relaxierung erwägen.
- Hypovolämie vermeiden: ZVD >10 cmH_2O, besser PAP monitoren (über TI oder PI im UKG).
- Pulmonale Vasodilatation:
  - Sauerstoff ist der wirksamste pulmonale Vasodilator in der Krise.
  - NO: bis 20(–40) ppm, ▶ Abschn. 15.5 (NO-Beatmung) – Beachte: langsame Reduktion.
  - Sildenafil: 2 mg/kg/d in 3–4 ED.
  - Iloprost-(Ilomedin-)Inhalation: Ilomedin 1 A = 0,5 ml = 50 µg Iloprost verdünnen mit 5 ml NaCl 0,9 %, dann: 1 ml = 10 µg, davon 0,1 –1 µg/kg ad 2 ml NaCl 0,9 % alle 4 h über US-Vernebler (wegen Partikelgröße z. B. Aeroneb-Inhaliergerät verwenden); allmählich steigern; RR-Kontrolle (systemische Vasodilatation möglich)!
  - Evtl. Salbutamol p. i.: ▶ Abschn. 16.1 (Medikamentenliste).
  - Erwägen: ISD, Isoket 0,5–3 µg/kg/min i. v.; Nifedipin: 0,2–2 mg/kg/d in 3 ED (**CAVE**: art. Hypotension!), Inodilatoren wie Milrinon.
  - Magnesium i. v. als pulmonale Vasodilatation.
  - Versuchsweise auch Adenosin: 50–200 µg/kg/min i. v.

■ ■   **Bemerkungen**
Längerfristige Therapie: Bosentan 2 mg/kg/d in 2 ED p. o. (Leberenzyme initial und alle 4 Wo monitoren).

Chronische Therapie mit oraler Antikoagulation (Marcumar, Coumadin) bei primärer pulmonaler Hypertonie.

1.4   Arterielle Hypertension und arteriell hypertensive Krise

Def.   Erhöhung des Blutdrucks: Durch die Autoregulation bleibt die Organperfusion bei geringer bis moderater Erhöhung des Blutdrucks im stabilen Bereich. Überschreitet jedoch das Blutdruckniveau den Autoregulationsbereich, führt dies zum exzessiven Anstieg des Blutdrucks in den distalen Gefäßen mit Anstieg der Vasopermeabilität, Endothelschaden und fibröse Nekrosen der Arteriolen mit folgendem Ödem und Ischämie des Gewebes.

Ät.   Primäre und sekundäre Reninfreisetzung: Durch das von der Niere freigesetzte Renin kommt es zum Anstieg von Angiotensin I, welches in der Lunge zu Angiotensin II umgewandelt wird. Angiotensin II fördert die Vasokonstriktion und die Ausschüttung von verschiedenen proinflammatorischen Zytokinen, die schlussendlich eine lokale Entzündungsreaktion und einen Endothelschaden begünstigen.
Endotheldysfunktion: Erhöhter Blutdruck, Reninfreisetzung sowie der oxidative Stress verursachen Endotheldysfunktion mit Vasokonstriktion, perivaskuläre Entzündung sowie die Aktivierung der Gerinnungskaskade.
Ursachen: ◘ Tab. 1.1.

Dg.   ■ Klinische Diagnose anhand von Endorgansymptomen, z. B. Enzephalopathie, Linksherzinsuffizienz, Lungenödem, Nierenversagen. Allgemeine Diagnostik und Therapie ► Abschn. 1.1 (Schock, Kreislaufinsuffizienz).

◘ Tab. 1.1 Ursachen art. Hypertension

Säuglinge (SG)	Kleinkinder (KK)	Jugendliche
Renal vaskuläre Erkrankung	Nierenparenchymerkrankung	Nierenparenchymerkrankung
Kongenitale Nierenerkankung	Renal vaskuläre Erkrankung	Renal vaskuläre Erkrankung
Nierenparenchymerkrankung	Z. n. Nierentransplantation	Z. n. Nierentransplantation
Nierenvenenthrombose		
Aortenisthmusstenose	Aortenisthmusstenose	Aortenisthmusstenose
Z. n. Herztransplantation	Midaortic syndrome	Midaortic syndrome
	Z. n. Herztransplantation	Z. n. Herztransplantation
Intrakranielle Druckerhöhung	Intrakranielle Druckerhöhung	Intrakranielle Druckerhöhung
Tumor (z. B. Neuroblastom)	Phäochromozytom	Phäochromozytom
Volumenüberladung	Intoxikation	Ddrogenabusus Intoxikation
Bronchopulmonale Dysplasie	–	Schwangerschaft/ Präklampsie

- Labor: Großes Blutbild, Kreatinin, Harnstoff, E'lyte, Blutzucker, ggf. TSH, fT3, fT4, endokrine Spezialuntersuchungen (Metanephrine im Plasma, Cortisol im 24-h-Urin, Renin) Urinstatus/-kultur.
- Sono-Abdomen und Nieren mit ableitenden Harnwegen und Doppler der extra- und intrarenalen Arterien (ggf. Abdomen CT/MRT).
- RöTx und EKG, Echokardiographie.
- Schädel-CT bei Patienten mit hypertensiver Enzephalopathie, besser cNMR (bei akuter art. Hypertension, typisch für Posteriores reversibles Encephalopathie-Syndrom (PRES)).
- Fundoskopie.

- Toxikologische Screening des Urins.
- Schwangerschaftstest.

Th.

Ziel: Mitteldruck um 20–25 % senken bzw. auf 95. Perzentile in 3–4 d, dabei in den ersten 24 h nicht mehr als $\frac{1}{3}$ der angestrebten Senkung, d. h. keine abrupte RR-Senkung! Besser allmählich über mehrere Stunden.

CAVE: RR-Senkung bei erhöhtem ICP, art. Drucküberwachung empfohlen!

Warme, ruhige Umgebung, Stress reduzieren.

Orale Medikation, wenn keine Organdysfunktion durch Hypertonie, sonst: ABC, Monitor, i. v.-Zugang, evtl. Arterie legen:

- Vasodilatatoren (s. o.), Sedierung (Midazolam), Schmerztherapie (Morphin).
- Urapidil (Ebrantil): 1–3 mg/kg/h initial, dann titrieren ca. 0,2–3 mg/kg/h (potenter α_1-Rezeptorantagonist); Wirkeintritt in wenigen Minuten, frequenzstabil. Volumen bereithalten.

Bei Erfolglosigkeit:

- Nicardipin (Antagonil): 0,5–1(–4) µg/kg/min (Ca-Antagonist) i. v.; Die Wirkung tritt in 15–30 min ein und kann bis 3–4 h anhalten.
  Nebenwirkungen: Flush-Symptomatik, Palpitationen, Synkope, periphere Ödeme, Kopfschmerzen und Erbrechen. Vorsicht bei Long-QT!
- Nifedipin (Adalat): 0,03–0,06 mg/kg/h (Ca-Antagonist).
  Nebenwirkungen: Flush-Symptomatik, art. Hypotension, Tachykardie, Palpitationen, Synkope, periphere Ödeme, Kopfschmerzen, Thrombozytopenie, Allergie, Transaminasenerhöhung auftreten. **CAVE** schlechte Steuerbarkeit, 18,0 Vol.-% Alkoholgehalt!
- Esmolol als ein schnell- und kurzwirksamer β-Blocker kann insbesondere nach den herzchirurgischen Eingriffen im Rahmen der intensivmedizinischen Behandlung angewendet werden. Primäre Anwendung ist die Frequenzkontrolle bei tachykarden Herzrhythmusstörungen, als Nebeneffekt zeigt sich auch eine Blutdrucksenkung. Nach einer „loading-dose" mit 100–500 µg/

kg kann die weitere Verabreichung mittels Dauerinfusion mit 50 µg/kg/min erfolgen.

- Dihydralazin (Nepresol): 0,2–0,8 mg/kg i. v., alle 4–6 h.

Ergänzende Medikation:

- ACE-Hemmung: Captopril: 0,1–2 mg/kg/d in 3 ED p. o. (max. ED 50 mg); v. a. bei NG mit geringer Dosis starten und nur langsam steigern, oder Enalapril (Xanef): 0,2–2,0 mg/kg, 1–2 ED (max. 40 mg) täglich p. o.
- Furosemid: 1–3(–5) mg/kg i. v., besonders wenn Flüssigkeits-überladung vorliegt.
- Bei hypertensiven Krisen mit nur geringer klinischer Symptomatik wie Schwindel oder Kopfschmerzen ohne Hinweise auf Organschädigungen kann auch u. U. sofort eine akute orale Therapie eingeleitet werden. Hierzu sind Captopril, Nifedipin, Clonidin, β-Blocker (oder Isradipin, Minoxidil) geeignet.

Spezielle Situationen:

- Phentolamin: bei Phäochromozytom: einmalig 0,1 mg/kg, dann 5–50 µg/kg/min i. v.
  Bei Kokainintoxikation (▶ Abschn. 11.1), hypertensiver Krise und Thoraxschmerzen: keine β-Blocker!

1.5 Fallot-Krise

Sy. Typisch bei Fallot-Tetralogie (TOF), aber auch bei anderen komplexen Vitien mit Subpulmonalstenose und Ventrikelseptumdefekt:

- Oft in Ruhe bei sonst guter Sättigung (sog. „pink Fallot") oder bei bereits zyanotischen Patienten („blue Fallot"); Anfälle meist aus dem Schlaf heraus, nach einer Mahlzeit und bei Aufregung, Pressen, Volumenmangel, warmem Bad.
- Klinik: Unruhe, Erregtheit, Hyperventilation, zunehmende Zyanose, Tachykardie, Verschwinden des Systolikums (fehlendes pulmonales Austreibungsgeräusch), Lethargie, fahlgraues Hautkolorit. Bewusstseinstrübung/-verlust,

Krampfäquivalente mit spontanem Erwachen nach Sekunden bis Minuten („nach dem Weinen eingeschlafen").
- Dauer meist Sekunden bis wenige Minuten, aber auch letal bei prolongierter Krise.

Ät. Abnahme des pulmonalen Blutflusses durch:
1. Spasmus des rechtsventrikulären Infundibulums (Erhöhung des RVOT-Widerstands, Lungenhypoperfusion).
2. Tachykardie, Verminderung des venösen Rückflusses, d. h. der Vorlast.
3. Abnahme des systemarteriellen Widerstands, d. h. der Nachlast (→ Zunahme des Rechts-Links-Shunts über den VSD).

Th.

1. Stufe:
- Kind beruhigen, evtl. flach auf den Arm nehmen und Knie gegen Thorax („Hockstellung", „Klappmesser-Griff") führen, um den Systemwiderstand zu erhöhen.
- O_2-Vorlage.
- Wenn kein Effekt:
  — Diazepam: 5–10 mg rektal.
  — Midazolam nasal (MAC).
  — Chloralhydrat: 30–50 mg/kg.

2. Stufe:
- Morphin: 0,1 mg/kg s. c. oder 0,2 mg/kg p. o., Morphindosis ggf. wdh. (**CAVE**: Atmung).
- i. v.-Zugang legen (kann alleine schon einen Anfall auslösen), Volumen: balancierte E'lyt-Lsg rasch 10–20 ml/kg, evtl. wiederholen!
- Anfallsdauer >10 min:
  — Natriumbikarbonat: 1 mmol/ml (= 1 ml/kg), 1:1 verdünnen mit Aqua dest. über 30 min.
  — Wenn Blutgase bekannt: 0,3×BE×kg (mmol/l) über 30 min, Dosis wdh. über 4 h.
  — Evtl. Etilefrin (Effortil): 0,02–0,03 mg/kg/min.

3. Stufe (→ prolongierter Anfall):
- Esmolol (Brevibloc): 0,1–0,5 mg/kg langsam i. v., dann evtl. wdh. über 5 min, max. 1 mg.

- Rasche Volumentherapie ggf. EK: 10 ml/kg erwägen (Preload erhöhen), Beatmung vorbereiten.
- Narkose (Fentanyl, Midazolam, Relaxierung, 100 % O_2), führt aber auch zur peripheren Vasodilatation, daher Volumenbolus, ggf. mit Noradrenalin gegensteuern (Erhöhung des Systemwiderstands).
- Not-OP (Shunt oder Korrektur) einleiten.

■■ **Weiteres Vorgehen**
- Notfalltherapiezettel ans Bett! β-Blocker-Therapie mit Propanolol p. o. erwägen 0,5–2(–5) mg/kg/d in 3–4 ED.

❶ CAVE
Blutdruckabfall, EKG- und RR-Monitoring, Beatmungsbereitschaft!
Ein Blausuchtanfall alleine reicht als OP-Indikation (Shunt, Korrektur, dringlich)!

1.6 Herzrhythmusstörungen

→ Stabile Perfusion? Ausreichender AZ? Oder dekompensiert
→ dringliche Therapie!

Dg.

- Frequenz, Rekap.-Zeit, S_pO_2, Herzgröße, Bewusstseinslage, Temperatur, Lebergröße, Halsvenen, evtl. Warm-Kalt-Grenze bei Zentralisierung.
- Basislabor mit K^+, Ca^{2+}, Mg^{2+}, Digitalis? (Medikamenten-/Drogenanamnese?).
- EKG mit Brustwandableitungen, evtl. RöTx (ZVK-Lage zu tief im RA?), UKG, ZVD, Arterie nach Indikation.
- Urinmenge, Bilanz.

1.6.1 Tachykardie

> ❯ Immer zunächst an eine „Sinustachykardie" denken!

Ät. Fieber, Schmerzen, Stress, Volumenmangel, Medikamenten-
effekt (Atropin, Adrenergika, Theophyllin).
E'lytstörung, Azidose, Hypoxie, ZVK-Lage am Sinusknoten/
Vorhof/Ventrikel?, intrakardiale Raumforderung (z. B. Thromben, Tumoren), Krampfanfall.

Th.

- Ursache beseitigen, Normothermie, Volumengabe probato-
risch, sedieren (**CAVE**: Verstärkung der Hypovolämie!).
- O_2-Sättigung hoch halten, evtl. → mäßige Hyperventilation,
Alkalose!

Supraventrikuläre Tachykardien

Eine primäre supraventrikuläre Tachyarrhythmie wird meist lange
toleriert → keine übereilten Therapieentscheidungen!

Schmalkomplex-Tachykardie – QRS-Breite normal → E'lytstörung, Azidose, Hypoxie, Volumenmangel beseitigen; P-Welle
sichtbar immer an QRS gekoppelt? Im Zweifel Versuch mit Adenosin
(s. u.; kurzfristige Blockierung der AV-Überleitung unter laufendem
EKG führt zur Demaskierung von Vorhofflattern).

> ❯ Alle therapeutischen Maßnahmen nur unter mitlau-
> fendem EKG! Nie ambulant behandeln → Bradykardie,
> Asystolie unter Therapie möglich!
> Beurteilung (mit Vorstellung eines 12 Kanal-EKGs und Epi-
> soden der Tachykardien) durch einen Kinderkardiologen!

Th.

Vagusmanöver; kooperatives Kind: Valsalva für 10–15 s, sonst:
- Eisbeutel (Plastiktüte mit ⅓ Anteil Eis und ⅔ Anteilen Wasser) auf Stirn und Gesicht, 10–20 s.
- Rachenspatel, Magensonde; kein Bulbusdruck! Einseitiger Druck auf Karotis (nur vom Geübten), Thoraxkompression (SG).
- Adenosin (Adrekar): 0,1 mg/kg (max. 0,3 mg/ED) initial schneller i. v.-Bolus (mit 10 ml NaCl 0,9 % nachspülen), dann bei Bedarf alle 2 min um 0,1 mg/kg (bei Erwachsenen Beginn mit 3 mg, falls kein Erfolg → dann auf 6–12 mg absolut) erhöhen, bis max. 0,3 mg/kg (max. 18 mg).
- Kardioversion: 1-2-4 J/kg, synchronisiert! Alternativ: transösophageale Schrittmacherüberstimulation („overdrive pacing")

Kein Erfolg:
- β-Blocker: Propranolol (Dociton) 1–2 mg/kg/d in 3 ED p. o.
- ggf. Esmolol (Brevibloc): 0,1–0,5 mg/kg über 1 min, dann 50 µg/kg/min als DTI, wenn keine Wirkung: ggf. Bolus wiederholen bis 0,5 mg/kg, dann 50–200 µg/kg/min bis zu 48 h.

❗ **CAVE**
Verapamil kontraindiziert bei Kindern <12 Mo, nicht gemeinsam mit β-Blockern!

▪▪ **Weitere Maßnahmen**
- Adenosin: demaskiert evtl. Vorhofflattern/-flimmern, terminiert eine AV-Reentrytachykardie, wirkt auch bei manchen ventrikulären Arrhythmien. NW: Wärmegefühl, selten RR-Abfall, Asthmaanfall.
- β-Blocker: Propranolol (Dociton) 0,5–2 mg/kg/d in 3 ED.
- Digoxin bei SG: meist reicht es, mit Erhaltungsdosis zu beginnen (nicht bei einem Präexzitationssyndrom).
- Amiodaron: Bolusgabe 5 mg/kg langsam über 20 min i. v., (**CAVE**: RR-Abfall), dann 10–20 mg/kg/d als DTI.; v. a. bei instabilen Patienten vorzugsweise einzusetzen.
- Andere Antiarryhtmika nur nach Rücksprache mit dem Kardiologen: Chinidin, Propafenon können vorbestehende eingeschränkte Ventrikelfunktion aggravieren.

■ ■   **Sonderformen**
■   **SVT mit verbreiterten QRS-Komplexen**
„Breitkomplex"-Tachykardien bei AV-Reentrytachykardien mit antidromer Reizleitung. Schwierig von ventrikulären Arrhythmien zu unterscheiden. Wird meist besser toleriert als ventrikuläre Tachykardie. Therapie s. o.

■   **Abnorme P-QRS-Kopplung (Kardiologe!)**
■   Ektope Vorhof-Foki mit wechselnder Überleitung (eine oder mehrere P-Morphologien, QRS-Komplexe schmal). Wenn HF >170/min → evtl. RR instabil! Kardioversion meist nicht erfolgreich, medikamentös schwierig zu therapieren.
■   JET (junktionale ektope Tachykardie nach Herz-OP): QRS-Komplexe schmal, dissoziiert von P-Welle (Kammeraktion i. d. R. schneller als Vorhof). Wenn HF >170/min → evtl. RR instabil! Oft postop; Therapie sehr schwierig, reagiert nicht auf Standardtherapie (s. u.).

Th.

■   Katecholamine (positive Inotropie) reduzieren und abstellen!
■   Intubation, Beatmung, Analgosedierung, Relaxierung.
■   Kühlen auf 33–35 °C (Eisbeutel etc.), evtl. zusätzlich.
■   Amiodaron: reduziert die Frequenz.
■   Verschwindet meist nach 24–72 h → alle 12 h Wiedererwärmungsversuch!
■   K$^+$ hoch normal halten (4,5–5,0 mmol/l), Magnesium.
■   Kardioversion, Digitalis, Propafenon (mit Absprache Kardiologe) meist nicht erfolgreich.
■   Evtl. schnelleres Vorhof-Pacing zur besseren Ventrikelfüllung [auch spez. „inverses Pacing" (ventrikulär getriggerte atriale Stimulation) mit speziellem Schrittmacher (z. B. Osypka)].

Ventrikuläre Tachykardie

QRS-Komplexe verbreitert! → wird rasch zum Notfall!
Bei Kindern selten, z. B. postop kardiochirurgisch oder Rhabdomyom (UKG), Williams-Beuren-Syndrom.

Th.

(Immer unter ICU-Bedingungen)!

- Ursachen beseitigen: E'lyte, Stress etc.
- Klärung der Herzfunktion.
- Auf eine Reanimation vorbereiten.
- Reduzierte Bewusstseinslage und RR vermindert → sofort: Elektrische Kardioversion: 1-2-4 J/kg, synchronisiert! Rasch steigern!

Sonst:

- Adenosin zur DD bei breiten QRS und stabilem Kreislauf (a. e. Reentrytachykardie).
- Amiodaron: 5 mg/kg langsam i. v. über 20 min, dann Infusion 10–20 mg/kg/d; oder
  Einzelfallerfahrung bei Refraktärität: Lidocain: 1 mg/kg (0,1 ml/kg der 1%igen Lsg.) über 2 min, dann 15–50 µg/kg/min.
- Weitere Therapie nach EKG (Kardiologe!).

■■ **Ventrikuläre Extrasystolen/Tachykardien**

- Einzelne ventrikuläre ES sind in der Regel nicht behandlungsbedürftig (Kontrolle der E'lyte).
- Behandlungsbedürftig, wenn: R auf T, jeweils >3 als Salven direkt hintereinander, multifokal, >3/min. Dokumentieren, ggf. Langzeit-EKG; Therapie mit Kardiologen besprechen, z. B. β-Blocker.
- Torsade de Pointes = an- und abschwellende QRS-Amplitude. Notfall!
- Ventrikuläre Tachykardie mit sich drehender elektrischer Achse bei Long-QT-Syndrom; angeboren (z. B. Romano-Ward-Syndrom; Klinik: unklare Synkopen, evtl. Schwerhörigkeit!), erworben meist durch Antiarrhythmika (Verapamil, Procainamid, Chinidin etc.).

Th.

- Hoch normale Kaliumwerte (ggf. Kaliumgabe durch Inzolen).
- Magnesiumsulfat: 20 mg/kg über 15–30 min, weiter mit 0,5 mg/kg/h.

> Weitere Therapien mit dem Kardiologen besprechen (Dosen
> ▶ Abschn. 16.1, Medikamentenliste).

■■ **Kardioversion/Defibrillation**
- Elektiv: mit Sedierung, Kurznarkose/Analgosedierung, z. B.
  – Midazolam 0,05–0,1 mg/kg i.v. oder Propofol 1(–3) mg/kg
    i. v. zusammen mit Esketamin 0,5–1 mg/kg i. v.
- Intubation und Beatmung vorbereiten.
- Immer mitlaufendes EKG zur Dokumentation!
- Ventrikuläre Tachykardie: immer synchronisiert,
  außer bei Kammerflimmern: Notfalldefibrillation: 4 J/kg
  (Synchronisation ausschalten!).
- Auswurfkontrolle/Puls, wenn kein Effekt: Amiodaron:
  5 mg/kg langsam i. v. über 20 min, dann Infusion 10–
  20 mg/kg/d und Defibrillation wiederholen.
- Prophylaxe: Propranolol oder antitachykarder Pacemaker
  (ICD-Schrittmacher).

❶ **CAVE**
- **Vor geplanter Kardioversion: Digitalisspiegel (Über-
  digitalisierung als Ursache des Kammerflimmerns
  ausschließen)!**
- **Mittels transösophagealem UKG (TEE) Vorhofthromben
  ausschließen!**
- **Klebeelektroden zur Defibrillation: Position Apex–Basis.
  Bis 10 kg Kinder-, darüber Erwachsenengröße.**
- **Nicht über implantiertem Schrittmacheraggregat an-
  bringen, anschließend SM-Kontrolle notwendig!**

1.6.2   Bradykardie

Sinusbradykardie
Ät. Meist sekundär: Unterkühlung (Hypothermiebehandlung),
     E'lytstörung, Azidose, Hypoxie, Vagusreiz (oft extrem bei
     Trisomie 21), Schilddrüse, Medikamente, Übersedierung.

DD.   ▪ Sinusknotendysfunktion (Tachykardie-Bradykardie-Syn-
         drom).
      ▪ Intermittierender Sinusarrest mit Ersatzrhythmus, SA-
         Block.

AV-Block

Nur nach Klinik (z. B. Schwindel, Synkopen, Herzinsuffizienz (ab-
nehmende Ventrikelfunktion), Ersatzrhythmus, breiter QRS-Kom-
plex) behandeln!

Def. ▪ AV-Block I: verzögerte Erregungsausbreitung – i. d. R.
         keine Klinik.
      ▪ AV-Block II:
         ▬ Mobitz Typ 1 = von Schlag zu Schlag zunehmende PQ-
            Zeit-Verlängerung, dann Block (= Wenckebach-Perio-
            dik).
         ▬ Mobitz Typ 2 = ohne vorherige PQ-Zeit-Verlängerung
            einzelne nicht übergeleitete p-Wellen.
      ▪ AV-Block III: komplette Dissoziation von Vorhof und
         Kammererregung („p läuft durch").

Ät.   Angeboren, postop nach kardiochirurgischem Eingriff, Myo-
      karditis, Kardiomyopathien, toxisch (Medikamente), post-
      traumatisch u. v. m.

Th.

- Ursache beseitigen
- Evtl. medikamentös (i. d. R. durch passagere Erhöhung der
  Kammerersatzfrequenz):
  - Atropin: 0,02 mg/kg (max. 0,6 mg) i. v.
  - Isoprenalin: 0,1–2 µg/kg/min, **CAVE**: periphere
    Vasodilatation (Volumenbedarf).
  - Evtl. Orciprenalin (Alupent), Dobutamin, Adrenalin.

Sonst:
- Antibradykarder Schrittmacher (transkutan, transösophageal,
  transvenös, permanent).

- Parenterale Ernährung: unmittelbar postop nicht sinnvoll (Start ab 3 d), wenn nicht vorher schon parenteral ernährt, **CAVE**: Dystrophie (▶ Abschn. 15.4).
- Versuch der enteralen Ernährung rasch, spätestens 1. postop d.
- E'lyte, Natriumbikarbonat, EK, TK, Volumen je nach Indikation/Klinik/Labor.
- Erwärmen, Temperaturmonitoring.
- Schmerztherapie mit dokumentierten Schmerzscores:
  - Morphin: 0,05 mg/kg als ED mindestens 6-mal+Paracetamol 4×10 mg/kg i. v. (15 mg p. o.).
  - Fentanyl: 2 µg/kg/h.
  - Piritramid: 0,05–0,1 mg/kg/ED, Grundanalgesie z. B. mit 0,02–0,1 mg/kg/h (▶ Abschn. 15.2, Analgesie).
- Sedierung: Midazolam 0,1 mg/kg/h oder Einzelgaben; Propofol DTI-Aufwachphase gut zu steuern.
- Adrenergika: ▶ Abschn. 1.1 (Kreislaufinsuffizienz).
- Antibiotikaprophlaxe: 24–48 h perioperativ, z. B. Cephalosporin der 2. Generation.
- Diuretika: Furosemid 0,5–3 mg/kg als ED, ggf. Etacrynsäure 0,25–1,5 mg/kg als ED.
- Volumengabe/-boli initial oft notwendig (Versuch, die Peripherie „aufzumachen").
- ZVD initial nach Ventrikulotomie eher hochhalten (10 cmH$_2$O).
- O$_2$-Bedarf/Anämie: rechtzeitig an EK-Transfusion denken bei Hkt ≤ 25 %, bei zyanot. Vitien ≤ 40 %.
- Arrhythmien rechtzeitig erkennen und EKG aufzeichnen: z. B. junktionale Tachykardie, JET, Kammertachykardie (▶ Abschn. 15.6, Arrhythmien), bei VES (ventrikuläre Extrasystolen) Kalium >4,5 mmol/l halten.
- Rasche Extubation anstreben. Ausnahme: pulmonalhypertensive Krise zu befürchten (post VSD, AVSD, Truncus arteriosus): Stress vermeiden, evtl. vor Absaugen zusätzliche Sedierung. 100 % O$_2$, pH >7,4, p$_a$O$_2$ >100 mmHg, NO: ▶ Abschn. 15.5 bei Krisen ggf. relaxiert lassen: Vecuronium 0,1 mg/kg/h, pCO$_2$ etwa 30–35 mmHg.

- Bei Nichtextubierbarkeit an Zwerchfellparese denken (Sono, Durchleuchtung), bei Stridor auch an Recurrensparese, Larynxstenose.
- Nierenversagen/„capillary leak": frühzeitig Furosemid DTI, Peritonealdialyse, Hämodiafiltration (CVVHDF).
- Bei LCO (myokard. Versagen) oder Hypoxämie rechtzeitig mit Chirurgie über ECMO diskutieren.

■■ **Probleme**
- Shunt-OP: Auskultation: Systolikum verschwunden? Unmittelbar nach OP: gelegentlich Bronchospasmus → Broncholytica, UKG: Shuntfluss.
  - An Frühthrombose bei SG denken → Heparinisierung nach 12–24 h → PTT = 60–80 s; gute Hydrierung, evtl. Dilutieren bei sehr hohem Hk.
  - Zu großer Shunt: Herzinsuffizienzbehandlung bei weiter RR-Amplitude (PEEP erhöhen, FiO_2 reduzieren, Noradrenalin vermeiden), bei älteren Kindern Gefahr des Lungenödems.
  - Zu kleiner Shunt: postop: RR hochhalten (Noradrenalin: 0,02–0,1(–0,2) μg/kg/min).
- Pulmonalisbändelung: Rechtsherzversagen mit AV-Klappeninsuffizienz: Diuretika, evtl. Adrenergika, Sättigung bei 80–85 % halten, sonst Überperfusion. UKG: abgerutschtes Bändchen?
- AVSD-Korrektur, Truncus arteriosus, seltener VSD: pulmonale hypertensive Krisen: „low cardiac output" und Rechtsherzinsuffizienz: → Preload beachten, evtl. NO und andere pulmonale Vasodilatatoren (Afterload senken). Therapie ► Abschn. 1.3, 14.1, 15.5 und 15.6.
- Fallot-Korrektur: Rechtsherzinsuffizienz → ZVD initial hoch (>10 cmH$_2$O) halten durch Volumengaben; Noradrenalin, benötigt in der Regel höhere Herzfrequenz wegen „steifem rechten Ventrikel" (RV-Hypertrophie) Aszites drainieren (► Abschn. 1.1, Kreislaufinsuffizienz).
- Koarktation: RR rechter Arm (Richtwert) und untere Extremität messen. (**CAVE**: A. lusoria – Abgang der rechter

A. subclavia aus distalen Aortenbogen), aggressive Therapie der Hypertonie (Postkoarktationssyndrom) z. B. mit Urapidil (▶ Abschn. 1.4). Früh Paraplegie ausschließen.

- Kritische Aortenklappenstenose des NG/SG: zügig interventionell durch Ballonvalvuloplastie angehen. Ductusabhängige Systemperfusion sichern (PGE i. v.).

- TGA (art. Switch-OP = ASO): evtl. koronare Minderperfusion (EKG, UKG, CK, Troponin), postop Neo-Aorteninsuffizienz, Pulmonalstenose; CoA ausschließen.

  Totale kavopulmonale Anastomose (TCPC, Fontan-OP): Ziel: ZVD meist bei 15–18 cmH$_2$O postop halten (ZVD ≈ PAP >LAP). Volumentherapie, PEEP niedrig (2–4 mbar), pCO$_2$ ca. 40 mmHg, pO$_2$ hochhalten, evtl. NO, Semi-Fowler-Lagerung (Oberkörper und Beine hochlagern).

  Wegen passivem diastolischen Lungenfluss möglichst bald triggern lassen und rasche Extubation (negativer intrathorakaler Druck).

  Frühprobleme: Ergüsse: Pleura, Perikard, Aszites (tgl. Sonokontrollen), Thrombosen (Heparin postop 12–24 h), Leberversagen, Zyanose (venovenöse Kollateralen, „Fenster").

  Spätprobleme: GI-Ödem/Eiweißverlustsyndrom, Thrombosen → Lungenembolie, Bronchitis plastica.

▪▪ Weitere Probleme

- Chylothorax: trübserös-milchiger Pleuradrainageverlust (Lymphozyten, Triglyzeride messen) → MCT-Diät, evtl. parenterale Ernährung, evtl. Somatostatin. Viel Geduld! Unbedingt Hohlvenenthrombosen ausschließen.

- Hämolyse (▶ Abschn. 5.2): mäßig forcierte Diurese mit Osmodiuretikum und Furosemid. Bei Transfusionspflichtigkeit über mechanische Ursache (Re-OP) nachdenken.

  Postkardiotomiesyndrom: innerhalb 3–6 Wo postop: Fieber, Perikarditis, Perikarderguss (UKG) → Prednison 2 mg/kg/d oder Colchizin (**CAVE**: ggf. Tamponade [Perikarddrainage])!

1.8 Späte respiratorische Dekompensation bzw. Beatmungspflichtigkeit eines Kindes mit Fontan-Zirkulation

Ät. Anstieg des ZVD mit Auftreten von Pleuraergüssen und Aszites, Dystelektasen, oder „chronische Lungenstauung" [Transsudation von eiweißhaltiger Flüssigkeit, teilweise wegen gestörter Drainage (ZVD hoch >20 cmH$_2$O, Ductus thoracicus transportiert weniger ab), manchmal mit Bildung von Bronchialausgüssen (Bronchitis plastica)].

Th.

Initial:

- Ergüsse, Aszites ablassen → Lungenwiderstand nimmt ab!
- Falls Volumen, am besten kolloidal (Albumin oder FFP). Ziel: periphere Perfusion normal halten, Ziel-ZVD z. B. >15 cmH$_2$O.
- Bei fehlenden Systemdruck (Nierenperfusion) ist vorübergehend ein peripherer Vasokonstriktor (Noradrenalin) sinnvoll.
- Diffizile Bilanz zwischen notwendig hohem ZVD und angestrebt knapper oder negativer Bilanz.
- Serumeiweiß hochhalten.
- Antikoagulation: Marcumar [Cumarin oder allgemein VKA (Vitamin-K-Antagonisten), INR >2]; in akuter Situation manchmal Heparin wg. besserer Steuerbarkeit.
- Widerstand in der pulmonalen Zirkulation niedrig halten: O$_2$, NO, inhalativ Iloprost, Milrinon, mittelfristig Sildenafil, Bosentan.
- Bronchitis plastica: Inhalation mit rtPA (5–15 mg, alle 4 h) MCT-Kost.

Beatmung, falls nicht zu umgehen:

- Evtl. NIV-Beatmung erwägen.
- Lungenperfusion erfolgt hauptsächlich in der Exspirationsphase, daher:
  - PEEP möglichst <5 cmH$_2$O (aber manchmal bei manifestem Lungenödem/ARDS auch höhere Werte bis 10 cmH$_2$O zur Lungenrekrutierung vorübergehend

> erforderlich) → Pat. benötigen dann höhere ZVDs (teils
> >20 cmH$_2$O) durch Volumengabe (fördert aber weitere
> Ergussneigung).
> — Ausreichend lange Exspirationszeiten (I:E = 1:3 und
>   höher), eher niedrige Frequenz und Tidalvolumen
>   7–10 ml/kg, ggf. titrieren.
> ▪ Gut steuerbare („flache") Analgosedierung.

❯ **Triggern lassen, assistierte Beatmungsform forcieren
(negativer intrapulmonaler Druck verbessert dramatisch
die Lungenperfusion und konsekutiv den Blutdruck),
Spontanatmung aggressiv forcieren, Extubation trotz niedriger SpO$_2$-Werte versuchen (Test: z. B. „CPAP-Versuch am
Kuhn" zeigt raschen Anstieg von Sättigung und Blutdruck).**

Th.

Bei Anurie wg. schlechter renaler Perfusion (Mechanismus:
niedrige Vorlast des „linken" Ventrikels → „low output")
→ frühzeitige Dialyse (CVVHDF) zur Flüssigkeitsbilanzierung
bei gleichzeitiger kolloidalen Volumenzufuhr (z. B. Albumin
5 %, FFP).

▪▪ **Probleme, die spezifische Maßnahmen erfordern**
   ▪ Diastolische Dysfunktion (Steifigkeit) des Ventrikels: Preload notwendig, möglichst wenig Vasokonstriktion (Adrenalin) eher Milrinon geben.
   ▪ Atelektasen aggressiv bekämpfen (Physiotherapie).
   ▪ Bronchitis plastica (daran denken, dann rtPA p. i., s. o.):
      — Bronchoskopische (starre Bronchoskopie) Extraktion
        der bronchialen Casts (nur mit erfahrenem Team; dabei ist das Risiko der starren Bronchoskopie mit Positiv-Druck-Beatmung und weiterer Verschlechterung
        des Durchflusses durch die Lunge nicht zu vernachlässigen, ggf. riskante Nachbeatmung erforderlich),
      — Fiberbronchoskopisch lokale rtPA-Gabe.

❗ **CAVE**

Im Einzelfall rasche Dekompensation möglich (extrem hohe ZVDs, hohe Transaminasen, Blutdruck und Sättigung nicht zu halten) → frühzeitig Kardiologen hinzuziehen (ECMO erwägen, aber komplexe Kanülierung).

Respiratorische Erkrankungen

T. Nicolai, F. Hoffmann, C. Schön, K. Reiter

Der Beitrag wurde verfasst unter Mitarbeit von S. Demirakca

2.1 Dyspnoe

Anamnese (chronisch/akut)!

Dg.
- S_pO_2, Blutgase.
- Atmung: Zyanose, Atemfrequenz, Lufteintritt, Atemtyp, in- oder exspiratorischer Stridor, exspiratorisches Giemen, RG basal, Dämpfung? Husten, Speichelfluss, Nasengänge frei? Einziehungen, Muskelkraft?
- Neurostatus: GCS, Vigilanz.
- Kreislauf: Perfusion, RR, Herzfrequenz, Pulse an allen Extremitäten, Warm-Kalt-Grenze?
- Basislabor mit BK, Blutgasanalyse, Urinstatus.
- Bildgebung: RöTx, Sono Thorax: Erguss? Evtl. EKG, Herzecho, CT-Thorax, evtl. Sono Abdomen, Zwerchfell-Sonographie oder Durchleuchtung: Zwerchfellfunktion?

- **DD nach Symptomen und Befunden**
  1. Inspiratorischer Stridor:
     - NG: Choanalstenose/-atresie, angeborene Larynxstenose, angeborene Trachealstenose, Sekret bei Ösophagusatresie, Stimmlippenparese, Laryngomalazie.

© Springer-Verlag Berlin Heidelberg 2021
T. Nicolai, F. Hoffmann, C. Schön, K. Reiter, *Pädiatrische Notfall- und Intensivmedizin*,
https://doi.org/10.1007/978-3-662-61597-3_2

- SG: Lochblendenstenose bei Z. n. Intubation, Larynxzysten (FG, Z. n. Intubation), subglottisches Hämangiom (häufig mit akuter, infektgetriggerter Verschlechterung).
- Sonst: Krupp, FK supraglottisch, glottisch, tracheal (in- und exspiratorischer Stridor), nasal/pharyngeal, Retropharyngealabszess, Tonsillen bei EBV, Tonsillenabszess, Epiglottitis, Diphtherie.
- Mental beeinträchtigtes oder muskelhypotones Kind: evtl. Pharynxinstabilität, Zunge/Unterkiefer?

2. Giemen, Überblähung:
- NG: intrathorakale tracheobronchiale Stenose, kongentiales Lobäremphysem, Aspiration.
- Sonst: Bronchiolitis, Asthma, Fremdkörperaspiration, Gefäßfehlbildung (doppelte Aortenbogenanlage, Pulmonalisschlinge), Tracheal- oder Bronchusstenose, Asthma cardiale bei Überperfusion oder Lungenödem, Kardiomyopathie (Mitralinsuffizienz etc.).

3. Feuchte RG, Dämpfung: Thorakale Raumforderung, Zwerchfellparese/-hernie, Aspiration, Pneumonie, Pleuraerguss, Pleuraempyem, Pneumothorax, Lungenödem, ARDS, IRDS, Kardiomyopathie, Rhythmusstörung.

4. Dyspnoe als Symptom bei nicht primär respiratorischer (resp.) Erkrankung: Kreislaufversagen, Sepsis, Fieber, metabolische (metabol.). Azidose: z. B. Intoxikation, diabetische Ketoazidose, azidotische Stoffwechselkrise, Lungenembolie, psychogene Hyperventilationstetanie (resp. Alkalose), thyreotoxische Krise.

5. Seitendifferenz bei Auskultation: Pleuraerguss/-empyem, Pneumothorax, Pneumonie, Fremdkörperaspiration.

- **DD nach Blutgasen**
1. CO_2 erhöht: Meist Ventilationsstörung: Versagen der „Thoraxpumpe" mit und ohne Obstruktion (z. B. bei Zwerchfellparese, Skoliose, Rippenserienfraktur, Zwerchfellhernie, Myopathie, Guillain-Barré, Polio-like-Infektion, abdominelle Organomegalie, Erguss), nach Dekompensation und Erschöpfung bei allen Dyspnoeursachen oder zentrale Störungen (z. B. akute Bewusstseinsstörungen bis Koma,

Enzephalopathien, neurodegenerative Erkrankungen, angeborene Fehlbildungen).

2. CO_2 niedrig: Evtl. kompensatorisch bei Oxygenierungsstörung (beginnendes ARDS, Lungenödem, interstitielle Pneumonie), Regulationsstörung (RETT-Syndrom, psychogene Hyperventilation, intrazelluläre Azidose, Schädigung des Atemzentrums) oder zur Kompensation von metabol. Azidose, Hyperammonämie und Na^+-Benzoatgabe, Leberversagen.

3. BE <-3 (-5 bei NG) = metabol. Azidose: resp. Kompensation der metabol. Azidose erfolgt meist nur teilweise, d. h. CO_2 niedrig und pH $<7{,}4$; Viele Ursachen: Kreislaufversagen mit Laktatazidose, Hypoxie mit Laktatazidose, diabetisches Koma, Stoffwechselkrise mit Azidose, Hyperchlorämie, renaler Bikarbonatverlust.

4. BE $>+3$ und CO_2 hoch: Meist chronisch kompensierte resp. Störung mit Hypochlorämie oder hypochlorämische Alkalose mit part. Kompensation durch Hypoventilation, z. B. bei Furosemidtherapie, CF, chronisch resp. Erkrankungen.

5. Hypoxie und Dyspnoe, CO_2 in etwa normal: Interstitieller Prozess, Lungenödem, Pneumonie, Kreislaufversagen, kompensierte Obstruktion.

6. Zyanose, aber keine Dyspnoe: Shuntvitium, venoarterieller Shunt (persistierende linke obere Hohlvene, die in den linken Vorhof mündet, o. ä.), Methämoglobinämie.

7. CO_2 hoch, aber keine adäquate Dyspnoe: Chronische resp. Obstruktion (CF, BPD, Bronchiolitis obliterans), chronisches Versagen der Thoraxpumpe. Muskelerkrankung, Regulationsstörung (Undine-Syndrom: lichtstarre Pupillen, Genetik!), Intoxikation (Opiate!).

2.2   Apnoen

Klinisch relevant: Dauer >20 s oder <20 s und zusätzlich Bradykardie, Blässe, Tonusverlust oder Hypoxämie/Zyanose, bei Frühgeborenen Apnoe-Bradykardie-Hypoxämie-Syndrom (keine Korrelation der Apnoedauer mit Kompl./Outcome).

- **DD nach Lokalisation der Störung**
  - **Zentral:**
    - Unreife: bei Frühgeborenen Apnoe-Bradykardie-Hypoxämie-Syndrom. Definition: HF <80/min jeglicher Dauer und Hypoxämie mit SpO_2 <80 bei einer Mittelung der SpO_2-Messung von 8–10 s.
    - Fehlende Atemanstrengungen bei Infektion, metabol. Entgleisung, Anämie.
    - Resp. Erschöpfung bei massiver Dyspnoe, Herz-Kreislauf-Stillstand.
    - ZNS-Erkrankungen, intrakranielle Drucksteigerung, Krampfanfall, Schädel-Hirn-Trauma.
    - Hypoxie, Hypoglykämie, E'lytentgleisung, Intoxikation, ALTE („acute life threatening event"), gastroösophagealer Reflux.
    - Zentrales Hypoventilationssyndrom mit Atemregulationsstörung im Schlaf (Undine-Syndrom), auch late-onset im KK-Alter möglich.
  - **Peripher, obstruktiv, meist im Schlaf:**
    - Tonsillenhypertrophie, Adenoide, Pierre-Robin-Syndrom, Larynx-/Trachealstenose.
    - Gastroösophagealer Reflux.
    - Muskelhypotonie (Hypothyreoidismus, Muskeldystrophie etc.).
    - Prader-Willi-Syndrom, Pickwick-Syndrom, Mukopolysaccharidose.

- **DD nach Lebensalter**
  - NG/junger SG: Hypoxie, Sepsis, Pneumonie, Vitien, Anämie, Hypovolämie, Hypoglykämie, Hypokalzämie, E'lytstörungen, Opiate, intrakranielle Blutung, Hirndrucksteigerung (Hydrozephalus, Meningitis), Erschöpfung bei Myopathie, Muskelatrophie, Mitochondriopathien, kongenitale Myasthenie, SMARD1 („spinal muscular atrophy with respiratory disease"), Zwerchfellparese, Relaxatio diaphragmatica, Hernie. Unreife bei Frühgeborenen. Zentrales Hypoventilationssyndrom (Undine-Syndrom, evtl. sekundäres Undine-Syndrom). Reflektorisch beim Saugen, bei Stimulation des Pharynx, gastroösophagealer Reflux.

Atemwegsobstruktion: Choanalatresie, Pierre-Robin-Syndrom. SIDS.
- Älterer SG/KK: ALTE Fremdkörperaspiration mit reflektorischem Laryngospasmus.
- KK/Vorschulkind: Affektkrampf nach Ärger oder Schmerz, mit Bewusstseinsverlust.

Dg.

- Intensivmonitoring.
- Episoden gut beobachten und dokumentieren (DD: zentral/obstruktiv, Mechanismus, Trigger, Krampfanfall), Racheninspektion, Nasengänge sondieren, Medikamentenanamnese.
- Labor: Basislabor, evtl. CK, evtl. BK, Toxikologiescreening, Blutgasanalyse mit Laktat in kurzen zeitlichen Abständen kontrollieren.
- Apparative Verfahren: EKG, Polysomnographie, EEG, Schädel-Sono, cCT/NMR, EMG, NLG.
- Später evtl. je nach Klinik: HNO-Konsil, Endoskopie, Refluxdiagnostik, evtl. Atemantrieb testen: O_2 anbieten, sodass S_pO_2 normal, warten bis CO_2 ansteigt und prüfen, ob dabei weiter Apnoe/Bradypnoe zu beobachten ist.
- Bei V. a. Undine-Syndrom PHOX2B-Gen sequenzieren, ggf. genetische Panel-Untersuchung „neuromuskuläre Erkrankungen".

Th.

- Stimulation: Schaukelmatratze, FG <36+0 SSW etwas O_2 bis S_pO_2 z. B. 91–95 %, bei kleinen FG ROP-Risiko (bei SpO_2 >95 %) abwägen.
- Bei V. a. Reflux: 15° Oberkörper hochlagern.
- Ursache behandeln: Anämie, Hypothermie, Infektion etc.
- Intubation/Beatmung: HFNC, Rachen-CPAP, NIV vorher versuchen.
- Koffeinzitrat: Bolus 20 mg/kg p. o. (oder i. v. über 30 min) → 10 mg/kg alle 24 h p. o./i. v. (selten nach NG-Alter erfolgreich).
- Alternativ: Doxapramhydrochlorid 1–2 mg/kg ED i. v., nach 5 min Dosis whd., danach ED alle 1–2 h whd., auch als DTI 0,5–

> 1(–3) mg/kg/h möglich, Medikation fortsetzen bis ausreichende Atemanstrengungen oder Höchstdosis von 3 g erreicht.
> - HFNC/Maskenbeatmung erwägen.
> - Undine-Syndrom: nächtliche nichtinvasive Beatmung, Zwerchfellpacer, Tracheotomie.

2.3   Krupp

Bevorzugtes Alter: 6 Mo bis 3 J, gehäuftes Auftreten von September bis März, meist nachts, oft Infekt vorausgehend. Entzündliche Stenose subglottisch/glottisch; Parainfluenza, RSV, Influenza, humanes Metapneumovirus, Rhino- evtl. auch Masernviren. Manchmal wechselnd über Tage, Beginn in der Regel nachts aus dem Schlaf heraus.

Sy.   Guter AZ, bellender Husten, inspiratorischer Stridor (häufig nur bei Aufregung), Heiserkeit, evtl. Dyspnoe und Zyanose, Schnupfen, Temperatur meist <38 °C, kein Speichelfluss, keine Schluckbeschwerden.

Dg.

CAVE: Keine invasiven Maßnahmen!
- Kurze klinische Untersuchung, keine Racheninspektion! (reflektorischer Herzstillstand), keine Injektionen.
- Kriterien: Inspiratorischer Stridor und Dyspnoe in Ruhe, nur bei Aufregung? Lufteintritt? Zyanose, Blässe? Klinisch resp. Erschöpfung?
- Pulsoxymeter.

DD.   - Retropharyngealer Abszess: Mundgeruch, Halslymphknoten, Anginaanamnese (HNO-Konsil, CT, OP-Spaltung).
- Epiglottitis: Schluckbeschwerden, Speichelfluss, hohes Fieber, reduzierter AZ, Impfanamnese HiB.

- An Diphtherie denken (Impf- und Reiseanamnese): süßlicher Geruch, reduzierter AZ, Abstrich → Direktfärbung, Mikroskopie.
- FK-Anamnese?
- Allergieanamnese → Larynxödem?
- C1-Esterase-Inhibitormangel? Therapie mit ACE-Hemmern?
- Manchmal Larynxödem!
- Älteres Kind, Symptomatik halb Epiglottitis, halb Krupp, grobblasige RG → Tracheitis (evtl. flexible Laryngoskopie über Nase bei kooperativem Kind → Eiter aus Trachea).

Th.

Meist stationäre Aufnahme mit Mutter/Vater
- Feuchte/kalte Luft (Fenster auf, Luftbefeuchtung).
- Steroide: (bei jedem Schweregrad!)
  - **Prednison** oder **Prednisolon** (z. B. Rectodelt, Klismacort, Infectocortikrupp): altersunabhängig 100 mg rektal *oder*
  - **Dexamethason** oral (Saft, z. B. 2 mg/5 ml Infecto-Dexa-Krupp): 0,15 mg/kg (=0,4 ml/kg). Allerdings bei schwer dyspnoischem Kind unpraktikabel, dann besser rektales Steroid.
- **Ruhestridor, Ruhedyspnoe, Zyanose, Blässe, schlechter AZ** (◘ Tab. 2.1):
  - O_2: z. B. per Trichter, Nasenbrille
  - **Adrenalin 1:1.000:** 3–5 ml (Inhaliergerät bzw. Feuchtinhalation über Maske mit 6–8 l O_2 oder über Ultraschallvernebler) *oder*
  - **InfectoKrupp Inhal**, 4 mg/ml-Lsg: 7–14 Hübe (ca. 1–2 ml = 4–8 mg Epinephrin)
  - Effekt rasch, hält aber nur 2 h, nur symptomatisch, nie ohne gleichzeitiges Steroid! Auch wenn deutliche Besserung, nicht vor ca. 2 h nach letzter Adrenalininhalation nach Hause entlassen.
  - Bei Notwendigkeit einer Wiederholung der Adrenalin-Inhalation → stationäre Aufnahme indiziert.

- Entlassung: nur wenn Stridor/Dyspnoe verschwunden oder nur bei starker Aufregung/Belastung und kein Adrenalin für 2 h.
- Alarmzeichen: Apnoen, Zyanose, mentale Alteration, biphasischer Stridor (= auch Exspiration nur aktiv pressend möglich), geringe Thoraxexkursion.
- Maskenbeatmung: bei sehr schwerer Symptomatik ohne Ansprechen auf medikamentöse Therapie: ggf. assistierte Maskenbeatmung, Adrenalin-Inhalation über Aeroneb unter Maskenbeatmung erwägen, ggf. Thorax in Exspiration manuell auspressen.
- Nach letzter Nahrungsaufnahme fragen, dicken, starren Absauger bereithalten. Intubationsbereitschaft!
- Sehr selten Intubation notwendig, falls doch: i. v.-/i.o.-Zugang.
- Narkose: z. B. Propofol 2–4 mg/kg und Fentanyl (2–3 µg/kg).
- Relaxierung obligat zur Verbesserung der Intubationsbedingungen: Rocuronium 1 mg/kg, alternativ Atracurium 0,3 mg/kg, Vecuronium 0,1 mg/kg, [evtl. Succinylcholin 1–2 mg/kg].
- Tubus: 1,0–0,5 mm ID kleiner als altersentsprechend oder dünnwandig wie z. B. Rüsch Safety Clear Tuben, ohne Block, Diprogenta-Salbe (Betamethason/Gentamycin) lokal.

■ ■   Bemerkungen

Optimierung der Intubationsbedingungen durch Relaxierung: Rocuronium 1 mg/kg i. v. mit vergleichbarer Anschlagszeit wie Succinylcholin. Succinylcholin bei Hypoxie und Hyperkapnie gefährlich, da Risiko von Bradykardie und Asystolie gesteigert.

Tubus mit Mandrin, Notfallintubation immer orotracheal.

Bei Versagen: Nottracheotomie durch Chirurgie/HNO; wenn nicht verfügbar ggf. Längsinzision des gesamten Schildknorpels mittels Skalpell in der Mittellinie durchführen.

 CAVE
Keine Querinzision am kindlichen Hals!

Nach Tracheotomie blockbaren Tubus von außen in Trachea einführen und beatmen.

□ **Tab. 2.1** Schweregradabhängige Symptomatik und Therapie bei Krupp

Schwere-grad	Mild	Moderat	Schwer
Sy.	Leichter Ruhestridor, bei Aufregung deutlich, keine Dyspnoe	Deutlicher Ruhestridor und Dyspnoe	Biphasischer Stridor, schwere Dyspnoe, Bewusstseinsein-trübung
Th.	Feuchte, kühle Luft, Steroid-gabe, evtl. ambulante Therapie	Zusätzlich Adre-nalininhalation repetitiv, 2–4 h Nachbeobachtung in der Klinik	Zusätzlich Be-obachtung auf der Intensivstation, evtl. Intubation (Tubus 0,5 mm kleiner)

Invasive Atemwegszugänge bei Kindern <8 J wegen der Weich-heit der Trachea nicht erfolgsversprechend und sehr komplikations-behaftet, Einsatz von kommerziell erhältlichen Tools wie Quick-trach, etc. nicht möglich.

Bei Kindern >8 J: ggf. Versuch der Koniotomie mit möglichst dickem Abbocath (grau) oder ähnlichem Venenkatheter punktieren, unter vorsichtigem Sog vorgehen, bis Luft aspirierbar ist. Luer-An-satz passt an 3,5-Tubus-Ansatzstück: Auf diese Weise kann zumin-dest vorübergehend oxygeniert werden.

Heliox zur Reduktion des Atemwegswiderstands: zu wenig Da-ten nach Cochrane-Analyse 2013 bzw. in den verfügbaren kleinen Studien kein Effekt im Vergleich zu O_2 (30 % oder 100 %) in Kom-bination mit Adrenalin-Inhalationen. Falls verfügbar: kurzzeitiger Versuch zur Vermeidung der Intubation bis zum Wirken der The-rapie mit Steroid und Adrenalin evtl. gerechtfertigt.

Wenn kritisch krank und kein i. v.-Zugang: Dexamethason 0,6 mg/kg p. o. oder Prednison 2 mg/kg p. o.: Wirkung wohl iden-tisch zu rektalem Steroid. Intramuskuläre Gabe bei dyspnoeischem Kind sehr gefährlich und nur für Extremfall. Bei Erbrechen nach Gabe oder bei sich stark gegen orale Gabe wehrendem KK → lieber rektal (nach)geben.

Keine routinemäßige wiederholte Steroidgabe.

Bei protrahiertem Verlauf auch an ungewöhnliche Erreger (z. B. Herpes simplex), subglottisches Hämangiom oder bisher nicht erkannte Atemwegsobstruktionen mit infektgetriggerter Verschlechterung denken. Bronchoskopie zum Erregernachweis und Ausschluss anderer Differenzialdiagnosen.

- **Kompl.**

Postintubationsstenose, Atelektasen, Pneumonien, Lungenödem nach Intubation. Bei asthmatischer Familienanamnese und Krupp entwickelt sich später bei 30 % der Kinder ein Asthma bronchiale.

2.4   Epiglottitis

Bevorzugtes Alter 3–7 J, hoch akutes Krankheitsbild. Seit HiB-Impfung sehr selten. Intensivbehandlung (da sonst Letalität: 5–12 %!), plötzlicher Atemstillstand möglich. Extrem selten bei HiB-Geimpften.

Sy. Schock, toxisches Aussehen; sitzende, vornübergebeugte Haltung. Fieber oft >39 °C, kein Husten, leise, kloßige Sprache, Schluckschmerzen, Speichelfluss, Stridor oft leise, schlechter Lufteintritt. KK oft atypisch. Impfanamnese bzgl. HiB erheben! Letzte orale Nahrungs- oder Flüssigkeitsaufnahme? Kind isst, trinkt → eher keine Epiglottitis.

DD.
- Krupp (▸ Abschn. 2.3).
- Tracheitis: keine Schluckbeschwerden/Speichelfluss, keine Vorzugshaltung, aber krank, trachealer Husten, ältere Kinder als bei Krupp.
- Retropharyngealabszess: kein Husten, aber Schluckbeschwerden, Lymphknoten am Hals, manchmal Scheinmeningismus wegen Vorzugshaltung. Anamnestisch Tonsillitis vorausgehend, Verlauf weniger foudroyant.
- Fremdkörper in Larynx/Hypopharynx (Anamnese).
- Diphtherie: sehr krank, süßlicher Geruch aus dem Mund. Reiseanamnese. Impfungen?

Dg. initial

- S_pO_2, Monitor.

Th.

- O$_2$ sofort (z. B. Vater/Mutter Schlauch/Maske halten lassen)!
- Auf keinen Fall hinlegen, sitzen lassen (Epiglottis fällt zurück)!
- Keine Spatelinspektion!
- Bei Ateminsuffizienz: sofortige Maskenbeatmung (vorzugsweise im Sitzen auf dem Schoß der Eltern), Anästhesie und Atemwegsexperten mit größtmöglicher Erfahrung holen, Narkosevorbereitung.
- Röntgenaufnahmen des Thorax sind in diesem Notfall weder indiziert noch diagnostisch hilfreich!
- Sämtliche invasive Maßnahmen (i. v.-Zugang, Laryngoskopie, Labor, LP) in Gasnarkose!
- Masken-Sevofluran-Narkose einleiten (Eingriffsraum, im Sitzen, Eltern dabei!).
- Kind ist eingeschlafen → Eltern vor die Tür.
- i. v.-Zugang: in flacher Maskennarkose.
- Propofol 1–3 mg/kg und ggf. Fentanyl 2–3 µg/kg.
- Relaxierung obligat zur Verbesserung der Intubationsbedingungen.
- Larynxinspektion: stimmt Diagnose? Evtl. mehr Perilaryngitis als Epiglottitis bei KK.
- Intubation: orotracheal; Tubus 0,5–1 mm ID kleiner als altersentsprechend, sofortige etCO$_2$ Messung.
- Antibiotika HiB-wirksam, z. B.: Cefotaxim: 100(–200 bei Meningitis) mg/kg/d oder Ceftriaxon 50(–70 bei Meningitis) mg/kg/d, mindestens 7 d i. v.

■ ■   **Bemerkungen**

Handelt es sich beim Erreger um HiB ohne β-Lactamase → auf Ampicillin 100 mg/kg/d i. v. umsetzen, nach Extubation 5 d mit Clamoxyl p. o.

Bei β-Laktamase-Bildern → Cefotaxim sicherheitshalber für 10 d i. v., Ceftriaxon erwägen.

> **Dg. nach Narkoseeinleitung/Intubation**
> - Intensivmonitoring.
> - Basislabor, Blutkultur.
> - Resp. Sekrete: Multiplex-PCR.
> - LP wg. möglicher Begleitmeningitis (**CAVE**: Thrombopenie oder Gerinnungsstörung bei septischem Krankheitsbild).
> - RöTx (Tubuslage?, nicht selten Pneumonie).
> - Täglich auf osteomyelitische Herde untersuchen.

- **Zusätzlich beachten**
  - Kind gut fixieren (Armschienen), um akzidentelle Extubation zu vermeiden.
  - Tiefe Analgosedierung: Midazolam/Fentanyl.

- **Umgebungsprophylaxe**
Alle KK mit engem Kontakt, alle Haushaltsmitglieder, wenn 1 Hausbewohner <4 J → Rifampicin 20 mg/kg/d für 4 d, max. 600 mg.

❶ CAVE
Nicht bei schwangeren Frauen! Stattdessen Ciprofloxacin oder Ceftriaxon (100 mg/kg) i. m.

- **Extubation**
In der Regel nach 48 h. Danach Normalstation; Entlassung erst, wenn 24 h keine Symptome mehr aufgetreten waren.

- **Kompl.**
Atelektasen, Pneumonie, Lungenödem nach Intubation, ARDS, Sepsis mit DIC, Meningitis.

2.5 Tracheitis

Bevorzugtes Alter: 4–10 J. Leichte obere Atemwegsinfektion (Stunden bis Tage) vorausgehend.

Sy. Inspiratorischer Stridor, bellender Husten, hohes Fieber, atemabhängiger Thoraxschmerz, keine Schluckbeschwerden. Toxisches Aussehen. Mischung aus Epiglottitis- und Kruppsymptomen. Atemwegsobstruktion mit Todesfolge möglich. Erreger: Staph. aureus, Haemophilus influenzae, Adenoviren u. a.

DD. Epiglottitis, Krupp, Diphtherie, Fremdkörper, Retropharyngealabszess bedenken!

Dg.

- Intensivmonitoring.
- Blutbild: Granulozyten, Stäbe, CRP, BK (meist negativ).
- Pharyngoskopie: flexibles Endoskop, durch die Nase (nur falls Diagnose unklar).
- Dazu Patient nüchtern lassen, Intubationsbereitschaft → Lokalanästhesie (Lidocain, max. 4 mg/kg, in 0,5-ml-Portionen mit jeweils 9 ml Luft über den Arbeitskanal des Endoskops in Nase und Pharynx), zusätzlich Sedierung (Propofol oder Midazolam).
- Diagnose bestätigt: Eiter aus dem Larynx bei unauffälligem Hypopharynx (DD: Retropharyngealabszess) und Larynx (DD: Epiglottitis/Krupp), Tracheoskopie bei Fremdkörperverdacht!

Th.

- Versuch mit Adrenalin: 5 ml p. i. (▶ Abschn. 2.3).
- Antibiotische Therapie Staph-wirksam, z. B. Cefotaxim oder Cefuroxim: 100 mg/kg i. v., bei positivem CRP → Verdacht auf bakterielle Infektion.
- Versuch mit Dornase-alpha (DNAse) (1 Amp. 2×/tgl. p. i. oder 1:10 verdünnt in den Tubus) zur Sekretverflüssigung in Einzelfällen gerechtfertigt.
- Gelegentlich Intubation nötig! Armschienen zur Fixierung (Sedierung, Armschienen ▶ Abschn. 2.4), Vermeiden von Tubusobstruktion durch Eiter (häufiges Absaugen, Anspülen mit

> NaCl 0,9 %); mikrobiologische Untersuchung des Trachealsekrets (PCR, Gram-Färbung, Kultur, Virologie).

❶ CAVE
Bedrohliche Tubusobstruktion nicht selten → im Notfall endoskopische Mukus-/Borkenentfernung (evtl. Umintubation nötig)!

- **Extubation**

Bei Tubusleck und wenn Trachealsekretmenge deutlich rückläufig bzw. Sekret deutlich weniger eitrig, manchmal erst nach etwa 1 Woche möglich.

- **Kompl.**

Postintubationsgranulome, Atelektasen, Pneumonie, Lungenödem, Sekretobstruktion. Bronchitis plastica mit gummiartigen Bronchialausgüssen, die evtl. endoskopisch extrahiert werden müssen. Toxic-shock-Syndrom bei Infektion mit Staphylococcus aureus oder Streptokokken.

2.6   Bronchitis plastica

Plastikartige Ausgüsse des Bronchialbaums mit schwerer Obstruktion, besonders bei Z. n. Herz-OP, insbesondere bei Fontan-Zirkulation.

Sy.   Hypoxämie, Atelektasen oder Überblähung.

- **Notfall-Dg.**

Anhand ausgehusteter „casts" oder durch Bronchoskopie.

Ät.   ■ Z. n. Fontan-OP
   ■ Infektionen mit atypischen Erregern, z. B. Chlamydien, oder viral (Adenoviren u. a.).
   ■ Sichelzellanämie.
   ■ Asthma.

Th.   ■ **Notfall**: Bronchoskopie, Inhalation mit rtPA (3×5–10 mg) oder hypertones NaCl.
      ■ **Langzeit**: je nach Ätiologie Versuch mit Azithromycin, Heparininhal., MCT-Ernährung, Ductus-thoracicus-Ligatur in der Literatur berichtet.

2.7   Fremdkörperaspiration

■ **Anamnese, Sy.**
Plötzliche Hustenattacke beim Essen oder Spielen (meist Nüsse, Karotten, kleine Plastikteile), evtl. Zyanose, Atemnot. Oft gleichzeitig Infekt mit obstruierter Nasenatmung als begünstigender Faktor. Alter meist 1–4 J.
Bei verschleppter Diagnose: obstruktive Bronchitis, wiederholte Pneumonien, Abszess, chronischer Husten, Hämoptyse, resp. Insuffizienz. Verlegung nur mit Arztbegleitung wegen Gefahr der Dislokation bzw. akuter resp. Verschlechterung!

❯ **In- und exspiratoratorischer Stridor, Dyspnoe, flache Atmung, schlechter Lufteintritt → Verdacht auf trachealen/laryngealen FK → Gefahr.**

DD.   Asthma, Bronchiolitis, Bronchitis, Krupp, Epiglottitis, Tracheitis, Diphtherie, ösophagealer FK.

Monitoring/Dg.

- Anamnese, klinische Untersuchung.
- Intensivmonitoring, Blutgase, RöTx (evtl. mit Hals) je nach Anamnese, bei akutem FK (= bei eindeutiger Akutanamnese + Klinik?) bzw. im Notfall nicht sinnvoll, außer evtl. bei röntgendichtem Fk oder Verdacht auf Pneu.

Th.

- Stationäre Aufnahme (bei Dyspnoe oder Verdacht auf laryngealen/trachealen FK: Notfallbronchoskopie, Intensivstation).
- Falls vertretbar, mit Endoskopie bis zur Nüchternheit warten.
- Bei Ateminsuffizienz ohne Bronchoskopieverfügbarkeit: Laryngoskopie in Narkose:
  - Supraglottischen FK mit Magill-Zange entfernen.
  - Kein laryngealer FK, Maskenatmung ineffektiv: Intubation; Fremdkörper evtl. mittels Tubus tiefer schieben und eine Lunge beatmen → Bronchoskopie so rasch wie möglich!
- Bei Atemstillstand zumindest beim SG kein Heimlich-Handgriff, sondern Thoraxkompressionen wie bei CPR, dann beatmen; evtl. hohe Drücke notwendig, an Pneu denken!

- **Weitere Th.**
  - Guter AZ, evtl. mäßige Dyspnoe bei Aufregung: Monitoring, Kind nüchtern lassen → elektive FK-Extraktion baldmöglichst, aber unter optimalen personellen und technischen Bedingungen.
  - Nach schwierigen Extraktionen, besonders nach Notintubation, Beatmung mit hohen Drücken oder nach Entfernung von chronischem FK mit möglicher Perforation:

> **Nachüberwachung: einige Stunden Intensivstation, RöTx, Blutgase.**

  - Sonst meist noch eine Nacht Überwachung in der Klinik, außer bei problemlos extrahiertem frisch aspiriertem FK jenseits des 1. Lj.

- **Bemerkungen**
  - Meist keine Indikation zur endoskopischen Entfernung: Flüssigkeiten, Teigbrösel oder Apfel ohne Schale und Kern o. ä.: alles was sich in Speichel auflöst, wird abgehustet: keine Bronchoskopie.
  - Quellende Vegetabilien, z. B. Reis → rasche Bronchoskopie.

- Puderaspiration: gründliche endoskopische Absaugung, bevor Puder quillt, nur bei anamnestisch massiver Aspiration und Symptomen (keine Lavage!).
  Fragliche Aspiration ohne Symptome und guter AZ: stationäre Überwachung über Nacht, Versuch der Inhalation von 8 Tr. Salbutamol-Inhalationslsg. mit 2 ml NaCl 0,9 % p. i., nach 20 min erneut auskultieren (DD: Asthma!). Dann Entscheidung, ob Bronchoskopie notwendig.
- Chronische Aspiration von Fremdkörpern (>5 d zurückliegend): bei gutem AZ antibiotische Vortherapie (z. B. Cefuroxim 100 mg/kg/d i. v.), um Extraktion zu erleichtern: aber stationär und in ständiger Endoskopiebereitschaft, da FK-Dislokation möglich! Endoskopie dann nach 2–(4) d.
- Bei Dyspnoe oder akuter Pneumonie (infolge des FK?): rasche Endoskopie (bei septischem Zustand zunächst stabilisieren).

2.8 Asthmaanfall, Status asthmaticus

2.8.1 Asthmaanfall

> Frühzeitig aggressiv behandeln; fatale Asthmaverläufe bei zu zögerlicher Therapie.

Th. (■ Tab. 2.2)

Dg.

- Pulsoxymetrie vor/nach β-Mimetika-Inhalation.
- Wenn 20 min nach β-Mimetika-Inhalation S_pO_2 <91 %: auf jeden Fall stationär!
- Evtl. Basislabor
- RöTx nur zur Differenzialdiagnose/Komplikationserkennung bei V. a. Fremdkörper, Pneu, Tbc.
- Meist chronisches Asthma vorbekannt! An Mykoplasmeninfektion denken: PCR, Kälteagglutinine, Serologie? Pertussis: Differenzialblutbild? Tbc: Quantiferon o. ä.

◼ **Tab. 2.2** Asthmaschweregradbeurteilung nach Nationaler Versorgungsleitlinie. (▶ https://www.awmf.org/leitlinien/detail/ll/nvl-002.html)

	Leichter bis mittelschwerer Anfall	Schwerer Anfall	Lebensbedrohlicher Anfall
Symptome	Unvermögen einen längeren Satz während eines Atemzuges zu vollenden		Erschöpfung, Konfusion
Klinische Zeichen			
Atemfrequenz	<30/min	>5 J: >30/min 2–5 J: >40/min	>5 J: >30/min 2–5 J: >40/min Auch Bradypnoe oder Apnoe möglich
Atemmuster	Verlängerte Ausatmung Zeichen der Dyspnoe: Einziehungen, Nasenflügeln Trockene Rasselgeräusche im Exspirium: Giemen und Brummen		Trockene Rasselgeräusche im Exspirium: Giemen und Brummen; auch fehlendes Atemgeräusch („Stille Lunge") möglich
Apparative Zeichen			
Blutdruck	Normoton		#hypoton
PEF (wenn am Gerät geschult)	<80 % und >50 % des persönlichen Bestwerts	<50 % des persönlichen Bestwerts	Ggf. nicht messbar
Pulsoxymetrie	SpO_2 ≥92 %	SpO_2 <92 % Zyanose	

DD. Infektionen: bei zystischer Fibrose, Immundefizienzen, Bronchiektasien (z. B. angeboren, nach Pertussis), Alveolitis (Fieber, Leukozytose, feuchte RG, Restriktion der VK FVC?), Fremdkörper (plötzlicher Beginn, Fieber, Progredienz, RöTx), bronchopulmonaler Dysplasie (Anamnese), Stenosen im Bereich des Bronchialbaums; auch Tumoren, bei Tbc, Herzinsuffizienz, α_1-Antitrypsinmangel.

- **Monitoring**
  - Blutgase.

Th. initial (Notaufnahme)

- Beruhigung des Kindes und der Eltern.
- **CAVE: Möglichst keine Sedierung wegen möglicher Atemdepression!**
- Sitzende Lagerung.
- Salbutamol p. i.: Salbutamol 0,5 % (1 ml = 20 Tr. = 5 mg), 8–10 Tr. (absolut) auf 2 ml NaCl 0,9 % bzw. Fertiginhalat (1,25 mg/2,5 ml): 0,1–0,3 ml/kg/Dosis bzw. Dosieraerosol (DA): 2–4(–6) Hübe DA mit Inhalierhilfe und Mundstück/Maske, einzeln einsprühen, jeweils mit 5–10 Atemzügen Inhalierhilfe leeratmen lassen.
- Prednison/Prednisolon: 1–2 mg/kg (max. 60 mg) p. o. oder Supp. 100 mg.
- O_2: 1–2 l/min per Nasenbrille bei S_pO_2 <91 %.
- Nach 1–4 h: Entscheidung, ob stationäre Aufnahme.

Th. auf Station

- Aufsetzen lassen, i. v.-Zugang.
- O_2: 1–4 l/min über Maske, Inhalationsmaske.
- β-Mimetika p. i., z. B. Salbutamol (wdh. nach 30–60 min),
  - Salbutamol 0,5 % (1 ml = 5 mg): 10–20 Tr. (absolut) in 3 ml NaCl 0,9 % 4–6×/d *oder*
  - Fertiginhalat: 0,1–0,3 ml/kg/Dosis, 4–6×/d *oder*
  - DA mit Inhalierhilfe: ⅓ Hub/kg, max. 10 Hübe (einzeln einsprühen, jeweils mit 5–10 Atemzügen Inhalierhilfe leeratmen lassen) 4–6×/d.
- Bei SG oder fehlendem Therapieansprechen auf 2-malige β-Mimetika-Inhalation: Versuch mit Adrenalin 1:1.000, 2–3 ml pur p. i.
- Prednison/Prednisolon: 2 mg/kg/d in 3–4 ED p. o. oder i. v.
- Ipratropiumbromid (Atrovent, 1 ml = 20 Tr. = 0,25 mg): 1–2 ml unverdünnt p. i. mit Düsenvernebler, 1× wdh. nach 20 min,

> dann alle 6 h 1–2 ml p. i. *oder* (2–)4(–6) Hübe alle 6 h mit In-
> halierhilfe.
> - Flüssigkeit: 80 % des normalen Erhaltungsbedarfs; Änderun-
>   gen je nach Klinik!
> - Antibiotika nur bei eindeutigem Infektionsnachweis, Makrolid
>   bei Mykoplasmen-/Pertussisverdacht (Erhöhung des Theo-
>   phyllinspiegels durch Interferenz mit Abbau bedenken)
>
> **Falls keine Besserung: nüchtern lassen! → Verlegung auf
> Intensivstation**

2.8.2 Status asthmaticus

Def. Anhaltende oder progrediente Dyspnoe ohne Besserung trotz
mehrfacher effektiver und richtig dosierter Inhalation von β_2-
Mimetika.

Th.

- **Salbutamol** (Dauerinhalation über Verneblermaske, Töpfchen
  immer wieder auffüllen, bis zu 8–16 ml = 40–80 mg/h beschrieben!)
- Übliche Höchstdosen: 10 mg/h bei 5–10 kg, 15 mg/h bei 10–
  20 kg, 20 mg/h bei >20 kg
- **CAVE**: Hypokaliämie möglich! Frühzeitig KCl 7,45-DTI beginnen, regelmäßige BGA-Kontrollen.
- **Ipratropiumbromid** (Atrovent, 1 ml = 20 Tr. = 0,25 mg) 0,25–
  0,5 mg unverdünnt p. i. mit Düsenvernebler mit Salbutamol p. i.
  initial 3-mal im Abstand von 20 min (besonders bei sehr jungen
  Kindern versuchen!), danach alle 3 h
  - <20 kg: 0,25 mg (1 ml),
  - ab >20 kg: 0,5 mg (2 ml).
- ggf. Therapieversuch mit **Adrenalin** 1:1.000, 3–5 mg (3–5 ml)
  pur p. i.
- **Prednison** 4×1–2 mg/kg/d oder **Methylprednisolon** 2–4 mg/
  kg/d (initial bis 4×2 mg/kg i. v./p. o. hohe Dosierungen bei kritischer Obstruktion, dann rasch reduzieren).

- Frühzeitiger Beginn mit nicht invasiver **Beatmung** kann sehr hilfreich sein. Inhalationstherapie wird dadurch erleichtert. Möglichst mit elektrischem (Ultraschall)-Vernebler. Platzierung möglichst patientenfern in Inspirationsschlauch!

Wenn Inhalationstherapie nicht toleriert/nicht möglich oder trotz adäquat dosierter Dauerinhalationstherapie kein Ansprechen/klinische Verschlechterung:

- β_2-Stimulation i. v., Magnesiumsulfat i. v. oder Theophyllin i. v.: kein signifikanter, reproduzierbarer und anhaltender Effekt jeder der genannten Therapien, individuell aber z. T. hervorragendes Ansprechen.
- Ziel: Intubation verhindern!

Therapieversuch mit:

- **Magnesiumsulfat**: 50 mg/kg i. v. (25–75 mg/kg, max. 2,5 g), 0,1 ml/kg der 50%igen bzw. 0,5 ml/kg der 10%igen Mg-Sulfat-Lsg. i. v. über 20 min. EKG beobachten, Stopp bei HF <100/min, danach alle 5 h, Zielspiegel: 1,5 mmol/l
- **CAVE: Wirkt am besten, wenn früh gegeben!**
- β_2-**Mimetika** i. v.: **CAVE** Rhythmusstörungen!
- **Reproterol** (Bronchospasmin): 1 µg/kg/min i. v. für 10 min, dann 0,2 µg/kg/min über 36–48 h, Dosis kann je nach Wirkung alle 10–30 min um 0,1 µg/kg/min bis max. 2 µg/kg/min gesteigert werden.
- **Terbutalin** (Bricanyl):
  - 0,01 mg/kg s. c. (= 0,01 ml/kg der 1-mg/ml-Lsg. s. c.) als Alternative, wenn Inhalation nicht toleriert wird,
  - 5 µg/kg i. v. über 10 min, dann 0,2(–4) µg/kg/min i. v., langsam steigern (in Deutschland nicht für i. v.-Applikation zugelassen, off-label-use, aus anderen Ländern Berichte von guter Wirksamkeit).
- **Adrenalin 1:1.000**: 0,01 mg/kg i. m. (max. 0,5 ml i. m. = 0,1 ml/10 kg Adrenalin 1:1.000 i. m.), Standardtherapie bei anaphylaktischem Asthma.
- **Theophyllin**: 5–7 mg/kg i. v. im Bolus über 20 min, dann: 0,5–1,2 mg/kg/h im Dauertropf. Spiegel nach 2, 6, 12 h bestimmen, Zielspiegel 10–15 µg/ml (in Einzelfällen hilfreich bei therapierefraktärem Status asthmaticus, bes. wenn Inhalation nicht toleriert oder nicht effektiv möglich).

❶ **CAVE**
In 70 % der Fälle Hypokaliämie bei β-Mimetika i. v.!

- **Intensivüberwachung und erweiterte Th.**
  - Salbutamol-Hochdosis-Dauerinhalation oder β-Mimetika-Infusion (s. o.) → Vorsicht: Hypokaliämie! (Kontrolle nach 30–60 min, durchschnittl. K^+-Abfall 0,5 mmol/l).
  - Evtl. Salbutamol unverdünnt inhalieren, solange Herzfrequenz <200/min.
  - Manchmal irritiert die Dauerinhalation über Maske, dann evtl. i. v.-Therapie erwägen.
  - Bikarbonat: falls pH <7,1 und negativer BE <5 (Dosis: 0,3 ml×BE×kg) über 30 min.
  - Sedierung: nur selten indiziert; manchmal 3–5 mg Diazepam oder Midazolam 0,02–0,05 mg/kg hilfreich unter genauer Überwachung.
  - Prednison 4×1–2 mg/kg/d oder Methylprednisolon 2–4 mg/kg/d für 5–10 d, kein Unterschied, ob oral oder i. v., hohe Dosen ohne Evidenz, in unserer Erfahrung zumindest initial hilfreich.
  - Keine Evidenz für zusätzliches inhalatives Steroid (z. B. Budenosid).
    Ulkusprophylaxe: Omeprazol 1 mg/kg p. o./i. v. alle 12 h.

Ohne nachweisbaren relevanten Effekt (bisher):
  - Ketamin: nur bei Intubation/Beatmung wg. möglichem bronchodilatatorischem Effekt, bisher aber kein nachweisbarer Therapieeffekt von Bolusgabe und anschließender Dauerinfusion bei spontanatmenden Kindern.
  - Heliox: keine Evidenz zur Verhinderung der Intubation, nur geringer und sehr kurzzeitiger Effekt nachweisbar, wenn vorhanden Therapieversuch möglich.

Beatmung
  - **High-flow nasal cannula** (HFNC):
    Ggf. Therapieversuch mit High-Flow-Therapie mit altersabhängig bis zu 2 l/kg/min Flow, FiO_2 je nach Sättigung adaptieren, evt. Senkung des CO_2 durch bessere „Auswaschung" und dadurch Verbesserung der Atemnot,

Erfahrungen mit HFNC liegen nur in Beobachtungsstudien vor.

- **Nichtinvasive Beatmung**:
  Versuch mit Maskenbeatmung (CPAP, PSV) ist sinnvoll, wenn Erfahrung mit dieser Modalität besteht! In zwei RCT wurde gezeigt, dass NIV (CPAP ± NIPPV) Atemarbeit, Dyspnoe, Atemfrequenz, Herzfrequenz und F_iO_2-Bedarf verbessert sowie die Aufnahmequoten auf die Intensivstation senkt. Darüber hinaus wird die Deposition bei einer Inhalationstherapie mit Bronchodilatatoren verbessert.

- Indikation, Voraussetzungen
  - Drohende/erwartete klinische Erschöpfung oder Hypoxie trotz hoher O_2-Vorlage, als Überbrückung bis zur Wirkung der Inhalations- und Steroidtherapie.
  - Patient wach, kooperativ, Eigenatmung, toleriert Maske.
  - Ideal ist ein frühzeitiger Beginn bei: S_pO_2 <92 % unter maximaler O_2-Gabe, pCO_2 >45 mmHg, oder pH <7,35. Dann häufig auch CPAP (oder HFNC) möglich.

- Einstellungen
  - CPAP: 5–10 cmH$_2$O.
  - DK/DU 8(–12) cmH$_2$O, PEEP 5–10 cmH$_2$O, AF an Patient anpassen.

❶ CAVE
Nicht zu spät intubieren bei Versagen des NIV-Versuchs (zunehmende mentale Einschränkung, klinische Erschöpfung, weitere Verschlechterung/fehlende Verminderung der Atemfrequenz und Dyspnoe durch NIV, F_iO_2 >0,6 ohne Besserungstendenz).

- Intubation
Intubationsindikation ist nicht allein von pCO_2 abhängig, meist klinisch notwendig bei Erschöpfung, Bewusstseinseinschränkung.

Vor Einleitung der Intubation evtl. Volumengabe (z. B. Ringer-Acetat, VEL, NaCl 0,9 %, 5–10 ml/kg) indiziert, besonders wenn Patient dehydriert ist, um RR-Abfall vorzubeugen. Vor Intubation (in Intubationsbereitschaft mit Anästhesist/Intensivmediziner) evtl.

Maskeneinleitung mit Sevofluran (**CAVE:** evtl. Dekompensation, Hypotonie)

- Esketamin (bronchodilatierend): 1–2 mg/kg i. v. (vorher Atropin geben!); oder
- Propofol (bronchodilatierend): 1–3 mg/kg i. v.
- Relaxierung: Rocuronium 1 mg/kg.

Blockbaren Tubus (Microcuff oder HiContour von Mallinckrodt) wählen (wegen zu erwartender hoher Beatmungsdrücke).

- **Beatmung**

Beatmung mit Maschine, unkontrollierte Spitzendrücke vermeiden:

- Frequenz: sehr langsam, lange Inspiration und Exspiration, Flowkurve beobachten: ideale Frequenz wenn exspiratorische Flowkurve die Nulllinie erreicht.
- PEEP: Überblähung v. a. durch zu hohe Frequenz! Optimalen PEEP anhand der TV (compliance) oder intrinsic PEEP (über exspir. hold) herausfinden, intrinsischer PEEP bei optimalem PEEP am niedrigsten, häufig 7–10 cmH$_2$O.
- Häufig **Dauerrelaxierung, manuelle Thoraxkompression im Exspirium erforderlich.**
- pCO$_2$: bis etwa 100 mmHg akzeptabel, bei pH >7,1.
- Ziel: PIP <(35–)40 cmH$_2$O, bei KK auch etwas höher! Manchmal sind initial sehr hohe Drücke erforderlich, diese können jedoch durch Akzeptieren höherer pCO$_2$-Werte rasch vermindert werden (**permissive Hyperkapnie**).

- **Beatmungsmodus**

Volumenkontrolliert/druckreguliert hat den Vorteil eines garantierten AMV verbunden mit dem Nachteil möglicher hoher PIP-Werte, bei knapp eingestellter Druckgrenze allerdings in der Praxis wenig Unterschied zu druckkontrollierter Beatmung. Bei letzterer kann allerdings bei initial notwendig hohem PIP und rasch wechselnder Obstruktion eine Hypo- oder -Hyperventilation rascher auftreten, v. a. bei raschem Ansprechen auf Bronchodilatation, dann Pneugefahr! Druckkontrollierte Beatmung mit strenger Kontrolle des TV möglich und sicher anwendbar.

- **Probleme**

Bei **Blutdruckabfall nach Intubation/Beatmung**: Oxygenierung gut? Pneu? Ausreichende Exspiration? Manuelle Thoraxkompression versuchen, zusätzlich meist **i. v.-Volumenloading** erforderlich!

Bei **Beatmungsproblemen** auch an Tubusobstruktion, Sekret denken. Ggf. Anspülen, Absaugen, **manuelle Thoraxkompression**, evtl. Bronchoskopie. Exspirationszeit zu kurz? Bei stark überblähtem Thorax und relaxiertem Patienten evtl. Beatmungsgerät diskonnektieren, manuelle Kompression des Thorax in Exspiration bis Thorax weniger überbläht → neuer Beatmungsversuch auf niedrigerem Druck-/Volumenniveau.

  - Analgosedierung: z. B. mit Esketamin: 1–2,5 mg/kg/h in Studien kein Beweis für zusätzlichen Effekt bei max. β-Mimetikagabe. Problem: Hypersekretion! +/*oder* Midazolam mit Opiat.
  - Oft zumindest anfangs Relaxierung erforderlich: Vecuronium, Rocuronium, Atracurium

❶ CAVE
Pneugefahr, v. a. bei zu kurzer Exspirationszeit.

- **Nicht eindeutig gesicherte Behandlungsformen bei verzweifelter Lage nach Intubation**
  - DNAse: 2,5 mg verdünnt in 10 ml NaCl 0,9 % intratracheal (Einzelfallberichte).
  - Inhalationsgase: Sevofluran, Isofluran, etc.: sehr wirksam durch Relaxierung der glatten Muskulatur, auf Intensivstation über AnaConDa-System applizierbar, aber nach Anwendungsende Wiederauftreten der Obstruktion.
  - Relaxierung bei Beatmung: möglichst <48 h, nicht mit hoch dosierten Steroiden (>4×2 mg/kg Prednison) kombinieren, da Myopathien mit monatelanger Nachbeatmungspflichtigkeit beschrieben sind. Atracurium evtl. besser, aber wenig Erfahrung.
  - Heliox: nur kurzzeitige Verbesserung, wenn vorhanden, Therapieversuch durchführen.
  - ECMO (sehr selten erforderlich): 94 % Überlebensrate, Indikation mit ECMO-Zentrum absprechen.
  - ILA = Lung Assist/ECCO$_2$R: keine Daten bei Kindern.

❶ **CAVE**
Falls ZVK-Anlage notwendig: keine Punktion der A. subclavia wegen Pneugefahr!

Weitere DD (im Verlauf)
Schweißtest, immunologische Untersuchungen, allerg. Alveolitis-Antikörper-Serologie, gastroösophagealer Refluxtest, Zilienuntersuchung, Bronchoskopie. Mykoplasmen, Pertussis, RAST.

- **Nach Status asthmaticus unbedingt beachten**

Dauertherapie bei Asthma ändern, Complianceprobleme erkennen, psychosoziale Betreuung, da intensivpflichtiger Status = Indikator für Gefährdung durch „plötzlichen Asthmatod"!

Nach Herz-OP bei DD auch an **Bronchitis plastica** (▸ Abschn. 2.6) denken.

2.9   Bronchopulmonale Dysplasie (BPD)

Diagnose aus der Anamnese, meist resp. Verschlechterung durch Virusinfekt.

- **Dg., Monitoring, Th.**

Wie bei Asthma (▸ Abschn. 2.8), aber folgende Besonderheiten beachten:
  - Neigung zum Lungenödem: evtl. Lasix nach RöTx, Klinik, Herzgröße.
  - Superinfektionen, Abszesse → bei CRP-Erhöhung, Fieber: großzügige Indikation zu Antibiotikagabe.
  - Oft auch Schleimhautschwellung: Versuch mit Adrenalin 2 ml 1:1.000 p. i.
  - Nasale Obstruktion: abschwellende Nasentropfen, Präparat für SG.
  - Neigung zu pulmonaler Hypertonie: wenn möglich, O_2 großzügig (S_pO_2 >94 %) vorlegen.
  - Pulmonale Hypertonie:

- Entscheidender Risikofaktor für letale Verläufe
  → frühzeitig Echokardiographie, Lebergröße?
- Therapie mit O_2, iNO (akut), chronisch dann Phosphodiesterasehemmer und Endothelinantagonisten, Antikoagulation diskutieren.

- Chronische Hyperkapnie tolerieren, zumindest wenn keine schwere pulmonale Hypertonie besteht; Intubationsindikation nicht nach CO_2 alleine, eher nach Apnoen (v. a. bei Kindern >12 Mo!), Erschöpfung als Indikationsfaktor.
- Beatmung: permissive Hyperkapnie, nicht überblähen! Lange Exspirationszeit, z. B. Frequenz bei SG = 15/min, I:E = 1:4!, hierfür tiefe Analgosedierung und ggf. Relaxierung notwendig.
- Bei chronischer Diuretikagabe: E'lyte normalisieren: Kalium, Chlorid, Phosphat, Kalzium?
- Nach RSV, Adenoviren, Pertussis, Mykoplasmeninfektion als Auslöser suchen. Refluxdiagnostik im Verlauf.

2.10 Bronchiolitis

Bei Aufnahme klinische Einschätzung, Anhaltspunkte sind z. B.:
- Atemfrequenz <60/min: Normalstation, Monitor.
- Atemfrequenz >60/min, aber pCO_2 <60 mmHg: Normalstation, Pulsoxymeter, Monitor.
- Atemfrequenz >80/min oder pCO_2 >60 mmHg: Intensivstation, Intubationsbereitschaft.

Dg.

- Klinisch erschöpft, apathisch, blaß-grau, dyspnoisch? Lufteintritt? Tachykardie, Exsikkose? Nasale Obstruktion?
- S_pO_2, BGA (kapillär/art.), BB, Diff.-BB, CRP, Blutkultur, E'lyte.
- Rachensekret: RSV-Schnelltest; bei NG <8 Wo mit Konjunktivitis: Augenabstrich für Chlamydien, ansonsten auch an Adeno-, Parainfluenza-, Influenza- und hMP-Virus denken.
- RöTx meist indiziert, evtl. EKG, Herzecho, peribronchiale Infiltrate? Grad der Überblähung? Zwerchfellabflachung? Pneu? Trachealstenose, Aortenposition?

DD.
- Pertussis, Chlamydien (NG/SG <8 Wochen: Konjunktivitis, Eosinophilie).
- CF, Trachealstenose und Infekt, Fremdkörper; bei Rezidiv: beginnendes Asthma, BPD bei ehemaligen Frühgeborenen, kardiale Stauung.

Th.

- Ruhige Umgebung, Mutter! Kontrolle per Monitor, Pulsoxymetrie.
- Isolierung bzw. Kohortierung (bes. wenn RSV-Test positiv): Kittelpflege mit Mundschutz, nicht an eigene Schleimhaut (Auge, Nase) fassen, immer Handdesinfektion.
- O_2: 1–2 l/min 100 % per Nasenbrille (ergibt effektiv <50 % O_2), evtl. O_2-Zelt/Inkubator, Ziel: S_pO_2 >90–92 %.
- Nasentropfen: z. B. Otriven für SG, alle 4 h 1 Tr. pro Nasenloch, vorsichtig Nase/Rachen absaugen.
- Flüssigkeit: 80 ml/kg/d, z. B. isotone Infusionslsg (je nach E'lyten, Ausscheidung, Perfusion) i. v. Nüchtern lassen wegen Aspirationsgefahr: nur selten zurückhaltende Sondenernährung mit sehr dünner Sonde, wegen Behinderung der Nasenatmung; Neigung zu ADH-Exzess → Bilanzierung.

Versuche möglich mit (bisher Nutzen nicht nachgewiesen, aber individuelles Ansprechen möglich, z. T. sehr gut und nicht vorhersehbar):

- **Salbutamol:** Sultanol-Inhalationslsg. (1 ml = 20 Tr. = 5 mg): 10(–20) Tr. (2,5–5 mg absolut oder 0,15 mg/kg) absolut auf 2–3 ml NaCl 0,9 % (O_2, 6–7 l/min → Verneblermaske, wdh. alle 2–4 h) oder 4–6 Hübe Dosieraerosol mit Inhalierhilfe (z. B. Aerochamber, jeden Hub einzeln einsprühen und über 5–10 Atemzüge einatmen lassen) und Maske.
  - **Wichtig:** vor Gabe und 30–60 min nach Gabe klinisch beobachten, Effekt dokumentieren!
  - Wenn kein Effekt von Salbutamol: wieder absetzen!
  - Häufig NW: Unruhe, Tachykardie
- **Adrenalin** 1:1.000: 3–5 ml der 1:1.000-Lsg (1 mg/ml) unverdünnt p. i. (wie Krupp, bis zu alle 2–4 h).

- **Wichtig**: vor Gabe und 30–60 min nach Gabe klinisch beobachten, Effekt dokumentieren!
- Wenn kein Effekt der Adrenergika: wieder absetzen!
- **NaCl 3 %** (oder 5 %) 2 ml p. i. alle 4 h erwägen, allerdings Datenlage nicht konsistent genug für Empfehlung.
  - **Wichtig**: vor Gabe und 30–60 min nach Gabe klinisch beobachten, Effekt dokumentieren!
  - Wenn kein Effekt von hyperosmolarem NaCl: wieder absetzen!
- Steroide: nicht wirksam, nur bei vorbestehender Lungenerkrankung wie BPD geben.
- Antibiotika: nur bei dringendem Verdacht auf Superinfektion: z. B. Ampicillin/Sulbactam, bei Kindern <6 Wochen Cefotaxim. + Ampicillin; bei Verdacht auf Chlamydien (Konjunktivitis!) Erythromycin, Clarithromycin (**CAVE**: Interaktion mit Theophyllin).
- Physiotherapie mit Sekretdrainage, Exspirationshilfe: meist eher nicht oder nur extrem vorsichtig, da akute Verschlechterung/Erregung möglich; in Studien ohne Erfolg.
- Sedierung: extrem vorsichtig, Gefahr des Atemstillstands, meist nur auf Intensiv und nur im Notfall: Chloralhydrat rektal, evtl. 5 mg Diazepam rektal, 0,25 mg/kg Diazepam i. v., 5 mg/kg Phenobarbital i. v.

Bei resp. Insuffizienz und steigenden pCO_2-Werten:

- Absolutwert pCO_2 nicht so wichtig, permissive Hyperkapnie, ab 70–80 mmHg jedoch oft Zeichen der Erschöpfung, persistierend S_pO_2 <89 % trotz O_2, Apnoen (Alarmzeichen, allerdings bei jungen SG manchmal einziges Symptom der RSV-Infektion, auch ohne resp. Insuffizienz).
- Nüchtern lassen! Magensonde hochhängen, offen mit Spritzenkörper als Reservoir.
- NIV, Rachen-CPAP, HFNC:
  - Die Bronchiolitis im SG-Alter ist die meistuntersuchte und häufigste Indikation der NIV. HFNC und CPAP verbessern die O_2-Sättigung, senken den CO_2, reduzieren die Atemfrequenz und die Intubationsrate!

- High-flow-nasal-Canula (HFNC) mit passenden Prongs (maximal 50 % des Nasenlumens verlegen) Flow 2 l/kg/min.
- CPAP verbessert auch die schwere Dyspnoe und ist effektiver. Am besten mit größenangepasster CPAP-Nasenmaske.
- Alternativ (schlechter): Tubus 3,5–4,0 mm ID: Spitze hinter Gaumensegel (Larynxspatel!), Schliff nach vorne für CPAP.
- Einstellung: CPAP, PEEP 5–10 cmH$_2$O, 100 % O$_2$ initial dann runter titrieren.
- Evtl. auch mit Rachenbeatmung möglich, PIP bis 15, PEEP 5–8 cmH$_2$O, Frequenz nicht zu hoch, z. B. 40/min, I-Zeit <0,4–0,8 s je nach Lebensalter, besser synchronisiert mit Druckunterstützung (PSV)!

Falls dennoch keine Stabilisierung (sehr selten notwendig und unangenehm):

- Intubation: blockbaren Tubus erwägen.
- Beatmung: wichtig ist eine lange Te mit sehr niedriger Frequenz zu wählen – Obstruktion!
- Ggf. manuelle exspiratorische Thoraxkompressionen.

Bei DD Asthma (d. h. bereits vorbestehende und oder wiederholte Obstruktion) oder BPD ► Abschn. 2.8

Nicht sicher erwiesene Effektivität im Intensivbereich:

- Inhalation von Dornase-α (DNAse): Verbesserung des Röntgenbilds beschrieben, aber kein klinischer Effekt → nicht sinnvoll.
- Heliox: umständlich, geringer positiver Effekt in der 1. Stunde nachweisbar, keine Effekte auf Intubation, Intensivzeit, Entlassung → nicht indiziert.
- Surfactant. Nach Metaanalyse evtl. Effekt auf Beatmungsdauer, aber derzeit nicht empfohlen.
- Ribavirininhalation: praktisch verlassen, evtl. parenteral bei Kindern nach KMT oder onkologischen Kindern in der KM-Aplasie.
- Montelukast: nicht empfohlen.

■■ **Probleme**
- Protrahierter Verlauf: bis 20 % persistierendes Giemen, Überblähung, Hyperkapnie, evtl. Monate!
- Bei ungewissem Verlauf oder vorbestehendem chronischen Stridor/Dyspnoe an Trachealstenose (doppelter Aortenbogen, Pulmonalisschlinge, bronchogene Zyste etc.) denken → Endoskopie erwägen.
- Lobärkollaps: evtl. für Wochen, RöTx, Physiotherapie/Sekretolyse, Inhalationstherapie.
- Pneumothorax: meist nur bei Beatmung.
- Apnoe: ohne Vorboten; bei kleinen SG → immer stationäre Aufnahme! DD: Pertussis.
- Beatmungspflichtigkeit: nie nur wegen Hyperkapnie, meist Hypoxie, Dyspnoe bzw. Erschöpfung, Tachykardie, Zentralisation, Apnoe mit Bradykardie, Beatmungsdauer im Durchschnitt 5 d.
- Ziel-S_pO_2: traditionell meist >90 % (nach anderen Empfehlungen: 92 % im Schlaf, 94 % im Wachzustand), aber Benefit nicht belegt.

2.11 Acute respiratory distress syndrome (ARDS)

- Häufigkeit: 9 pro 1.000 Intensivpatienten,
- Mortalität: früher 50–60 %, in neueren Serien bei Kindern 18–35 %.

Ät.
- Ursache: Schädigung der alveolokapillären Membran am häufigsten durch Sepsis, Pneumonie, Aspiration, Trauma.
- **Ursachen einer primären Lungenschädigung:**
  - Infektion: Pneumonie.
  - Trauma: Lungenkontusion.
  - Inhalation: NO_2, Cl_2, SO_2, NH_3, Phosgen, Rauch.
  - Aspiration: von Magensaft (pH <2,5) oder Erbrochenem, Wasser beim Ertrinken, Kohlenwasserstoffe (z. B. Lampenöl).
  - Embolien: Luft, Amnionflüssigkeit.
  - Strahlungsschädigung.

- **Ursachen einer sekundären Lungenschädigung:**
  - Schock: Sepsis, Trauma, Polytrauma, Verbrennung, Schädelverletzungen, DIC, Polytransfusion, Bypass, Pankreatitis.
  - Transfusion-related acute lung injury (TRALI): 5,6 pro 100.000 EK-Gaben, auch nach Tk, FFP, IgG.
  - Medikamente: einige monoklonale Antikörper, Heroin, Barbiturate, Salizylate, Paraquat.

Def. ◘ Tab. 2.3

- **Stadieneinteilung**
  1. Akutstadium: Zeit der Noxeneinwirkung, Symptome: $pCO_2\downarrow$ bei normalem O_2.
  2. Latenzperiode: Dauer 6–48 h; Symptome: oft scheinbar keine, manchmal weiterhin Hyperventilation, retikuläre Zeichnung im RöTx.
  3. Akutes resp. Versagen: Dauer 1–3(–10) d. Symptome: $O_2\downarrow$ trotz Zufuhr (Shunt, mismatch), Tachydyspnoe, diffuse Infiltrate im RöTx, Lungencompliance↓.
  4. Chronisches Stadium: kann Monate dauern. Symptome: wie oben, $CO_2\uparrow$. Oft lange Beatmung.

Dg.
- Akute Ateminsuffizienz mit hohem O_2-Bedarf/Hypoxie und zusätzlicher Tachypnoe. Keine Obstruktion, nicht muskulär bedingt, keine andere Ursache ersichtlich (Pneumonie, Lungenödem durch Herzinsuffizienz, Überwässerung, Surfactant-Mangel).
- Zusätzlich typisches Röntgenbild mit streifigen, teils grobkörnigen alveolären Verdichtungen meist beider Lungen mit einer gewissen Inhomogenität, Herz nicht vergrößert, Luftbronchogramm über die Lappenbronchien hinaus, keine typischen Kerley-Linien.
- Akutes Lungenversagen, akute Lungeninsuffizienz: p_aO_2/F_iO_2 <300 mmHg, ARDS: p_aO_2/F_iO_2 <200 mmHg (Stadien ◘ Tab. 2.3).

◼ Tab. 2.3 Definition des akuten Lungenversagens nach PARDS-Konsensus 2015 (Khemani et al., 2015)

Alter	Ausschluss perinataler Patienten mit Lungenversagen			
Zeitpunkt	Innerhalb von 7 d nach bekanntem Auslöser			
Bildgebung	RöTx mit neuem Infiltrat/neuen Infiltraten vereinbar mit			
	Akuter parenchymaler Lungenschädigung (nicht mehr obligat bilaterale Infiltrate!)			
Ursache	Kardiales Pumpversagen oder Flüssigkeitsüberladung als Ursache ausgeschlossen			
Oxygenie-rung	**Nichtinvasive Beatmung**	**Invasive Beatmung**		
	PARDS (keine Schweregrad-einteilung)	Mild	Moderat	Schwer
	Full-face-Maske, Bilevel-Be-atmung oder CPAP ≥5 cmH$_2$O:	4≤ OI <8	8≤ OI <16	OI ≥16
	PF-Ratio (P$_a$O$_2$:FiO$_2$) ≤300	5≤ OSI <7,5	7,5≤ OSI <12,3	OSI ≥12,3
	SF-Ratio (S$_p$O$_2$:FiO$_2$) ≤264			

Spezielle Patientengruppen

Zya-notisches Herzvitium	Standardkriterien s. o. mit akuter Verschlechterung der Oxygenierung, welche nicht durch die zugrundeliegende Herzerkrankung erklärt werden kann.
Chronische Lungen-erkrankung	Standardkriterien s. o. mit neuem Infiltrat und akuter Ver-schlechterung der Oxygenierung vom Ausgangswert, welche die o. g. Oxygenierungskriterien erfüllt.
Linksven-trikuläre Dysfunk-tion	Standardkriterien s. o. mit neuem Infiltrat und akuter Ver-schlechterung der Oxygenierung, welche die o. g. Kriterien erfüllt und nicht durch die LF-Funktion erklärt ist.

◻ **Tab. 2.3** *(Fortsetzung)*

Berlin-Kriterien: Wertekalkulation unter PEEP ≥5 cmH_2O
PF-Ratio: <300 mildes ARDS; <200 moderates ARDS; <100 schweres ARDS
OI: (F_iO_2 × mean airway pressure MAP × 100)/p_aO_2
Wenn p_aO_2 nicht verfügbar: F_iO_2 reduzieren bis S_pO_2 ≤97, dann Berechnung von
SF-Ratio: S_pO_2/F_iO_2
OSI: (F_iO_2 × mean airway pressure MAP × 100)/S_pO_2

Dg.

- Intensivmonitoring!
- Blutgase, Basislabor, CRP, Blutkultur, Methämoglobin bei hoch dosierter NO-Inhalation.
- Rachensekret: RSV-Schnelltest oder PCR, Influenza-PCR – am besten multiplex PCR der wichtigsten resp. Viren, **CAVE**: bakterielle Koinfektionen (häufig bei schwerer Influenza)!
- Serologie: Mykoplasmen (+PCR).
- PCR-Legionellen.
- Je nach Expositions-/Risikoanamnese: bei Rauchgasinhalation, Inhalationstrauma bei Brand, Kohlenwasserstoffingestion? → CO-Hb-Kontrolle.
- RöTx, Herzecho.
- Falls beatmungspflichtig:
  - ZVK! Arterie immer!
  - Bei relaxiertem Patienten Pupillomotorik als neurologische Zeichen regelmäßig prüfen.
  - Trachealsekret initial und bei Auffälligkeiten bakteriologisch untersuchen, evtl. BAL (bronchoskopisch oder mit End-hole-Katheter), auch Tbc, Pneumocystis, Legionellen, Viren und Pilze! (je nach Immunstatus).
  - Bakteriologie: ein Organismus in der BAL >10^4 CFU/ml → relevant.

DD. Lungenödem, Pneumonie, Aspiration, Atemregulationsstörung/Muskelerkrankung mit Hypoventilation.

Th. (Beatmung)

- **High-flow-nasal cannula** (HFNC): 2 l/kg/min Standard. Erfolgsversprechender Therapieansatz in Frühstadien, Stellenwert und Effektivität in Pädiatrie noch unklar. **CAVE:** verzögerte Intubation, Lungenschädigung bei persistierender Dyspnoe mit hohen Tidalvolumina in Spontanatmung.
- **NIV/NPPV** (nichtinvasive Beatmung):
  - Beim moderatem oder schwerem ARDS nicht sinnvoll, da in Studien dadurch keine Intubationen vermieden wurden, nur aufschiebender Effekt → d. h., Intubation dann in einer noch kritischeren resp. Situation erforderlich, mit erhöhtem Eingriffsrisiko. Intubation spätestens bei S_aO_2-F_iO_2-Ratio <200!
  - Erfolgreicher Einsatz von NIV/NPPV bei mildem ARDS mit Verbesserung des Gasaustauschs und Vermeidung von Intubationen.
  - V. a. bei Patienten mit Immundefekten früh einsetzen, da diese im Falle einer Intubation eine deutlich erhöhte Rate an Kompl. und eine erhöhte Mortalität aufweisen, Daten von Erwachsenen zeigen eine Reduktion der ICU-Mortalität bei frühem Einsatz von NIV/NPPV.
  - Angefeuchtete Luft über „Full-Face-" oder oronasale Maske zur Optimierung der Dichtigkeit und Synchronisation.
  - Sedierung bei Einsatz von NIV/NPPV extrem zurückhaltend, wenn notwendig bedeutet dies eigentlich schon Abbruch der NIV/NPPV.
  - Synchronisierte druckunterstützte Beatmung dem reinen CPAP überlegen (bessere Unterstützung der Inspiration).
  - Kompl.: Druckstellen, Magenüberblähung, Konjunktivitis
  - Abbruchkriterien:
    - Fehlende klinische Verbesserung innerhalb 1 h oder Verschlechterung der resp. Situation (mehr Atemarbeit, höhere Atemfrequenz, schlechterer Gasaustausch, Bewusstseinsstörung).
    - Fehlende Synchronisation zwischen Patient und Ventilator.

- **Invasive Beatmung:**
  - Wenn Intubation: geblockter Tubus mit kleinem, distal sitzenden Cuff (z. B. Microcuff-Tubus), um PEEP-Verlust bei zu erwartenden höheren Beatmungsdrücken zu verhindern.
  - Druckkontrollierte oder volumenkontrollierte Beatmung.
  - Analgosedierung: z. B. Fentanyl- und Midazolamdauerinfusion und Fentanylboli vor Manipulationen; **CAVE:** Thoraxrigidität, nicht >5 µg/kg, langsam i. v.!
  - Relaxierung möglichst nur initial/in ersten 24 h: wenn Dyssynchronie trotz effektiver Beatmung, Analgosedierung und guter Triggereinstellung,
    - Nach Relaxierung oft deutlich höhere Beatmungseinstellung nötig, am Bett bleiben, bis Effekt sichtbar!
    - Nachgewiesener Effekt bei Erwachsenen, wenn innerhalb der ersten 24 h (Erwachsenenstudie mit Cisatracurium).
    - Vecuronium: 0,1 mg/kg als Bolus, dann 0,1–0,3 mg/kg/h ja nach Wirkung.
    - Analgosedierung durch sekundäre Zeichen überwachen: Tachykardie, RR-Anstieg, Tränen bei Manipulationen → Analgosedierung ist ungenügend.
    - Evtl. Flow-Bett zur Dekubitusprophylaxe oder ähnliche Maßnahme
    - Tägliche Derelaxierung zur Beurteilung der Sedierungstiefe (wenn klinisch vertretbar)
    - Die Relaxierung sollte nach ersten 24 h so früh wie irgend möglich beendet werden (**CAVE:** Atrophie und Dysfunktion der Zwerchfell- und Atemmuskulatur!).
    - Dazu ist eine sehr genaue und engmaschige Einstellung der In- und exspiratorischen Trigger sowie der Druckunterstützung notwendig (bestmögliche Synchronisation).
- **Beatmungseinstellungen:**
  - Es gibt kein nachgewiesenes Standardkonzept (weder für den Beatmungsmodus noch für die optimale Höhe

des PEEP oder Rekrutierungsmanöver). In Erwachsenenstudien gesichert erscheinen Low-Tidal-Volume, Relaxierung in ersten 24 h und Bauchlage mortalitätssenkend. Bei Kindern ist das optimale TV nicht klar.

— Dennoch wird angestrebt: TV 5–7(–8) ml/kg, insbesondere aber ein PIP von <30 cmH$_2$O (Plateaudruck <28 cmH$_2$O). Entscheidend ist u. E. ein hoher PEEP (s. u.).

- **Oxygenierung (PEEP und FiO$_2$):**
  — PEEP: Initial sind evtl. sehr hohe Drücke notwendig, um überhaupt eine Oxygenierung zu ermöglichen. Falls es nach Intubation „nicht zu oxygenieren" geht und kein sonstiger Grund vorliegt (z. B. Pneumothorax, Fehlintubation, Tubusobstruktion), ist manchmal initial ein PEEP bis zu 20 cmH$_2$O oder mehr erforderlich. PEEP titrieren: Ziel: p$_a$O$_2$ >50 mmHg, S$_a$O$_2$ ≥88 %. Typische F$_i$O$_2$- und PEEP-Kombinationen (ARDS-net-Protokoll):

F$_i$O$_2$	0,3	0,4	0,5	0,6	0,7	0,8	0,9	1
PEEP (cmH$_2$O)	5	5–8	8–10	10	10–14	14	14–18	18–24

  — F$_i$O$_2$ bis 1,0 notwendig. Ziel: F$_i$O$_2$ ≤0,6, erreichbar durch PEEP bei gutem RR? Hoher PEEP häufig initial limitiert durch art. Hypotonie, evtl. Volumengabe.
  — Ziel-SpO$_2$-Werte: PEEP <10 cmH$_2$O: 92–94 %, PEEP >10 cmH$_2$O: 88–92 %

- **Bester PEEP:**
  — Verschiedene Ansätze: meist beste erreichbare Oxygenierung, am exaktesten wäre O$_2$-Angebot/Zeit (SO$_2$ und HZV).
  — Alternativ beste Compliance oder geringste Rechtsherzbelastung/max. HZV. Nach dem Konzept der offenen Lunge müsste man so lange steigern, wie noch atelektatische Lungenbezirke durch höheren PEEP rekrutierbar sind → schwer praktikabel, insbesondere primär pulmonale ARDS-Formen oft nicht gut

rekrutierbar, sehr hohe Spitzendrucke, oft Überblähung anderer Areale.

— Nach Compliance: PEEP 1–2 cmH$_2$O höher/tiefer, etwa 2 min warten, exspiratorisches Tidalvolumen ablesen: bester PEEP = größtes Tidalvolumen bei gleichem Δp = P$_{plat}$-PEEP. Nach Erreichen ausreichender Oxygenierung PEEP-Reduktion in Schritten von 2 cmH$_2$O. Bei Verschlechterung der Oxygenierung PEEP erneut in Ausgangsniveau, dann Rücktitration bis etwa 2 cmH$_2$O oberhalb der Verschlechterungsgrenze.

- **Over-PEEP/Auto-PEEP:**
  — Überblähter RöTx, verminderter venöser Rückstrom, wenn nach zunehmendem Hochdrehen der Beatmung die Oxygenierung immer schwieriger wird → PEEP in Schritten von 2 cmH$_2$O senken → einige Minuten (wenn möglich 5–15 min) warten, ob Tidalvolumina und Oxygenierung besser werden, auch bei PEEP-Reduktion keine zu hohen δP tolerieren (wenn möglich <14 cmH$_2$O).
  — Evtl. Obstruktionssymptome/Thorax senkt sich nicht vollst. vor nächster Inspiration: Frequenz vermindern, damit Thorax in Exspiration in Ruhelage kommt, dann 5–15 min warten, ob Oxygenierung besser. Alternativ: Exspirationshalt: bei Überblähung Verbesserung der Oxygenierung, nächstes TV höher.
  — Probleme: RR↓, CO$_2$↑, wenn PEEP zu hoch, dann evtl. auch O$_2$↓, Selbsttriggerung der Maschine.
- **Ventilation/CO$_2$** (Atemfrequenz/Spitzendruck):
  — Tidalvolumenbegrenzung (exspiratorisch abgelesen, außer bei großem Leck) etwa 5–7(–8) ml/kg. pCO$_2$ mittels Frequenz oder vorsichtiger Tidalvolumenerhöhung steuern, endexsp. CO$_2$ hilfreich, aber nur in der Tendenz, ersetzt art./kap. pCO$_2$ nicht (Totraum).
  — Tidalvolumenbegrenzung mit Ziel der permissiven Hyperkapnie (CO$_2$ bis 60–80 mmHg, evtl. in verzweifelten Fällen bis ca. 120 mmHg erlaubt, wenn pH >7,10–7,15 und pCO$_2$ im steady state, d. h. nicht weiter ansteigend, im Notfall auch kurzfristig pH bis 7,0 tolerieren). Echokardiographie!

— Positiver inspiratorischer Druck: Ziel-PIP/Plateaudruck möglichst <28 cmH$_2$O, (bei VK insp. hold ca. 3(–5) s anwählen, Druck ablesen), bei steifer Thoraxwand durch Ödeme, Aszites, Organomegalie, Tuben <4,0 mm ID: auch höhere Drücke bis 29–32 cmH$_2$O, initial häufig höher erforderlich.

— Atemfrequenz anfangs eher hoch, dabei auf ausreichende Ausatmungszeit achten (Thorax muss expiratorische Ruhelage vor Beginn der nächsten Inspiration erreicht haben: Thoraxexkursion beobachten), I-Zeit bei Frequenz 40/min z. B. typischerweise initial 0,4–0,5 s, länger bei Jugendlichen, evtl. verlängern.

- Keine Bikarbonatgabe, nur bei hämodynamischer Instabilität als ultima ratio.

- Ausnahmen für permissive Hyperkapnie:
  - ICP-Erhöhung.
  - hämodynamisch relevante pulmonale Hypertension,
  - **CAVE** bei Herzfehler, myokardialer Dysfunktion.

- **Recruitmentmanöver:**
  - PIP 40 cmH$_2$O für 10(–20) s bei PEEP 20 cmH$_2$O; nur wenn Desaturierung anders nicht zu therapieren und hämodynamisch stabil, v. a. bei sekundärem ARDS in den ersten 3 d nach Intubation wirksam.
  - Nicht wirksam bei inhomogener Belüftungsstörung mit überblähten Arealen, selten bei Pneumonie und nach der Akutphase des ARDS.
  - Direkt im Anschluss an das Recruitmentmanöver PEEP nach unten titrieren (Oxygenierung und Tidalvolumina beobachten) s. u. Oxygenierung

- **Bauchlage:**
  - Bei Erwachsenen nachweislich wirksam, auch auf Mortalität v. a. bei schwerem ARDS mit PF <100 wirksam.
  - Anstreben: lang anhaltende Bauchlage (18–24 h) mit kürzerer Rückenlagephase: Effekt besser bei 18–24 h versus 6–10 h, wenn technisch ohne Gefährdung des Kindes möglich, Versuch indiziert, wenn PEEP >12 cmH$_2$O, F$_i$O$_2$ >0,6. 70–80 % Responder.

- **Gefährliches Manöver**! Mindestens 4 Personen nötig wegen Gefahr der Extubation, Kreislaufinstabilität etc. Präoxygenierung!
- Bauch muss frei hängen, Becken, Thorax und Stirn mit Polstern (Schaumstoff, Dekubitus!) unterstützen.
- Effekt genau dokumentieren: vorher Sättigung, p_aO_2, p_aCO_2 und Beatmungseinstellung, ebenso 10 min, 30 min, 1 h nach Umlagern. TV auf 5–7 ml/kg durch Druckadaptation halten.

❯ Initiales Akutvorgehen bei ARDS und SpO_2 <85 %:
PEEP hoch (10–16 cmH_2O),
F_iO_2 1,0,
TV 7 ml/kg,
Ti 0,5 s,
AF so wählen, dass Thorax in Exspiration in Ruhelage kommt.
Hämodynamik, wenn erforderlich, durch Volumenbolus/Katecholamine stabilisieren.
Deutlicher Effekt auf die Mortalität durch entsprechendes Beatmungsregime!

❗ CAVE
Bei permissiver Hyperkapnie mit pCO_2 >60 mmHg oft Relaxierung nötig!

- **Absaugen:**
  - Nur, wenn Sekret vorhanden (**CAVE**: Derecruitment).
  - Präoxygenierung.
  - Druck vorher um 2–3 cmH_2O hochnehmen.
  - Nur mit geschlossenem Absaugsystem, da sonst PEEP-Verlust.
  - Nach Tubusdiskonnektion evtl. Recruitment-Manöver erforderlich (s. o.).
  - Enge Alarmgrenzen an Ventilator einstellen, da evtl. bei kleinsten Manipulationen plötzlich nur noch Totraumventilation wegen Leck o. ä. (bei DK exspiratorischer Tidalvolumenabfall als Warnzeichen, z. B. <4 ml/

kg) mit raschem CO_2-Anstieg trotz unveränderter SpO_2, pH- und RR-Abfall als Folge!

— Blutgase anfangs alle 15–30 min bis stabil, dann klinisch entscheiden, jedoch nicht seltener als alle 3 h.

— RöTx häufig nötig zum Ausschluss von Kompl., Verlaufskontrolle, Belüftungssituation.

■ **Inverse Ratio:** nicht mehr empfohlen wg. lokaler Überblähung und NW.

■ **Hochfrequenzoszillation (HFO):**

— Als Ultima Ratio, wenn Plateaudruck >28 cmH_2O, Versuch >10 kg SensorMedics (▶ Abschn. 15.5) keine Vorteile im Vergleich zu lungenprotektiver konventioneller Beatmung, als Rescue-Versuch in einigen Studien bei anders kaum zu oxygenierenden Patienten mit Überleben assoziiert. Nur bei viel eigener Erfahrung mit dem Verfahren gefahrlos möglich und nur dann erfolgreich.

— Mitteldruck um 5 cmH_2O höher als bei CMV wählen. Ggf. geringes Tubusleck induzieren, um bessere CO_2-Elimination zu erreichen (MAP muss aber erhalten bleiben).

— Obstruktion, d. h. verlängertes Exspirium: Beatmung anpassen (Exspirationszeit verlängern, gelegentlich Obstruktion durch höheren PEEP zu bessern), Inhalation mit: Salbutamol: 6–10 Tr.-Lsg. auf 2 ml NaCl 0,9 % im geschlossenen System.

■ **NO-Inhalation:**

— **Routinemäßiger Einsatz nicht evidenzbasiert,** aber ggf. nützlich als „letzte Rettung", wenn Oxygenierung nicht mehr anders zu gewährleisten oder eine erhebliche sekundäre pulmonale Hypertonie vorliegt. Effekt auf Outcome nicht nachgewiesen, aber oft akut deutliche O_2-Bedarfsverminderung, Spitzendruckreduktion, besserer RR.

— Sichere Indikation: Rechtsherzversagen, rechtsventrikuläre Dysfunktion.

— Dosis 10 ppm, initial 20 ppm (im Notfall bis 60 ppm). Effekt genau dokumentieren: vorher Sättigung, p_aO_2,

p_aCO_2 und Beatmungseinstellung, ebenso 10 min, 30 min, 1 h nach NO-Beginn (▶ Abschn. 15.5). Ca. 60–80 % Responder, Effekt aber transient für 24–48 h.

— Falls effektiv, täglich Versuch einer Dosisreduktion 10–5–2–1 ppm.

— Nach Erreichen der Dosis von 1 ppm täglich einmal NO ausstellen (am Bett bleiben!), Effekt auf SpO_2 und möglichst Blutgase über 1 h (soweit klinisch vertretbar) dokumentieren, wenn Effekt (z. B. persistierender SpO_2-Abfall um >2 %, besser p_aO_2 >10 mmHg), wieder anstellen.

— Therapiestudien wegen mangelndem Effekt abgebrochen. Nach längerer Therapie (>1 h) ausschleichen wegen supprimierter endogener NO-Synthetase.

— Tox: Met-Hb regelmäßig messen.

■ **Entwöhnungsstrategie der Beatmung:**

— F_iO_2 <0,6 anstreben; dann sehr langsam.

— Plateaudruck: vermindern, wenn noch >28 cmH_2O, sonst belassen (dadurch größere Tidalvolumina und weniger Hyperkapnie möglich).

— Derelaxierung: Versuch täglich mit optimierter Synchronisation dann:

— PEEP: um 1–2 cmH_2O/24 h reduzieren (Compliance, V_t, RöTx beachten).

— Ziel-SpO_2: traditionell meist >90 %, aber nicht belegt.

— Druckkontrolle → Druckunterstützung → Extubation.

— Evtl. anschließend NIV/NPPV.

■ **Th. (allgemein)**

■ Flüssigkeit: Positivbilanz korreliert mit schlechterem Outcome.

— 80 % des Normalbedarfs, aber nur wenn RR gut.

— Initial in akuter Krankheitsphase isotone, glukosehaltige Ls mit 2,5–5 % Glukose, keine hypotonen Lsg (ADH-Erhöhung häufig bei ARDS).

■ Ziel-Hb: >7 g/dl, Transfusion EK bei Hb <7 g/dl.

■ RR↓ wegen PEEP: 10 ml/kg kristalloides Volumen, frühzeitig Katecholamine (z. B. Noradrenalin 0,05–0,1 µg/kg/

min oder Adrenalin 0,05–0,1 µg/kg/min), um Volumen zu sparen.

- Furosemid: bei Ödemen: 0,5–1 mg/kg/Dosis, Dauerinfusion bis max. 10 mg/kg/d bis möglichst „Trockengewicht" erreicht.
- Evtl. Albumin: bei Albumin <2,5 g/dl.
- Herzgröße im RöTx, besser Echo. ZVD kein Volumenparameter.
- Keine typische Physiotherapie! Sekretmobilisation, wenn Sekret vorhanden; sonstige Maßnahmen, soweit toleriert.
- Ulkusprophylaxe unklar, evtl. negative Folgen (nosokom. Pneumonie): Omeprazol 2×1 mg/kg/d bei hämatinhaltigem Magenrest indiziert.
- Enterale Ernährung: sobald tolerabel. **CAVE**: pCO_2-Erhöhung durch hohe KH-Zufuhr möglich.
- Parenterale Ernährung (spätestens ab 7. d bei nicht möglicher enteraler Ernährung):
  - Glukose: 10 mg/kg/min,
  - Eiweiß: 1–3 g/kg,
  - reduzierte Fettgabe (0,5 g/kg), wenn Triglyzeride >150 mg%,
  - Kalorien: SG >60 kcal/kg, ansonsten 35–40 kcal/kg.

- **Th. (medikamentös)**
  - Kreislauftherapie wie bei sonstigem Schock/Kreislaufinsuffizienz (▶ Kap. 1).
  - Bei Blutdruckproblemen und pulmonaler Hypertonie, Rechtsherzinsuffizienz: NO; evtl. Ilomedin, aber **CAVE**: system. Effekte: RR.
  - Volumengaben vorsichtig titrieren.
  - Dobutamin: 5–10–15(–20) µg/kg/min.
  - Noradrenalin: 0,05–1,5 µg/kg/min.
  - Bei refraktärem peripherem Widerstandsverlust: Vasopressin 0,0003–0,002 E/kg/min erwägen.
  - Milrinon (senkt pulmonalen Widerstand und wirkt inotrop, jedoch meist Kombination mit Volumen und Noradrenalin erforderlich): 0,25–0,5–1,0 µg/kg/min.

- **Th. (antiinfektiös)**
  - **Primär häufig als ARDS-Auslöser**: je nach Kontext **behandeln** (Sepsis, Urosepsis, Meningokokken, Pilze bei Immunsuppression, ZVK), streuende Katheter wenn möglich entfernen.
  - Sekundärinfektionen, Bronchopneumonie: **großzügige Indikationsstellung für Antibiotika** bei geringstem Verdacht (Fieber, CRP-Anstieg, klinischer Infektfokus)
    - Katheterbedingt bzw. Pleuradrainagen: Staphylococcus epidermidis, Staphylococcus aureus, Pseudomonas.
    - Ältere Patienten: Sinusitis mit Streuung, dann oraler Tubus.
    - Lemierre-Syndrom (multifokale Pneumonie/ARDS nach Racheninfekt durch infizierten Jugularisthrombus, Anaerobier): evtl. + Clindamycin.

- **Th. (neuere, ohne Evidenz)**
  - **Surfactant:**
    - Kein sicherer Wirkungsnachweis außer temporärer Verbesserung der Oxygenierung, teuer und schwierig zu applizieren (akute Atemwegsobstruktion beim Instillieren, Tidalvolumenabfall: unbedingt am Patienten bleiben, bis NW abgeklungen, ggf. vorübergehend Drücke erhöhen!).
    - Versuch erwägen, wenn trotz optimierter Therapie massive Oxygenierungsprobleme (positive Effekte bei RSV, pulmonaler Hämorrhagie, Pneumocystis, Ertrinkung beschrieben), z. B. Alveofact 4 ml/kg (= 200 mg/kg), Calfactant (80 ml/m^2 KOF).
    - Evt. Tubusobstruktion bei der Applikation, dann in mehreren kleineren Portionen.
    - Wiederholung evtl. nach 12 h nötig/sinnvoll
    - Nach Instillation mind. 2(–4) h nicht absaugen, wenn klinisch vertretbar.
  - **ECMO, ECCO$_2$:** Als Ultima Ratio bei langfristigen Plateaudrücken >28 cmH$_2$O, nicht beherrschbarer Rechtsherzinsuffizienz oder nicht erreichbarer Oxygenierung trotz optimaler Therapie. Beatmungsdauer vor ECMO

nachgewiesener Prognosefaktor (>7 d mit schlechterem Outcome), nur in Zentrum, welches Erfahrung mit resp. ECMO hat.

- **Steroide:** keine Daten bei Kindern, kein sicherer Wirkungsnachweis bei Erwachsenen → derzeit auch im Kindesalter nicht empfohlen.
  - Evtl. bei Sepsis Hydrokortison in Stressdosis sinnvoll, wenn therapieresistenter Schock.
  - Idiopathisches Pneumoniesyndrom: Bei Patienten nach KMT und nichtinfektiöser Lungenerkrankung indiziert, hier auch Berichte über Wirksamkeit von Etanercept + Steroid.
  - Chronisches ARDS: späte Therapie, niedrige Dosen: evtl. Verkürzung der Beatmungsdauer, aber sonstige Outcomeeffekte noch unklar, daher nicht routinemäßig empfohlen.
- **Immunonutrition** nicht empfohlen.

- **Kompl.**
  - Pneumothorax, pulmonal-interstitielles Emphysem, Pneumoperikard, Katheterkompl.
  - Sepsis, Bronchopneumonie, Pleuritis, Sinusitis.
  - DIC.
  - Pulmonale Hypertonie.
  - Rechtsherzinsuffizienz: bedingt durch Hypoxie, Over-PEEP und Hyperkapnie.
  - Linksherzinsuffizienz: Interdependenz, Hypovolämie, Hypoxie und Hypotonie.
  - Multiorganversagen: Nierenversagen, Leberversagen durch Überdruckbeatmung.

2.12 Pneumonie

2.12.1 Pneumonie als Primärerkrankung, die der Intensivtherapie bedarf

Entscheidend ist die situationsgerechte antimikrobielle Therapie bzw. die Beseitigung bestehender Risikofaktoren (streuender Katheter, aspirierter Fremdkörper, Hypogammaglobulinämie etc.) bei gleichzeitiger Sicherstellung des Gasaustauschs.

- **Primäre Antibiose nach Ät.**
  1. **Vorher gesundes Kind**
  - Bronchopneumonie mit/ohne obstruktive Komponente: z. B. im SG-/KK-Alter vorherrschende Form; je nach Alter: Pneumokokken, Hämophilus, Staphylokokken, Pertussis, Mykoplasmen.
    - **Ngb-Pneumonie <1 Mo**: B-Streptokokken, gramnegative Erreger, Chlamydien.
    - **Alle Altersstufen** auch **atyp. Erreger möglich: Makrolid?**
    - Bei entsprechender lokaler Situation oder nosokomialer Pneumonie auch an **multiresistente Keime** wie MRSA oder Pneumokokken denken (Vancomycin, bei ESBL z. B. Carbapenem)!
    - Bei **Influenza**-Nachweis: Oseltamivir (Effekt nach Cochrane-Analyse gering) 4–8 Mo: 6 mg/kg/d in 2 ED; 9–23 Mo: 7 mg/kg/d in 2 ED; ≥24 Mo: ~4 mg/kg/d in 2 ED, jeweils für 5 d, ≤15 kg: 60 mg/d in 2 ED, 15–23 kg: 90 mg/d in 2 ED, 23–40 kg: 120 mg/d in 2 ED, >40 kg: 150 mg/d in 2 ED
  - SARS-atypische Pneumonie durch Coronavirus: Kinder scheinen selten betroffen, wie schwere Influenza (**CAVE:** bakt. Koinfektion).
  - Multifokale abszedierende Pneumonie: selten; an hämatogenen Fokus (Herz), mit Anaerobiern infizierten Jugularisthrombus bei Lemierre-Syndrom denken.
  - Interstitielle Pneumonie, atypische Pneumonie: Viren (bei Influenza: virustatische Therapie mit Oseltamivir für 10 d erwägen, bes. wenn Symptomatik erst kurz, <2 d, besteht, s. o.), Mykoplasmen (PCR), Legionellen (Antigennachweis im Urin, PCR in Sputum und BAL), Chlamydien (PCR, Psittakose)
    Bei immunologischen Formen (Interstitielle Lungenerkrankung (CHILD), Alveolitis, Farmerlunge): Therapie: Steroide.

- Tbc: z. B. bei unilateraler Hilusschwellung bedenken, Behandlungsbeginn auch vor Errgernachweis bei hochgradigem Verdacht.

2. **Immundefizienz**

- Risikofaktoren wie Katheter, Tubus etc. möglichst entfernen.
- Cotrimoxazol hochdosiert (20 mg/kg/d) + Steroid bei V. a. Pneumozysten, Vancomycin bei V. a. MRSA.
- hMPV ähnlich wie RSV, relevant auch nach LTx und KMT, Bocavirus: ähnlich.
- Onkologische Grunderkrankung (oft gramnegative Erreger, Staphylococcus aureus, Candida, Aspergillen, Katheter!).
- Immunsuppression bei rheumatologischer Grunderkrankung, nach Organ-, Knochenmarktransplantation: Erreger wie bei onkolog. Grunderkrankungen, aber auch CMV (PCR in Blut und BAL).
- Immundefekte (SCID → oft gramnegative Keime, chronische Granulomatose → Staphylokokken, Aspergillen!).
  - HIV: immer an Pneumozystis denken, breit auch gramnegativ behandeln. Häufig atypische Erreger, gelegentlich Tbc.
  - Asplenie: fulminante Pneumokokkenerkrankung!
- Besondere Therapieformen:
  - G-CSF, Granulozytentransfusion bei Granulopenie.
  - Virostatika: Ganciclovir, Cidofovir, Ribavirin u. a.
  - Spez. Lymphozytentransfusion.

3. **Pulmonale Vorerkrankung**

- CF: Pseudomonas.
- Tuberkulose: Epituberkulose, z. B. durch Pneumokokken?
- BPD: Viren (RSV etc.), bakterielle Superinfektion (staphylo-, pneumokokkenwirksam behandeln).
- Asthma: fast nie bakterielle Superinfektion (trotz Fieber und Leukozytose!), gelegentlich allerg. bronchopulmonale Aspergillose.
- Seltene pulmonale Erkrankungen:
  - Ziliendefekt (wie CF behandeln).
  - Lungenhistiozytose (spezielle Therapie).
  - Alveolarproteinose (bakterielle Superinfektion, Nocardien, Pneumozysten, Aspergillen).

— Lungenhämosiderose (Steroide!).
— Granulomatose mit Polyangiitis (Blutungen, Rundher-
de, hohe Entzündungszeichen, auch schwerste Tracheitis → massive Immunsuppression nötig).
— Lungen- oder bronchogene Zysten, CPAM, Sequester,
Scimitar-Syndrom: Sekundärinfektion, auch hämato-
gen möglich.

4. **Andere Vorerkrankung (neurologisch etc.)**
- Aspiration.
- Minderbelüftung, mangelnder Hustenstoß bei Myopathien, Muskelatrophie: an „cough assist" denken (s. u.)!
- Neurologisch bedingte Skoliosen, Zwerchfellparesen.
- Sichelzellanämie: an Sequestrationskrise, DD: an Pneu-
mokokkeninfektion denken, dann P_aO_2 hochhalten, Azidose bekämpfen, Opiate zur Analgesie, Austauschtransfusion.

2.12.2 Nosokomiale Pneumonie

Pneumonie, die sich im Rahmen eines Intensiv-/Krankenhausauf-
enthalts wegen einer primär anderen Erkrankung entwickelt hat.
Wegen häufig bereits erfolgter Vortherapie mit Antibiotika aus anderer Indikation und lokal unterschiedlicher Erregersituation muss
die Therapieentscheidung lokal und individuell getroffen werden.

■■ Bemerkungen
- Je nach klinischem Zustand bzw. fehlender Besserung auf
Antibiose auch an Erreger wie MRSA, MRGN oder PVL-
Staphylokokken denken!
- Makrolidwirkung bei Mykoplasmen nicht gut gesichert.
- Schwerste Verläufe von Mykoplasmen (Bronchiolitis obli-
terans, ARDS), aber auch anderen Erregern (Adenoviren)
besonders bei Kindern mit Trisomie 21 und anderen chro-
mosomalen Aberrationen möglich.

Sy.
- Pneumonie wird eher gesehen als gehört: Tachypnoe, Hypoxie, Nasenflügeln, Bauchschmerzen bei basaler Pneumonie.
- Echte Atemnot deutet eher auf obstruktive Erkrankung hin (Asthma, Bronchiolitis).
- Husten initial meist nur bei Bronchopneumonie.

Monitoring, Dg.

- SpO_2, wenn erniedrigt oder normal bei gleichzeitiger O_2-Gabe auch Blutgase kontrollieren.
- Atemfrequenz.
- Immer an Erguss denken: Atemgeräusch laut und seitengleich?
- RöTx, **Thoraxultraschalluntersuchung**.
- Blutkultur aerob/anaerob, Coombs-Test bei Verdacht auf Mykoplasmen (60 % pos.).
- Rachensekret: nur sinnvoll für Virologie, bakt. Diagnostik nur bei CF, sonst keine Korrelation zum Erreger der Pneumonie, Urinkultur bei NG.
- Nach Intubation: bronchoalveoläre Lavage, bes. bei Verdacht auf Pneumozystis oder atypische Erreger.
- DD Lungenembolie bedenken, selten, z. B. bei angeb. Gerinnungsstörungen, Immobilisierung bei Jugendlichen, Kälteagglutinine bei Mykoplasmeninfektionen, Hypereosinophilie.

Th.

- O_2.
- Klinischer Zustand entscheidend: Kind erschöpft sich zunehmend, braucht mehr O_2, Atemfrequenz und/oder Herzfrequenz steigen zusehends an (trotz Fiebersenkung) → höchste Gefahr, nicht zu spät intubieren! Auf jeden Fall bei $S_aO_2 < 90$ % trotz adäquater O_2-Vorlage intubieren.
- Antimikrobielle Therapie (je nach Verdacht, s. o.).
- Bilanzieren (**CAVE**: Lungenödem, ADH-Exzess!).
- Nüchtern lassen, i. v.-Zugang.
- Fiebersenkung.

- Bei parenteraler Ernährung: keine exzessiven Glukosemengen wg. CO_2-Produktion.
- Pleuraerguss: diagnostisch punktieren? (z. B. Ketanest-Kurzsedierung + LA) oder bei drohender Ateminsuffizienz mit Katheter drainieren (z. B. dünner Cook-Katheter).
  - Kann rasch auftreten und zu fulminanter Ateminsuffizienz führen!
  - Bei Empyem: ▶ Abschn. 2.13.
- Pleuritische Schmerzen: Analgesie (Metamizol, Opiat).
- Manchmal Versuch mit nichtinvasiver Beatmung erfolgreich (▶ Kap. 15).
- Bei septischem Verlauf rasch intubieren (ARDS-Gefahr)!
- Beatmung meist mit relativ hoher Frequenz, niedrigem Tidalvolumen (PIP <30cmH$_2$O), bei interstitieller Pneumonie bzw. Pneumozystis oft hoher PEEP nötig.
- Lungenabszess: Fremdkörper? Nach CT-Thorax evtl. Drainage.

■ ■   **Weitere Maßnahmen**

An Ursachen denken: Katheter entfernen/sanieren, bronchialen Fremdkörper nach Stabilisierung der Kreislaufsituation entfernen.

- Große Atelektasen: evtl. lokale Instillation (per flexibler Bronchoskopie) oder Inhalation von DNAse (2,5 mg), bei neuromuskulären Grunderkrankungen und nichtintubierten Patienten: Start mit ¼ der Dosis wegen abrupter Mobilisation des Sekrets. Zumindest bei intubierten CF-Patienten und lobärer Pneumonie auch zusätzliche lokale Applikation/Inhalation von Tobramycin (vorher Analgosedierung, evtl. + kurze Relaxierung wegen Reizung erforderlich) erwägen. Atelektasen bei CF durch Schleimobstruktion: evtl. hypertone Kochsalzlsg p. i., Mannitol p. i.
- Bei neuromuskulären Patienten frühzeitiger Einsatz eines Cough-Assist: insp. Druck 20 cmH$_2$O oder höher je nach Effekt, exsp. Druck 15–20 cmH$_2$O, entweder Auto-Modus mit Auto-Triggerung oder manueller Modus (Inspirationszeit 1–1,5 s, Expirationszeit 2–3 s), vorher mit NaCl 0,9 %

oder 3 % inhalieren, immer mit Inspiration enden, danach ggf. Versuch des tiefen Absaugens.
- Bei schwerem Verlauf Th. oft wie bei ARDS (▶ Abschn. 2.11).

2.13   Pleuraempyem

- Wenn >48 h nach Therapiebeginn einer Pneumonie und mangelndes Therapieansprechen: V. a. Erguss.
- Häufigste Erreger: S. pneumoniae, β-hämolysierende Streptokokken (Strep. pyogenes), Staph. aureus, seltener: gramnegative Erreger
- DD: Tbc, angeborener Immundefekt, FK-Aspiration, Malignom.
- Erregernachweis per Kultur aus Erguss schwierig, bessere Ergebnisse mit PCR-Verfahren mit bis zu 75 Erregern.
- Prognose: RxTx normal bei 60–83 % nach 3 Mo, 90 nach 6 Mo und 100 nach 18 Mo.

Dg.
- RöTx: kostophrenische Winkel, evt. weiße Lunge.
- Sono Pleura: häufig gekammert, Erguss echoreich, Pleura häufig verdickt.
- CT-Thorax: zumeist nicht notwendig.
- Pleurasekret: Gesamteiweiß >50 % Serumgesamteiweiß, LDH >60 % Serum-LDH, LDH >100 E/l, pH <7,2, Glukose <40 mg/dl, Laktat erhöht.

Th.
- O_2 (wenn SpO_2 <92).
- **i. v.-Antibiose**:
  - z. B. Cefuroxim 150 mg/kg/d,
  - bei nosokomialer Pneumonie/Aspiration/OP/Trauma Spektrum erweitern.
  - Antibiotika i. v. bis Entfieberung, Entfernung der Pleuradrainage, danach p. o. für 1–4 Wochen, manchmal auch länger.
- **Analgesie/Antipyrese**.
- **Pleuradrainage**:

- Vor Anlage Thrombozyten und Gerinnung nur bei Risikofaktoren, bei Auffälligkeiten kontrollieren.
- Vorzugsweise 12–24F-Katheter in Seldinger-Technik; kein sicherer Vorteil einer chirurgischen Thoraxdrainage. Hoher Sog (–20 cmH_2O).
- Anlage immer sonogesteuert in steriler Technik.
- Analgosedierung notwendig.
  - **CAVE:** Kind kann resp. dekompensieren.
  - Nur unter vollem Monitoring, Vorbereitung Absaugung, Maske und Beatmungsbeutel.
  - Sedierung nur durch erfahrene Person.
  - Esketamin 0,25–0,5 mg/kg i. v., Midazolam 0,03–0,1 mg/kg, zusätzlich Lokalanästhesie.
- Initial max. 15 ml/kg ablassen, dann kurze Pause (ca. 1 h) zur Verhinderung eines Reexpansionslungenödems.
- Niemals abklemmen, wenn Drainage Luft zieht („blubbert").
- Wenn abgeklemmt und resp. Verschlechterung → sofort öffnen und saugen.
- **Lokale Fibrinolyse** verkürzt KH-Dauer: Spülung mit
  - **Urokinase** 2-mal tgl. für 3 d, Katheter abklemmen für 4 h, Mobilisation/Physiotherapie, dann Sog für 8 h auf –20 cmH_2O. Dosis: <1 J: 10.000 E in 10 ml NaCl 0,9 %; Dosis: >1 J: 40.000 E in 40 ml NaCl 0,9 % *alternativ*
  - **Alteplase (rTPA)** 0,1 mg/kg 3×/d über 3–4 d: 5–10 kg: 1 mg in 10 ml NaCl 0,9 %, 10–20 kg: 2 mg in 20 ml NaCl 0,9 %, 20–30 kg: 3 mg in 30 ml NaCl 0,9 %, 30 kg: 4 mg in 40 ml NaCl 0,9 %.
- Zusätzlich DNAse (Pulmozyme Roche) max. 5 mg (1 mg pro 10 kg).
- Katheter abklemmen für 1 h, Mobilisation/Physiotherapie, dann Sog für 7 h auf –20 cmH_2O.
- Schmerzenprävention: Bupivacain 0,25 % 0,5–1 ml/kg mit instillieren.
- Bei lokaler Blutung Stopp + ggf. Dosisreduktion.
- Katheter ziehen, wenn <25 ml in 12 h gefördert wird.

■ Weiteres Vorgehen: Wenn Antibiotika und lokale Fibrino-
lyse/Drainage nach 7 d nicht erfolgreich oder unter ge-
nannter Therapie AZ-Verschlechterung → chirurgisches
Vorgehen diskutieren:
  – VATS (video-assisted thoracoscopic sugery),
  – Mini-Thorakotomie.

Literatur

Khemani RG, Smith LS, Zimmerman JJ, Erickson S (2015) Pediatric
Acute Lung Injury Consensus Conference Group. Pediatric acute
respiratory distress syndrome: definition, incidence, and epide-
miology: proceedings from the Pediatric Acute Lung Injury Consensus Conference. Pediatr Crit Care Med. 16(5 Suppl 1):S23-40.
https://doi:10.1097/PCC.0000000000000432. PMID: 26035358.

Lebererkrankungen

T. Nicolai, F. Hoffmann, C. Schön, K. Reiter

Der Beitrag wurde verfasst unter Mitarbeit von P. Bufler, K. Krohn, T. Lang, E. Lurz

3.1   Akutes Leberversagen, hepatisches Koma

Def. Allgemein: Persistierende Gerinnungsstörung nach Vitamin-K-Substitution mit INR >1,5 + mentalen Auffälligkeiten oder INR >2 bei Lebererkrankung mit <26 Wo Dauer.

Fulminantes Leberversagen: lebensbedrohliche Synthesestörung der Leber mit oder ohne Enzephalopathie bei vormals gesunden Patienten. Abstand Ikterus bis Enzephalopathie <8 Wo.

Chronisches Leberversagen: wie oben, jedoch Abstand Ikterus bis Enzephalopathie >8 Wo.

DD: akute Dekompensation bei bestehender Lebererkrankung: völlig andere Ausgangssituation und Prognose.

Ät. 1. NG:
  - Infektionen: **HSV,** HHV-6, schwerste Sepsis, ECHO-, Adeno-, Parvo-, Herpes-Viren, CMV, EBV, Toxoplasma, Listerien, Treponema etc.
  - Metabol.: Galaktosämie, Tyrosinämie, Zellweger-Syndrom, α_1-Antitrypsinmangel, Wolman-Erkrankung, Mitochondriopathie.
  - Sonstiges: schwere kardiale Dekompensation, Ischämie, Hypoxie/Asphyxie, Myokarditis, Gestationsaloimmunerkrankung (GALD – früher neonatale Hämochromatose), Panhypopituitarismus.

© Springer-Verlag Berlin Heidelberg 2021
T. Nicolai, F. Hoffmann, C. Schön, K. Reiter, *Pädiatrische Notfall- und Intensivmedizin,*
https://doi.org/10.1007/978-3-662-61597-3_3

2. Alle Altersstufen älter als NG:
- Autoimmunhepatitis (Typ 1 bei älteren, Typ 2 bei jüngeren Kindern).
- Infektionen: Enteroviren, HAV, HBV, HHV-6, schwerste Sepsis, ECHO-, Adeno-, Parvoviren, EBV, CMV, etc.
- Intoxikation: z. B. Paracetamol, Valproat, INH, Knollenblätterpilz (Amanita phalloides), Kupfer, Amphotericin.
- Sonstiges: Myokarditis, Asphyxie, maligne Erkrankung, maligne Hyperthermie, α_1-Antitrypsinmangel, sinusoidales Obstruktionssyndrom (SOS) früher venookklusives Syndrom (VOD), Schock, histiolymphocytäre Hämophagocytose (HLH), M. Wilson, rezidivierendes akutes Leberversagen (RALD), aplastische Anämie/HLH etc.
- **Besondere Fälle**
  - <2 J: hereditäre Fruktoseintoleranz, primäre Gallensäuresynthesestörungen,
  - 2–10 J: Budd-Chiari-Syndrom,
  - 10–18 J: Salizylate, $FeSO_4$, Lösungsmittel, Schnüffelstoffe, Schwangerschaftsfettleber.

Sy.   Vormals gesundes Kind. **Prodromalsymptome**: Myalgien, Infekt der oberen Luftwege, Fieber, Übelkeit, Erbrechen, Diarrhö, Erstsymptom oft Ikterus, selten Blutung, Lethargie, Verwirrtheit, Halluzinationen. Immer auch Enzephalopathie (Stadien ◨ Tab. 3.1)

Dg.   ■ **Labor**: In der Regel hohe Transaminasen (bei schon stark vorgeschädigter Leber/Zirrhose ggf. nicht mehr erhöht), konjugierte Hyperbilirubinämie, Ammoniak, Gerinnungsstörung, E'lytstörung, Hypoglykämie, respiratorische (resp.) Alkalose bis metabolische (metabol.) Azidose, Hypoxämie, Kreatinin-/Harnstoffanstieg, Thrombopenie, Anämie, Leukozytose (Stress, sekundäre bakterielle Infektion) oder Leukopenie (aplastische Anämie).
Hypalbuminämie: V. a. chronische Lebererkrankung
→ **Immer Intensivstation!**

◻ Tab. 3.1 Stadien der Hepatischen Enzephalopathie nach der West-Haven-Klassifikation

Stadium	Klinisches Bild
Stadium 0	Minimale – covert – Enzephalopathie; keine klinischen Symptome jedoch erste Defizite in komplexen kognitiven Tätigkeiten (Aufmerksamkeit, Informationsverarbeitung)
Stadium I	Subklinische – covert – Enzephalopathie; Verlangsamung, gestörter Schlaf-Wach-Rhythmus, beim SG Schreiattacken EEG: geringfügige Veränderungen
Stadium II	Manifeste – overt – Enzephalopathie; Verwirrtheitszustände, inadäquates Verhalten (läppisch/aggressiv), Zittrigkeit, schläfrig, durch Ansprache erweckbar, Stimmungsschwankungen EEG: allgemeine Verlangsamung
Stadium III	Manifeste – overt – Enzephalopathie; sehr schläfrig, durch Ansprache nicht mehr, aber durch taktile Reize noch erweckbar, schwer verwirrt, desorientiert, Hyperreflexie, positiver Babinski-Reflex EEG: schwerste Verlangsamung
Stadium IV	Manifeste – overt – Enzephalopathie; Koma – bewusstlos, Dezerebration/Dekortikation, keine Antwort auf Schmerzreize EEG: δ-Wellen, Amplitudenabfall

> **❯** Patienten immer als infektiös ansehen: Handschuhe, Blutproben fürs Labor speziell kennzeichnen, Schwangere müssen Kontakt zu Patienten vermeiden!

Initiale NF-Dg., Monitoring

- Neurostatus, Glasgow-Koma-Skala (GCS), Grad der hepatischen Enzephalopathie (stündlich wdh.).
- Intensivmonitoring, RR alle 10 min, BZ, Blutgase sofort.
- **Labor**: minimal (Notfall): Blutbild + Diff, CRP, Nierenretentionswerte, E'lyte, Albumin, Blutgruppe (wichtig!), GOT (AST), GPT (ALT), gGT, AP, Bilirubin, NH_3, BGA mit Gluk und Laktat, Phos-

phat, Mg, Ca^{2+}, IgG, Serologie, Blutkultur, Kreatininkinase, Ferritin, LDH, Kupfer, Coeruloplasmin, Haptoglobin, Autoimmunhepatitis-AK (ANA, SMA, LKM1, SLA und SLC-Ak), Ferritin

- **Anamnese**: Medikamente (V. a. Paracetamol, auch im Haushalt verfügbare Medikamente abfragen), andere Kinder mit unklarer Erkrankung verstorben, Herkunft der Familie, Pilzgericht, Infekt, Durchfallerkrankung oder Gelbsucht in der Umgebung, Kupfer im Trinkwasser, pflanzliche Medikamente, persönliche Anamnese z. B. neonatale Cholestase, Blutungsneigung, Infektanfälligkeit.

Th.

- **Initiale Stabilisierung**:
  - Gute Oxygenierung (O_2-Gabe)!
  - Vitamin K i. v. (<10 kg → 5 mg; >10 kg → 10 mg).
  - Hypoglykämie: sofort 2,5 ml/kg Glukose 20 % i. v.
  - Beatmung: bei Erschöpfung, Desaturierungen, pCO_2-Anstieg, GCS ≤8, Koma Grad III–IV.
  - Infusion, wenn Enzephalopathie >Grad 2 ggf. ZVK (gestochen, nicht geschnitten!).
  - Wenn Enzephalopathie >Grad 2: Arterie (Blutungsgefahr) erwägen.
  - Erythrozytenkonzentrate auf Abruf, Thrombozytenkonzentrate zurücklegen.
  - Infusion bis zum Erhalt der ersten Laborwerte (auch für den Transport des Patienten in die Klinik ratsam!):
    - Glukose 10 %: 50 ml/kg/d mit
    - NaCl 1 mmol/kg/d und
    - KCl 2 mmol/kg/d.
  - Bei art. Hypotonie meist Volumenproblem, dann:
    - Hb <12 g% → 10 ml/kg Erykonzentrat,
    - Albumin <3,0 g% → Humanalbumin 20 % 1 g/kg.
    - Akut: 10 ml/kg balancierte Kristalloid-Lsg.
  - Bei Blutung FFP 10 ml/kg, Prothrombinkonzentrat (PPBS) oder Faktor VII erwägen, jedoch CAVEAT-Beurteilung zur Lebertransplantation (s. u. spezifische Indikationen).

- Evtl. Vasopressoren (Dopamin, Arterenol) (▶ Kap. 1).
- Blasenkatheter, 6-stündlich bilanzieren, Magenablaufsonde, nüchtern lassen.
- 6-stündlich Magenlavage mit NaCl 0,9 %, mit Klysma abführen.
- Magensäureblockade mit Protonenpumpeninhibitoren (z. B. Omeprazol).
- Bei Knollenblätterpilzvergiftung: Silibinin 5 mg/kg über 1 h, dann 20 mg/kg über 24 h evtl. Penicillin G (300.000–1 Mio E/kg/d).
- Andere Intoxikationen (z. B. Paracetamol), Therapie ▶ Abschn. 11.1.
- Laktulose 5–10 ml 2–3×/d oder Rifaximin 20–30 mg/kg/d in 2–3 ED.

Wichtig: Minimal handling bei akutem Leberversagen, um Steigerung des Hirndrucks zu vermeiden!

- **Weiterführende Diagnostik nach initialer Stabilisierung:**
  - Basislabor, Albumin, Cholesterin-TG, Bilirubin gesamt und konjugiert, GOT, GPT, γGT, AP, GLDH, LDH, LAP, Immunglobuline, Serumelektrophorese, Gerinnung einschließlich Faktoren V, VII, AT III, Fibrinogen, D-Dimere, Fibrinogen-Monomere, Transferrin, Eisen, Ferritin, Coeruloplasmin, Kupfer in Serum und Urin, α1-Antitrypsin, Amylase, art. Blutgase, AFP.
  - Genügend Restserum einfrieren!
  - Serologie: Hepatitissuchprogramm, CMV, EBV, Parvo-B_{19}, HHV-6, Adeno-, Coxsackie-, ECHO-Viren, Röteln, HSV.
  - Antigensuche:
    - Urin: CMV Early Antigen.
    - Serum: PCR bzgl. CMV und EBV, HBV-DNS und HCV-RNS, IgG, ANA, Ak gegen glatte Muskulatur, LKM-Ak (Liver-Kidney-Microsomal Antibodies).
    - Stuhl: HAV-Direktnachweis.
  - Toxikologie:
    - Bei pos Anamnese: Paracetamol-Spiegel im Plasma.
    - Urin: Paracetamol, hepatotoxische Substanzen einschließlich chlorierter Kohlenwasserstoffe.
    - Sammelurin (6 h reichen aus): Cu^{2+} (evtl. Spot-Urin).

> — Stoffwechsel: BGA, Ammoniak, Harnstoff,
>   Serumaminosäuren, organische Säuren im Urin,
>   Reduktionsprobe, Galaktosämiescreening.
> — Bakteriologie: Stuhl bakteriologisch und virologisch
>   untersuchen; Urin bakteriologisch, mehrere Blutkulturen
> - **Lumbalpunktion (LP) vermeiden!**
>   — Bildgebung:
>   – RöTx in einer Ebene (Ausschluss Lungenödem),
>   – Sono Abdomen (Frage nach Aszites,
>   Dopplersonographie der Lebergefäße).
> - Sonstiges:
>   — EKG und Echokardiographie,
>   — EEG,
>   — ophthalmologisches Konsil (Kayser-Fleischer-Cornealring
>   bei V. a. M. Wilson).

- **Weiteres Monitoring**
  - RR, Puls, Atmung, SpO_2: kontinuierlich.
  - In den ersten 24 h:
    — Stündlich: GCS, BZ und Blutgase.
    — Alle 4 h: E'lyte, BB, Gerinnung, Harnstoff, Kreatinin,
      NH_3.
    — Alle 12 h: Diff-BB, CRP.
  - Nach Stabilisierung:
    — Alle 6 h: GCS, Blutgase, BZ, BB, Gerinnung, E'lyte,
      Harnstoff, Kreatinin, NH_3.
    — Alle 24 h: GOT, GPT, AP, γGT, Bilirubin, Cholesterin,
      TG, CRP, Diff-BB, D-Dimere, Fibrinogen-Monomere,
      Blutkulturen.
  - Meist RöTx, EEG (falls möglich), Augenhintergrund.

- **Prognostische Indizes**
  (► Kap. 4)
  - Kriterien (King's College, London) zur Indikation für LTX
    bei akutem Leberversagen:
    — Bei Paracetamol-Intoxokation:
      – Art. pH < 7,30 *oder*

- – INR >6,5,
- – Kreatinin >3,4 mg/dl,
- – hepatische Enzephalopathie Grad III/IV,
- – Laktat >3,5 vor und >3 nach Flüssigkeitsmanagement.
- ▬ Bei sonstigem Leberversagen:
  - – Prothrombinzeit >100 s *oder* INR >6,5 *oder* –3 der folgenden Kriterien (unabhängig vom Grad der Enzephalopathie): INR >3,5, ungünstige Ätiologie (seronegative Hepatitis oder medikamentös induziert), Alter <10 J oder >40 J, Serumbilirubin >300 μmol/l (17,6 mg/dl).

❯ **Absinken des Serumphosphats im Verlauf = positiver prognostischer Wert für Leberregeneration bei akutem Leberversagen!**

- ▪ Therapieresistente Hypoglykämie, rasche neurologische Verschlechterung: sehr ungünstig.
- ▪ Rascher Anstieg von Faktor VII ohne FFP-Gabe → Erholung!

Weitere Th.

- ▪ **Immer:**
  - ▬ Infusion: Glukose 10 % (Blutglukose >65 mg/dl halten), Protein aber vorsichtig 1(–1,5) g/kg/d.
  - ▬ Volumen: möglichst 30–50 ml/kg/d (RR, Ausscheidung kontrollieren!).
  - ▬ Zusätzlich E'lyte: K^+ >3 mmol/l halten, (Hypokaliämie → intrazelluläre Azidose, extrazelluläre Alkalose → NH_3 vermehrt im Serum → kann Blut-Hirn-Schranke überwinden, wird dann in Hirnzellen zu NH_4 → keine Rückdiffusion → Enzephalopathie!) Kalium als Kaliumphosphat, wenn Phospat niedrig (häufig!). Ca^{2+}, Mg^{2+}, Na^{2+} niedrig (ADH-Exzess)?
  - ▬ Darmdekontamination: Rifaximin (20–30 mg/kg/d in 2–3 ED) oder Neomycin 100 mg/kg p. o. in 4–6 ED täglich, wenn Laktuloseapplikation nicht möglich/toleriert.

- Laktulose: 0,3–0,4 ml/kg verdünnt auf 10 ml NaCl 0,9 % rektal (wdh. bis Darm entleert, dann alle 6 h), evtl. auch p. o. (→ 2–4 Stühle/d). Effekt: Kolon-pH <5, dadurch NH_3 aus Serum nach Diffusion in den Darm zu NH_4 gewandelt → nicht reabsorbierbar, ausgeschieden.
- Vitamin K: 1 mg/Lebensjahr/d (max. 10 mg) i. v. für 3 d, dann alle 48 h.

- **Bei spezifischen Indikationen:**
  - Katecholamine bei art. Hypotonie: Dopamin, Adrenalin, Arterenol.
  - FFP, PPSB, aktivierter F VII (NovoSeven) nur bei akuter Blutung und Quick-Wert <20 % (Therapie s. u.), keine Laborkosmetik, um nicht die Kriterien zur HU-LTX-Listung zu verfälschen.
  - Thrombozytenkonzentrat: bei Thrombozyten <20.000/µl (evtl. auch <10.000) oder akuter Blutung und Thrombozyten <50.000/µl.
  - Erythrozytenkonzentrat: bei Hb <8 g% oder Hb <10 g% und art. Hypotonie.
  - Antibiotika bei klinischem Verdacht auf Infektion: Cefotaxim, Ampicillin und Metronidazol, Alternative: Meropenem, Vancomycin, Aminoglykoside möglichst meiden.
  - Antivirale Therapie bei entsprechendem Virusnachweis (HSV, CMV): Aciclovir oder Ganciclovir, bei Hepatitis B Lamivudin.
  - Autoimmunhepatitis: Prednison 1–2 mg/kg/d (max. 60 mg/d als ED).
  - Antimykotika: bei Candidanachweis Itraconazol p. o., Fluconazol i. v.
  - Neonatale Hämochromatose: IVIG 1 g/kg anschließend Austauschtransfusion 2-mal Blutvolumen, und erneut IVIG 1 g/kg.
- Erythrozytenkonzentrate gefiltert, Thrombozytenkonzentrate möglichst vom Zellseparator, volumeneingeschränkt und gefiltert!
- **Wenn Urinausscheidung <1 ml/kg/h:**
  - RR normalisieren!

- Albumin <3,0 g% → ersetzen, dann Lasix (1–3 mg/kg alle 4–6 h).
- Albumin >3,0 g% → i. v.-Flüssigkeit 60–70 % des Erhaltungsbedarf (zusätzlich evtl. EK 10 ml/kg).
- Zusätzlich Lasix: 1–2(–10) mg/kg/d erwägen, aber:
- **CAVE**: aggressive Ausschwemmung kann hepatorenales Syndrom auslösen!
- Bei Urinausscheidung <1 ml/kg/h und erfolgloser konservativer Therapie (Furosemid, Flüssigkeit) → Indikation zur Hämofiltration.

- Sofortige Anmeldung zur Transplantation bei Verdacht auf M. Wilson (AP, HSRE sehr niedrig, Hämolyse), unklarer Virushepatitis, Hepatitis B, Knollenblätterpilzintoxikation!

- **Bemerkungen**
  - Evtl. Phenytoin zur Prophylaxe subklinischer Krampfanfälle, Effekt auf Überleben nicht gesichert.
  - Magen-/Darmblutung: Blut möglichst über Sonde absaugen, spülen, wenn möglich ÖGD und ggf. Varitzenligatur, im Notfall Senkstaken-Sonde.
  - Bei Dekompensation einer chronischen Lebererkrankung immer nach Ursache suchen: Infektion, Pfortaderthrombose, Ösophagusvarizenblutung, E'lytentgleisung etc.

> **Bei höhergradiger Enzephalopathie (III/IV): Plasmapherese und/oder High-volume-Hämofiltration (extrakorporale Methoden ▶ Kap. 15).**

- **Kompl.**
  - **Enzephalopathie** (auch bei normalem NH_3 möglich!): Proteinrestriktion auf 1–1,5 g/kg/d.
  - **Hirnödem:** (▶ Abschn. 9.4)
    - Prophylaxe: frühe Flüssigkeitsrestriktion, aber nur solange RR normal, Urinausscheidung >0,5–1 ml/kg/h.
    - Hirndrucksonde (parenchymatös) ab Enzephalopathie III hilfreich, aber nicht zwingend indiziert, zur Installation periinterventionell Gabe von aktiviertem

Faktor VII erwägen. Falls keine Hirndrucksonde:
stündl. auf Einklemmungszeichen achten.
— Diagnose: CT z. A. einer Blutung, Sonographie bei SG;
v. a. Klinik: Pupillenweite/Reflexe/Pupillendifferenz.
— Bei plötzlichen Änderungen: sofort Mannitol oder hypertones NaCl 3 %, Hyperventilationsversuch; weiter
s. u.

Th.

Hirndruck (▶ Abschn. 9.4)
Häufigste Todesursache, prognostisch ungünstigster Faktor für
Transplantation.
- Koma Stadium IV→ immer auch Hirnödem (spätestens nach
24 h), Hirnödem beginnend ab Stadium II.
  — Ziel: ICP <20 mmHg bzw. CPP >50 mmHg (bei
  Schulkindern; >40 bei Sgl/Kk; >60 bei Jugendl.).
  — Oberkörper 30° hochlagern, Normothermie,
  Normonatriämie, Normokapnie.
- Stadium II
  — Magenablaufsonde, Blasenkatheter, ZVK, evtl. Arterie,
  — Intubation ab GCS <8.
- Stadium III
  — Intubation: Propofol 2 mg/kg, Muskelrelaxans.
  — Beatmung: PEEP so niedrig wie möglich halten, möglichst
  F_iO_2 <0,6, Sättigung >92 %.
  — Analgosedierung: Midazolam, Opiat.
  — Relaxierung: falls nötig (Unruhe, Interferenz mit
  Beatmung, Pressen), Vecuronium: 0,1 mg/kg/h, nach
  Bedarf anpassen, zusätzlich Dauer-EEG (aEEG).
  — Krampfanfälle: aggressiv therapieren! (Midazolam,
  Levetiracetam).
  — Parenchymatöse Hirndruckmessung erwägen
  (Blutungsrisiko).
  — Vasopressoren: um CPP zu halten.
- Therapieeskalation (▶ Abschn. 9.4):
  — Mannitol 0,25–0,5 g/kg i. v. in 20 min, evtl. wiederholen,
  dabei Osmolarität <320 mosmol/l halten *oder*

- NaCl 3 % 3–5 ml/kg über 30 min (Serumosmolariät <360 mosmol/l!), bei mannitolresistenter ICP-Erhöhung (→ Na im Serum 145–155–165 mmol/l). **CAVE:** Volumenbelastung
- pCO_2 30–35 mmHg. Hyperventilation: pCO_2 25–30 mmHg nur bei akuter Krise mit Einklemmungszeichen!
- Mäßige Hypothermie (32–34 °C) bei therapieresistentem Hirndruck.
- Thiopental-Narkose: Bolus 2–5 mg/kg, danach 1–5 mg/kg/h.

Th. ■ **Wenn Enzephalopathie und ICP-Erhöhung weiterhin bedrohlich oder zunehmend:**
  - Ornithin-Aspartat (20 g/d i. v. über 4 h für 7 d bei Erwachsenen).
  - Nierenersatztherapie: Absenken der Ammoniakspiegels und Verbesserung 21-Tage-Transplantation-Überleben (Studie bei Kindern).
  - Probiotika (z. B. Lactobacillus/Bifidobakterien, Kombipräparate, Enterococcus faecium SF68, saures Kolonmilieu) zur Enzephalopathietherapie werden diskutiert, ein therapeutischer Vorteil ist auf Grund der aktuellen Datenlage jedoch nicht gesichert.
■ **Gerinnungsstörung:**
  - Keine rein prophylaktischen Faktorenkonzentrate!
  - Quick-Wert >20 %: keine Therapie nötig. Quick-Wert <20 %: Substitution selten erforderlich, keine Laborkosmetik, Eiweißbelastung!
  - Wenn Substitution (z. B. ausgeprägte Blutung) notwendig: Antithrombin 30 E/kg, danach PPSB 30 E/kg, evtl. FFP (s. o.).
  - Thrombozyten >50.000/µl halten.
  - Aktivierter F VII (40 µg/kg) bei Blutungen und vor invasiven Eingriffen sehr wirksam.
  - Blutung durch FFP nicht beherrschbar bzw. Oligurie und Volumenprobleme: Austauschtransfusion mit

doppeltem Blutvolumen, Plasmapherese mit FFP als Ersatz.
— Ursachen: Synthesestörung Faktor II, V, VII, IX, X und fibrinolytische Faktoren, Thrombopenie, DIC.
— Prognose:
 – PTT-Verlängerung: sensitiv, Quick-Wert-Abfall prognostisch ungünstig.
 – Faktor VII: reagiert am schnellsten auf Verschlechterung/Verbesserung.
 – Faktor V niedrig: schlechte Prognose!
 – Abfall des Serumphosphats: Zeichen der Leberregeneration; DD Sepsis.

- **Hypoglykämie:**
 — Ziel: BZ 40–60 mg/dl; nicht >70 mg/dl, da sonst Insulinsekretion stimuliert wird.
 — **Ther.:** Glukose 10 % meist ausreichend z. B. 6 mg/kg/min, BZ-Kontrollen alle 2 h.
 — Fehlende Glukosesynthese → mangelnder Glykogenabbau → Hyperinsulinämie → vermehrter Verbrauch von Glukose

- **E'lytstörungen:**
 — Hyponatriämie → verminderte Wasserausscheidung, ADH-Exzess.
 — Hypernatriämie → iatrogen.
 — Hypokaliämie → sekundärer Hyperaldosteronismus, verminderte Zufuhr, Erbrechen, unbedingt behandeln!
 — Hyperkaliämie → massiver Leberzellzerfall.
 — Blutgase:
  – Resp. Alkalose → Hyperventilation (Anfangsstadium). Metab. Alkalose → Diuretikatherapie und Hypokaliämie. Metab. Azidose → Laktat und freie Fettsäuren.
 — **Ther.:** je nach Mechanismus, z. B. Hyponatriämie durch ADH → Flüssigkeitsrestriktion (▶ Abschn. 6.1, 7.4).

- **Niereninsuffizienz:**
 — Erhöhung der Flüssigkeitszufuhr?
 — NaCl 0,9 %: 10 ml/kg in 60 min (Testdosis).

- Spironolacton 1–3 mg/kg/d ± Lasix: 1–3 mg/kg, falls RR normal.
- In 50 %: Hämofiltration, Hämodialyse notwendig.
- ZVD >10 cmH$_2$O → Gefahr der renalen venösen Abflussbehinderung.
- Vermindertes intravasales Volumen → Azotämie, Oligurie, hepatorenales Syndrom: Na$^+$-Retention (Urin-Na$^+$ <20 mmol/l) + GFR >3 ml/min + Oligurie + normales Urinsediment. Doppler Nierenarterien: diastolischer Rückfluss, Flüssigkeitsbolus → Ausscheidung.
- Akute Tubulusnekrose: Urinsediment bzw. Stix pathologisch, reagiert nicht auf Flüssigkeit. Kaliumverlust häufig (Hyperaldosteronismus und ADH-like-Activity).

■ **Aszites**:
- Probleme: Eiweißverlust (Albumin ersetzen), Risiko einer spontanen bakteriellen Peritonitis.
- Mobilisierung Aszites: 1 g/kg Albumin 20 % Infusion über 4 h + Lasix 0,5 mg/kg i. v. nach 2 und 4 h während Infusion.

■ **Pankreatitis**:
- Selten relevant, meist Begleiterscheinung.
- Valproatintoxikation: häufig Pankreatitis mit Störung des Ca^{2+}-Haushalts.

■ **Kardiovaskuläre Kompl.**:
- Koma-Stadium III/IV: meist RR-Abfall, warmer Schock, häufig kein Ansprechen auf Flüssigkeitsgaben oder Katecholamine.
- Gefahr: zentrale Bradykardien, selten kardiogene Herzrhythmusstörungen.
- Bei Leberzirrhose: zirrhotische Kardiomyopathie (**CAVE**: Druckbelastung durch vasokonstriktive Katecholamintherapie).

■ **Resp. Kompl.**:
- Komagrad II/III: Hyperventilation mit resp. Alkalose.
- Komagrad III/IV: Hypoventilation, Hypoxie, Hyperkapnie.
- Hepatopulmonales Syndrom: Intrapulmonaler Shunt: O$_2$-Sättigung reagiert schlecht auf 100 % O$_2$-Atmung,

mechanischer Beatmung und relativ unauffälligem RöTx. **Ther.:** O_2
- Lungenödem: meist mäßig → Diuretika.
- Pulmonale Sekundärinfektionen (Staphylokokken, gramnegative Keime).

- **Infektionen:**
  - Bei 50 %: schwere bakterielle oder mykotische Infektionen.
  - Häufigste Erreger: Staphylokokken, Streptokokken. Spontane bakterielle Peritonitis: Enterobakter, E. coli, Enterokokken, sonstige gramnegative Keime. Candidasepsis!

- **Nebenniereninsuffizienz** (hepatoadrenales Syndrom): Großzügig bei Schock zusätzliche Gabe von Hydrokortison in Stressdosis.

■■ Bemerkungen
- Verschlimmerung der Leberzellnekrosen: Endotoxine, TNF-α.
- Virale Genese:
  - Hepatitis: 25–40 % der fulminanten Leberversagen im Kindesalter, Prognose schlecht (1–5 % Spontanheilung).
  - HSV: häufigste, fulminanter Verlauf.
  - HAV: 2–8 % der Fälle (22–43 % Spontanheilung).
  - HBV: 2–5 % bei Kindern (17 % Spontanheilung, Erwachsene).
  - HCV: bei Kindern kein fulminanter Verlauf bekannt.
  - HEV: besonders bei Schwangeren im 3. Trimenon hohes Risiko (11–33 %).
  - Sonstige: CMV, EBV, HHV-6, Parvo-, Paramyxo-, Adeno-, Togaviren sehr selten.
  - Idiopathisches Leberversagen, wenn kein Virus nachweisbar.
- Toxine und Medikamente: Paracetamol (Überdosis), chlorierte Kohlenwasserstoffe ($CHCl_3$), Knollenblätterpilz, Salizylate, 2-Nitropropan, organische Lösungsmittel, INH, Propylthiouracil, Valproat, Halothan, Amiodaron, nichtsteroidale Antiphlogistika, Tetrazykline, Kokain.

- Stoffwechselerkrankungen:
  - Eigentlich kein fulminantes Leberversagen, da vorgeschädigte Leber, aber ggf. fulminanter Verlauf und keine Spontanheilung.
  - Hereditäre Fruktoseintoleranz, Tyrosinämie, Galaktosämie, Gestations Alloimmunerkrankung (GALD), Gallensäuresynthesestörungen (D4-3-Oxosteroid-5β-Reduktase-Mangel), α_1-Antitrypsinmangel, Zellweger-Syndrom, Alpers-Krankheit, M. Wilson.
- Enzephalopathie:
  - Ätiologie: GABA, endogene benzodiazepinartige Substanzen, Ammoniak, Aminosäuren, Mercaptane, Phenole, Fettsäuren.
  - Schlechte Prognose: Stadium IV oder rasches Erreichen von Stadium III.
  - Sedierung (z. B. bei Beatmung): Midazolam, Opiate.

3.2 Reye-Syndrom

Def. Akute, nichtentzündliche Enzephalopathie (<9 Zellen/µl in der Lumbalpunktion), fettige Degeneration der Leber, GOT, GPT und NH_3 erhöht (mindestens einer der 3 Werte >3-facher Normwert), Bilirubin anfangs normal.

Ät.
- Alter <2 J: episodisch, ohne Infekt; wahrscheinlich Stoffwechselstörung.
- 5–12 J: oft nach Infekt, Windpocken, Influenza, Aspirin assoziiert.
- 2–5 J: beide Formen.

Sy.
- Biphasischer Verlauf: 3–6 d vor Enzephalopathie im Rahmen eines viralen Infekts Erbrechen (nüchtern, ohne Übelkeit) → Bewusstseinsstörungen, Krampfanfälle → zunehmende Agitiertheit → Koma mit Tachypnoe und Extensionshaltung der Extremitäten.
- Stadieneinteilung: ◻ Tab. 3.2

▣ Tab. 3.2	Stadieneinteilung der Enzephalopathie nach Huttenlocher
Stadium I	Erbrechen, Lethargie, Apathie, plötzlich keine Angst vor Blutentnahme Normale Reflexe und Schmerzreaktion, Muskeltonus der unteren Extremität ↑ GCS >8
Stadium II	Zunehmende Somnolenz, unterbrochen von läppischem/inadäquatem Verhalten Tachykardie, Tachypnoe Agitiertes Koma (ohne Kontaktaufnahme zur Umwelt) Zuletzt keine gezielte Schmerzreaktion mehr GCS = 6–8
Stadium III	Koma, Opisthotonus, Dekortikationshaltung (gestreckte Haltung der Extremitäten, Muskeltonus ↑, fest zusammengepresste Kiefer), Tachykardie, Tachypnoe Verzögerte Lichtreaktion der Pupillen Noch kein Papillenödem GCS = 5
Stadium IV	Ateminsuffizienz, Hirnödem, neurogenes Lungenödem, Lungenblutung, Hyperpyrexie, bei SG auch Krampfanfälle GCS = 4
Stadium V	Fixierte, nicht mehr reagierende Pupillen, fehlende okulozerebrale Reflexe, fehlender eigener Atemantrieb GCS = 3

❶ **CAVE**
SG fallen u. U. nur durch schwere Hypoglykämien, Anfälle und Tachypnoe auf.

Dg. initial

- Monitoring: Intensivmonitoring und neurologischer Status (▣ Tab. 3.2), Hirndruckzeichen, Pupillen, Augenhintergrund, GCS alle 2–3 h.
- Labor: Basislabor, Blutgruppe, BZ (oft erniedrigt), Gerinnung (PTT ↑), (Hyperkaliämie), CK (↑), NH₃ (3-fach ↑) bei zunehmendem Koma (anfangs normal), GOT, GPT (mind. 3-fach ↑), γGT und AP normal, Amylase, Lipase, Bilirubin (anfangs normal, in

Stadium III–IV ↑), freie Fettsäuren, Osmolarität, Urinstatus (Keton negativ).

- MCAD-Defekt und andere Stoffwechseldefekte müssen ausgeschlossen werden (in der Regel durch Stoffwechselscreening bereits abgeklärt).
- Urin: toxikologisches Screening.
- SG: Schädelsonographie, evtl. zerebrale Blutflussmessungen erwägen.

DD
- Wie bei Leberkoma:
  toxischer Leberzellschaden (Aflatoxin, Insektizide, Valproat, Salizylate, Paracetamol), Enzephalitis, Fruktoseintoleranz, fulminantes Leberversagen (meist Bilirubin ↑↑, Gerinnung ↓↓), Harnstoffzyklusdefekte, Organoacidurien, MCAD-Defekt, Carnitinmangel, Pyruvatstoffwechselstörung (Atmungskettenenzyme), Intoxikation (Kupfer)?
- Verdächtig sind: unklare Todesfälle bei Kindern in der Familie, Entwicklungsverzögerung, wiederholte ähnliche Attacken, Fehlen des Infekts in der Anamnese, metab. Azidose.

Th.

- Intensivstation,
- Oberkörper 30° hochlagern, Kopf in Mittelstellung. Pat. nüchtern lassen, Bilanz!,
- i. v.-Zugang: evtl. ZVK, falls hochprozentige Glukoseinfusion nötig oder Hirndrucktherapie.
- GCS <8: Intubation, Beatmung.
- Hirndruck: bei Einklemmungszeichen → sofortige Therapie!!! (▶ Abschn. 3.1).
- Glukoseinfusion: 15- bis 20 %ige Glukoselsg. (auch für Transport raten!) mit 40 mmol NaCl, 30 mmol KCl, 10 mmol-Glycerolphosphat/l-Lsg.
- Ziel: BZ >150–200 mg% (→ Proteolyse, Lipolyse).
- Evtl. Glycerolphosphat nach Labor.
- Infusionsmenge: 60–70 % des Normalbedarfs

> **CAVE:** Dehydration ebenso gefährlich wie Überwässerung!
> → RR normal halten!
>
> - Gerinnung: Vitamin K 0,1 mg/kg/d langsam als i. v.-Infusion.
> - Therapie wie bei hepatischem Koma (▶ Abschn. 3.1)
> - Darmdekontamination (▶ Abschn. 3.1):
>   - Rifaximin 20–30 mg/kg/d in 2 ED *oder*
>   - Laktulose 0,5 ml/kg in 10 ml 0,9 % NaCl stdl. über Sonde,
>   bis Stuhl abgesetzt wird; dann 0,25 ml alle 6 h.
> - Evtl. Carnitin (nach Stoffwechsel-Konsil): solange DD Carnitin-
>   mangel (absolut/relativ): 20–35 mg/kg alle 6 h.
> - Kontrolle: alle 4–6 h: BZ, GOT, GPT, γGT, GLDH, BB, Gerinnung,
>   E'lyte, Harnstoff, Kreatinin, Blutgase, Ammoniak.

- **Zusätzliche Dg. nach Sy.**
  - Hepatitisscreening, Virusserologien, Pyruvat/Laktat (↑),
    Serum-/Urinaminosäuren ↑ (außer L-Zitrullin), organi-
    sche Säuren im Urin (Serum), Carnitin im Serum.
  - Urin und Serum einfrieren für Virologie, Toxikologie.
  - LP bei Verdacht auf Meningitis, Enzephalitis (Fieber, Me-
    ningismus, fokale neurologische Zeichen)
    → vorher Hirndruck ausschließen: Klinik, CT/Augenhin-
    tergrund.
  - cCT: DD und Frage nach Hirnödem.
  - EEG: Enzephalopathiemuster.
  - Leberbiopsie erwägen (2–3 Stanzen) für Elektronen-,
    Lichtmikroskopie, Enzymdiagnostik.
    Lichtmikroskopisch u. U. normal. Beweis: Lipidhistoche-
    mie → panlobuläre mikrovesikuläre Steatose
    Charakteristische Elektronenmikroskopie: Proliferation
    von ER und Peroxisomen, vergröberte/vergrößerte Mito-
    chondrien.

- **Prognose**
  - Gut: Rechtzeitige Therapie, Beherrschung von Kompl.
    (Hypoglykämie, RR-Probleme, Hirndruck).

- Ungünstig: Kind <1 Jahr, rasche Progredienz zu EP
  Grad IV, NH_3 >6-fache Norm, GOT-/GPT-Quotient <1,
  massive EEG-Veränderungen.

■■ **Bemerkungen**
  - Mechanismus: Stopp der Fettsäureoxidation durch Schädi-
    gung der Mitochondrien; die entstehenden Zwischenpro-
    dukte hemmen Harnstoffzyklus, Ketogenese, Glukoneoge-
    nese und Zitronensäurezyklus und bewirken dadurch die
    klinischen Symptome.
  - Ursache der mitochondrialen Schädigung unklar.
    Hypothese aus Tiermodellen: Virusinfekt schädigt transient
    Kupffer-Zellen → verminderter Endotoxinabbau. Kombina-
    tion Endotoxin und Aspirin → TNF-(und IL-1-) Ausschüt-
    tung (aus Makrophagen) → mitochondriale Schädigung.

3.3   Ösophagusvarizenblutung

Ät. Portale Hypertension infolge Pfortaderthrombose (NEC,
     Peritonitis, NVK) oder Leberfibrose/-zirrhose; Gerinnungs-
     störung? Akute Druckerhöhung durch Infektion und Leber-
     zellschwellung wird neuerdings angenommen.

Sy. Leichte bis mittelschwere Blutung: Teerstühle. Schwerste
     Blutung: Bluterbrechen

Dg.

- Anamnese: Menge des erbrochenen Bluts (Beginn der Sympto-
  matik), zugrunde liegende Erkrankung, Teerstühle?
  CAVE: Bei Lebererkrankung Thrombopenie und Gerinnungs-
  störung!
- RR und Puls (Schockzeichen?), SpO_2: kontinuierlich.
- Labor: BB, Gerinnung, Blutgruppe, Kreuzprobe; bei stabilem
  Kind: Ammoniak, Leberwerte.

Th.

- Genügend EK kreuzen lassen!
- EK sobald verfügbar (8–10 ml/kg), ggf. wiederholen, wenn klinisch indiziert.
- Großlumiger i. v.-Zugang
- Schocktherapie mit Bolusgaben von 10–20 ml/kg NaCl 0,9 %, balancierte Lsg oder Kolloid (FFP, PPSB, Albumin 5 %) → bis RR stabil, Zentralisation überwunden.
- Intubation erwägen.
- TK, wenn Thrombozyten <50.000/µl.
- AT: 30 E/kg, danach
- PPSB: 30 E/kg.
- FFP (10 ml/kg) evtl., wenn Quick-Wert <40 %.
- FVIIa (NovoSeven) 80 µg/kg erwägen.
- Octreotid ≙ Somatostatin i. v. (Sandostatin, zugelassen ab 16 J, nicht in G 5 % auflösen!)
  - Dosierung Erwachsene:
    - Sofort 50 µg als Bolus (langsam i. v.). **CAVE**: Blutdruck
    - Dann 50 µg/h als Dauerinfusion (sollte nicht länger als 1 min unterbrochen werden!).
  - Dosierung Kinder: 3,5 µg/kg als Einmalgabe, dann selbe Dosis/h.
  - Überwachung:
    - Mögliche Nebenwirkung bei insulinpflichtigen Diabetikern: Hypoglykämie!
    - Regelmäßige Kontrollen von BZ, Harnstoff, Kreatinin und E'lyten.
  - Bei Wiederholungsbehandlung → Sensibilisierungsrisiko.
- Omeprazol:
  - 1 mg/kg i. v.-Bolus anschließend 8 mg/h i. v. bis Endoskopie *oder*
  - 2 mg/kg/ED, 2 ED/d (max. 80 mg alle 12 h).
- Endoskopie:
  - Bandligaturen (Ösophagus) bzw.
  - Okklusionstherapie mit Histoacryl (Fundus).
  - Stellenwert der Sklerosierung: nur wenn Ligatur unmöglich (z. B. Narben nach mehreren Bandligaturen).

- Endoskopische Kontrolle ca. alle 2–3 Wo bis „eradiziert"
  in Absprache mit Endoskopiker. **CAVE:** Zu hohe
  Volumengabe erhöht den portalen Druck, besondere
  Vorsicht bei Adrenergika!
- Gerinnung:
  - Ziel: Quick-Wert >50 %, INR <1,5.
  - Quick-Wert und AT-Spiegel sollen etwa gleich hoch sein.
- Sobald Kind stabil → sofortige Endoskopie. Vorher: genug EK
  kreuzen! Gerinnung kontrolliert!
- Vasopressin nur falls kein Somatostatin verfügbar: 20–
  40 E/1,73 m^2 KOF in Glukose 5 % i. v. über 20 min, dann
  0,1 E/1,73 m^2 KOF/min, allmählich bis 0,4 E/1,73 m^2 KOF/min
  erhöhen; mit Nitroglycerin kombinieren, um systemische Vasokonstriktion zu vermeiden. Insgesamt schlechter als Octreotid oder Somatostatin.
- Sengstaken-Blakemore-Sonde: nur im äußersten Notfall, d. h.
  weitergehende, massive (schalenweise) Hämatemesis mit RR-
  Abfall trotz Transfusion, Tachykardie. Technik: s. u., meist erst
  nach Intubation.
- Leberinsuffizienz: ggf. Laktulose rektal (▶ Abschn. 3.1), Rifaximin s. o., Sonde; NH$_3$ messen.
- Antibiotika bei Verdacht auf Varitzenblutung, ggf. PipTaz, Cefuroxim oder Gyrasehemmer.

■■ **Bemerkungen**
■ **DD bei Nachblutungen nach Sklerosierung**
  ▪ Gerinnungsproblem (häufig): Blutung aus Stichkanälen
    → korrigieren.
  ▪ Ulzerationen: RöTx und erneute Gastroskopie.
  ▪ Perforation mit Mediastinitis: Blutung mit Fieber.

■ **Einlegen der Sengstaken-Blakemore-Sonde**
Möglichst vermeiden, da sie nur kurz liegen bleiben darf, danach
erneute Blutungen auftreten können und Schleimhautnekrosen eine
reale Gefahr darstellen!
  ▪ Intubation meist erforderlich.

- Größen bereitlegen: 2 Blasenspritzen à 50 ml, 100 ml NaCl 0,9 %, Solutrast 1 Amp., Gummiballon und Manometer von Blutdruckmessgerät (Schlauch abziehen, muss an Ösophagusballonanschluss der Sengstaken-Blakemore-Sonde passen), Xylocain-Gel oder Glandosane-Spray.
- Sonde mit Xylo-Gel gleitfähig machen, Ballons auf Dichtigkeit prüfen.
- Strecke zwischen Nase und Fundus ausmessen.
- Wenn möglich, nasal vorschieben.
- Als Erstes den Magenballon mit 100 ml NaCl und 2 ml Solutrast auffüllen.
- Zurückziehen bis federnder Widerstand.
- Magen über Abflusskanal entleeren („Lumen").
- Zweiten Ballon auf 40–60 mmHg aufblasen.
- Abflussbeutel am Ablasskanal befestigen und mit 100–250 ml Wasser füllen (dient als Gewicht, um Zurückrutschen der Sonde in den Magen zu verhindern), über Sandsack etc. führen und herabhängen lassen.
- Alle 12 h ösophagealen Ballon entlasten; bei erneuter Blutung (in 60 %!), Ösophagusballon wieder aufblasen, so rasch wie möglich endoskopieren und sklerosieren (in 30 % Schleimhautnekrosen durch Sengstaken-Blakemore-Sonde!). Wenn keine Blutung → entfernen, endoskopieren
  CAVE: Sonde darf max. insgesamt 24 h liegen.

- **Weitere Th.**
  - Ursache finden, Grundkrankheit therapieren
  - Rezidivprophylaxe:
    - Wiederholte Gummibandligaturen *oder*
    - Nadolol (1–5 mg/kg/d p. o.) + Isosorbid-Mononitrat (0,5–1,0 mg/kg/ED, max. 40 mg, alle 6 h p. o.) *oder*
    - Infusion Isoket pro Inf. (0,6–2 μg/kg/min) *oder*
    - Somatostatin.
  - Symptomatisch: wiederholte Varizenligatur, TIPS, Shunt (Meso-Rex-Shunt, distaler splenorenaler Shunt), Lebertransplantation.

■■ **Sonderfall: Varizenblutung bei CF-Patienten**

■ Prophylaktische antibiotische Therapie verringert Mortalität, z. B. mit Ceftazidim und Tobramycin (wenn möglich nach Antibiogramm aus der Akte).

■ Bekannte Varizen nach Blutung:
  — Nach Eradikation regelmäßige Endoskopie (nach 3, dann) alle 6 Mo,
  — Bandligatur bei Varizenrezidiv, auch ohne erneute Blutung,
  — Antibiose nach Antibiogramm oder empirisch.

■ Bekannte Varizen ohne bisherige Blutung:
  — Keine prophylaktische Endoskopie, keine β-Blocker bei CF.
  — Falls doch Endoskopie: prophylaktische Ligatur, v. a. wenn Red Signs, Varizengröße >5 mm, erkennbar sind bzw. Leberzirrhose Child C vorliegt.

3.4 Kurzprotokoll zur Betreuung lebertransplantierter Kinder während der Akutphase

Die Kinderlebertransplantation stellt heutzutage eine etablierte Maßnahme bei akuten- und oder chronischem Leberversagen unterschiedlicher Ursachen bei Kindern da. Die Erfolgsraten 5, 10 und teilweise 20 Jahre nach LTX liegen in der Regel bei über 80 %. Maßgeblich entscheidend für diesen Erfolg ist die interdisziplinäre Betreuung der Kinder und ein Team bestehend aus Kinderhepatologie, LTX-Chirurgie, Anästhesie, Intensivmedizin, Radiologie, Physiotherapie, Ernährungsmedizin, Sozialdienst und Psychologie ist essenziell.

■ **Präoperative Maßnahmen**

■ Legen eines peripheren i. v.-Zugangs und präoperative Blutentnahme:
  — BB und Diff, Gerinnung (Quick, PTT, INR, Fibrinogen),
  — Na, K, Cl, Ca, PO_4, Mg, Harnstoff, Krea, Cystatin C, GPT (AST), GOT (ALT), gGT, Bili dir./ind., AP, Eiweiß, Albumin, Glukose, CrP,

- Virologie: CMV-PCR/Serologie, EBV-PCR/Serologie, HIV, HBs-Ag, anti-HCV,
- Kreuzblut und Bestellung der Blutprodukte für die OP: a. CMV-negative SG: Blutprodukte (EK, TK) CMV negativ, b. Kinder mit CMV-Serokonversion: reguläre Blutprodukte.
- Urin-Stix,
- Ggf. Schwangerschaftstest.
- RöTx: immer bei CF, alle Patienten ohne RöTx >6 Mo.
- Bei Nüchternheit i. v.-Flüssigkeitszufuhr (NaCl 0,9 %/Glukose 5 %) nach Alter des Kindes.
  Transfusionsaufklärung der Eltern einholen (für EK, Plasma, TK, Gerinnungsfaktoren, evtl. Immunglobuline)
- Vorbereitung der Medikamente, die zur LTX in den OP mitgegeben werden:
  - Intraoperativ eine Einzelgabe Ampicillin/Sulbactam (Unacid) 50 mg/kg,
  - Methylprednisolon 10 mg/kg max. 100 mg.

- **Postoperatives Monitoring**
  - Invasive RR-Messung, mehrlumiger ZVK für die Druckmessung, EKG, Pulsoximeter, Temperatur (Unterkühlung?),
  - Urinkatheter, Ein- und Ausfuhrkontrolle einschl. Verluste über Drainagen, intraoperative Flüssigkeitsverluste ersetzen?
  - Labor: BB, Quick, INR, PTT, Krea, HS, Elyte, Ca, Phos, BGA (Zielgrößen: ☐ Tab. 3.3)

- **Überwachung**
  - Stündlich:
    - Blutdruck, Herzfrequenz, ZVD, Temperatur, SpO_2.
    - Flüssigkeitsbilanz mit Verlust über Drainagen.
    - Diurese.
  - Alle 4 h:
    - Art. Blutgase mit E'lyten, Glukose und Laktat.
    - Magen-pH >5 halten (Anpassung der PPI-Dosierung).
  - Alle 12 h:
    - Blutbild, Quick, PTT, INR.
    - GPT, GOT, γGT, GLDH, Bilirubin (nach Indikation auch Differenzierung).

◘ Tab. 3.3 Zielgrößen (alphabetisch)	
Blutdruck	>50. Perzentile halten
Blutgase, art. (in den ersten 3 d)	pO_2 bis 100 mmHg pCO_2 35–40 mmHg SpO_2 >98 %
Blutzucker	<1 J: 55–125 mg/dl >1 J: 65–145 mg/dl
Diurese	≥0,5–1 ml/kg/h
Gerinnung	FFP bei Drainageverlusten und INR >2,5 erwägen (Rücksprache LTX-Chirurgie)
Hämoglobin	8–10 g/dl (HKT 24–30 %); max. Hb 11 g/dl, ggf. Aderlass bzw. Austausch gegen FFP diskutieren
Thrombozyten	>20.000/µl (nur nach Rücksprache mit LTX-Chirurg)
ZVD	8–12 cmH$_2$O

- Täglich:
  - Blutentnahme: Tacrolimus-/Ciclosporinspiegel (◘ Tab. 3.4), HS, Krea (oder Cystatin C), Ca, Phos, Mg, Gesamtprotein, Albumin, CRP, IgG bei hohen Drainageverlusten.
  - Körpergewicht.
  - Dopplersonographie: der Leber in den ersten 5 d, danach bei Indikation.
- Bei Fieber >38,5 °C:
  - Blutkultur, Wundabstriche, Drainageflüssigkeit, Trachealsekret.
- Frühe Extubation und enteralen Kostaufbau unbedingt anstreben.
- Dopplersonographie nach Übernahme auf Station, erneut nach 6–8 h, anschließend 12-stdl. mind. für 48 h, je nach Verlauf dann 1×/d.

◻ Tab. 3.4	Medikamentenspiegel	
Tacrolimus	Woche 1 und 2	12 mg/l (10–15)
	Woche 3 und 4	10 mg/l (9–12)
	Bis Ende 4. Mo	8 mg/l (7–10)
	Monat 4–12	6 mg/l (5–8)
	Nach 1 J	4 mg/l (2–6)
Cyclosporin	Woche 1–3	130–180 ng/l
	Woche 4–7	110–150 ng/l
	Monat 2–6	100–130 ng/l
	Monat 7–12	80–100 ng/l
	Nach 1 J	>50 ng/l

Medikamententalspiegel 12 h nach 1. Gabe, dann 1×/d vor der morgendlichen Gabe kontrollieren.

- ▪ **Typische Probleme**
  - ▪ Primäres Transplantatversagen, hyperakute Abstoßung: Hypoglykämie, Gerinnung bleibt schlecht, Bilirubin hoch → ggf. Re-Listung.
  - ▪ Resp. Insuffizienz: Pleuraerguss rechts, pulmonale Hypertonie, Infektion → symptomatische Therapie.
  - ▪ Nierenversagen: Z. n. hepatorenales Syndrom, Hypovolämie, Hypalbuminämie → symptomatische Therapie.
  - ▪ Kardial: Herzinsuffizienz bei zirrhotischer Kardiomyopathie (**CAVE**: nachlaststeigernde Katecholamintherapie bei Kreislaufhypotonie) → symptomatische Therapie.
  - ▪ Mangelnde Galleproduktion: Organfunktion schlecht, Perfusion schlecht, Obstruktion der Gallenwege.
  - ▪ Abstoßung: γGT- und Transaminasenanstieg, Fieber, Funktionsverschlechterung → Leberbiopsie und Anpassung der Immunsuppression (IS).

- Infektion: Peritonitis, Cholangitis (CRP, Fieber) → Kulturen anlegen, Eskalation der Antibiose und ggf. Beginn empirischer antimykotischen Therapie (bei sekundärem Bauchverschluss immer antimykotische Prophylaxe), CMV-Primärinfektion oder -Reaktivierung (Ganciclovir-Prophylaxe).
- Gefäßprobleme: Immer LTX-Chirurgie-Konsil! Leberarterienstenose oder -thrombose, Lebervenenthrombose, Pfortaderthrombose: AZ-Verschlechterung, Funktionsverschlechterung, Transaminasen, Aszites.
- Posteriores reversibles Enzephalopathiesyndrom (PRES): Tacrolimus assoziiert, art. Hypertension → cMRT und Reduktion ggf. Umstellung der IS.
- Art. Hypertonie: frühe antihypertensive Therapie, ggf. Amlodipin günstig.
- Chylöser Aszites/Thorax: Punktion: milchiger Aspekt Nachweis von Triglyceriden und Chylomkronen in Flüssigkeit → fettfreie Ernährung.

- **Typische Untersuchungsmethoden**
  - Labor (s. u.), Routinesonographie mit Leberarterien- und Pfortaderdoppleraufnahmen anfangs täglich und jederzeit bei klinischem Bedarf.
  - Gallenwegsdarstellung, Biopsie z. A. akuter Abstoßung, explorative Relaparotomie, Angio-CT, Angiographie der Leberarterie.

❯ **Sämtliche diagnostischen Möglichkeiten müssen jederzeit verfügbar sein!**

- **Flüssigkeitssubstitution und Basisth.**
  - S_pO_2 hochhalten (>98 %), p_aO_2 bis zu 100 mmHg.
  - Infusionstherapie:
    - 80 % kalkulierter Tagesbedarf als Hauptinfusion mit Glukose 10 % + E'lyte nach Blutwerten.
    - Drainageverluste: 80–100 % ersetzen durch:
      - FFP bei INR >3,
      - Gesamteiweiß <3,5 g/dl → Humanalbumin 5 %.
    - ZVD 7–10 mmHg.
  - Enterale Ernährung so rasch wie möglich.

- **Medikamente**
  - Antibiotikaprophylaxe
    - Mind. 48 h nach LTX, je nach Klinik ggf. länger: Ampicillin/Sulbactam (Unacid) 150 mg/kg/d in 3 ED i. v. (max. 12 g/d). Dosisanpassung bei NI:
      - GFR 15–30 ml/1,73 m^2: min 2 ED/d, GFR 5–14 ml/1,73 m^2: min 1 ED/d, GFR <5 ml/1,73 m^2: min 1 ED/48 h.
    - **CAVE**: potenzielle Hepatotoxizität.
  - CMV- oder EBV-IgG negatives transplantiertes Kind bzw. jedes Kind <6 Mo erhält eine prophylaktische antivirale Therapie für 3 Mo:
    - Ganciclovir: 5 mg/kg/d als ED i. v. **CAVE**: Dosisanpassung bei Niereninsuffizienz im Verlauf ggf.
    - Valganciclovir: 7×KOF×Kreatininclearance (Schwartz-Formel) p. o. in 1 ED (max. 1×900 mg).
  - Antimykotische Prophylaxe:
    - Bei offenem Abdomen: Fluconazol 10 mg/kg in 1 ED i. v. = p. o. (max. 1600 mg/d). **CAVE**: Anpassung bei NI GFR <50 ml/1,73 m^{2}min −50 % Dosis.
    - Immer: Nystatin >10 kg: 4×100.000 IE (=1 ml) p. o.; <10 kg: 4×50.000 IE (= 1 ml) p. o. (nach 1 Mo absetzen).
  - Magenschutz:
    - Früher enteraler Kostaufbau
    - Omeprazol oder Pantoprazol: 2×1 mg/kg i. v./p. o., Dosierung nach Magen-pH anpassen (Magen-pH >5) *oder*
    - Ranitidin 3–4 mg/kg/d in 3–4 ED oder als Dauerinfusion i. v. 6–12 mg/kg/d in 3 ED p. o. **Vorteil**: weniger Wechselwirkung mit TAC und CSA.
    - Absetzen nach 1 Mo bzw. oralem Kostaufbau
  - Antikoagulation:
    - Heparin: Sobald postoperativ keine Blutungszeichen mehr (Beginn nach Absprache). <3 J: 100 IE/kg/d als Dauerinfusion; >3 J: 200 IE/kg/d als Dauerinfusion. Absetzen der Heparintherapie sobald oral Aspirin verabreicht werden kann.
    - Aspirin: Therapiebeginn sobald Kostaufbau toleriert wird, wenn Thrombozyten >50.000/μl postoperativ.

ASS 1×3 mg/kg p. o., max. 75 mg, Therapiekontrolle durch PFA-Multiplate und ASPI-Test.
— FFP wenn INR >2,5, klinische Blutungszeichen (chirurgische Ursache ausschließen, Thrombopenie), Verlust gerinnungsaktiver Substanzen über Drainagen >1.000 ml/d bei Kindern <6 J.
— Antithrombin >60 % halten.
- Transfusion von Erythrozyten-, Thrombozytenkonzentraten und FFP:
  — CMV-negative SG <6 Mo: Blutprodukte (EK, TK, FFP) CMV und Parvo negativ, bestrahlt.
  — Kinder mit CMV-Serokonversion: reguläre Blutprodukte, bestrahlt.
  — TK-Gabe: <3 d nach LTX bei Thrombozyten <20.000/µl oder aktiver Blutung erwägen NUR nach Rücksprache mit LTX-Chirurg.
  — EK-Gabe: Ziel-Hb 8–10 g/dl (HKT 24–30 %).

- **Immunsupression**

Ein einheitliches Vorgehen ist international nicht festgelegt und die Immunsuppression variiert je nach Zentrum!

  - Standardimmunsuppression: In der Regel nach intraoperativ Steroidbolus, Induktionstherapie mit Basiliximab (d0 und d4) und einer initialen kurzen Kombinationstherapie mit Prednisolon (Ausschleichen über 2–3 Mo) wird eine Monotherapie mit Tacrolimus (TAC) (oder Ciclosporin) angestrebt (Medikamentenspiegel ◻ Tab. 3.4).
  - Nephroprotektive Immunsuppression:
    — Bei GFR <60 ml/1,73 m^2/min vor LTX.
    — Nach initial Basiliximab und Steroiden (s. o.), Kombi-Therapie mit TAC oder CSA (reduzierte Dosis) mit MMF.
  - Intensivierte Immunsuppression:
    — Bei Re-Transplantation, Autoimmunhepatitis, ggf. beim Nachweis von spenderspezifischen Antikörpern. Therapie mit TAC und MMF, bei AIH zusätzlich Steroide. Ggf. Thymoglobulin (ATG).
  - Immunsuppression bei maligner Grunderkrankung (HCC, Hepatoblastom) oder PTLD: individuell!

- Bei Kindern <6 J: individuell nach Grunderkrankung und aktuellster Datenlage z. B. Monotherapie mTOR-Inhibitoren (Sirolimus, Everolimus) frühestens 4 Wo nach LTX (**CAVE: Leberarterien Stenose, Wundheilungsstörungen**).
- Intraoperative Immunsuppression mit Solu-Decortin 300 mg/m^2
- Postoperativ:
  - Basiliximab (<35 kg: 10 mg, >35 kg: 20 mg) an Tag 0 (unmittelbar postoperativ auf Station) und Tag 4
  - Tacrolimus (erste Gabe innerhalb von 8 h nach der Reperfusion. Präparate: Prograf (sobald Patient Kapseln schlucken kann), Modigraf als Suspension (kein Kontakt zu PVC): loading dose 0,1 mg/kg p. o., nach 12 h: 0,05 mg/kg p. o.) *oder*
  - Ciclosporin (Sandimmun optora): loading dose 300 mg/m^2 enteral über Sonde, dann 2×150 mg/m^2 enteral über Sonde oder p. o.
  - ggf. zusätzlich Mycophenolat (ab Tag 1: 2×10 mg/kg i. v. oder über Magensonde, ab Tag 14: 2×20 mg/kg oder 2×600 mg/m^2 enteral) zur nephroprotektiven Immunsuppression.
  - **Niemals i. v.-Gabe von Immunsuppressiva nach LTX!**
- Immunsuppression bei Abstoßung
  - Spenderspezifische Antikörper (DSA) bestimmen.
  - Methylprednisolon: 10 mg/kg über 3 d, dann 4 d 1 mg/kg/d, 2. Wo 0,5 mg/kg/d, 3. Wo 0,25 mg/kg/d, 4. Wo 0,25 mg/kg/jeden 2. d.
  - Anpassung der Calcineurin-Inhibitor-Spiegel: Spiegelerhöhung für TAC (10–15 ng/ml) und CSA (200–250 ng/ml).
  - Bei steroidrefraktärer Abstoßung erwägen: OKT3 oder ATG, tägliche Infusion über 7 d.

■■ **Bemerkungen**

Indikationen zur Lebertransplantation (Anteil an Lebertransplantationen): Gallengangsatresie (30–40 %), metab. Erkrankungen (20 %), α$_1$-Antitrypsinmangel (13 %), akutes Leberversagen (11 %), Zirrhose unbekannter Ätiologie (9 %), Lebertumor (9 %), wenige als 5 % z. B.

M. Wilson, familiäre neonatale Hepatitis (2 %), familiäre Cholestase (4 %), Gallengangshypoplasie, chronisch aktive Hepatitis (3 %), fulminantes Leberversagen (3 %).

Gerinnungsstörungen

T. Nicolai, F. Hoffmann, C. Schön, K. Reiter

Der Beitrag wurde verfasst unter Mitarbeit von M. Olivieri,
C. Bidlingmaier, K. Kurnik, I. Schmid

Dg.

- **CAVE: Präanalytik (Stauung, Füllung Zitratröhrchen, Transportzeit usw.).**
- Screeningtests: Quick-Wert, aPTT, Fibrinogen (FBG), Antithrombin (AT), Thrombozytenzahl.
- Beachte: Altersabhängige Normalwerte für FG und NG!
- Thrombelastometrie/Thrombelastographie (z. B. Rotem; ❏ Tab. 4.1) zur schnellen Differenzialdiagnose bei akuter Blutung.
- **CAVE: Thrombozytopathien, von-Willebrand-Syndrom und Faktor-XIII-Mangel werden durch die Screeningteste nicht erfasst.**

- DD/häufige Befundkonstellationen
❏ Abb. 4.1

- Zusätzliche Dg.
  - **Blutungen mit normalen Gerinnungsanalysen:** Chirurgische Blutung? Vaskulitis oder Vaskulopathie, z. B. Ehlers-Danlos-Syndrom (*COL3A4*-Gen)?, Kindesmisshandlung?
  - **Petechiale Blutung:** Purpura fulminans (Defizienz von Protein C oder S, Sepsis), Thrombozytenzahl (Ausstrich,

© Springer-Verlag Berlin Heidelberg 2021
T. Nicolai, F. Hoffmann, C. Schön, K. Reiter, *Pädiatrische Notfall- und Intensivmedizin*,
https://doi.org/10.1007/978-3-662-61597-3_4

◻ Tab. 4.1 Befundinterpretation Thrombelastometrie, z. B. ROTEM

CT („clotting time") verlängert	Faktorenmangel, Heparinwirkung (im Heptem normalisiert)
MCF („maximum clot firmness") vermindert	Fibrinogenmangel (MCF im Fibtem niedrig), Thrombozytopenie (MCF im Fibtem normal), Faktor-XIII-Mangel
Maximale Lyse (ML) >15 %	Hyperfibrinolyse (im Aptem normal)

Pseudothrombozytopenie, TTP), Thrombozytopathie (Ausstrich, PFA, Aggregometrie nach Born, Multiplate, Price-Jones-Kurve, ggf. In-vivo-Blutungszeit, Durchflusszytometrie, Genetik → Diagnostik in spezialisierten Zentren).

- **Thrombosen** (**Thrombophiliediagnostik**): AT, Protein C und S, „Lupus-Inhibitor-empfindliche aPTT-Ratio" (Zitratblut), LP(a), FBG nach Clauss, Nüchternhomocystein (EDTA-Blut auf Eis), F VIII, Plasminogen, Molekularbiologie (EDTA-Blut, Unterschrift der Eltern!): Faktor-V-Leiden, Prothrombinmutation. Ein Familienscreening ist sinnvoll, wenn ein erstgradiger Verwandter im Alter <25 J eine Thrombose hatte.

4.1   Therapie von Blutungen

Th. allgemein

- Keine Behandlung von Laborwerten!
- Werden Gerinnungspräparate verabreicht → Chargennummer + Uhrzeit dokumentieren!
- **Nie** Blutprodukte/Faktoren/Konzentrate **über Bakterien/Partikelfilter** laufen lassen!
- Transfusionsgesetz beachten!

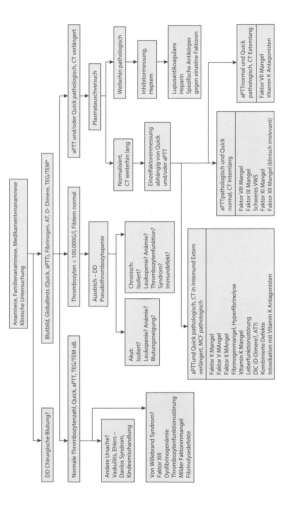

□ **Abb. 4.1** Differenzialdiagnose „Gerinnungsstörung". *CT* „clotting time", *MCF* „maximal clot firmness"

4.1.1   Unklare Blutung/Akute Blutung

> Möglichst frühzeitig Diagnostik → Thrombelastometrie/
> Thrombelastographie z. B. ROTEM!

Th.   ▪ Vorgehen nach ABC-Algorithmus.
  ▪ Kompression, Hochhalten der Extremität, Kompressions-
    verband.
  ▪ Abklemmen von Gefäßen, Tourniquet.
  ▪ Optimierung pH, Temperatur, Kalzium.
  ▪ Vermeidung Dilution, d. h. Kristalloidgabe, nur wenn un-
    bedingt erforderlich.
  ▪ Erythrozytenkonzentrate: bei aktiver Blutung/Hb-Abfall
    10–15–20 ml/kg.
  ▪ Thrombozytenkonzentrate: 10–15–20 ml/kg; Ziel:
    >80.000–100.000/µl.
  ▪ FFP („fresh frozen" Plasma): 10–15–20 ml/kg; 1 ml/kg er-
    höht den Faktorengehalt 1 %.
  ▪ Tranexamsäure (Cyklokapron): 10–20 mg/kg; hemmt Fi-
    brinolyse, Einsatz frühzeitig! **CAVE:** Blutungen im Uroge-
    nitaltrakt.
  ▪ Fibrinogenkonzentrat (Haemocompletan): bei Hypofibri-
    nogenämie oder blind bei schwerer Blutung 20–40–
    400 mg/kg.
  ▪ PPSB (Prothrombinkonzentrat, Faktor II, VII, IX X, Prot. C
    und S): 30–50 IE/kg; **CAVE:** HIT (enthält Heparin).
  ▪ Desmopressin/DDAVP (Minirin) bei V. a. von-Wille-
    brand-Syndrom/milde Hämophilie A: 0,3–0,4 µg/kg über
    30 min in 50 ml NaCl 0,9 % i. v.
  ▪ Rekombinanter Faktor VIIa (Novoseven) → „Thrombin
    Burst", 90 µg/kg i. v. **CAVE:** hohe Thrombogenität, aus-
    reichende Thrombozytenzahlen erforderlich.
  ▪ Bei Schleimhautblutungen oder persistierender Blutung:
    Faktor XIII (Fibrogamin): 30–50 IE/kg i. v.
  ▪ Ggf. spezifisches Faktorenkonzentrat 50 IE/kg i. v.

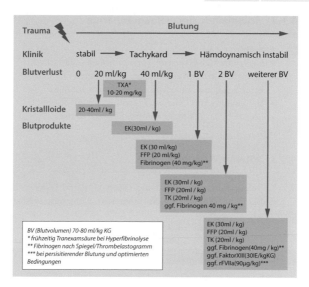

◻ Abb. 4.2 Massivtransfusionsprotokoll. (Mod. nach Picket et al., Chidester et al., Dehmer et al.)

> Eine Blutung mit mehr als 40 ml/kg wird als Massivblutung bezeichnet und triggert die Substitution von Blutprodukten entsprechend eines Massivtransfusionsprotokoll (◻ Abb. 4.2).

❗ **CAVE**
FFP ist ein „Mangelplasma" und führt bei Substitution zu einer weiteren Dilution der Gerinnungsfaktoren. Es besteht zudem ein erhöhtes Risiko einer Volumenüberladung und eines TRALI („transfusion associated lung injury"). Daher, wenn möglich, Gabe spezifischer Faktoren.

4.1.2   Traumainduzierte Koagulopathie

- ▶ Abschn. 4.1.1.
- Die frühzeitige Gabe von Tranexamsäure (<8 h) ist wahrscheinlich auch im Kindesalter Outcomerelevant und hat keine bekannten unerwünschten Nebenwirkungen.
- Vermeidung von Dilution, Hypothermie, Azidose.
- Frühzeitig an „Damage Control Surgery" denken.

4.1.3   Vitamin-K-Mangel

V. a. bei voll gestillten Kindern, Quick-Wert ↓↓, PTT ↑ (FBG nach Clauss und Thrombozyten im Normbereich), Cholestase prädisponierend.

Bei Hirnblutung im frühen SG-Alter u. a. daran denken!

Th.
<ul><li>Quick-Wert >30 %: 1 mg/kg Vitamin K (Konakion MM) p. o. (max. 10 mg).</li><li>Quick-Wert <30 %: 1 mg/kg Vitamin K i. v., max. 10 mg.</li><li>Anstieg des Quick-Werts rasch bzw. nach 1–3 h, Normalisierung nach 12–24 h.</li><li>**Bei lebensbedrohlichen Blutungen, Hirnblutungen zusätzlich:** PPSB (Prothrombinkomplex, Faktoren II, VII, IX, X): 30–40 E/kg. 1 E/kg PPSB erhöht Quick-Wert um 1–2 %.</li></ul>

4.1.4   Angeborene Blutungsneigungen

Hämophilie
Nur PTT ↑. Schweregrad: Einteilung nach Aktivität von F VIII/IX:
- Schwer: Aktivität <1 %, PTT 70–90 s.
- Mittel: Aktivität >1–5 %, PTT etwa 60 s.
- Leicht: Aktivität >5 %, PTT 35–50 s.

Ther. Desmopressin/DDAVP (Minirin) 0,3–0,4 μg/kg in 50 ml
NaCl 0,9 % über 30 min, evtl. nach 12 h wdh., wirkt nur bei
milder Hämophilie A.

> ❗ **CAVE**
> Desmopressin/DDAVP (Minirin) sollte bei Kindern <3 J
> nicht angewendet werden; Tachyphylaxie, wirkt nur bis zu
> 3 Gaben, Gefahr der E'lytverschiebungen, Hyponatriämie
> durch Wasserretention, Anurie.

> ❯ Nie thrombozytenaggregationshemmende Medikamente
> verabreichen (Acetylsalicylsäure etc.).

Th.

- ▶ Abschn. 4.1.1!
- Beachte Notfallausweis des Patienten!
- Frühzeitige Kontaktaufnahme mit Behandlungszentrum/Hämophiliezentrum!
- **Bei lebensbedrohlichen Blutungen und Operationen:**
  - F-VIII-/-IX-Konzentrat:
    - Initial: 50–80–100 E/kg, bei OP: Substitution 1 h prä-op, PTT-Kontrolle (mit F VIII/IX) 30 min nach Gabe, OP nur bei normaler PTT!
  - Dann: 40–50 E/kg alle 8 h bei Hämophilie A bzw. alle 8–12 h bei Hämophilie B.
- **Bei Hemmkörperhämophilie A mit akuter Blutung:**
  - Faktor VIII wirkungslos!
  - rFVIIA (NovoSeven): 90 μg/kg alle 2 h.
  - 2. Wahl: FEIBA (Baxter): initial 50–100 E/kg, dann alle 12 h wdh.
  - 3. Wahl (selten): Plasmapherese unter gleichzeitiger F-VIII-Substitution.
- **Bei Hemmkörperhämophilie B mit akuter Blutung:**
  - rFVIIA (NovoSeven): 90 μg/kg alle 2 h.
  - **CAVE**: Bei F-IX-Gabe Gefahr der Anaphylaxie!
- Bei **Schleimhautblutungen** immer zusätzlich Tranexamsäure 3×/d 10–20 mg/kg.

Von-Willebrand-Syndrom

Nie thrombozytenaggregationshemmende Medikamente (Acetylsalicylsäure etc.) geben!

Th.

- **Bei Schleimhautblutungen:**
  - Tranexamsäure (Cyklokapron): 10–20 mg/kg alle
    6–8 h p. o., ggf. auch lokal i. v.-Lsg. tupfen oder als
    Mundspülung.
  - **CAVE:** Kontraindiziert bei Hämaturie!
- **Bei Persistenz von Schleimhautblutungen:** Therapie wie bei
  sonstigen Blutungen.
- **Bei sonstigen Blutungen/Operation:**
  - Typ I, Typ IIa, c:
    - Desmopressin/DDAVP (Minirin): 0,3–0,4 µg/kg über
      30 min in 50 ml NaCl 0,9 % i. v.; oder z. B. Haemate HS
      (von-Willebrand-Faktor-haltiges Faktor-VIII-Präparat):
      ca. 20–50 E/kg i. v., evtl. alle 12 h.
  - Typ IIb, III:
    - Desmopressin (Minirin) kontraindiziert!
    - Haemate HS (von-Willebrand-Faktor-haltiges Faktor-
      VIII-Präparat): ca. 20–50 E/kg i. v., evtl. alle 12 h.

Dg.   - PTT oft normal.
      - Willebrand-Antigen, Ristocetin-Kofaktor, Multimere, ggf.
        Kollagenbindungskapazität, ggf. Faktor-VIII-Bindungska-
        pazität, In-vitro-Blutungszeit PFA.

❶ CAVE
**Bei Minirin → Vorsicht wegen Hyponatriämie, Krampf-
anfällen, allergischen Reaktionen, Oligo-/Anurie! Sollte
bei Kindern <3 J nicht angewendet werden! Wirkt wegen
ausgeprägter Tachyphylaxie nur etwa 3 Gaben!**

■ **Tab. 4.2** Therapie seltener Einzelfaktorenmängel. (Mod. nach Kurnik et al. Hämostaseologie 2016)

Diagnose	Konzentrat	Mittlere Dosis
F-II-Mangel	PPSB	20–50 E/kg
F-V-Mangel	FFP	10–20 ml/kg
	(rFVIIa[a])	40 µg/kg alle 2–4 h
F-VII-Mangel	FVII	20–50 E/kg alle 2–4 h
	rFVIIa	15–30 µg/kg alle 2–4 h
F-X-Mangel	PPSB	20–50 E/kg
F-XI-Mangel	FFP	10–20 ml/kg
	(rFVIIa[a])	40 µg/kg alle 2–4 h
	FXI[b]	20–50 E/kg
F-XIII-Mangel	FXIII	20–50 E/kg
Fibrinogenmangel	Fibrinogen	20–40–80 mg/kg
Thrombasthenie Glanzmann, Bernard-Soulier-Syndrom	Thrombozytenkonzentrat	10–20 ml/kg
	rFVIIa[a]	90 µg/kg alle 2–4 h
Storage-Pool-Defekte, Aspirin-like-Defekt etc.	DDAVP	0,2–0,4 µg/kg
	Thrombozytenkonzentrate	10–20 ml/kg
	rFVIIa[a]	90 µg/kg alle 2–4 h

[a] für diese Indikation nicht zugelassen.
[b] derzeit keine Zulassung in Deutschland.

Seltene Gerinnungsstörungen
■ Tab. 4.2
Bei allen Blutungsneigungen kann/sollte Tranexamsäure (10–20 mg/ kg bis zu 3×/d) insbesondere bei Schleimhautblutungen zusätzlich verabreicht werden.

4.2   Spezielle Gerinnungsstörungen

4.2.1   Verbrauchskoagulopathie

Dg. **Labor:** Thrombopenie, Quick-Wert ↓, aPTT ↑, FBG ↓, AT ↓, Protein C ↓, Protein S ↓, D-Dimere ↑, pathologisches ROTEM (insb. Zeichen der Hyperfibrinolyse).

▶ Therapie nur bei Blutungszeichen!
Werden Gerinnungspräparate gegeben? → Chargennummer dokumentieren!
Faktorenkonzentrate nie über Bakterien/Partikelfilter laufen lassen!

Th.

- Keine Evidenz für eine Substitution von Gerinnungsfaktoren oder Heparinisierung.
- Behandlung der Grundkrankheit.
- Ggf. AT: 50 E/kg.
- **Bei Blutung/notwendiger OP (ZVK-Anlage etc.), Quick-Wert ab ≤20–25 %, FBG <60–80 mg/dl:**
  - FFP: 10–20 ml/kg, Infusionsdauer <2 h.
  - Ggf. Fibrinogenkonzentrat: 20–40 E/kg.
  - TK: ab Thrombozyten <20.000/μl, bei schwerkranken Kindern ab 30.000–50.000/μl, prä-OP: Ziel >80.000/μl.

■■ **Bemerkungen**
- **FFP:** höheres Risiko für MOV oder ARDS, immer noch potenzielles Infektionsrisiko, eher kein virusinaktiviertes FFP, da die Aktivität der Gerinnungsfaktoren durch die Inaktivierung reduziert sein kann.
  Dosis: 1 ml FFP/kg erhöht Faktorengehalt um 1 % (**CAVE** bei DIC: HWZ der Faktoren ↓↓!)
- Bei **Purpura fulminans** im Rahmen eines septischen Schockes, erniedrigtem Protein-C-Spiegel: ggf. Substitution mit Protein-C-Konzentrat (NICHT aktiviertes Prote-

in C, nach Rücksprache mit Hämostaseologe, ist nicht für diese Indikation zugelassen.):

Dosis: 50–100 E/kg 2–3×/d unter täglicher Spiegelkontrolle.

- Bei **Hyperfibrinolyse**: ggf. Tranexamsäure (Cyklokapron) + ggf. Fibrinogenkonzentrat.
- Bei **Schleimhautblutungen**: Faktor-XIII-Konzentrat erwägen.

4.2.2 Hepatopathie

Therapieindikation: Quick-Wert ca. <20–25 %, Blutung oder notwendige OP/Intervention.

Th.

- Nur bei Symptomen!!
- Möglichst keine Faktorenkonzentrate, möglichst kein FFP!
- Quick-Wert >20 %: meist keine Therapie nötig, evtl. FFP (aber meist kein ausreichender Quick-Wert-Anstieg): 10 ml/kg FFP (Einlaufzeit max. 2 h). Kann ggf. wiederholt werden.
- Quick-Wert <20 %: Substitution selten erforderlich, keine Laborkosmetik, **CAVE**: Eiweißbelastung!
- Wenn Substitution (z. B. bei ausgeprägter Blutung oder prä-OP): AT: 30–50 E/kg, danach PPSB 30–50 E/kg oder FFP.
- Thrombozyten >50.000/μl halten.
- Ggf. bei lebensbedrohlicher Blutung: rFVIIa 90 μg/kg.
- Wenn Blutung durch FFP nicht beherrschbar bzw. Oligurie und Volumenprobleme: Austauschtransfusion mit doppeltem Blutvolumen, Plasmapherese mit FFP als Ersatz.
- Bei **Ösophagusvarizenblutung** (▶ Abschn. 3.3):
  - AT: 30–50 E/kg; danach
  - PPSB 30–50 E/kg, evtl. FFP (Dosis wie bei Hepathopathie, s. o.).
  - Evtl. NovoSeven 90–150 μg/kg.
  - Evtl. TK.
  - Ziel: Quick-Wert >50 %; Quick-Wert und AT-Spiegel sollen etwa gleich hoch sein.
  - Sengstaken-Sonde, Varizenbanding oder Sklerosierung!

4.2.3 Idiopathische thrombopenische Purpura (ITP)

Vorgehen nach Schweregrad der ITP!

Th. Therapieentscheidung nach Ausmaß der Blutungsneigung ohne Berücksichtigung der Thrombozytenzahl.
1. Leicht: Petechien, Hämatome, keine Schleimhautblutung: Keine Therapie, nur klinische Überwachung, Aufklärung.
2. Moderat: Schleimhautblutung, sistiert spontan oder auf Druck: Meist keine Therapie. Evtl. bei subjektiv beeinträchtigender Blutung: Prednison 2 mg/kg/d für 3–4 d p. o.
3. Schwer: anhaltende Schleimhautblutung:
    — Prednison: 2 mg/kg/d für 4 d p. o. *oder*
    — Dexamethason: 0,7 mg/kg/d für 4 d *oder*
    — Immunglobuline: 0,8 g/kg/d einmalig, evtl. 0,25–0,4 g/kg/d für 2 d.
4. Lebensbedrohlich: nachgewiesene intrakranielle oder sonstige innere Blutung:
    — Immunglobuline: 0,8 g/kg/d.
    — Methylprednisolon: 30 mg/kg i. v. möglichst über (2–)4 h, **CAVE:** plötzliche Asystolie möglich!
    — Zusätzlich Thrombozytenkonzentrat.
    — Evtl. Operation.

■■ **Bemerkungen**
Gefahr einer Hirnblutung bei ITP: <0,1 %.

4.2.4 Heparininduzierte Thrombopenie (HIT)

■ **HIT I:** pharmakologischer Heparineffekt: vermehrte Thrombozytenaggregation, Abfall der Thrombozyten auf etwa 100.000–150.000/µl, bei 10–30 % der Patienten, **kein Absetzen von Heparin** notwendig.
■ **HIT II:** immunologisch bedingt, Thrombozyten <**50.000–100.000/µl** (bzw. <50 % Ausgangswert) nach 3–22 Behandlungstagen, bei Reexposition auch früher (IgG-Anti-

◼ Tab. 4.3 4T-Score. (Mod. nach Greinacher et al. Hämostaseologie 2010)

	2 Punkte	1 Punkt	0 Punkte
Thrombozytopenie	>50 %, Nadir ≥20.000/µl	30–50 %, Nadir 10.000–19.000/µl	<30 %, Nadir ≤10.000/µl
Auftreten Thrombozytopenie	5–10 d oder ≤1 d bei früherer Heparintherapie innerhalb der letzte 30 d	>10 d oder <1 d bei Heparintherapie innerhalb der letzten 31–100 d	<4 d, keine Heparintherapie
Thrombosen	Neue Thrombose; Hautnekrose; akute systemische Reaktion nach Heparinbolus	Progressive oder wiederholte Thrombose; erythematöse Hautläsionen; Thromboseverdacht aber nicht bestätigt	Keine Thrombose/Kompl.
Andere Ursache Thrombozytenabfall	Keine andere Ursache	Andere Ursache mögliche	Andere Ursache nachgewiesen

Interpretation des 4T-Scores:

8–6 Punkte bedeutet hohe Wahrscheinlichkeit für eine HIT II,

5–4 Punkte: mittlere Wahrscheinlichkeit,

3–0 Punkte: niedrige Wahrscheinlichkeit.

körper gegen Komplex aus Heparin und PF4), bei 0,5–5 % der erwachsenen Patienten. → Selten Blutungen, eher DIC, Verdacht auf Thromboembolien.

Entscheidend: Thrombozytopenie in zeitlichen Zusammenhang mit Heparingabe und neues Auftreten von Thrombosen. Ggf. 4T-Score (◼ Tab. 4.3)!

❱ **Heparin beim geringsten Verdacht sofort absetzen, darf auch zukünftig nur in Ausnahmesituationen nach Rück-**

sprache mit dem Hämostaseologen kurzfristig gegeben werden!

❗ CAVE
Heparin in Gerinnungsprodukten, z. B. PPSB! Keine niedermolekularen Heparine geben!

Th. → Stattdessen z. B.
- Argatroban (Arixtra): Beginn mit 0,25–0,75–1–2 µg/kg/min; Ziel: PTT 50–80 s. Bei Kindern nicht zugelassen.
- Ggf. Danaparoid (Organan/Heparinoid): Bolus 30 E/kg, Erhaltungsdosis 1,0–2,0(–10) E/kg. Kontrolle über speziellen Anti-Xa-Spiegel (4 h nach Gabe: 0,4–0,8 E/ml). Bei Kindern nicht zugelassen.
- Später ggf. Vitamin-K-Antagonisten (Marcumar/Coumadin).

❗ CAVE
Cumarinnekrose bei niedrigem Protein C oder S (sinkt bei Einsatz von Vitamin-K-Antagonisten), daher langsam einschleichen!

Notwendigkeit der Antikoagulation überdenken; bei echter HIT II muss zunächst weiter antikoaguliert werden.

4.3   Embolien und Thrombosen

4.3.1   Lungenembolie

Dg.

- EKG, Echokardiographie, RöTx, Lungenperfusionsszintigraphie bei normalem RöTx.
- Dringliche Diagnostik: CT, Pulmonalisangiographie.
- D-Dimere: wenn negativ, sehr geringe Wahrscheinlichkeit einer Lungenembolie.

Th.

- Leichte Form: O_2, Morphin, Vollheparinisierung oder niedermolekulare Heparine (NMH).
- Rechtsherzbelastung, Hypoxie, Hypotonie: **rtPA 1 mg/kg, 10 % als Bolus, 90 % über 2 h**, Maximaldosis: 10 mg als Bolus, 40 mg über 1 h. **CAVE: KI!**
- Ggf. Kardiochirurgie.
- **Reanimation: Boluslyse mit rtPA 0,6 mg/kg i. v.**

4.3.2 Thrombosen

Dg.

- Doppler-/Duplex-Sonographie, Phlebo-/Arteriographie, MR-CT-Angio.
- V. a. Stroke ▶ Abschn. 4.3.3.

❯ Bei allen art. Thrombosen sofortige Kontaktaufnahme interventionelle Radiologie, ggf. Gefäßchirurgie!

Dg.

- Immer nach prädisponierenden Erkrankungen suchen: Raumforderung (Sonographie, CT, MRT), nephrotisches Syndrom, eiweißverlierende Enteropathie.
- Thrombusalter <10 d: Erwägen einer Lyse systemisch oder interventionell/lokal (pädiatrischer Gerinnungsspezialist unumgänglich!)
- FG und bei Tumoren: relative KI für Lysetherapie!

Th. Strenge Indikationsstellung zur Lysetherapie: nur bei lebensbedrohlichen Thrombosen oder drohendem Organverlust, also z. B. fulminanter Lungenembolie (auch bei dadurch bedingter

Reanimation). Sonst zunehmend Einsatz von niedermolekularem Heparin oder Vollheparinisierung.

- Entscheidung der Therapie: bei Lyse immer → Intensivstation.
- Labor vor Therapie/Lyse: Thrombozyten, Quick-Wert, aPTT, FBG, AT, Plasminogen, D-Dimere. Erwünscht: Protein C, Protein S, Thrombophiliegenetik (im Verlauf).
- Labor unter Lyse alle 4–8–12 h, bei Therapie mit Heparin/NMH seltener: Hb, Thrombozyten, FBG, AT, Quick-Wert, aPTT, D-Dimere, Thrombusgröße (z. B. sonographisch kontrollieren).
- Evtl. täglich: Plasminogen, wenn niedrig mittels FFP ersetzen.
- **CAVE:** Fibrinogen nach Clauss bei hohen D-Dimere falsch niedrig → keine Substitution!
- **Vollheparinisierung:**
  - Bolus 50 E/kg Heparin i. v. über 10 min, dann Erhaltungsdosis:
    - 20–30 E/kg/h Heparin bei Kindern <1 J.
    - 20–25 E/kg/h bei Kindern >1 J (=300–500–800 E/kg/d).
  - Ziel: aPTT (50–)60–85 s, bis zu 4×/d kontrollieren!
  - AT bei mind. 60–80 % halten.
- **Niedermolekulare Heparine (Therapie):**

> ❯ Alle Antikoagulanzien, Thrombozytenaggregationshemmer und Thrombolytika sind im Kindesalter nicht zugelassen. Da es sich um einen „off label use" handelt, ist immer eine Unterschrift der Eltern notwendig!

  - Enoxaparin (Clexane/110 Anti-Xa-Einheiten/ml): <2 Mo 1,5 mg/kg 1–2×/d s. c.; >2 Mo 1,0–1,5 mg/kg s. c. Aus der klinischen Erfahrung benötigen SG nicht nur <2 Mo höhere Dosen NMH. Eine Spiegelmessung zur Dosisfindung ist obligat!
  - Dalteparin (Fragmin): 1-mal tgl. 100–150–200 (bei NG mehr) E/kg/d s. c.
  - Erwünschter Anti-Xa-Spiegel 4 h nach der 2.–3. Gabe (>1 J) bzw. 2 h nach der 2.–3. Gabe (<1 J): 0,6–0,8 E/ml

(therapeutisch), 0,2–0,4 E/ml (prophylaktisch); Monitoring erforderlich!
– Dosisanpassung bei zu niedrigen/hohen Anti-Xa-Spiegeln um etwa 10–25 %/Gabe, Kontrolle 4 h nach der ersten geänderten Gabe, bei Kindern <1 J nach 2 h.

- **Lysetherapie:**
  – Alteplase = r-tPA = Actilyse (aufgelöste Alteplase kann portionsweise eingefroren werden).
    - Systemisch: z. B. bei Nierenvenenthrombose. Bolus 0,1–0,2 mg/kg über 20 min, dann 0,5–1–2–2,4 mg/kg/d.
    - Lokal: 0,5 mg/h bis max. 2 mg/h (TD 50 mg) für 6–12–24 h, wenn kein Erfolg → ggf. länger.
    - **CAVE:** je längere die Therapiedauer, desto höher im Verlauf das Blutungsrisiko → Nutzen-Risiko-Abwägung.

❗ CAVE

Eine Lysetherapie über mehrere Stunden und über 2,5 mg/kg/d ergibt eine hohe TD → erhöhtes Blutungsrisiko! Dosisreduktion bei Leber- oder Niereninsuffizienz notwendig!

– Fibrinogen durch hohe D-Dimere niedrig (messtechnisch) → Substitution nur bei Blutungszeichen.
– Bei **niedrigem Plasminogen** → evtl. FFP.
- Zusätzlich Heparin: 100–200 E/kg/d, wenn PTT nicht >50 s bei Alteplase.
- AT-Spiegel >80 % halten.
- Dauer der Lyse: max. 6(–10) d; regelmäßig Indikation prüfen.
  Wenn keine Thrombusverkleinerung nach 48–72 h → Indikation überprüfen.
- Bei FG gibt es wenige Erfahrungen mit der Lyse von Thromben.
- SG haben niedrigere Plasminogenspiegel, evtl. höhere Lysedosis notwendig,
  (Thrombusalter >10 d oder KI für Lyse s. u.).

4.3.3   Zerebrale Thromboembolie

Bei Verdacht auf oder in der Bildgebung bestätigten (cCT, MR-Angiographie) art. ischämischen Schlaganfall Kontaktaufnahme zu einem pädiatrischen Schlaganfallzentrum; komplexe Differenzialdiagnosen von Migräne bis MELAS abarbeiten.

Bei Verschluss großer Gefäße (z. B. A. basilaris) sofort zusätzlich neuroradiologisches und neurochirurgisches Konsil!

Dg.

- cCT, cMRT inkl. MRT-Angiographie (wann immer möglich und zeitlich vertretbar sollte eine MRT-Untersuchung angestrebt werden).
- Echokardiographie (Emboliequelle? Vitium, Endokarditis, Thrombus?), TEE.
- RöTx.
- Evtl. Angiographie.

Th.

- Keine Hyperglykämie, Blutdruck eher hoch normal halten (aber Vorsicht bei Lyse!).
- **Bei art. Verschluss:**
  - ▬ Wenn möglich Katheterintervention mit Neuroradiologie.
  - ▬ Innerhalb der ersten 4(–6) h (!) nach dem akuten Ereignis evtl. auch bis Katheterintervention verfügbar:
    - – Lyse (einzelne Berichte bei Kindern >3 J), Verlegung in pädiatrisches Schlaganfallzentrum! – **CAVE:** Blutungen!
    - – Strenge Indikationsstellung und Dosierung rtPA nach standardisiertem Protokoll in pädiatrischer Stroke Unit.
  - ▬ Nach 24 h: Beginn Antikoagulation mit unfraktioniertem Heparin (UFH), Ziel-PTT: 50–60 s *oder* niedermolekulares Heparin NMH (z. B. Enoxaparin 2-mal 1–1,5 mg/kg/3 Wo, dann 1-mal 1–1,5 mg/kg/d für 6 Mo), danach Aspirin 1–5 mg/kg/d für 2 J.

— Falls keine Lyse:

— Antikoagulation mit UFH, Ziel-PTT 50–60 s *oder* NMH, z. B. Enoxaparin 2-mal 1–1,5 mg/kg für die Akutphase, dann 1-mal 1–1,5 mg/kg/d, dann Aspirin 1–5 mg/kg/d für 2 J[1] bzw. Vitamin-K-Antagonisten bei entsprechender Indikation.

— Bei Begleitblutung strenge Indikationsstellung der Antikoagulation, engmaschige Kontrolle der Blutungsausdehnung.

- **Bei Sinusvenenthrombose:**

  — Vollheparinisierung oder NMH, wenn keine Begleitblutung, bei Kindern >1 Mo auch bei kleinen Begleitblutungen Heparinisierung überlegen, da Blutung in der Regel Stauungsblutung.

  — Bei SG wenig Erfahrung. Blutungsgefahr immer bedenken!

  — Interventionelle Thrombektomie bei ausgeprägter SVT und/oder hämorrhagischer Infarzierung diskutieren.

❶ CAVE
Lysetherapie kontraindiziert bei Endokarditis, relative KI bei Tumoren und bei FG.

Bei wenig Daten zur Lysetherapie im Kindesalter sollte diese **immer** in einem spezialisierten hämostaseologischen Zentrum erfolgen!

- **Zusätzlich beachten**
  - Hk: 30–38 % halten.
  - Evtl. Volumenexpansion bis Normovolämie.
  - Bei Einklemmung: Hirndrucktherapie, evtl. OP, Dekompression?

---

[1] Monitoring ASS mit PFA100 und Multiplate nach 1 Wo, 3 Mo und 6 Mo.

4.3.4   Sekundärprophylaxe nach Akutbehandlung

- **Venöse Thrombose:**
1. Niedermolekulares Heparin *oder*
2. Marcumar.
- **Art. Thrombose:**
1. Niedermolekulares Heparin,
2. ASS,
3. Marcumar.
- Dauer: 3–6–12 Mo; bei nachgewiesener angeborener homozygoter Thrombophilie oder schwerer unklarer Thrombose/Lungenembolie evtl. Langzeitantikoagulation.

- **Dosierung der niedermolekularen Heparine bei Prophylaxe**
  - Dalteparin (Fragmin): 1-mal 50–100 E/kg/d s. c. (bei NG mehr).
  - Enoxaparin (Clexane): 1-mal 1–1,5 (max. 2,0) mg/kg/d s. c.
  - Erwünschter Anti-Xa-Spiegel 4 h (>1 Je) bzw. 2 h (<1 J) nach der 2.–3. Gabe: 0,2–0,4 E/ml; Monitoring nach Dosisfindung nicht unbedingt erforderlich!

4.3.5   Thromboseprophylaxe (Primärprophylaxe)

Ind. ▪ **Immobilisation oder zentraler Venenkatheter** (ZVK, Hickman, Port, Silastic) **bei Patienten mit:**
  - Pubertätsstadium Tanner II,
  - Gewicht ≥40 kg bzw. BMI ≥25 bzw. ≥90. altersabhängige BMI-Perzentile.
  - >12 J?
  - Z. n. Thrombose.
  - Hereditärer Thrombophilie (Einzelfallentscheidung – abhängig von kumulativen Risiko).
  - Hormontherapie.

- **Basismaßnahmen**
  - Frühzeitige Mobilisation, Bewegungsübungen.

- **Medikamentöse Thromboseprophlyaxe:**
  - UFH i. v.: 2,5–5–10 IE/kg/d (max. 2500 IE/d).
  - Enoxaparin s. c.: 1 mg/kg 1×/d s. c.
  - Ab 40 kg:
    - **Hochrisiko** (große OP, Polytrauma, schwere Infektion, schwersterkrankte Patienten): Enoxaparin 1×40 mg s. c.
    - **Niedrigrisiko**: Enoxaparin 1×20 mg s. c.
  - Anti-Xa-Spiegelmessungen sind bei prophylaktischer Gabe generell nicht erforderlich, sollten aber bei Kindern und z. B. bei eigeschränkter Nierenfunktion durchgeführt werden.
    Ziel-AntiXa: 0,2–0,4 IU/ml.

- **Mechanische Thromboseprophylaxe**
  - Eine mechanische Thromboseprophylaxe mittels der klassischen medizinischen Thromboseprophylaxestrümpfe (MTS, „weißen Klinikstrümpfe") ist nicht ausreichend und braucht deshalb nicht durchgeführt werden!
  - Bei KI für eine medikamentöse Thromboseprophylaxe bzw. Indikation für eine mechanische Thromboseprophylaxe ist die Anwendung von angepassten Kompressionsstrümpfen Klasse II oder von intermittierenden pneumatischen Kompressionsschienen notwendig.

Literatur

Greinacher A, Althaus K, Krauel K, Selleng S (2010) Heparin-induzierte Thrombozytopenie. Hämostaseologie. 30:17-28.
Kurnik K, Bidlingmaier C, Hütker S, Olivieri M (2016) Hämostaseologie in der Pädiatrie. Hämostasealogie. 36:109–125.

Renale Erkrankungen

T. Nicolai, F. Hoffmann, C. Schön, K. Reiter

Der Beitrag wurde verfasst unter Mitarbeit von K. Reiter,
B. Lange-Sperandio

5.1 Akutes Nierenversagen

DD ■ Nichtoligurisch: bei Kindern relativ häufig und nur
anhand des Anstiegs von Kreatinin, Cystatin C und
Harnstoff zu diagnostizieren.

■ Oligurisch: DD prärenales, intrarenales und postrenales
Nierenversagen. Prä- und postrenale ANV sind meist oligurisch; unbehandelt gehen sie in ein intrarenales Nierenversagen über.

■ **Def. und Staging**
  ■ pRIFLE-Stadien der akuten Nierenschädigung:
    — Stadium 1: Risk: Serumkreatinin 50 % über Ausgangs-
      wert.
    — Stadium 2: Injury: Ausgangswert Serumkreatinin ver-
      doppelt.
    — Stadium 3: Failure: Ausgangswert Serumkreatinin ver-
      dreifacht,
    — zusätzlich Oligurie (aber häufig durch Furosemid ver-
      fälscht).
  ■ Bei erwachsenen Patienten gilt bereits ein Anstieg des Se-
    rumkreatinins um 0,3 mg/dl als erstes Stadium der Nie-
    renschädigung (AKIN-Kriterien) und korreliert mit der
    Prognose. Dies ist so bei Kindern nicht validiert.

© Springer-Verlag Berlin Heidelberg 2021
T. Nicolai, F. Hoffmann, C. Schön, K. Reiter, *Pädiatrische Notfall- und Intensivmedizin*,
https://doi.org/10.1007/978-3-662-61597-3_5

❶ CAVE
Bereits geringfügige Anstiege des Serumkreatinins – Absolutwerte oft noch im Normalbereich – sind ein Alarmzeichen, insbesondere da Kreatinin ein relativ wenig sensitiver und träger Parameter ist.

Ät.
- **Prärenal**: renale Perfusion reduziert (häufig!).
  - Intravasale Hypovolämie (z. B. Dehydration, **CAVE** auch im Ödemstatus bei nephrotischem Syndrom oder „capillary leak"), Herzinsuffizienz, Schock, Infektion, Kapillarleck; Blutverlust, Drainagen.
  - Intraabdomineller Druck >20 cmH$_2$O (z. B. nach Verschluss Bauchwanddefekt, intraabdominelle Blutung).
  - Zustand nach Verbrennung vor <48 h → meist Hypovolämie, Na$^+$-Mangel.
- **Intrarenal**:
  - Vaskulär/glomerulär: Schock, Sepsis, DIC, Glomerulonephritiden, HUS.
  - Tubulär: nephrotoxische Medikamente, Sepsis.
  - Hinweise:
    - Anamnestisch (blutige) Diarrhö → HUS möglich.
    - Hämaturie → z. B. GN.
    - Zustand nach Verbrennung vor >48 h.
    - Sepsis: Volumen, Perfusionsdruck?
  - Nach Zeichen eines vorbestehenden chronischen NV (Osteodystrophie, Wachstumsverzögerung, Dystrophie) suchen!
  - Nierenvenenthrombose, Infiltration bei Leukämie, Tumorlysesyndrom, nephrotoxische Medikamente (Cyclosporin, diverse Antibiotika, z. B. Kombination Piperacillin/Vancomycin).
- **Postrenal**: bei Kindern sehr seltene Ursache eines ANV; nur, wenn beide Nieren betroffen sind. Evtl. Obstruktion (Opiate), posteriore Urethralklappen.

Dg.

- Verdacht auf ANV bei Kreatinin-, Cystatin C-, Harnstoffanstieg oder Oligurie (<0,5 ml/kg/h), aber
  kein ANV, wenn Urin bei Oligurie konzentriert werden kann und Kreatinin/Cystatin C normal: z. B. ADH-Effekt (physiologisch oder pathologisch möglich).
- Abschätzung nach Schwartz: Kreatininclearance/1,73 m^2 KOF = 0,55 (SG = 0,45; männliche Jugendliche 0,7) × Größe [cm]/ Kreatinin [mg/dl]
  Näherungsformel gilt aber nur im Steady State und wenn das Serumkreatinin mit der Methode nach Jaffe bestimmt wurde. Bei enzymatischer Kreatininbestimmung ist der Korrekturfaktor 0,41.
- Blasenpalpation und Ultraschall (Ausschluss: postrenales ANV).
- RR, Herzfrequenz, Rekap-Zeit, feuchte Schleimhäute?
- Ödeme, Organsystemfunktionen.
- Evtl. Augenhintergrund (chron. Hypertension?).
- Dopplersonographie: Nierenarterien, -venen.
- Spontanurinprobe: Urinstatus, Na$^+$, Osmolalität, Kreatinin (für FENa-Berechnung: s. u.).
- Labor: Basislabor mit Osmolalität, Albumin, Harnsäure, PO$_4$, LDH, Haptoglobin, C3, C4, Quick-Wert, PTT.
- Evtl. RöTx: Herzgröße?
- Außerdem evtl. ANA, Anti-ds-DNA-Ak, Anti-GBM-Ak, ANCA, ASL, Coombs-Test, Retikulozyten, Fragmentozyten.

- **Dg. prä- vs. intrarenales ANV**
  - **Labordiagnostik** (falls genug Zeit und Labor schnell verfügbar); gilt nicht unter Diuretikagabe und nicht bei postrenalem ANV:

    Na: fraktionelle Na$^+$ – Exkretion

    $$= \frac{100 \times Na^+_{Urin} \times Krea_{Plasma}}{Krea_{Urin} \times Na^+_{Plasma}}$$

  - FENa >3 % → intrarenal; <1,5 % → prärenal.

- Bestimmung von Na^+_{Urin}: <20 (bei NG <40) mmol/l
  → prärenal; >40 mmol/l → renal.
- Spezifisches Gewicht: >1.020 (bei NG >1.015) → prärenal;
  <1.010 → intrarenal.

Und/oder:

- **Diagnostischer Volumenbolus**, wenn unklar und keine
  Hypervolämiezeichen:
  a. bVEL, NaCl 0,9 %: 10 ml/kg i. v. über 30 min.
     - Diurese spricht an → Infusion steigern, zusätzlich
       Furosemid 3×1 mg/kg/d oder mehr.
     - Falls RR/Perfusion schlecht, je nach Volumenstatus
       (evtl. Herzecho) weitere Volumengabe, STOP bei
       Verschlechterung der pulsoxim. Sättigung oder RG.
     - Volumenexpansion und/oder Adrenergika bis Per-
       fusion gut.
  b. Kein Volumenbolus bei klinisch Eu- bis Hypervolämie
     (keine Tachykardie, RR und Rekap-Zeit gut, RöTx/Echo:
     großes, gut gefülltes Herz. Passende mögliche Ursache?
     Post-/intrarenal?). → Evtl. Furosemid, Ethacrynsäure-
     versuch (s. u.) erwägen.

Bei mangelnder Ausscheidung trotz normaler Perfusion und normalem Intravasalvolumen → Verdacht auf intrarenales ANV.
    Nur wenn Volumen sicher ausreichend, Versuch mit:

- Furosemid: 2 mg/kg.
- Falls kein Erfolg, evtl. wdh.
- Falls Erfolg, bis zu 10 mg/kg/d als Dauerinfusion.
- Ethacrynsäure: 1 mg/kg i. v. über 20 min erwägen.
- Dobutamin: 5–15 µg/kg/min, wenn HZV vermindert, bis
  RR/Perfusion gut (evtl. + Vasopressor, alternativ Adrena-
  lin-DTI).

Therapieversager mit Furosemid: bei schlechter renaler Perfusion
(Furosemid wird nicht ausgeschieden, hohe Blutspiegel, gelangt
nicht an Wirkort: luminal), viel Eiweiß im Urin bindet Furosemid,
organische Säuren blockieren Exkretion.

Th.

- Bei fehlendem Ansprechen auf Volumengabe/Furosemidversuch.
- Überlegen: Welche lebensbedrohlichen Folgen liegen vor? Hyperkaliämie mit Arrhythmie, Azidose, Hypokalzämie/Hyperphosphatämie? Sepsis, GI-Blutung, hypertone Krise, Lungenödem/Hirnödem, Herzversagen (bei Überwässerung).
- Therapieprioritäten differenzieren und entsprechend festlegen.

- **Monitoring**
  - Intensivmonitoring.
  - ZVK häufig indiziert (parenterale Ernährung): ZVD, Herzecho oder RöTx: Herzgröße?
  - Bilanz 1- bis 2-mal/d, bei polyurischem NV auch häufiger, evtl. stündlich.
  - Gewicht 1- bis 2-mal/d.
  - Spontanurinprobe: Na^+, Osmolalität, Kreatinin, spezifisches Gewicht, Stix und Mikroskopie täglich.
  - Basislabor mit Osmolalität, Albumin, Harnsäure, Phosphat: mindestens täglich.
  - Bei ANV pro Tag rechnerisch zu erwarten: Anstieg von Kreatinin um 0,5 mg%, Harnstoff um 20–40 mg%, K^+ um 0,3–0,5 mmol/l, Bikarbonat sinkt um 2 mmol (viele Ausnahmen, z. B. Hyperkatabolie, Tumorlysesyndrom). K^+ steigt um 0,5 mmol/l je pH-Abfall um 0,1.

- **Zufuhr**
  - Flüssigkeit, Kalorien, E'lyte.
  - Ziel: Gewicht mindestens konstant, aber Abnahme von 0,5–1 %/d durch Katabolie einkalkulieren, sonst wird Hypervolämie übersehen!
  - Wassermenge/d = Urinausscheidung in den letzten 24 h + zusätzlich Perspiratio (300–500 ml/m^2 KOF/d = etwa Perspiratio insensibilis: SG ca. 40 ml/kg/d, Kind ca. 20 ml/kg/d; intestinale Verluste: 5–10 ml/kg/d).

- — Aber: intravasale Hypovolämie immer korrigieren, Volumenbolus mit: NaCl 0,9 %: 10 ml/kg, selten EK (Vorsicht, enthält K^+ bis 20 mmol/l).
- Glukose 4–10 mg/kg/min, oral, i. v.; Glukose 33 %, wenn ZVK (oft schwierig wg. Volumenproblemen → Indikation f. Nierenersatzverf.).
- Eiweiß p. o. oder als Aminosäuren i. v.: 0,6–1,5 g/kg/d.
- Wenn möglich, enteral renal-adaptierte Milchnahrung, z. B. Nephea.
- Abfall des Serum-Na^+ → Überwässerung oder Verlust?
- Hyponatriämie und Hypovolämie → Korrektur von 50 % des Defizits als NaCl 0,9 % oder andere isotone kristalloide Lsg.
  Na^+ <120 mmol/l mit Hypervolämie → Filtration/Dialyse.
- K^+: Stopp jeglicher Zufuhr nicht vergessen, wenn hoch, Korrektur s. u.
- Ca^{2+}: Bei Hypokalzämie wegen Hyperphosphatämie keine Ca-Gabe, außer bei schwerer Tetanie, Arrhythmie, Krampfanfällen.
- Falls Na^+ hoch und schwere Azidose → Dialyse, da NaBic-Gabe nicht mehr möglich.
- Kalziumkarbonat p. o.: 100–150 mg/kg/d, wenn Phosphat hoch → phosphatarme Diät. Alternativ: Sevelamer.
- Bei Hyperkatabolie 30 % weniger Wasserbedarf durch endogene Produktion (3 ml/g abgebautes Eiweiß).
- Bei ANV kein Trometamol (TRIS, THAM).
- Ethacrynsäure, Furosemid: bei Anurie trotz Therapieversuch (s. o.) → wieder absetzen!

> **Ernährung, enteral/parenteral: Ziel sind altersadäquate Kalorien, wenn möglich enteral.**

Th. bei postrenalem ANV

- Blasenkatheter.
- Evtl. Versuch mit Carbachol (Doryl) bei Harnverhalt (Kinder, SG bis 0,5–1 mg s. c., i. m., SG nur i. m.), Opiate absetzen?

> - Chirurgisches Vorgehen notwendig?
> - Blasentamponade durch Blutung nach Punktion: Spülung mit Tranexamsäure erwägen.

- ■ ■ **Kompl.**
  - ■ **Lungenödem**: falls Sättigungsabfälle bzw. Erschöpfung, feuchte RG und Orthopnoe → Intubation.
    - ━ Beatmung: mit PEEP 5–10 cmH$_2$O, O$_2$.
    - ━ Flüssigkeitsentfernung: Furosemid etc., Filtration, Dialyse.
    - ━ Evtl. Nitroglyzerin (Erhöhung der venösen Kapazität).
  - ■ **Art. Hypertonie**:
    - ━ Aggressiv therapieren! Überwässerung vermeiden (RR-Normalwerte ◘ Tab. 17.1).
    - ━ Notfallbehandlung bei Enzephalopathie, beginnendem Lungenödem durch Linksherzinsuffizienz (RöTx, RG).
  - ■ **Hypertone Krise** (art. Hypertonie mit Organsymptomen):
    - ━ Ziel: in 2–3 h Senkung des diastolischen Drucks unter 100 mmHg bzw. des MAD um 25 %; Vorsicht besonders bei lange vorbestehender Hypertonie (zerebrale Perfusion): MAD auf 95. Perz. in 3–4 d, dabei in den ersten 24 h nicht mehr als ⅓ der angestrebten Senkung.
    - ━ Nicardipin: 1–3 µg/kg/min i. v.
    - ━ Labetalol: 0,4–1(–3) µg/kg/h i. v.
    - ━ **CAVE: Vorsicht mit β-Blockern und Hypervolämie (Herzinsuffizienz = KI wegen der negativen Inotropie).**
    - ━ Furosemid: 1–2 mg/kg i. v., falls nicht ohnehin therapierefraktäre Anurie.
    - ━ Urapidil (Ebrantil): 1–14 mg/kg/h initial, dann 0,2–3,3 mg/kg/h; SG: 2 mg/kg/h initial, dann 1 mg/kg/h.
    - ━ **CAVE: Vorsicht bei Long-QT!**
    - ━ Natriumnitroprussid: 0,5–8 µg/kg/min, gefährlich bei NI, äußerster Notfall, Zyanid monitoren.

— Weniger ernste Organsymptome: evtl. Nifedipin (Adalat): 0,25–1 mg/kg (2–10 mg) sublingual, **CAVE:** rebound

— Dihydralazin: 0,2–0,8 mg/kg i. v.,/p. o.

— Captopril p. o., Enalapril auch i. v.; Vorsicht: Kreatinin und K$^+$ können steigen → nicht bei bilateraler Nierenarterienstenose.

■ E'lytstörungen: ► Abschn. 6.1.

■ **Hyperkaliämie**
► Abschn. 6.1.

❯ Wenn K$^+$ >7 mmol/l → Dialyse.
Rasch handeln K$^+$ >6 mmol/l, auch unter diesem Wert bei raschem Anstieg.
Ab 7,5 mmol/l akute Gefahr des therapierefraktären Herzstillstands! (Therapiekasten), Wert sofort kontrollieren (ungestaut, evtl. art., rasch ins Labor), EKG.
EKG: QRS-Verbreiterung, hohe T-Wellen → Alarm

Th. bei Hyperkaliämie

Im Notfall (gleichzeitig Dialyse vorbereiten!):

■ Kalziumgluconat 10 %: 0,25–0,5 ml/kg i. v. über 10 min, bei bedrohlicher Rhythmusstörung langsam aus der Hand, evtl. 2-mal wdh. EKG beobachten, Stopp ab Frequenz <100/min.

■ Salbutamol: 0,5–1 ml Inhalationslsg. auf 3 ml verdünnt, als Dauerinhalation oder i. v.-Infusion, ► Abschn. 6.1.

■ Natriumbikarbonat: 3 mmol/kg 1:1 verd. mit Aqua peripher i. v., zentral unverdünnt über 20 min (senkt K$^+$ um 2–3 mmol/l).

Oder, wenn weniger eilig:

■ Glukose 10 % und 50 mmol Natriumbikarbonat/l: davon 40 ml/kg über 4 h, aber:

■ **CAVE:** Vorsicht, wenn überwässert!

■ Insulin/Glukose: 1 E auf 4 g Glukose, ab 10 kg mit 0,1–0,3 E/kg/h für 2 h.

■ Serum-K$^+$ nach 15–30 min (–1 h) kontrollieren.

- Insulin/Glukose wirkt 2–4 h, spätestens dann:
  - Resonium: 2 g/kg in 50–100 ml Sorbitol rektal, 1 g/kg oral.
    1 g Resonium entfernt 1 mmol K^+, liefert aber 1 mmol Na^+
    dafür!; und/oder
  - Diurese, falls möglich mit Lasix intensivieren,
    Nierenersatzverfahren (▶ Kap. 15).

- **Hypokalzämie**
  - Kalziumgluconat 10 %: 0,5–1 ml/kg langsam i. v.; EKG be-
    obachten, Stopp ab Herzfrequenz <100/min.
  - Bei Hyperphosphatämie keine Ca-Gabe i. v., außer bei
    schwerer klinischer Symptomatik, z. B. Krampfanfällen,
    schmerzhaften Tetanieattacken, ausgeprägten EKG-Verän-
    derungen (▶ Abschn. 6.1).

- **Nierenersatzverfahren**
  - Peritonealdialyse meist ausreichend, wenn keine ausge-
    prägte Katabolie und unauffälliges Abdomen, bei kleinen
    SG wg. Zugangsproblemen häufig besser als CVVH
    durchführbar.
  - Standardverfahren: Hämofiltration oder -diafiltration.

- Ind.
  - Harnstoff >200(–300) mg/dl (relative Indikation).
  - Hyperkaliämie >6,5 mmol/l trotz konservativer Therapie.
  - Nicht beherrschbare E'lytstörung, Azidose pH <7,2 und
    Na^+ hoch und/oder Hypervolämie.
  - Hypokalzämie mit Tetanie und therapieresistenter Hyper-
    phosphatämie.
  - Phosphat dauernd >3 mmol/l trotz konservativer Thera-
    pie.
  - Unbeherrschbare Hypervolämie mit beginnendem Lun-
    genödem, Rechtsherzinsuffizienz, Hypertonie, Hirnödem.
  - Sonderindikationen: bei HUS mit Oligurie früh Perito-
    nealdialyse.
  - Intoxikationen.
  - In letzter Zeit mehr Daten für frühe Hämofiltration bei
    Anurie und Multiorganversagen: Flüssigkeitseinlagerung

>20 % führt zu nahezu 9-facher Mortalität, daher Hämo-
filtration bei 10–20 % Gewichtszunahme erwägen (bei erhaltener Diurese allerdings umstritten).

■■ **Bemerkungen**

🚫 **CAVE**
**Manche Medikamente enthalten K$^+$, z. B. Penicillin i. v.
(1,7 mmol K$^+$/Mega) → nicht geben!
EK (30 mmol K$^+$/l) → enge Indikation.**

- Rapid progressive Glomerulonephritis → früh Plasmapherese erwägen.
- Peritonealdialyse (PD) bei SG und HUS meist einfachs-
  tes Verfahren. Bei Kreislaufinsuffizienz Hämofiltration,
  auch gut zum raschen Wasserentzug, der mit PD manch-
  mal langsam/wenig effektiv sein kann.
- PD-KI: schlechte Peritonealperfusion (Schock etc.), vor-
  operierter Bauch, akutes Abdomen.
- Medikamentendosierungen anpassen! Medikamentenliste
  in ▶ Kap. 16.
- Bei hohem Risiko eines Tumorlysesyndroms noch ohne
  Nierenversagen:
  – Vor Beginn der Chemotherapie wässern 2- (bis 5-)mal
    Normalbedarf,
  – Rasburicase 50–100 E/kg/d i. v.
- NG: E'lyte, Kreatinin, Harnstoff in den ersten 24 h = müt-
  terliche Werte.
  – ANV-Definition: Oligurie >48 h (die nicht auf 20 ml/
    kg NaCl 0,9 % + Lasix 1–2 mg/kg anspricht), Kreatinin
    >1,1 mg/dl oder steigend und Harnstoff >50 mg/dl
    persistierend über 48–72 h.
  – Meist Zustand nach perinataler Asphyxie etc. (manch-
    mal polyzystische Nieren, Nierenagenesie). Therapie
    meist konservativ möglich.
- Hepatorenales Syndrom: Hypovolämie unbedingt vermei-
  den, Versuch mit Vasopressin oder Noradrenalin.
- Polytrauma + ANV: postrenale Ursache oder renale Ver-
  letzung ausschließen (Bildgebung). Blutdruck, Perfusion

gut? → Volumenbolus! Sonst Management wie oben. **CAVE** Rhabdomyolyse: forcierte Diurese. High-cut-off-Filter (100 kDa) bei CVVH verwenden.

5.2 Hämolytisch-urämisches Syndrom (HUS)

Def. Trias: Mikroangiopathische hämolytische Anämie, Thrombozytopenie, akute Niereninsuffizienz.

Ät.
- Meist Verotoxin bildende E. coli O157:H7 (EHEC, selten Pneumokokken, aber auch Shigellen, Salmonellen, Viren etc.) → endotheliale Schädigung → Thrombozytenaktivierung → Mikrothrombenbildung.
- Klassisches HUS nach gastrointestinalem Infekt (D+), v. a. im Sommer, meist 1.–5. Lj, oft Kontakt zu Landwirtschaft, Rindern, eigene Trinkwasserversorgung.
  Atypisches HUS ohne vorausgehende Diarrhö (D-). Fließender Übergang zur thrombotisch-thrombozytopenischen Purpura Moschkowitz, v. a. bei Kindern >2 J bedenken.
- TTP/HUS (allgemeine thrombotische Mikroangiopathie, TMA) selten nach KMT, Graft-versus-Host-Reaktion, medikamentös (ATG, Cyclosporin A u. a.).

Sy. Gastrointestinales Prodromalstadium (Stunden bis Tage, manchmal blutige Diarrhö), scheinbare Besserung, dann Anämie, Oligurie/Anurie, Ödeme, Bluthochdruck, Azidose, Enzephalopathie/Krampfanfälle, Blutungsneigung.

> **❯** Im BB: Anämie, Thrombozytopenie, im Ausstrich Eierschalen, Hämolysezeichen!

Dg.

- Labor: Basislabor, Blutausstrich (Eierschale), indirektes Bilirubin, LDH, Haptoglobin, Harnsäure, Lipase, Gerinnung, Fragmentozyten.

- Urin (falls vorhanden): Status mit Mikroskopie.
- Apparative Untersuchungen: evtl. EKG, UKG, CT, NMR, EEG.
- Erreger- und Toxinnachweis: Stuhl, Serum: Serologie.
- Ältere Kinder und fehlenden Prodromi: ADAMTS13-Aktivität und -Antikörper, Vitamin B_{12}, Komplementanalyse (C3, C4, CH50, APH50), Faktor H und I, MCP zur DD atypisches HUS/TTP. Evtl. molekulargenetische Analysen.

DD Zum Beispiel unerkannte ALL und Steroidgabe →Tumorlysesyndrom, DIC.

- **Monitoring**
  - Intensivmonitoring, RR alle 15–30 min.
  - Basislabor: mindestens alle 4–6 h.
  - Blasenkatheter initial: Bilanz alle 4–6 h.

Th.

- Flüssigkeitsbilanzierung: Einfuhr = Urinmenge + 10 ml/kg/24 h (leicht negative Bilanz).
- Furosemid: 1 mg/kg/d, dann Versuch mit 5–10 mg/kg/d! Kein Erfolg → absetzen.
- Hyperkaliämie: Therapie ▶ Abschn. 6.1; Insulin/Glukose, Resonium etc.
- Hb <6 g/dl: evtl. EK-Transfusion 5–10 ml/kg über 4–8 h.
- Art. Hypertonie: Nifedipin 0,25–0,5 (max. bis 1) mg/kg/Dosis p. o., 0,5–1 µg/kg/min i. v. (▶ Abschn. 1.4), frühzeitig aggressiv therapieren.
- Krampfanfälle: Diazepam, Midazolam, Levetiracetam, Phenobarbital. Hirnödem?, CT?
- GCS <8: Intubation, Beatmung (auch bei SG und Peritonealdialyse).
- Hirndruck: Hirnödemtherapie ▶ Abschn. 9.4.
- TTP: FFP (krypopräzipitatfrei).

❯ **Frühzeitiger Beginn der Dialysetherapie!**

- **Dialyse-Indikationen**
  - Harnstoff >200 mg/dl.
  - Unkontrollierbare Hyperkaliämie, Azidose, Hyperphosphatämie.
  - Massive Überwässerung.
  - Schwere neurologische Symptome.
  - Anurie (<0,3 ml/kg/h), Oligurie trotz Lasixversuch
    → dann meist
    → Peritonealdialyse: Durchführung eigenes Schema in
    ▶ Abschn. 15.6.

- **Häufigste Probleme bei der Behandlung mit Peritonealdialyse**
  - Hyperglykämien (Dialyselsg!), Bilanzierungsprobleme, E'lytschwankungen.
  - Kreislaufbelastung durch Volumenschwankungen, bei SG: gelegentlich Apnoen/Bradykardien (oft Intubation), Peritonitisgefahr!
  - Undichtigkeit der Eintrittsstelle des Tenckhoff-Katheters.
  - Katheter fördert schlecht, Fehllage: unter maximaler Hygiene kräftig anspülen, Lagerung (Oberkörper-Hochlagerung, Seitlagerung); evtl. chirurgische Revision mit Nachresektion des Omentum majus erforderlich.

- **Weitere Behandlungsmaßnahmen**
  - Monoklonaler C5a-Antikörper Eculizumab: Indikationen, Dosierung: bei atypischem HUS Standard (zuvor komplette Komplementdiagnostik, ADAMTS13). Diskutieren bei TMA und typischem HUS.
    CAVE: erhöhtes Risiko für Meningokokkeninfektion: antibiotische Prophylaxe (z. B. Penicillin) oder vorbestehende Impfung.
  - Therapieversuche mit Immunsuppressiva, γ-Globulinen, Antioxydanzien (Vitamin E), Fibrinolytika (Streptokinase, Urokinase), Antikoagulanzien (Heparin), Thrombozytenaggregationshemmern (ASS, Dipyramidol) sowie Plasmapherese mit oder ohne FFP-Gabe zeigten keinen gesicherten positiven Einfluss auf den Krankheitsverlauf.

- Plasmapherese wird von manchen Zentren bei neurologischer Beteiligung mit Krampfanfällen und Vigilanzstörungen durchgeführt. Evtl. rasche Eculizumab-Gabe (innerhalb der ersten 24 h) auch bei D+-Variante und neurologischer Beteiligung (**CAVE**: Off label).
- Bei der schweren, potenziell rezidivierenden D(-)-Variante, besonders bei älteren Patienten → DD: TTP, Gabe von FFP 10–20 ml/kg/d über mehrere Tage. Plasmapherese bei Oligurie oder Hypervolämie durch FFP.
- Keine Gabe von FFP bei Pneumokokken-induziertem HUS, verschärft Hämolyse wg. freigelegtem Kryptantigen P.
- Bei TTP: Plasmapherese (Notfallindikation, Start möglichst <4 h nach Diagnose) + kryopräzipitatfreies FFP wirksam.
  Zusätzlich evtl.: Prednisolon 1 mg/kg i. v.
- Bei Therapieresistenz oder schwerem Verlauf (Neurologie!): Rituximab.
- Bei rezidivierenem Verlauf: ggf. Cyclosporin als „second line".
- Gabe von rekombinantem Faktor H in Erprobung.
- Folsäuresubstitution solange aktive Hämolyse.
- Transfusionschwelle <6 g/dl.
- Ab >50.000 Thrombos/µl: LMWH.
- Eine antibiotische Therapie beeinflusst den Verlauf nicht günstig; es wird eher eine Zunahme der Toxinfreisetzung diskutiert und somit eine Zunahme der systemischen Symptome.
- Bei TTP nach KMT oder Malignomen ist eine Plasmapherese nicht sinnvoll, evtl. schädlich – ggf. eher Defibrotide erwägen (keine gesicherte Wirksamkeit).

❗ CAVE
Keine Thrombozytengaben, außer bei Blutung!

- **Herkunft der Keime**
Überlegen, ob andere Kinder in der Familie gefährdet sind (z. B. bei Rohmilchverzehr, Tierkontakt: Stuhluntersuchung).

❯ **Meldepflicht bei EHEC!**

- **Kompl.**
Fließender Übergang zur TTP möglich, Multiorganversagen, Darmnekrose, Hirnbeteiligung.

❶ **CAVE**
Hypovolämie bei Kolitis/massiver Diarrhö → hoher Flüssigkeitsbedarf (keine Restriktion, sonst sekundäres Nierenversagen durch Hypovolämie!).

- **Prognose**
  - Bei klassischem HUS in etwa 85 % restitutio ad integrum.
  - Spätfolgen: chronisches Nierenversagen (4–10 %), weiter bestehender Hypertonus (5 %), neurologische Folgen (5 %), Mortalität ca. 4 %.
  - Bei atypischem HUS höhere Mortalität und Prognose deutlich schlechter.

5.3   Forcierte Diurese

- **Prinzip**
Erhöhung der Diurese durch massive Zufuhr von Wasser und E'lyten (plus Furosemid) → vermehrte renale Elimination von E'lyten, toxischen Substanzen (evtl. gleichzeitig Urin alkalisieren), Verhinderung des Ausfallens von harnpflichtigen Substanzen in der Niere durch Auswascheffekt.

Ind. ◾ Intoxikationen mit nierengängigen Toxinen: z. B. Paraquat, INH.
◾ Myoglobinurie (Crush-Syndrom, Hitzschlag, Infektionen, angeborene Muskelerkrankungen).
◾ Hämoglobinurie bei massiver Hämolyse (Transfusionszwischenfall), Tumorlysesyndrom, schwere hämorrhagische Zystitis (durch Endoxan).
◾ Hyperkalzämie, Hypermagnesiämie, Hyperphosphatämie.

KI 1. Oligoanurie (<0,5 ml/kg/h) trotz ausreichendem Intra-
      vasalvolumen und gutem RR!
    2. Hyperhydration und/oder intravaskuläre Hypervolämie.
    3. Herzfehler mit erhöhter Lungendurchblutung, Herzinsuffi-
      zienz jeder Ätiologie, Lungenödem, ARDS, erhöhter Hirn-
      druck.
    4. Hyponatriämie (<130 mmol/l), Hypernatriämie (>150
      mmol/l): meist langsamer Ausgleich vor forcierter Diurese
      nötig.
    5. FG.

Bei 1. und 2.: Versuch mit Furosemid 1 mg/kg i. v.

Dg., initial

- Gewicht.
- Blasenkatheter.
- Aktuelles RöTx: Herzgröße, Lungenödem?
- Basislabor mit Phosphat, Mg^{2+}, Eiweiß/Albumin.
- Urinstatus.

- **Monitoring**
  - Intensivmonitoring, RR anfangs stündlich.
  - Bilanz: stündlich (Ziel: keine Gewichtszunahme).
  - Basislabor: 4-stündlich sowie vor jeder Steigerung der In-
    fusionsmenge.
  - Urin-pH: jede Portion bzw. initial stündlich.
  - Gewicht, RöTx: täglich (evtl. 2×/d), begründete Ausnah-
    men möglich.

Th. - **Infusionslsg.**
      - NaCl 0,9 % + Aqua bidest. im Verhältnis 2:1 (ergibt
        100 mmol/l Na^+).
      - Kalium:
        - Initial: 5-mmol/l-Infusion. Bei normaler Nieren-
          funktion, nicht bei Hyperkaliämie oder hohem Kali-
          umanfall (Tumorlysesyndrom, Rhabdomyolyse).

- Über 20 mmol K^+/l nicht über Infusomat infundieren, Perfusor! Bei Hypokaliämie s. u. Risiken.
- Kalzium: je nach Laborwerten, wenn Phosphat normal und keine Tumorlyse.
- Natriumbikarbonat: bei Indikation zur Urinalkalinisierung (z. B. Aspirinintoxikation; **CAVE**: Nicht mit Ca^{2+} in einer Infusion!).
  - Initial 40–75 mmol/l Infusion, Na^+ einrechnen, Gesamtlsg wieder auf 100 mmol Na^+/l mit Aqua verdünnen; dann nach Urin-pH.
- Glukose: evtl. normale Menge p. o. oder getrennte Infusion, 4–6 g/kg/d.

❯ **Prinzip der Bilanzierung: Einfuhr stündlich = Ausfuhr; Gewicht konstant!**

- **Infusionsgeschwindigkeit:**
  - Beginn mit 2,5 l/m^2 KOF/24 h.
  - Bei nicht ausreichendem Effekt → schrittweises Steigern auf bis zu 10 l/m^2 KOF/24 h, in Ausnahmefällen auch darüber möglich (oft mit Furosemid).
    - Stündlich adjustieren = Urinmenge der letzten Stunde.
  - Wenn <80 % der letzten Einfuhr/h ausgeschieden: Furosemid: 1–10 mg/kg/d erwägen.
  - Bei Hyponatriämie, besonders nach Furosemid und bei sehr hohen Umsätzen möglich, zusätzlichen NaCl-Bedarf ausrechnen.
  - **Beispiel:** Flüssigkeitsbilanz der letzten 2 h ausgeglichen oder negativ, Na^+-Abfall um 5 mmol/h → Bedarf 0,6×5×kg/h, um weiteres Absinken zu verhindern → im Perfusor über die nächste Stunde dazu laufen lassen → erneute E'lytkontrolle nach 1 h.

❶ **CAVE**
DD: Verdünnungshyponatriämie!

■   **Risiken**

Hyperhydration mit Lungenödem, Herzinsuffizienz, Hirnödem, schwerwiegende Entgleisungen des E'lyt- und Säure-Basen-Haushalts.

❶ **CAVE**

Hypokaliämie v. a. zu Beginn sowie bei Besserung der Grunderkrankung: dann Urinalkalisierung unmöglich → K⁺ zugeben (▶ Abschn. 6.1).

Todesfälle innerhalb weniger Stunden möglich – durch Überwässerung, wenn nicht stündlich bilanziert wird und ein akutes Nierenversagen eintritt.

Störungen des Wasser- und Elektrolythaushalts

T. Nicolai, F. Hoffmann, C. Schön, K. Reiter

Der Beitrag wurde verfasst unter Mitarbeit von K. Reiter

6.1 E'lytstörungen

6.1.1 Hyponatriämie

❗ CAVE
Gefahr ab Na$^+$ <125 mmol/l; auch durch evtl. begleitende Hyperkaliämie (an AGS, Addison denken)!

Essenzielle Unterscheidung (Anamnese, Gewichtsverlauf, Untersuchungsbefund):

1. Volumenstatus (wichtig für DD und Therapie):
   - Mit Dehydration → Therapie: nach Schema Dehydration (► Abschn. 6.2).
   - Normaler Hydrationszustand.
   - Mit Ödemen und Gewichtszunahme.
2. Akut (<48 h) oder chronisch: davon abhängig schneller oder langsamer Ausgleich.

Ät. ■ Natriumverlust/-mangel (Gewichtsabnahme, Dehydration):
   - Renal: z. B. Tubulopathie, Diuretika, Addison, AGS (Hyperkaliämie!).

© Springer-Verlag Berlin Heidelberg 2021
T. Nicolai, F. Hoffmann, C. Schön, K. Reiter, *Pädiatrische Notfall- und Intensivmedizin*,
https://doi.org/10.1007/978-3-662-61597-3_6

- Extrarenal: z. B. Diarrhö, Erbrechen, CF (Hypochlorämie), zu geringe Na$^+$-Zufuhr: z. B. rasch wachsende FG.
- Wasserretention/-intoxikation (Gewichtszunahme, Ödeme): Durch Infusion (**CAVE**: hypotone Flüssigkeiten in Situationen mit erhöhtem ADH, z. B. postop, post-Trauma, Schmerz/Stress: besser isotone Lsg in ersten 24 h), exzessives ADH, akutes Nierenversagen (z. B. HUS), nephrotisches Syndrom, Herzinsuffizienz, Leberzirrhose, Beatmung, Medikamente (über erhöhtes ADH oder erhöhte ADH-Wirkung): DDAVP, Cyclophosphamid, Vincristin, Prostaglandinsynthesehemmer. Ernährungsfehler bei NG/SG.
- Verdünnung: Bei Hyperglykämie, Mannitol, Ethanol/Methanol, anderen Intoxikationen.
- Pseudohyponatriämie (abhängig von Messmethodik für Na!):
  - Hyperlipidämie: Na$^+$ [mmol/l] sinkt um 0,002 × Triglyzeridspiegel [mg/dl].
  - Hyperglykämie: Na$^+$[mmol/l] sinkt um 1,6 mmol/l pro 100 mg/dl BZ, d. h.
    - wahres Na$^+$ [mmol/l] = gemessenes Na$^+$ [mmol/l] + Triglyzeride [mgdl] × 0,0021 + 0,3 × (Glukose [mg/dl]/18 − 5,5).
  - Hyperproteinämie: Na$^+$ sinkt um 0,25 × (Eiweiß [g/dl] − 8).

Dg.

- Anamnese!
- Gewicht mit Verlauf.
- RR, Herzfrequenz, Ödeme?
- Basislabor mit Blutfetten, Albumin, Osmolarität.
- Urinmenge/-status, E'lyte (2–6 h sammeln).

Natriumdefizit [mmol] = (135 − Serum-Na$^+$) × 0,6 × kg (Gewicht vor Erkrankung);

gilt nicht bei Hyperhydration.

DD ■ Na$^+$-Mangel/-Verlust: K$^+$ evtl. hoch, Eiweiß, Harnstoff, Hk hoch oder ansteigend. Bei renalem Verlust Urin-Na-Konzentration >20 mmol/l, extrarenal <20 mmol/l.

    ■ Überwässerung (exzessiv erhöhtes ADH, iatrogen): Harnstoff niedrig, K$^+$ niedrig, Eiweiß niedrig; Urin: spezifisches Gewicht hoch (hohes ADH) oder niedrig (Wasserintoxikation).

■ **Berechnung der osmotischen Lücke**

Serumosmolalität – (2 × Serum-Na$^+$ + Harnstoff/6,1 + BZ/18)

    ■ Harnstoff in mg/dl, Glukose in mg/dl, Na$^+$ in mmol/l.

    ■ Normalwert: 8–10 mosmol/l.

    ■ Osmotische Lücke >10 mosmol/l → Hyponatriämie durch Verdünnung: z. B. Mannitol, Äthanol, Methanol, Propylenglykol u. a.

Th. ■ **Bei Schock:**

    — Kristalloides Volumen (z. B. balancierte VEL, Ringeracetat, NaCl 0,9 %): 10–20 ml/kg rasch i. v., evtl. wdh. bis RR/Perfusion normalisiert.

    ■ **Bei ZNS-Symptomen:**

    — Koma, Krampfanfälle → relativ schneller Hyponatriämieausgleich bis 125 mmol/l mit 3 % NaCl.

      – NaCl 5,85 % (= 1 mmol/ml), 1:1 mit Aqua verdünnen.

      – 1,2 ml/kg NaCl 3 % heben den Serumspiegel um 1 mmol/l (1 g NaCl = 17,1 mmol Na$^+$).

      – Geschwindigkeit:

        – Bei akuter Hyponatriämie mit schweren neurologischen Symptomen: Serum-Na um 5 mmol/l (bis max. 125 mmol/l) über 1 h heben. Sobald klinisch vertretbar, auf langsameres Tempo reduzieren.

        – Ohne schwere neurologische Symptome: Hebung um 0,5 mmol/l/h (maximal!)

    — **Gesamtmenge NaCl 3 %: 1,2 × (125 – gemessenes Serum-Na$^+$) × kg über 1 h, dann STOPP!**

      – d. h. Infusionsdauer in h: Gesamtmenge/Geschwindigkeit.

      – Na$^+$-Kontrolle nach 30, 60, 120 min.

- – **STOPP bei Serum-Na$^+$ 125 mmol/l!**
- – Dann langsamer Ausgleich des Rests über 24 h, nicht mehr mit NaCl 3 %!
- ▬ Pontine Myelinolyse ist bei schnellem Ausgleich beschrieben. Risikosituation: Hyponatriämie >48 h, Na$^+$ <110 mmol/l, Hypokaliämie. An Myelinolyse denken, wenn bei Natriumerhöhung neurolog. Verschlechterung: z. B. Vigilanzverschlechterung, Krampfanfälle, auch fokale Zeichen. Dann Serum-Na erneut senken und langsameren Anstieg erlauben, Myelinolyse kann reversibel sein! Weitergehende Verluste, z. B. bei renalem Salzverlust oder Diarrhö bedenken.
- ▪ **Kein Schock und/oder ZNS-Symptome:**
  - ▬ **Bei chronischer Hyponatriämie: sehr langsames Anheben des Serum-Na$^+$ um <8 mmol/l/d.**
- ▪ **Hyponatriämie mit Dehydration:**
  - ▬ Wenn Dehydration als Mechanismus im Vordergrund (Diarrhö etc.) → Vorgehen ▶ Abschn. 6.2, d. h. initial etwas rascherer Ausgleich, sonst langsamer Defizitausgleich (Defizitberechnung s. o.) über mind. 24 h.
  - ▬ Erhaltungsbedarf/d (kann evtl. auch p. o. gegeben/sondiert werden): Menge und E'lytlsg (1:1, 2:1 je nach Alter, ▶ Abschn. 15.4): ... ml
    - – + Na$^+$-Defizit [mmol] (– wegen Schock bereits gegebener Menge): ... ml NaCl 5,85 %
    - – + Wasserdefizit (= Gewichtsverlust, evtl. geschätzt): ... ml Glukose 5 %
    - – + persistierende Verluste/24 h (Urin, Stuhl wiegen oder geschätzt): ... ml (Lsg nach Verlust, E'lytgehalt der Flüssigkeiten; ▶ Abschn. 16.4.2)
    - – = Gesamtmenge: ... ml/24 h.
- ▪ **Hyponatriämie mit normalem Körperwasser:**
  - ▬ Erhaltungsbedarf/d (Menge und E'lytlsg ▶ Abschn. 15.4): ... ml/24 h
    - – + Na$^+$-Defizit [mmol] (– bereits gegebene Menge, s. o.): ... ml NaCl 5,85 %/24 h
- ▪ **Hyponatriämie mit Hyperhydration:**
  - ▬ Behandlung der Grunderkrankung, z. B.:
    - – Akutes Nierenversagen (▶ Abschn. 5.1).

    – SIADH: Wasserrestriktion, evtl. Furosemid und Volu-
      menzufuhr: Perspiratio und Urinvolumen als balan-
      cierte VEL, 0,9 % NaCl-Lsg. ersetzen (▶ Abschn. 7.5).
    – Wasserintoxikation: Therapie wie bei SIADH.

6.1.2 Hypernatriämie

▶ Abschn. 6.2.1 (dort auch Information zur Salzintoxikation).

6.1.3 Hypokaliämie

Ät.
- Medikamente: Diuretika, Insulin, Aminoglykoside, Amphotericin B.
- Renal: z. B. Fanconi, Zustand nach ANV, Bartter-Syndrom (niedriges Chlorid), renal-tubuläre Azidose (kommt auch mit Hyperkaliämie vor), hohes Plasmarenin.
- Mangelnde Zufuhr.
- Gastrointestinale Verluste: Pylorusstenose, Erbrechen, Diarrhö, NEC, Laxanzienabusus.
- Sonstiges: diabetische Ketoazidose (unter Therapie), Cushing, primärer Hyperaldosteronismus (endokrine Ursache sehr selten), Infusionsfehler oder Fehler bei Dialyseverfahren.
- Alkalose: → immer Hypokaliämie durch Shift von extrazellulär nach intrazellulär (d. h. kein Kaliummangel!).

Sy.
- Paralytischer Ileus, Muskelschwäche, Parästhesien, Vorhof- und Kammerextrasystolen, erhöhte Digitalistoxizität! Polyurie (bei subakutem bis chronischem Kaliummangel).
- EKG: niedrige T-Wellen, U-Welle, Extrasystolen.

Dg.

- Intensivmonitoring und Extremitätenableitungs-EKG (angeschlossen lassen).
- Basislabor mit Mg^{2+}.

- Urinstatus mit E'lyten, Kreatinin (Urinprobe, kein Sammelurin).
- Renaler K^+-Verlust, wenn bei Hypokaliämie Urinkalium >15 mmol/l, fraktionelle Kaliumausscheidung ($100 \times K_{Urin}^+ \times Krea_{Plasma} / [Krea_{Urin} \times K_{Plasma}^+]$) >30 % oder Urinnatrium-Urinkalium-Quotient <1 ohne ANV.
- Defizitberechnung: völlig unzuverlässig.

Th.

Bei schwerer Hypokaliämie (<2,5 mmol/l) und weiterem Abfallen und/oder Arrhythmien:
- KCl i. v.
- Max. Geschwindigkeit: 0,5(–1) mmol/kg/h.
- Kaliumkonzentration der Infusionslsg (peripher) unbedingt <40 mmol/l!
- Infusionsschlauch mit rotem Etikett markieren!
- Erste Serumkontrolle nach spätestens 1 h, Blut nicht aus dem Infusionsschlauch oder nahe an der Infusionsstelle abnehmen!

Seltene Ausnahmen mit höherem Bedarf: diabetische Ketoazidose, schwere renale Verluste z. B. bei Amphotericin-B-Toxizität, schwerer Verbrennung → dann höhere Konzentration, aber nur über Perfusor, Dosis bis 2 mmol/kg/h.

Bei Ketoazidose evtl. teilweise als K^+-Phosphat, bei Azidose auch als K^+-Bikarbonat (p. o.). Periphere Inf. schmerzhaft/unmöglich ab 40(–80) mmol/l, d. h. (1:12,5–)1:25 verd. mit Aqua. ZVK max. 100(–300) mmol/l = (1:3–)1:10 mit Aqua.

Sonst:
- Über 1–2 d normalisieren: 2- oder 3-mal Normalbedarf an K^+/d, möglichst p. o., evtl. i. v.
- Oral, z. B. mit Kalinor Brause. **CAVE**: Resorption in wenigen Minuten → evtl. akute Hyperkaliämie. Besser: kleine, häufige Dosen oder Retard-Kapseln.

6.1.4 Hyperkaliämie

Ät. „Gequetschte" Abnahme, Nierenversagen, kaliumsparende
Diuretika, Succinylcholin, Digitalisüberdosierung, zu hohe
Zufuhr, altes EK, Morbus Addison, AGS (bei NG/SG daran
denken; meist Na^+ niedrig), Hypoaldosteronismus, Pseudo-
hypoaldosteronismus, renal-tubuläre Azidose Typ IV, Diabetes mellitus, obstruktive Uropathie. Zellzerfallsyndrome:
Hämolyse, Tumor-/Leukämietherapie, Rhabdomyolyse, Verbrennung. Metabol. Azidose: Anstieg von Kalium um 0,2–
0,4 mmol/l pro pH-Abfall um 0,1. Ileus

Sy. ■ Kardiale Zeichen, insbesondere bei K^+ >7,0 mmol/l
möglich.
■ EKG: spitzgipflige, hohe T-Wellen, verlängerte PQ-Zeit;
breite Kammerkomplexe, in sinusartige Wellen überge-
hend (kann wie ventrikulärer Rhythmus aussehen), dann
Kammerflimmern oder Asystolie. Aggravierung durch
Hypokalzämie.
■ Muskelschwäche, Parästhesien, schlaffe Paresen.

Dg.

■ Sofort Kontrolle, ob Wert richtig! → ungestaute, evtl. art. Abnahme, rasch ins Labor.
■ Basislabor.
■ Urinstatus und Sammelurin auf E'lyte/Kreatinin (2–6 h).
■ EKG: **QT-Verbreiterung, hohe T-Wellen → Alarm! Ab
7,5 mmol/l akute Gefahr des therapierefraktären Herzstillstands, evtl. auch ohne Vorwarnzeichen im EKG.**

Th.

CAVE: Wenn >7 mmol/l und ANV, Dialyse vorbereiten
(▶ Abschn. 5.1, 15.6, 15.7)
Rasch handeln ab 6 mmol/l, auch darunter bei raschem An-
stieg! Zufuhr stoppen!

Bei K+ >7,5 mmol/l:

1. Notfalltherapie bei EKG-Zeichen, Wirkungseintritt innerhalb von Minuten:
   - Kalziumglukonat 10 %: 0,25–0,5 ml/kg i. v. über 10(–30) min, evtl. 2-mal wdh. unter EKG-Beobachtung, STOPP bei Verschwinden der Veränderungen oder Herzfrequenz <100/min.
   - **CAVE: Infusion nicht para, genau beobachten (evtl. auswickeln), sonst Nekrosen.**

2. Ohne EKG-Zeichen, Arrhythmien bzw. nach und während Kalziumgabe:
   - Salbutamol: 0,5 (<25 kg) bis 1 ml-Inhalationslsg. (>25 kg) auf 3 ml verdünnt, Dauerinhalation. Salbutamoleffekt nach 30 min, Senkung des Serum-K^+ um etwa 0,5–1 mmol/l.
   - Natriumbikarbonat: 3 mmol/kg 1:1 verd. mit Aqua peripher i. v., zentral unverdünnt über 20 min (senkt K^+ rasch um 2–3 mmol/l).

Oder, wenn weniger eilig:

- Glukose 10 % + 50 mmol Natriumbikarbonat/l → davon 40 ml/kg über 4 h (evtl. zusätzlich Lasix; **CAVE**: wenn überwässert und ANV).
- Insulin/Glukose: 1 E auf 5 g Glukose, ab 10 kg mit 0,1–0,3 E/kg/h (d. h. bei peripherer Infusion 10 E Insulin auf 500 ml Glukose 10 % mischen, davon 5–15 ml/kg/h; über ZVK 50 ml Glukose 50 % mit 5 E Insulin, davon 1–3 ml/kg/h) für 2 h. Nicht oder nur mit großer Vorsicht bei SG <10 kg!
- Blutglukose kontrollieren!
- Lasix: 1 mg/kg
- Serum-K^+ nach 15–30 min(–1 h) kontrollieren

Bei K^+ <7,5 mmol/l:

- Initiale Therapie meist wie bei 2., mit Insulin/Glukose, Natriumbikarbonat, Lasix etc., besonders wenn weiterer Anstieg zu befürchten. Bei EKG-Zeichen → Therapie wie oben!
- Notfalltherapie wirkt 2–4 h, spätestens dann:
- Resonium A: 2 g/kg in 50–100 ml Glukose 10 % oder Aqua rektal und 1 g/kg p. o., alle 6 h, 1 g Resonium entfernt 1 mmol K^+ – liefert aber 1 mmol Na^+ dafür! Evtl. Mikroklist o. Ä. nötig.

- und/oder: Diurese falls möglich mit Lasix
  intensivieren (▶ Abschn. 5.3), Nierenersatzverfahren
  (▶ Abschn. 15.6, 15.7).

Nierenersatzverfahren haben einen langen organisatorischen
Vorlauf, deshalb früh Indikation überlegen:

- Vorbestehende Niereninsuffizienz oder zu erwartendes Nierenversagen, z. B. Schock, Rhabdomyolyse, Tumorlyse.
- Massiver Kaliumanfall: Zelllysesyndrome.

Differenzialindikation:

- Goldstandard ist die Hämodialyse. Durch frühen Beginn der
  konservativen Maßnahmen inkl. forcierter Diurese lässt sich
  diese jedoch oft vermeiden.

**Alternativ: Kontinuierliche Hämodiafiltration. Peritonealdialyse häufig schneller (bettseitig) installierbar und bei guter
Hämodynamik ebenfalls effizient. Situationsgebunden entscheiden, welches Verfahren am schnellsten initiierbar ist.**

6.1.5 Hypochlorämie

Def. Chlorid <95 mmol/l. Häufig Alkalose.

DD
- Pylorusstenose (Verlust von Cl^- und H^+).
- Hyperaldosteronismus.
- Furosemidinduziert.
- Chloriddiarrhö, Laxanzienabusus, Bartter-Syndrom.
- Bei CF (zystischer Fibrose)!

Dg.

- Basislabor.
- Urin (Urinchlorid >20 mmol/l bei renalen Verlusten), E'lyte.

Th.

- Defizitberechnung: Cl^--Defizit [mmol] = 0,6 × kg × (100 − Se-rum-Cl^-).
- Langsam korrigieren, z. B. in 24 h.
- NaCl 0,9 % (1 ml = 0,15 mmol Cl^-), Menge: normaler Tagesbe-darf an Flüssigkeit.
- Falls (selten!) therapierefraktär (bei extremer Kaliumverar-mung): Zufuhr großer Kaliummengen über mehrere Tage, dann Cl^--Anstieg. Evtl. Arginin-HCl 2 mmol/kg/d p. o./i. v. bei schwerer Alkalose.

6.1.6   Hyperchlorämie

Ät.   Selten durch Grunderkrankung, meist mit Hypernatriämie, häufig Azidose.

Th.   ▶ Abschn. 6.1.2.

DD   ▪ Meist iatrogen durch NaCl-0,9 %-Lsg.
         ▪ Laborproblem: Bromid als Cl^- mitgemessen (seltene Epi-lepsiepatienten unter Bromid-Therapie).

6.1.7   Hypokalzämie

Def.   Bei FG <1,75 mmol/l, bei NG <1,9 mmol/l, bei Kindern <2 mmol/l; ionisiert.

❷   „Pseudohypokalzämie": niedriges Serumalbumin.
Korrektur Ca^{2+} (korr. [mmol/l]) = Ca^{2+} (gemessen [mmol/l]) − (Albumin [g/dl] / 4) + 1. Besser: ionisiertes Ca direkt messen.

Ät.   ▪ Neonatale Formen: Hypoparathyreoidismus (idiopathisch, transient, DiGeorge-Syndrom), Rotaenteritis.

- Pseudohypoparathyreoidismus, pluriglanduläre Syndrome, Hypo-/Hypermagnesiämie.
- Schwere Verbrennung, Pankreatitis, Niereninsuffizienz, Vitamin-D-Mangel, Hyperphosphatämie, ACD-Bluttransfusion, Austauschtransfusion.
- Medikamente: Furosemid, Theophyllin, Glukokortikoide, Phenytoin, Cisplatin.

Sy. Tetanie, Pfötchenstellung, positives Chvostek-Zeichen, Hyperreflexie, Muskelschwäche/-krämpfe, Tremor, tonisch-klonische Krampfanfälle, erniedrigte Myokardkontraktilität, Hypotension, Sinusbradykardie, Asystolie, Laryngospasmus. EKG: QT-Verlängerung.

Th. Schnelle i. v.-Gabe von Kalzium ist riskant (Bradykardie, Asystolie) und darf nur unter EKG-Monitoring erfolgen. Sicherer Venenzugang!

Notfall: bei EKG-Veränderungen, Krampfanfall (selten nötig):
- Kalziumglukonat 10 %: 0,25–0,5 ml/kg i. v. über 10 min, evtl. 2-mal wdh. EKG beobachten, STOPP ab Herzfrequenz <100/min.

Sonst:
- Kalziumglukonat 10 % verd.: 10 ml + 40 ml 0,9 % NaCl, davon (1–)2,5 ml/kg/h.
- Ca^{2+}-Kontrolle: nach 2–4 h → Infusionsgeschwindigkeit anpassen.

CAVE: Infusion nicht para! → genau beobachten (evtl. auswickeln), sonst Nekrosen.
Keine oder nur äußerst vorsichtige i. v.-Gabe bei Digitalisierung! Kalzium i. v. bei Hyperphosphatämie nur im Notfall, da Ausfällung von Kalziumphosphat in Geweben möglich, geringe Effektivität → daher, wenn möglich, primär Behandlung der Hyperphosphatämie!

6.1.8 Hyperkalzämie

Def. Kalzium (gesamt) >2,75 mmol/l, (ionisiert) >1,3 mmol/l.

Ät.   Überhöhte Zufuhr, niedrige Phosphatzufuhr, Thiaziddiuretika, Vitamin-A- und -D-Intoxikation, Hyperparathyreoidismus, Immobilisierung, Neoplasien (Phäochromozytom, Knochenmetastasen, MEN), M. Addison, Hypothyreose oder Hyperthyreose, Milch-Alkali-Syndrom, familiäre hypokalziurische Hyperkalzämie, Williams-Beuren-Syndrom, granulomatöse Erkrankungen, Osteopetrose (nach KMT), Glykogenosen, Hypophosphatasie.

Sy.   Oft symptomlos. Appetitlosigkeit, Übelkeit, Polyurie, Nephrolithiasis, art. Hypertonus, Lethargie bis Koma.

Dg.

- Basislabor mit Phosphat, AP, T3, T4, TSH, evtl. Parathormon, Vitamin D, Urinstatus.
- EKG, RöTx etc. je nach Differenzialdiagnose,
  EKG: kurze QT-Zeit, Sinusbradykardie, AV-Block, ventrikuläre Tachykardie.

Th.

Kalziumwerte <3,7 mmol/l gelten nicht als akut lebensbedrohlich!

- Zufuhr stoppen: Ca^{2+} (inkl. p. o., z. B. Milch!), Vitamin D, Thiaziddiuretika, kalziumhaltige Antazida.

CAVE: Digitalistoxizität (Digitalisdosis reduzieren, stoppen).

- NaCl 0,9 %: 10 ml/kg über 30–60 min, dann weiter als Infusion.
- 150–250 % des normalen Tagesbedarfs an Flüssigkeit über 24 h.
- Furosemid: 1 mg/kg i. v. als ED (evtl. 4-stündlich wdh., K^+-Kontrolle!).
- Prednison: 2 mg/kg/d (hemmt Osteoklasten und intestinale Absorption).

Bei Erfolglosigkeit o. g. Maßnahmen:

- Bisphosphonate (Etidronat): 5–20 mg/kg alle 24 h p. o., 2 h vorher und nachher nüchtern (effektiv, aber protrahiert) oder Pamidronat: 0,5–1 mg/kg i. v. 1×/Wo.
- Calcitonin: 4–8 E/kg/d als DTI oder i. m., s. c. in 2–4 ED (wenig effektiv).
- Evtl. Austauschtransfusion bei kleinen SG erwägen!
- Dialyse mit Ca^{2+}-freier Lsg.
- Evtl. Indometacin: 1 mg/kg/d bei malignitätsassoziierter Hyperkalzämie.
- Propranolol bei Hyperthyreose (▶ Abschn. 7.5).

6.1.9 Hypophosphatämie

Sy.   Evtl. Sepsiszeichen, wenn akut; bei Refeeding-Syndrom.

Th.   Meist keine Notfalltherapie nötig, obwohl erschwerte O_2-Abgabe im Gewebe, evtl. KCl durch Kaliumphosphat ersetzen (▶ Abschn. 7.1).
Bei Phosphat <0,32 mmol/l· Phosphatsubstitution: 0,15–0,33 mmol/kg/Dosis über mind. 6 h, getrennt von Ca^{2+}-haltigen Infusionen.

6.1.10 Hyperphosphatämie

Ät.   Nierenversagen, Zelllysesyndrome: Rhabdomyolyse, Leukämietherapie, schwere Verbrennung, Hämolyse, maligne Hyperthermie, Hypoparathyreoidismus, Pseudohypoparathyreoidismus, überhöhte Zufuhr.

Sy.   Indirekt: Hypokalzämiesymptome, Weichteilverkalkung ab Ca^{2+} [mmol/l] × PO_4^{2-} [mmol/l] >5 → sekundäres Nierenversagen durch intrarenale Kalziumpräzipitate.

Th.

- Zufuhr stoppen: nur Tee/Glukose p. o., Vitamin D absetzen.
- Bei Tumorlyse: wässern.
- Kalziumkarbonat: 100–150 mg/kg/d p. o.; wenn Phosphat hoch oder keine phosphatfreie Diät möglich (meist).
- Sevelamer p. o.
- Furosemid: bis 10 mg/kg/d als Dauerinfusion (E'lytkontrollen z. B. 2- bis 4-stündlich, bis stabil) bei ANV.
- Ca^{2+}-Gabe i. v. nur bei schweren Hypokalzämiesymptomen (EKG!, ZNS), dann 10 mg/kg Kalziumglukonat langsam i. v. (▶ Abschn. 6.1.7), evtl. wiederholen.
- Nierenersatzverfahren: Effektivität Hämodialyse (Hämodiafiltration) > Peritonealdialyse > Hämofiltration (d. h. Letztere ist bei rasch progredienter Hyperphosphatämie unzureichend).

6.1.11 Hypomagnesiämie

Def.   Mg <0,7 mmol/l.

Sy.   Wie Hypokalzämie (meist begleitend, da Mg^{2+}-Mangel PTH-Funktion stört).

Dg.

- Basislabor mit Mg^{2+}, Phosphat, AP.
- Diuresemenge.
- EKG.

Th.

- Mg-Aspartat: (Magnesiocard 1 ml = 0,3 mmol) 0,5–1 mmol/kg/d i. v. *oder*
- Magnesiumsulfat 50 %: 0,1–0,2 ml/kg alle 12–24 h i. m. bzw. langsam i. v. (s. u.) (= 48 mg Mg^{2+}/ml, 1 ml = 2 mmol).

- Evtl., wenn Symptome trotz Ca^{2+}-Gabe bei Mg <0,4 mmol/l: 0,25 mmol/kg Mg-Aspartat (in Glukose 5 %) über 3 h i. v.
- **EGK-Kontrolle! Frequenz <100/min, Blockbilder → STOPP!**

6.1.12 Hypermagnesiämie

Def. Mg >1 mmol/l.

Sy. Schwäche, Lähmung, EKG-Veränderungen ab 7,5 mg% = 3 mmol/l.

Dg.

- Wie Hypomagnesiämie (▶ Abschn. 6.1.11).

Th.

- Kalziumglukonat: wie bei Hypokalzämie (▶ Abschn. 6.1.7).

6.2 Dehydration

Sy. Anamnese, Gewichtsverlust, klinische Zeichen (◘ Tab. 6.1). Bei hypernatriämischer Dehydration wird klinisch das Ausmaß der Dehydration häufig unterschätzt!

Dg.

Bei Aufnahme:
- Gewicht, RR, Herzfrequenz, Perfusion = Rekap-Zeit, Neurostatus, GCS (▶ Abschn. 17.3).
- Basislabor mit Laktat, Albumin.
- Urinstatus (Beutel kleben, evtl. Katheter) mit E'lyten, Kreatinin.

◻ **Tab. 6.1** Ausmaß der Dehydratation und die entsprechenden klinischen Zeichen

Klinische Zeichen	Dehydratation (%KG)
Erhöhte Herzfrequenz, trockene Schleimhäute, kaum Tränenfluss, spezifisches Gewicht im Urin >1.030	5 % (SG) bzw. 3 % (bei Adoleszenten)
Reduzierter Hauttugor, Oligurie, halonierte Augen, eingesunkene Fontanelle	10 % (SG) bzw. 6 % (bei Adoleszenten)
Schockzeichen	15 % (SG) bzw. 9 % (bei Adoleszenten)

Typisch: Hk, Eiweiß, Harnstoff erhöht. Hohes spezifisches Gewicht des Urins, außer bei Diabetes insipidus oder renalem Salzverlustsyndrom. Azidose bei schlechter peripherer Hämodynamik.

- Defizit berechnen: = Gewichtsabnahme (wenn bekannt) oder klinisches Ausmaß der Dehydration (s. o.) × Gewicht.
- Schock: Peripherie kalt, Rekapillarisierungszeit >3 s, RR < Norm 2 SD (◻ Tab. 6.1), Tachykardie.

Th.

Bei Na^+ >150 mmol/l: ▶ Abschn. 6.2.1.

Bei Schock:
- NaCl 0,9 %: 10–20 ml/kg „aus der Hand", evtl. wdh. (bis 60 ml/kg in erster Stunde), ab 2./3. Gabe kolloidale Lsg anstelle von NaCl erwägen:
  Albumin 5 %: bis Schock durchbrochen.
- Wenn nach 60–70 ml/kg weiter Schock: RöTx, Herzecho (Herzgröße?); ZVD, Arterie überlegen.
- Alternativ als Infusion auch bilanzierte E'lytlsg möglich.

Rehydration: nach Schockbeseitigung bzw. wenn initial kein Schock vorliegt:

- Bei Dehydration <10 %, Normonatriämie und fehlendem Erbrechen: immer Versuch mit oraler Rehydration, z. B.:
- Orale Rehydrationslsg: mind. 40 ml/kg über 4 h, evtl. über Magensonde. Einzelportionen 5 ml in 1–2 min Abstand. Bei weitergehendem Erbrechen: 10 ml/kg/h.
- Orale Rehydrationslsg mit ca. 60 mmol/l Na$^+$.
- Auch bei Dehydration >10 % kann eine orale Rehydration nach Schockbeseitigung gelingen. Bei Erbrechen nachfüttern/nachsondieren.

Ansonsten selten i. v.-Rehydration notwendig:

1. Bei Normonatriämie (130–150 mmol/l), Kind stabil:
- Lösung (**CAVE:** hypotone Lsge Hyponatriämierisiko!):
  - Zur Rehydration sind in jedem Lebensalter isotone Lsg (hinsichtlich E'lytgehalt) mit ausreichendem Glukosezusatz (5 % <1 J, später auch 2,5 %) geeignet. Wir verwenden glukosehaltige balancierte VEL oder NaCl 0,9 %/Glukose 5 %-Lsg.
  - KCl: mit Beginn der Diurese zugeben (1–2 mmol/kg/d), Zugabe von 20 mmol/l Infusionslsg.
- Menge
  - Erste 6 h:
    - ¼ des gesamten täglichen Erhaltungsbedarfs … ml.
    - + 50 % Defizit über 6 h: … ml.
    - + geschätzte weitere Verluste über 6 h: … ml.
    - Menge für 6 h = … ml.
    - → Geschwindigkeit/6 = … ml/h.
  - Nächste 18 h:
    - ¾ des gesamten täglichen Erhaltungsbedarfs … ml.
    - + 50 % Defizit + … ml.
    - + geschätzte weitere Verluste über 18 h: … ml.
    - Menge für 18 h = … ml.
    - → Geschwindigkeit/18 = … ml/h.

> 2. Bei Hyponatriämie <130 mmol/l, Kind stabil:
> ■ Lösung:
>   — NaCl 0,9 %–/G5 %-Lsg oder andere isotone Lsg
>   (hinsichtlich E'lytgehalt) mit ausreichendem
>   Glukosezusatz (5 % <1 J, später auch 2,5 %).
>   — Geschwindigkeiten etc. wie oben.
> ▶ **Abschn. 6.1.1 insbesondere, wenn Dehydration nicht
> primärer Mechanismus der Hyponatriämie ist!**

■ **Kontrollen**
  ■ Urinausscheidung stündlich, bis Diurese >0,5 ml/kg/h,
    dann 4-stdl.
  ■ Blutgase und Serume'lyte, Harnstoff, Kreatinin nach
    2–4 h, wenn initial auffällig.

■ **Spezielle Situationen, die eine Therapieänderung
  nötig machen**
Hyponatriämie, Hypernatriämie: Renale Erkrankung (Anamnese,
Hämaturie/Proteinurie, spezifisches Gewicht <1.020, hohes Krea-
tinin), Herzinsuffizienz, hypokaliämische Alkalose (z. B. Pylorus-
stenose), hyperkaliämische Azidose (z. B. AGS), Diabetes mellitus
▶ Abschn. 7.1, Diabetische Ketoazidose ▶ Abschn. 7.1, E'lytstörung
▶ Abschn. 6.1, Akutes Nierenversagen (▶ Abschn. 5.1).

Bei Hypernatriämieentwicklung unter isotoner Lsg. auf hypotone Lsg (z. B. 70–100 mmol/l Na) umsteigen, häufiger bei SG erforderlich.

6.2.1   Hypernatriämische Dehydration

Def. Dehydration und Na^+ >150 mmol/l (Osmolarität >300 mos-
      mol/l)

■ **Prinzipien**
Wasserverlust > Natriumverlust. Hyperosmolalität des Extrazellu-
lärraums → Flüssigkeitsverschiebung von intrazellulär nach extrazellulär. Relativ gut erhaltene Hämodynamik → Dehydration wird

unterschätzt! Zellschrumpfung, zerebral intrazelluläre Hyperosmolalität als Gegenregulation (z. B. intrazelluläre Zunahme von Taurin).

> **Bei Zufuhr hypoosmolarer Lsg oder freiem Wasser: Hirnödem, intrakranielle Blutung!**

Ät. „Säuglingstoxikose": Gastroenteritis, Fieber, Fehlernährung mit angedickter Nahrung bei Erbrechen. Verbrennung, Diabetes insipidus, unzureichende Wasserzufuhr: Schmerzen (z. B. Stomatitis aphthosa), beeinträchtigtes Durstgefühl (ZNS-Prozesse).

Sy. Dehydrationszeichen relativ gering ausgeprägt (teigige Haut), Irritabilität, schrilles Schreien, Krampfanfälle.
Häufig Hypokalzämie, Hyperglykämie; Anionenlücke, Ketone im Urin bei massiver Azidose, evtl. Urin-/Plasmaaminosäuren und organische Säuren.

Dg.

- Gewicht (anamnestisches Vorgewicht beachten).
- Basislabor.
- Urin (Beutel kleben oder Blasenkatheter): Urinstatus mit Na^+, Cl^-, K^+, Osmolarität, Kreatinin.
- Stuhl: bakteriologische/virologische Untersuchung.
Berechnete Osmolarität = $2 \times (Na^+ + K^+)$ + Harnstoff/6 + BZ/18 (Harnstoff in mg/dl, BZ/Blutglukose in mg/dl).

- **Zu erwartendes Defizit**
  - Wasser: 120–170 ml/kg.
  - Na^+: 2–5 mmol/kg.
  - K^+: 2–5 mmol/kg.

Zusammensetzung der verwendeten Lsg (2:1, 1:1) ▸ Abschn. 15.4.

Th.

- Aggressive Fiebersenkung (physikalisch, Paracetamol, Metamizol).
- Bei Na^+ >180 mmol/l:
- Einzelne Autoren berichten von Wirksamkeit der Peritonealdialyse mit CAPD2 (15 g/l Glukose) zusätzlich zu den weiter unten genannten Maßnahmen. Besonders wirksam bei Salzintoxikation, dann evtl. e'lytfreie Lsg mit 80 g/l Glukose verwenden! Bei erhaltener Diurese ist jedoch eine bilanzierte i. v.-Flüssigkeitsgabe plus Furosemid ebenfalls effektiv.
  Bei Salzintoxikation (Bemerkungen)
- **Phase I**: Schnelle Rehydration bei Schock
  - Balanzierte VEL, Ringer-Acetat, NaCl 0,9 %, etc.: 20–40 ml/ kg i. v. in 20–40 min, (bis 60 ml/kg in erster Stunde); evtl.
  - Albumin 5 %: 10–20 ml/kg über 5–10 min.
  - Bei mangelhaftem Ansprechen: Vasopressoren/Inotropika, RöTx, Herzecho (Herzgröße).
  - Ohne Schock, aber Dehydration >10 %: In erster Stunde isotone Lsg. 20 ml/kg über 60 min.
- **Phase II**: Langsame Rehydration (48 h) nach Phase I oder initial (wenn kein Schock oder Dehydration >10 %).
  - Versuch mit oraler Rehydrationslsg mit 60 mmol/l Na^+, ist meist sicherer als eine i. v.-Rehydration und sollte, wenn möglich, immer einer i. v.-Rehydration vorgezogen werden.
  - **CAVE**: KI: Bewusstseinseinschränkungen, schweres Erbrechen!
  - i. v.-Rehydrierung:
    - 2.–4. Stunde: bei hypertoner u. isotoner Dehydration: Infusion einer Lsg. mit ¾ der aktuellen Serum-Na^+-Konzentration.
    - Infusionsraten: SG 20 ml/kg/h, KK 16 ml/kg/h, Schulkinder 12 ml/kg/h Glukose. Kalzium und Kalium werden nach Bedarf zugesetzt, z. B.: + 20 ml Kalziumglukonat 10 %/l + 40 mmol Kaliumzusatz primär nur bei K^+ <4,0 mmol/l und Kreatinin normal, sonst erst nach Beginn der Urinproduktion zusetzen (evtl. Sono Blase, Blasenkatheter).

- Gesamtzufuhr/24 h:
  - Erhaltung: auf 75 % reduzieren (ADH hoch), z. B. 75 ml/kg/d = … ml/24 h.
  - Defizit:
  - Geschätzt/berechnet (wie oben), davon 50 %/24 h = + … ml/24 h.
  - Stuhl, evtl. Erbrechen, Fieber: +10 ml/kg/°C >37,8° = + … ml/24 h.
  - Minus 50 % der bereits in Phase I gegebenen Menge = − … ml.
  - Gesamt = … ml/24 h.
  - Geschwindigkeit: Menge/24 = … ml/h.

Azidoseausgleich senkt Kalium!
- Ab 5. Stunde: Halbierung der Infusionsraten, Reduktion der Na-Konzentration je nach Werten.
Für zweite 24-h-Periode neu berechnen!

Anpassungen der Infusion je nach E'lyt- und Gewichtsverlust bzw. weitergehenden Verlusten sind praktisch immer nötig, d. h. ausreichend häufige E'lytkontrollen sind entscheidend!

In schwierigen Fällen ist die häufige Messung der Urine'lyte sinnvoll, um die Infusion daran auszurichten: bei zu raschem Na-Abfall → Gabe einer höheren Na-Konzentration als im Urin + bei schlechter Gewichtszunahme → Verhältnis Infusionsmenge zu Urinvolumen beachten.
Azidoseausgleich gelingt nahezu immer durch ausreichende Rehydrierung, Bikarbonatgabe nur in seltenen Ausnahmefällen mit anhaltendem Basenverlust sinnvoll (bei pH <7,1, nicht tolerabler Atemarbeit, Herzinsuffizienz erwägen).

- **Monitoring**
  - Intensivmonitoring, RR alle 5–10 min, Perfusion, S_aO_2, Warm-Kalt-Grenze markieren, GCS (Vigilanzminderung, die sich nicht bessert: Hirnödem? Sinusvenenthrombose?).
  - E'lyte, Blutgase, BZ initial alle 30–60 min.

- Evtl. Blasenkatheter, Bilanz, Stuhlmenge wiegen, Urine'lyte.
- Gewicht alle 12 h.

Th. Änderung bei
- Initial steigendem Serum-Na$^+$:
  - Keine. Problem ist beschrieben, Mechanismus unklar. Na$^+$-Kontrolle nach 1–2 h. Evtl. weitergehender Wasserverlust → Ersetzen bzw. Übergang auf 2:1-, 4:1-Lsg., wenn nach 2 h nicht fallend.
- Weiterhin Anurie >4 h trotz Rehydration:
  - Blasenkatheter, Sonographie der Nieren (Morphologie, Pyelon, Nierenvenenthrombose) und Blase.
  - Fragen: Wurde Defizit unterschätzt, geplante Menge wirklich gegeben, weitergehende Verluste unterschätzt? → Nachrechnen! Klinischer Status: Rekap-Zeit, RR, evtl. RöTx/Herzecho (Volumenstatus). Meist zuwenig Volumen verabreicht!
  - Akute Tubulusnekrose mit Nierenversagen? (Klinisch rehydriert, aber Anurie/Oligurie, hoher RR, großer Herzschatten, Urin-Stix pathol.). Bei minimaler Urinproduktion ist Diagnostik möglich: Urinnatrium, Osmolarität, spezifisches Gewicht, Zylinder. Bei HUS: BB, Ausstrich, Thrombopenie, Hb-Abfall? Kreatinin?
  - → Falls unklar und keine Zeichen eines beginnenden Lungenödems → Volumengabe:
    - NaCl 0,9 % oder balazierte VEL: 20 ml/kg über 30 min, anschließend
    - Furosemid: 1 mg/kg i. v.

> **❯** Strengste E'lytkontrolle. 1 h nach Furosemidgabe müssen aktuelle E'lyte bekannt sein!

> **❗** CAVE
> Natriumsturz!

- Zu schnelle Senkung des Serumnatriums (>10 mmol/l/24 h):
  - Infusion langsamer stellen, evtl:

— Defizit = ΔNa^+ = Serum-Na^+ − gewünschter Na^+-Wert
— Ausgleich mit NaCl 5,85 %: ΔNa^+ (max. 8 mmol/l) × 0,6 × kg über z. B. 3–4 h ausgleichen.

❶ CAVE
Zunächst nicht um mehr als 2 mmol/l/h anheben, evtl. wdh.

- **Kompl.**
  - Volumenüberladung: Ödeme, Herzversagen.
  - Hypokalzämie/-kaliämie: renale Tubulusnekrose, Diabetes insipidus renalis.
  - Krampfanfälle:
    — z. B. Midazolam: 0,1 mg/kg i. v.
    — Bei zu raschem Na-Abfall: NaCl 3 % (= 1:1 mit Aqua verdünntes NaCl 5,85 %) 3–5 ml/kg rasch i. v.
    — Evtl. Mannitol: 0,5 g/kg über 30 min i. v.

- **Bemerkungen**
  - Rechnerisch würde zur Rehydration eine 4:1-Lsg. in den o. g. Infusionsgeschwindigkeiten zu einem Na^+-Abfall um etwa 10 mmol/l/24 h führen, wäre also adäquat. Da jedoch bei wiederhergestelltem Intravasalvolumen und sehr hohen Na^+-Werten eine erhöhte Na^+-Ausscheidung als Korrekturmechanismus eintritt, ist der Na^+-Bedarf in der Erhaltungsinfusion erhöht (da bei Wasserrestriktion eine erneute Hypovolämie bzw. ein Anstieg der harnpflichtigen Substanzen zu befürchten wäre).
  - Das Ausmaß ist nicht genau vorhersehbar, ebenso wenig die Variationsbreite der weitergehenden Verluste.

❯ Daher: häufige E'lytkontrollen und Bilanzen, Gewichtsverlauf.

- Salzintoxikation:
  — Therapie wie oben, evtl. bei sehr hohen Na^+-Werten mit Peritonealdialyse (▶ Abschn. 15.6), sonst evtl. auch mit Lasix kombinieren.

— Entscheidend ist die Dauer der hohen Na^+-Werte vor Therapie, bei kurzer Dauer (z. B. 1 h) evtl. auch raschere Senkung bis auf Werte um 165 mmol/l erlaubt. Wenn es die Klinik erlaubt, erfolgt eine langsame Senkung wie oben durch Infusion des Erhaltungsbedarfs, evtl. als isotone oder halbisotone Lsg – ein Defizit an Körperwasser besteht nicht.

Endokrinologische Störungen

T. Nicolai, F. Hoffmann, C. Schön, K. Reiter

Der Beitrag wurde verfasst unter Mitarbeit von S. Bechtold, H. Schmidt, C. Sydlik, C. Weissenbacher

7.1 Diabetische Ketoazidose (DKA)

Def.
- Hyperglykämie (BZ >200 mg/dl oder >11 mmol/l).
- Ketose (Ketonkörper im Serum/Urin).
- Metabol. Azidose (pH <7,3 und/oder Bikarbonat <15 mmol/l).
- Umrechnungsfaktor Glukose: 1 mmol/l = 18,018 mg/dl; 1 mg/dl = 0,0555 mmol/l.

- **Einteilung**
  - Milde DKA: pH <7,3, Bikarbonat <15 mmol/l.
  - Mittelschwere DKA: pH <7,2, Bikarbonat <10 mmol/l.
  - Schwere DKA: pH <7,1, Bikarbonat <5 mmol/l.

❗ **Cave**
Hyperosmolares Koma bei Diabetes mellitus Typ 2 mit hohem BZ ohne metabol. Azidose!

Ät. Absoluter oder relativer Insulinmangel → Hyperglykämie (= Hyperosmolarität) und Ketogenese (v. a. Acetoacetat und Betahydroxybutyrat). Hyperosmolarität führt zu intrazellulärem Wasserverlust.

© Springer-Verlag Berlin Heidelberg 2021
T. Nicolai, F. Hoffmann, C. Schön, K. Reiter, *Pädiatrische Notfall- und Intensivmedizin*, https://doi.org/10.1007/978-3-662-61597-3_7

Hauptproblem ist die intravasale Hypovolämie durch osmotische Diurese bei Überschreiten der Nierenschwelle von Glukose → Glukosurie und Verlust an Körpergewicht durch isotone Dehydration bis hin zum hypovolämen Schock. Chronische hyperosmolare Dehydration → Wasser-, NaCl- und K^+-Verlust, intrazelluläre Hyperosmolarität → Gefahr in der Rehydrationsphase (Kompl. s. u.).

- **Epidem.**
  - DKA häufig bei T1DM, nur sehr selten bei T2DM und MODY.
  - Insbesondere bei jüngeren Patienten wird die Manifestation eines T1DM in vielen Fällen erst durch eine DKA erkannt.
  - Auch bei bekanntem T1DM kann eine DKA auftreten: nicht injiziertes oder defektes Insulin, defekte Insulinpumpe, akute Krankheit (z. B. Sepsis).
  - 0,15–0,3 % Mortalität (Hirnödem, hypovolämer Schock, Hypokaliämie).

- **Sy.**
  - Polyurie, Polydipsie, Polyphagie, Nykturie und sek. Enuresis, Dehydratation, Sehstörungen, Erbrechen, Bauchschmerzen (Pseudoappendizitis), Kussmaul-Atmung (häufig als psych. Hyperventilation fehlinterpretiert), Acetongeruch beim Ausatmen, Konzentrationsstörungen, Gewichtsabnahme, Müdigkeit, Schlappheit, Koma.
  - Oft in Zusammenhang mit einem Infekt vor wenigen Wo.

Dg.

- Initiale Untersuchung: Dehydrationsgrad, RR, HF, AF, SpO_2, Mikrozirkulation, Neurostatus mit GCS.
- Blutabnahme: BZ, Ketone im Blut (= Betahydroxybutyrat, path. > 0,6 mcmol/l), BGA, BB, E'lyte inkl. Na, K, Cl, Mg, Phosphat, Kreatinin, Laktat, Osmolalität, Kreatinin, Harnstoff.
  Zusätzlich zur Diagnosesicherung: HbA_{1c}, vor Insulingabe!!: Inselzell-Ak, Insulin-Auto-Ak, Insulin-Tyrosinphosphatase-Ak, Glutamatdecarboxylase-Ak, ggf. Zink-Ak, Insulin, C-Peptid.

- Screening auf assoziierte Autoimmunerkrankungen: Zöliakie (t-Transglutaminase-IgA-Ak + IgA-Bestimmung), Hashimoto-Thyreoiditis (TSH, fT3/fT4, Thyreoglobulin-Ak, mikrosomale Anti-TPO-Ak).
- Urin: Glukose, Ketonkörper.
  Eine Urinprobe asservieren (Toxikologie, Organoacidurien?).
- Evtl. zur Koma-DD: NH_3, Toxikologie, GOT, GPT, Gerinnung inkl. D-Dimere, BK.
- CT (mit KM, da z. B. Sinusvenenthrombose)?
- Bei bekanntem Diabetes: DD Hypoglykämie: d. h. beim geringsten Zweifel bei Koma 2,5 ml/kg Glukose 20 % rasch i. v. oder Glukagon i. m.

Th.

Intensivstation, wenn:
- Kind <2 J und/oder
- Glukose >1.000 mg/dl und/oder
- Bewusstseinsstörung/Koma und/oder
- Schwere Azidose pH <7,1 und/oder
- Schwere Dehydratation/Schock

1. **Stabilisierungsphase:**
- *Atemweg/Atmung:*
  - Hyperventilation ist dringend notwendig zur Kompensation der Azidose → bei evtl. Narkoseeinleitung und invasiver Beatmung Gefahr der Verschlechterung der Azidose.
  - Intubation nur erwägen bei Koma und Verlust von Schutzreflexen.
    - Bei V. a. Hirnödem Gabe von Mannitol 0,5–1 g/kg i. v. oder hypertones NaCl 3 % 4 ml/kg i. v.
  - Die initialen Beatmungseinstellungen sollten so gewählt werden, dass die invasive Beatmung die Spontanatmung imitiert und das CO_2 im Bereich von vor der Intubation bleibt – falls bekannt (permissive Hypokapnie).

- ■ *Hämodynamik:*
  - ▬ Bei Schockzeichen/Koma: NaCl 0,9 %/balancierte
    Vollelektrolytlsg (VEL): 10(–20) ml/kg als Bolus, evtl.
    mehrmals wiederholen, bis RR und Mikrozirkulation
    normalisiert.
  - ▬ Initial keine Insulingabe, Volumengabe senkt BZ durch
    Verdünnung.
  - ▬ Wenn kein Schock bzw. nach Volumenloading: während
    Bedarf etc. für die nächsten Stunden errechnet und Labor
    etc. abgenommen wird:
    - – Bei BZ >300 mg/dl: NaCl 0,9 %/VEL: 10 ml/kg über 1 h.
    - – Bei BZ <300 mg/dl: NaCl 0,9 % mit Glukose (5 %) oder
      E153/G5 %: 10 ml/kg über 1 h.
  - ▬ **CAVE:** bei V. a. Hirnödem (Kopfschmerzen, Eintrübung)
    nach Behandlung des Schocks zurückhaltende
    Volumengabe (stündliche Bilanzierung und Ersatz der
    verlorenen Menge).
  - ▬ Keine Gabe von Bikarbonat zur Therapie der Azidose!

2. **Rehydrationsphase (über ca. 48 h)**
- ■ *Insulintherapie:*
  - ▬ Beginn mit Insulin als DTI erst nach 1(–2) h NaCl 0,9 %
    oder VEL bzw. NaCl 0,9/G5 % oder E153/G5 % + Glucose-
    Infusion s. o.
  - ▬ Insulininfusion:
    - – 1 ml Altinsulin U40 (40 IE/ml) + 39 ml NaCl 0,9 % *oder*
      1 ml Altinsulin U100 (100 IE/ml) + 99 ml NaCl 0,9 %
      (1 ml = 1 E Insulin).
  - ▬ Keine Bolusgaben von Insulin
  - ▬ Insulin nicht mit anderen Medikamenten laufen lassen,
    CAVE: Bolusabgabe! Jeweils über Perfusor, ohne Filter!
  - ▬ **Insulinsystem vorher mit 50 ml der Insulinlsg
    durchspritzen!**
  - ▬ Ziel: Senkung des BZ um max. 100 mg/dl/h oder
    Halbierung in 4 h:
    - – BZ >300 mg/dl: Altinsulin 0,05(–0,1) IE/kg/h i. v.
    - – BZ-Abfall <50 mg/dl/h: Insulinzufuhr erhöhen, bis BZ
      um 50–100 mg/dl/h sinkt.

- BZ-Abfall >100 mg/dl/h: Insulinzufuhr halbieren, ggf. Glc im Bypass, bei Wiederanstieg der Glc: Infusionsgeschw. × 1,5.
- BZ <300 mg/dl: weiter 0,05–0,1 IE/kg/h i. v. + zusätzliche Glukosegabe bis pH um 0,3 angestiegen, Bikarbonat >5 mmol/l oder keine Anionenlücke/Ketose mehr besteht (max für 2 h).
- BZ <160 mg/dl: Infusionsgeschwindigkeit halbieren.
- BZ weiter <160 mg/dl: Infusionsgeschwindigkeit erneut halbieren.
- BZ <100 mg/dl: Insulinzufuhr stoppen.
- BZ <80 mg/dl: Insulin Stopp + BZ nach 30 min messen.
- BZ <40 mg/dl: Insulin Stopp + 1 KE + BZ nach 15–30 min messen, wenn BZ >120 mg/dl: 70 % der letzten Insulindosis laufen lassen

- *Rehydratation:*
  - Bei RR-Abfall oder Schockzeichen zusätzliche Volumengabe: NaCl 0,9 %/VEL 10–20 ml/kg als Bypass über 20 min. Gesamtflüssigkeitsmenge nicht über 3.600 ml/m^2 KOF/24 h (Hirnödemgefahr! Orale Zufuhr sowie Medikamente mitrechnen!), anhaltende Verluste über Polyurie nicht einrechnen.
  - Bei massiver Diurese stündliche Bilanzierung und ggf. Ersatz der Negativbilanz der letzten Stunde über NaCl 0,9 %/VEL.
  - Berechnung Infusionsmenge:
    - BZ >300 mg/dl → Infusionslsg NaCl 0,9 %/VEL
    - BZ <300 mg/dl → Infusionslsg NaCl 0,9 %/G5 % oder E153/G5 %
    - **Erhaltungsbedarf/d = … ml**
    - **+ Defizit (5 % des KG) = … ml**
    - **Gesamtmenge für 24 h = … ml/24 = … ml/h**
  - Mit Kalium 2–5 mmol/kg/d nur, wenn Urinausscheidung vorhanden und Serum-K$^+$ <6 mmol/l. Als KCl 7,45 % (1 ml = 1 mmol)
    - Kalium 5–6 mmol/l: 2 mmol/kg/24 h.
    - Kalium 3,5–5 mmol/l: 4 mmol/kg/24 h.
    - Kalium <3,5 mmol/l: 5 mmol/kg/24 h.

— Kontrollen:
  – In den ersten 4 h Messungen alle 30 min, dann
    stündlich: Blutglukose, K$^+$ bis stabil, BGA, GCS, RR, Puls,
    Atmung, Urinausscheidung.
  – Alle 4 h: Na$^+$, K$^+$, Cl$^-$, Ca^{2+}, Phosphat, Osmolalität,
    Harnstoff, Kreatinin, Hk, Ketonkörper im Blut.

3. **Übergang auf orale Ernährung/Insulin**
   — KE-freie Nahrung in Maßen immer möglich.
   — Kohlenhydrate erlaubt, sobald BZ <300 mg/dl und Ketone
     negativ (**CAVE**: Hungerketone).
   — Insulinbolus nach MZ, z. B. 0,3–1 IE Insulin/KE je nach Alter
     und Gewicht.
   — Meist nach 24–36 h: Patient wach, stabil, keine
     Ketoazidose, hat Appetit, Tee vertragen, BZ <250 mg/dl
     → dann:

4. **Übergang auf s. c.-Insulin zu einer Hauptmahlzeit:**
   — Wenn Keton im Blut <1 mg/dl.
   — Glukoselsg mit Beginn der Mahlzeit ausstellen.
   — Insulininfusion noch 30 min weiterlaufen lassen.
   — Vor Beginn der Mahlzeit: s. c.-Injektion (Altinsulin +
     Basalinsulin).

■ **Besonderheiten**
  ▪ Nach Stabilisierungsphase:
    — Erstgespräch mit dem künftigen Diabetes-Betreuungs-
      team!
    — Azidoseausgleich: Keine Bikarbonatgabe zum Aus-
      gleich der Azidose!
    — Kein Glukoseabfall (<10 % in der ersten Stunde):
      – Fehlerhafte Applikation (Filter im System, Schläu-
        che nicht mit Insulinlsg durchgespritzt, Insulin ver-
        fallen, Ampulle >2 Wo geöffnet, falsche Konzentra-
        tion)?
      – Wenn nicht: Insulinbolus mit 0,1 IE/kg i. v. sowie
        Verdoppelung der Insulindosis (Perfusor) alle 2 h.
  ▪ Hirnödem: Kopfschmerzen, Erbrechen, Eintrübung, DD
    Sinusvenenthrombose!

- Prävention:
  - BZ-Abfall <50 % in 4 h bzw. max. 100 mg/dl/h halten.
- Statistische Risikofaktoren für das Hirnödem:
  - Häufigstes Zeitfenster: 4–12 h nach Therapiebeginn, 0,3–1 % der DKA-Episoden.
  - Alter <5 J.
  - Erstdiagnose.
  - Lange vorangehende Symptomdauer.
  - Schwere der Azidose (pCO$_2$ ↓, Bikarbonat ↓).
  - Ausgeprägte Dehydration, hypovolämischer Schock.
  - Hohe Harnstoffwerte.
  - Bikarbonattherapie.
  - Übermäßige Volumentherapie.
- Bei V. a. Hirnödem:
  - Frühzeitige Mannitolgabe: 0,5–1 g/kg über 20 min i. v., ggf. Wiederholung nach 2 h
  - cCT mit KM
- Sinusvenenthromboseprävention: GCS stündlich, Clexane prophylaktisch in ersten 2 d bei Kindern ab Beginn des Pubertätsalters.
- E'lytstörungen:
  - Hypokaliämie:
    - Ausgeprägte Kaliumdepletion (5–10 mmol/kg), Kalium häufig nur durch Azidose von intra- nach extrazellulär verschoben, bei Therapiebeginn daher häufig normales Serumkalium oder sogar Hyperkaliämie durch Azidose.
    - Bei Therapie der Azidose und zusätzlichem Beginn mit Insulin dann schneller Abfall und Gefahr der schweren Hypokaliämie! Deshalb nach Volumenstabilisierung sofortige Substitution von Kalium zur Infusion auch bei Normalwerten.
  - Hyponatriämie:
    - Zumeist Natriumdepletion durch Urinverluste + ADH-Exzess → keine Gabe von hypotonen Lsg!
    - Bei Hyponatriämie (<130 mmol/l) Substitution von NaCl 5,85 %, Bolusgaben von NaCl 3 % bei neurologischer Einschränkung.

— Hypokalzämie/Hypomagnesiämie/Hypophosphatä-
mie:
  – Häufig ebenfalls depletiert und niedrig. Substitution
    nach Bedarf; nicht über gleichen Zugang mit Kali-
    umphosphat applizieren.
  – **CAVE**: schwere, symptomatische Hypophosphatä-
    mie in Rekompensationsphase möglich.

- **Kompl.**
  - Persistierendes Koma oder sekundäre neurologische Ver-
    schlechterung unter Rehydrierung: DD Sinusvenenthrom-
    bose und Hirninfarkt durch Hyperviskosität, sekundäres
    Hirnödem bei Rehydratation und raschem Abfall der Os-
    molalität.
  - Bei V. a. Hirnödem:
    — Insulin-DTI reduzieren
    — hypertones NaCl 3 %: 1 ml/kg = 0,5 mmol/kg erhöht
      Natrium um 0,8–1 mmol/l →
      Zunächst rasche Applikation von 4 ml/kg NaCl 3 %
      (erhöht S-Natrium um 3–4 mmol/l) oder Mannitol
      0,5–1 g/kg über 10–20 min
      ggf. S-Natrium schrittweise auf 150–160 mmol/l anhe-
      ben.
      Normal: nach Rehydratation rasches Erwachen des ko-
      matösen Patienten.
    — Bei weiterhin bestehendem oder sich verschlimmern-
      dem Koma → CCT → Hirndrucktherapie bei massi-
      vem Hirnödem (▶ Abschn. 9.4); Hirndruckmessung
      optional.
  - Sehstörung (transient) ist nicht selten, kann über mehrere
    Wo bestehen.
  - Leukämoide Reaktion.

DD **Sonderfall**: non-ketotisches hyperosmolares hyperglykä-
misches Koma (selten, z. B. nach neurochirurgischen
Eingriffen und Wassermangel, Hyperosmolalität durch
Hyperglykämie, aber durch Restinsulinproduktion keine
Ketonbildung)

Behandlung ähnlich wie oben, aber nur 0,05 E/kg/h Insulin (oder weniger) und Schocktherapie, dann Osmolalität langsam absenken!

Auch an Reye-like-Syndrom (NH_3), Fettstoffwechselstörung (Beta-Oxidation), Cytochrom-C-Oxidase-Defekt, Intoxikation und sonstige Stoffwechselkrankheiten denken!

7.2 Hypoglykämie

Def. BZ <45 mg/dl (<2,5 mmol/l).

Sy. Tachykardie, Zittrigkeit, Blässe, Erbrechen, Übelkeit, Schwäche, Kopfschmerzen, Verwirrtheit, Irritabilität, Verwirrung, Lethargie, epileptische Anfälle, Koma.

Ät. T1DM: zu viel/falsches Insulin gespritzt, zu wenig gegessen, Sport.

DD Im SG-/NG-Alter: DM der Mutter, Hypokortisolismus, Wachstumshormonmangel, Hypothyreose, Panhypopituitarismus, Hyperinsulinismus!

In diesem Alter auch nichtendokrinologische Ursachen in Betracht ziehen: Stoffwechselstörung, Sepsis, Infektion, Frühgeburtlichkeit, Z. n. SGA, Therapie mit β-Blocker usw.

Dg. (während Hypoglykämie abgenommen)
- Blut: Insulin, Kortisol, IGF-1, Betahydroxybutyrat, freie Fettsäuren, C-Peptide, Carnitin und Acylcarnitine, Ketone, Ammoniak, Laktat, Restserum.
- Urin: Keton, organische Säuren, Toxikologie.

Th. ▪ Glukose i. v. (2,5–5 ml/kg G10 % oder 0,5–1 ml/kg G50 %), danach Glukose 6 mg/kg/min als Infusion, BZ-Wert alle 15–30 min kontrollieren, wenn unter Infusion weiter Hypoglykämie → Erhöhung Glukosezufuhr auf 10(–15) mg/kg/min (dann höchstverdächtig für Hyperinsulinismus).

- Bei therapierefraktärer Hypoglykämie (selten!):
  Glukagon 0,1–0,2 mg/kg bis max. 1 mg i. v., i. m., s. c. oder
  10–50 µg/kg/h,
  Hydrokortison 2 mg/kg oder 50 mg/m^2 KOF.
- Bei Hyperinsulinismus:
  - Octreotid 1–5 µg/kg/h
  - Diazoxid 5 mg/kg 3×/d. p. o.
- Ursache beheben!

7.3   Addison-Krise

Ät.   Meist bei primärer NNR-Insuffizienz.
- NG, SG: NNR-Aplasie/Hypoplasie, chromosomal bedingte NNR-Hypoplasie NNR-Blutung (geburtstraumatisch), AGS (DD: Pylorusstenose: Alkalose, Hypokaliämie).
- Jedes Alter: Waterhouse-Friedrichsen-Syndrom, Autoimmunadrenalitis oder Polyendokrinopathie (20 % manifestieren sich als Krise), Infekt bei AGS.
- Seltener: Sepsis, Blutungskrankheiten, (NN-Venenthrombose, Antikoagulanzien), Infektionen (Tbc, Pilze, HIV, Lues connata), ZNS-Tumoren (Kraniopharyngeom/Gliom), operative NN-Entfernung (z. B. Neuroblastom-OP), peroxisomale Erkrankungen, Langerhans-Zell-Histiozytose.
- Sekundär und tertiär: Hypophysen-/Hypothalamusinsuffizienz, Hämochromatose, Adrenoleukodystrophie.
- Iatrogen: Absetzen von Steroiden, inadäquate Substitution.
- Medikamentös: Heparin, Ketokonazol, Busulfan, Rifampicin, Methadon, Etomidate, Thyroxin, Phenytoin, Phenobarbital, Cotrimoxazol.

Sy.   - Zeichen einer lebensbedrohlichen Krise: Bewusstlosigkeit, Hypotension und Schock, Übelkeit, Erbrechen, Bauchschmerzen.
- Schwäche, Müdigkeit, Fieber, Exsikkose, Gewichtsverlust, verminderte Körpertemperatur, Tachykardie, Einschränkung der Nierenfunktion, Salzhunger.

- Hyponatriämie/Hyperkaliämie, selten Hypoglykämien.
- Chronisch: Hyperpigmentation (primäre Form), verminderte Geschlechtsbehaarung bei Frauen.

Dg. ■ Basislabor:
   — Erniedrigt: Na^+, Cl^-, BZ, MCV, Neutrophile.
   — Erhöht: K^+, Ca^{2+}, Hst, Krea, Lymphozyten, Eosinophile.
■ BGA: metabol. Azidose.
■ Serum asservieren für: Plasmakortisol, 17-OHP, Aldosteron, ACTH (EDTA auf Eis), PRA (EDTA auf Eis) bzw. besser RA (EDTA ungekühlt), TSH, Wachstumshormon (nur aussagekräftig in der Hypoglykämie, sonst IGF-I), NNR-Autoantikörper.

■ **Monitoring**
Intensivmonitoring, Kapillarperfusion, Neurostatus, anfangs stündlich BZ, E'lyte.

Th.

Akutphase:
1. Notfallmanagament:
   — i. v.-/i.o.-Zugang.
   — 2,5 ml/kg Glukose 20 % i. v./i.o., außer wenn BZ normal.
   — Bei Schock, Zentralisierung: zügige Kreislaufstabilisierung mit NaCl 0,9 %/VEL 10–20 ml/kg als Bolus, evtl. mehrmals wiederholt bis RR und Mikrozirkulation normalisiert.
   — Hydrokortison (**CAVE**: Präparat ohne Alkohol verwenden): 50–100 mg/m^2 KOF als Bolus, danach 50–100 mg/m^2 KOF/24 h in 4 ED oder 2–4 mg/kg alle 6 h (Erwachsene 4×100 mg).
   — Bei anhaltendem Schock müssen diese Dosen bis zum 5-fachen gesteigert werden (Monitoring!).
   — Alternativ (wenn kein Hydrokortison verfügbar): Prednison: 5–10 mg/kg i. v.
   — Rehydratation über 24 h mit NaCl 0,9 %/G5 % oder E153/G5 %.

Nach der Akutphase:
2. Steroidsubstitution
    — Hydrokortison: 30(–45) mg/m^2/d i. v. in 4 gleichen ED, bis
      zur Überwindung der Krise.

■ **Kompl.**
Hyperkaliämie (>6 mmol/l):

- ▪ Wenn Rhythmusstörung/EKG-Veränderungen → Salbutamol per inhal., Glukose/Insulin, Kalziumgluconat i. v.,
  Natriumbikarbonat (▶ Abschn. 6.1.4).
- ▪ Meist Rehydration und Glukosegabe zur Korrektur ausreichend.

Weitere Dg.

- ▪ Aus Serum, das vor Akutphasentherapie abgenommen wurde:
  ACTH, Kortisol.
- ▪ ACTH-Test, kann schon in der Rehydratationsphase (vor Hydro-
  kortisongabe!) durchgeführt werden: 250 μg/m^2 (max. 250 μg)
  ACTH (Synacthen) i. v., Bestimmung von Plasmakortisol vorher
  und 60 min nachher (normal: Kortisol >20 μg/dl bzw. Verdoppe-
  lung des Serumspiegels), CRH-Test (1 μg/kg i. v. → ACTH-Anstieg
  nach 15 und 30 min).
- ▪ Sonographie/NMR von NNR, Uterus, Ovarien.
- ▪ Wenn Kind klinisch stabil: Ausschleichen der Steroide von der
  o. g. Dosis über 3–5(–7) d auf Dauertherapiedosen sowie Notfallausweis mitgeben!

■ **Dauerth.**
- ▪ Hydrokortison: 6–12 mg/m^2/d in 3 ED p. o. (50 % der Dosis
  morgens, 25 % mittags, 25 % abends), 10–20 mg/m^2/d bei
  AGS (Verteilung bei AGS 25–25–50 %), bei Kindern Hydrokortison verabreichen, da weniger negative Auswirkungen
  auf das Wachstum (kein Prednisolon, kein Dexamethason).
- ▪ Fludrokortison: 0,05–0,1 mg/d in 2 ED p. o., SG bis
  0,15 mg/d p. o.

- Stressdosen (bei Fieber, vor Operationen):
  - Hydrokortison verdreifachen bis verfünffachen *oder*
  - 100–200 mg/m^2/d Hydrokortison in 4 ED i. v. oder Dauerinfusion
  - Bei OP: Beginn z. B. 1 d prä-OP, postop über 1 Wo auf Erhaltungsdosis; ausschleichen, sobald Patient stabil.

> ❯ Notfallausweis über Kortisonabhängigkeit!

7.4 Diabetes insipidus

7.4.1 Diabetes insipidus neurohormonalis

Ät.
- SG: intrakranielle Defekte (septooptische Dysplasie, Holoprosenzephalie, Wolfram-Syndrom), Trauma, Ischämie, Hirntod, Infektion (Meningitis, Listerien), Tumoren (s. u.).
- Idiopathisch: 25 % der Fälle (in 60 % mit anderen Autoimmunerkrankungen vergesellschaftet).
- >2 J: autosomal-dominant vererbt (postnatale Degeneration der Neurohypophyse), Hirntumoren (Kraniopharyngiome, Germinome, große Hypophysenadenome).
- Allgemein: Operation im Hypophysenbereich (sehr häufig, häufig transient), Histiozytose, Meningitis, Tuberkulose; Schädel-Hirn-Trauma (oft transitorisch), Hirndruck, Autoimmunhypophysitis, Sarkoidose, vaskulärer Insult; posthypoxisch oder bei globalem schweren SHT.

7.4.2 Diabetes insipidus renalis

Ät.
- Vorkommen selten, kein Ansprechen auf Minirin.
- Genetisch (X-linked rezessiv, autosomal rezessiv, autosomal dominant).
- Sekundäre Resistenz auf ADH in der Niere:
  - (Polyurisches) Nierenversagen.

— Medikamente (Amphotericin B, Cisplatin, Tetracycline, Lithium).
— Systemerkrankungen: Sichelzellanämie.
— E'lytstörungen (z. B. Hypokaliämie, Hyperkalziämie).

Sy. Polyurie, Dehydratation, Polydipsie, Gewichtsabnahme.
SG: Fieber (hypertone Dehydration), Unruhe, Krampfanfälle, Koma.

Dg.

- Gewicht: anamnestisch Gewichtsverlust?
- Serum: Osmolarität >295 mosmol/l, Hypernatriämie (>150 mmol/l), Hk, Eiweiß.
  dabei keine Glukosurie, Mannitol-, Glycerol-, KM-Gabe als Erklärung
- Kortisol basal, TSH, fT4 (zur DD kombinierter Ausfall Adenohypophyse), Copeptin, IGF-I.
- Urin: spezifisches Gewicht <1.005 (bzw. Osmolarität <300 mosmol/l).
- Minirinversuch (s. u.).
- Bestimmung von ADH/Copeptin im Serum (im Durst-/Minirinversuch sinnvoll).
- NMR Schädel, falls DD D.i. centralis unklar.

DD ■ Habituelle Polydipsie (Na^+ im unteren Normbereich und normale bis niedrige Serumosmolalität).
■ Induzierte Polyurie (Mannit, Glukose, Glycerol), dabei Urinosmolarität in etwa = Serumosmolarität.
■ Polyurische Phase beim akuten Nierenversagen.
■ Wasserintoxikation (Zufuhr i. v., p. o. nur Wasser bei Na^+-Verlusten, z. B. Diarrhö/Erbrechen).
■ Diuretikaabusus (bei Anorexie).
■ Zerebrales Salzverlustsyndrom (z. B. bei Hirnfehlbildungen, Z. n. neurochir. OP).
■ Kortisolmangel → ADH wirkt nicht bzw. zu wenig.

- **Monitoring in der Akutphase**
  - Intensivmonitoring.
  - E'lyte, Glukose anfangs 2-stündlich.
  - Ein-Ausfuhr-Bilanz: stündlich, evtl. Blasenkatheter.
  - Gewicht: 1- bis 2-mal täglich.

Th. ■ **Bei Schock:**
  — Balancierte VEL/NaCl 0,9 %: Volumenbolus 10–20 ml/kg aus der Hand, wdh., bis Pat. kardiozirkulatorisch stabil
  — **Danach:**
    – Ersatz Diurese pro Stunde durch hypotone Infusionslsg.
    – Infusion mit hypotoner Lsg (oder gelegentlich orale Flüssigkeitsgabe): NaCl 0,45 %/Glukose 5 % 1:1, Anpassen je nach S-Natriumverlauf.
    – Geschwindigkeit/h: Urinmenge der letzten Stunde, bei starker Dehydration: +10 %.

CAVE: Hyperglykämie! Ziel: langsame Korrektur der Hypernatriämie (▶ Abschn. 6.1.2)

  - Bei **zentralem Diabetes insipidus** oder als Test zur Diskriminierung zwischen renalem und zentralem DI:
    — Minirin **parenteral** (4 µg/ml): vernünftige Initialdosis 0,4 µg s. c., i. m., i. v. Dosisfrequenz richtet sich nach Diurese: Abwarten bis Diurese etwa 2–3 ml/kg über 1–2 h zur Verhinderung einer Dilutionshyponatriämie, dann nächste Gabe.
    — Wenn Patient stabil → Übergang auf: Minirin (DDAVP = Desmopressin) **nasal** (1 Sprühstoß = 0,1 ml = 10 µg): 5–10 µg alle 12–24 h. Bedarf übersteigt selten 20 µg/d in 2 ED, meist sind 10 µg/d ausreichend.
    — **Orale** Gabe ebenfalls möglich (1 Tbl. = 0,1 oder 0,2 mg), aber Resorption unzuverlässiger wie nasal, deshalb orale Gabe nur bei stabiler Situation und älteren Kindern, Dosis oral 10–20× höher als nasal.

CAVE: Verhältnis i. v./s. c./i. m.:nasal:oral = 1:10:100!

- Bei **renalem Diabetes insipidus:**
  - Hydrochlorothiazid (1–3 mg/kg/d) *oder* Amilorid (0,2–0,7 mg/kg/d) *plus*
  - Indomethacin (0,5–3 mg/kg/d)

Dg.
- Durstversuch (**CAVE:** Nicht bei SG!):
  - Nicht im Akutstadium! Nur wenn Na^+ <150 mmol/l.
- Minirinversuch (Unterscheidung renal versus zentral):
  - E'lyte, Plasma-/Urinosmolalität vor Testbeginn abnehmen.
  - 5 µg nasal oder 0,5(–1) µg s. c.
  - Stündlich Ein-Ausfuhr-Bilanz
  - 2-stündlich E'lyte, Plasma-/Urinosmolalität bestimmen.

🛑 **CAVE**
Wasserintoxikation!

■■ **Bemerkungen**
- DD zwischen renalem und hypophysärem Problem kann gelegentlich initial schwierig sein (dann ADH-Bestimmung während des Durstversuchs hilfreich), immer auch an Kortisolmangel denken!
- Therapie zunächst symptomatisch und unabhängig von der Ursache!
- Desmopressin nicht unverdünnt i. v. geben!
- DDAVP (Minirin): wegen langer HWZ insbesondere bei instabilen Patienten, SHT, postop. neurochirurgischen Patienten evtl. problematisch; notfalls dann bei übermäßigem Effekt Lasix und NaCl wie bei SIADH (▶ Abschn. 7.5).

7.5 Exzessive ADH-Ausschüttung (SIADH)

Ät. Erhöhte ADH-Ausschüttung bei nahezu allen Intensivpatienten wg. Schmerz, Angst, Medikamenten; je nach Erkrankung unterschiedliche Relevanz → Konsequenz: **nie** routinemäßig hypotone Infusion als Erhaltungstherapie.
Meningitis, Enzephalitis, Hirnabszess, Sepsis, Hirntumoren, neurochirurgische Eingriffe, Schädel-Hirn-Trauma, intra-

zerebrale Blutungen, Guillain-Barré-Syndrom, Infektionen, schweres Asthma, Bronchiolitis, Pneumonie, Pneumothorax, Verbrennungen, Malaria, Zytostatika (Vincristin, Cyclophosphamid), Morphin, NSAR.

Sy. Lethargie, Schläfrigkeit, Krämpfe, Oligurie/Anurie, Gewichtszunahme.
Typische diagnostische Konstellation: Oligurie, spezifisches Gewicht des Urins >1.020, Na^+ <135 mmol/l, Serumosmolarität <270 mosmol/l, Gewichtszunahme, evtl. Ödeme und kein erkennbarer Salzverlust, keine Wasserintoxikation.

DD Addison-Krise, Herzinsuffizienz, Hypoproteinämie, CF und Salzverlust, renal-tubuläre Azidose, Diarrhö, Wasserintoxikation.

Th.

- Therapie des Grundleidens.
- Korrektur der Wasser-/E'lytstörung.
- Bei chronischer Hyponatriämie unbedingt sehr langsame Erhöhung des S-Natriums (s. u.), bei akuter Hyponatriämie (<48 h Dauer) rascher möglich.
1. **Nur bei Krampfanfall, Koma:**
   - Falls Na^+ <125 mmol/l, schneller Natriumausgleich bis 125 mmol/l.
     - Natriumbedarf: $\Delta Na^+ = 0,6 \times kg \times (125 - \text{aktuelles } Na^+)$ = ... mmol.
   - Lsg: NaCl 5,85 % + Aqua 1:1 (0,5 mmol Na^+/ml), davon.
   - Menge: $\Delta Na^+ \times 2 = ...$ ml als i. v.-Bolus.
     - Conivaptan hydrochlorid (Vaprisol) → Aquarese durch Vasopressin-Rezeptor-V1-Blockung.
     - Vorsicht, Natrium nicht zu rasch (>0,5 mmol/h, nicht >8–12 mmol/24 h) erhöhen (pontine Myelinolyse)!
     - **CAVE: 1.000 mosmol/l → reizt manchmal die Gefäße → nicht paravasal geben!**
     - RR-Anstieg, Hypervolämie → **Therapie mit Lasix und NaCl (s. u.).**

> 2. **Sonst bzw. danach** → **Flüssigkeitsrestriktion:**
> - Ziel: Negativbilanz.
> - Erhalt Perspiratio/sonstige Verluste ca. 30–35 ml/kg/d + stündliche Diurese.
> - Flüssigkeitszufuhr/h: Diurese der letzten Stunde + Erhalt:24.
> - **CAVE**: orale Trinkmenge und weitere Flüssigkeitszufuhr, z. B. zur Medikamentengabe berücksichtigen.
> - Zusätzlich KCl nach Bedarf.
> - Blasenkatheter und häufige Bilanzierung zwingend, RR-Messung!

■■ **Bemerkungen**
- Meist durch Flüssigkeitsrestriktion alleine zu beherrschen.
- Prophylaktische Flüssigkeitsrestriktion nach neurochirurgischen Eingriffen, Meningitis, Enzephalitis, posttraumatisch, posthypoxisch etc. auf 80 % des Erhaltungsbedarfs (immer isotone Infusionslsg verwenden).
- Probleme wie sekundäre Hirnödemverschlechterung, resp. Verschlechterung etc. möglich, dann evtl. erneute Senkung des S-Natriums erforderlich.

7.6   Zerebraler Salzverlust (CSW)

Ät.   Bei jeder ZNS-Pathologie möglich (häufig: Subarachniodalblutung, SHT).

Sy.   **CAVE: Zerebraler Salzverlust und SIADH differenzialdiagnostisch durch Gewichtsverlauf unterscheiden!**
- Gemeinsam: Hyponatriämie, hohe Urinosmolalität im Vergleich zum Plasma.
- Unterschied:
  - CSW: exzessive Natriurese (Fe_{Na} >1) und Dehydratation, hohe Diurese durch Wasserverlust.
  - ADH-Exzess: Gewichtszunahme/-ödeme durch vermehrte Wasserrückresorption, niedrige Diurese.

Th. ▪ Bei Dehydratation/Schock: Volumenbolus NaCl 0,9 %
10–20 ml/kg
▪ Bei schwerer Hyponatriämie <125 mmol/l: Vorgehen wie
bei ADH-Exzess (s. o.)
▪ Ersatz der stündlichen Diurese + Erhalt/h durch
NaCl 0,9 % oder VEL (Ziel: Na-Konzentration-Infusi-
onslsg > Urin).
▪ Nach Normalisierung des Plasma-Na kann die Na-Zufuhr
in der Regel wieder reduziert werden.
▪ Therapieversuch mit Steroiden (z. B. Methylprednisolon
oder Fludrokortison) kann Natriurese positiv beeinflussen.

7.7 Hyperthyreote Krise (thyreotoxische Krise)

Def. Lebensbedrohlicher Verlauf einer Hyperthyreose.

Ät. ▪ **Konnatal**: Bei M. Basedow der Mutter (transplazentare
Übertragung von stimulierenden TSH-Rezeptor-Anti-
körpern), Thyreostatikatherapie der Mutter verzögert
Symptome um 1–2 Wo. Klinisch wie Sepsis, Morphinent-
zug, Herzinsuffizienz, Gedeihstörung.
▪ **Später**: Schilddrüsenoperationen, Infekte, Hashimoto-
Thyreoiditis, M. Basedow, plötzliches Absetzen von Thyreostatika, jodhaltige Medikamente: Kontrast-, Desinfekti-
onsmittel, McCune-Albright-Sydrom, Amiodaron (selten).

Sy. ▪ **Vorgeschichte**: Struma, Tachykardie, Unruhe, Konzentrationsstörungen, Schlafstörungen, Exophthalmus (bei
etwa 60 %), Tremor, Gewichtsverlust, Hitzeunverträg-
lichkeit, feuchte Haut, Schwitzen, Diarrhö, Haaraus-
fall, beschleunigtes Wachstum, Übelkeit, Erbrechen,
Oligomenorrhö.
Hinweis auch: Polyendokrinopathie, Trisomie 21, nephrotisches Syndrom, Diabetes mellitus.
▪ **Akut**: Hohes Fieber, heiße, trockene Haut, Schwächege-
fühl, Verwirrtheit, pathologische Fraktur, Tachyarrhythmie (supraventrikuläre Tachykardie), Übelkeit, Erbrechen,

Hepatomegalie, Hypertonie, bei zunehmender Herzinsuffizienz: Hypotonie, Schock, Tachypnoe bzw. Ateminsuffizienz, Dehydration, Tremor, Unruhe, Psychose, Koma.

Dg.

- Basislabor mit fT4, fT3 (selten allein) erhöht, TSH (erniedrigt), Ca^{2+} (erhöht), Cholesterin (erniedrigt), Gerinnung, BK, Urintoxikologie, TSH-Rezeptor-Ak, Thyreoglobulin- und TPO-Ak, BB, Diff., Transaminasen (Therapieüberwachung).
- EKG, RR (hohe Amplitude), RöTx, Herzecho (erhöhtes Herz-Zeit-Volumen).
- Sonographie Schilddrüse

DD Volumenmangel, Sepsis, Myokarditis, Addison-Krise, Intoxikation (Anticholinergika), E'lytstörung, Azidose, diabetisches Koma, Anämie, maligne Hyperthermie (pCO_2 hoch).

- **Monitoring**
Standardintensivmonitoring.

Th.

- **Neonatal:**
  - Carbimazol p. o.: 0,5–0,75 mg/kg/d in 2 ED (oder Thiamazol).
  - Propranolol p. o.: 0,5–1(–2) mg/kg/d.
  - Prednisolon i. v. 2 mg/kg/d. Bei massiver Hyperthyreose evtl. Lugol-Lsg (5 %) p. o. 1 Trpf. alle 8 h.
- **Bei älteren Patienten:**
  - GCS <8, Ateminsuffizienz → Intubation.
  - GCS >7:
    - i. v.-Zugang, Arterie erwägen, Defi ans Bett, evtl. Pacer bereitlegen.
    - Schocktherapie: 10–20 ml/kg NaCl 0,9 % i. v., evtl. wdh. bis Volumenmangel behoben.
    - Fiebersenkung: Paracetamol: rektal, p. o. (**CAVE:** Aspirin kontraindiziert!), Eisbeutel, Kühlmatte.

- Propranolol: 0,01 mg/kg über 3 min i. v., alle 10 min wdh., bis Besserung der Tachykardie (Gesamtdosis max. 5 mg), dann weiter mit 4×1 mg/kg/d p. o.
- Thiamazol: 1 mg/kg i. v., dann nach 1–2 h 2–3 mg/kg/d als Dauerinfusion.
- Evtl. 1 h später: Dexamethason: 0,1 mg/kg alle 6 h i. v. (Hemmung der Konversion T4 → T3).
- Flüssigkeit i. v.; p. o. oft 200 % des Normalbedarfs nötig.

■ **Bei Bradykardie nach Propranolol:**
— Atropin: 0,02 mg/kg (1 ml = 0,5 mg).
— Dobutamin 3–10 µg/kg/min als Dauerinfusion, alternativ Adrenalin 0,03–0,1 µg/kg/min als Dauerinfusion.
— Wenn kein Erfolg und Pat. kreislaufinsuffizient → Pacer.

■ Manchmal Sedierung notwendig (Benzodiazepin, Phenobarbital).

■■ **Bemerkungen**
- Besserung/Stabilisierung meist innerhalb 24 h.
- Bei therapieresistentem Schock, Koma: Elimination der Hormone mittels Plasmapherese?
- Sepsis als Kompl. möglich.

❶ CAVE
Propylthiouracil darf bei Kindern nicht gegeben werden: Gefahr des Leberversagens!

■ **Spätere Dg.**
- TRH-Test bei grenzwertigem TSH (im Test kein Anstieg von TSH), SD-Ak.
- Sonographie.
- Szintigraphie (zum Ausschluss einer Autonomie).

■ **Dauerth.**
- Thyreostatika: z. B. Thiamazol 0,3–1 mg/kg (max. 60 mg) tgl. p. o., bis 0,1–0,5 mg/kg (max. 30 mg) tgl. reduzieren.
- Evtl. Propranolol zur Therapie der Tachykardie: 1 mg/kg/d p. o.

- Bei Struma: totale Thyreoidektomie erwägen, L-Thyroxin.
- Ophthalmologische Kontrolle bei endokriner Orbitopathie.
- Medikamentöse Therapie bei M. Basedow mind. 2 J durchführen, dann Absetzversuch erwägen.

7.8   Sick Euthyroid Syndrome

Sy.   Low-T3-Syndrom.

Ät.   Häufige Konstellation beim Intensivpatienten (Stress, Trauma, Sepsis, etc.).

Dg.   Labor: T3 und T4 niedrig.

Th.   Keine Indikation zur SD-Hormon-Substitution.

Stoffwechsel-erkrankungen

T. Nicolai, F. Hoffmann, C. Schön, K. Reiter

Der Beitrag wurde verfasst unter Mitarbeit von E. Maier

8.1 Basismaßnahmen bei Verdacht auf akute Manifestation eines Stoffwechseldefekts

Angeborene Stoffwechseldefekte können sich in jedem Alter (bevorzugt NG-/SG-Alter) manifestieren. Die klinische Symptomatik kann sehr unspezifisch sein und z. B. einer Sepsis, einer zentralnervösen Blutung/Infektion oder einer kardialen Dekompensation ähneln. Eine rasche Diagnosestellung ist entscheidend. Primärdiagnostik ist daher bei allen Patienten, die mit einer raschen klinischen Verschlechterung ohne bekannte Grunderkrankung auffällig werden, obligatorisch.

> **Primärdg.**
>
> - Routinelabor inkl. Glukose, Blutgasanalyse, Laktat, Ammoniak wund Urin-Ketostix.
> - Asservierung und gekühlte Lagerung von: 3 ml Serum, 2 ml EDTA-Plasma, NG-Screening-Karte, 5 ml Urin, 2 ml EDTA-Blut.

> Sprechen klinischer Verlauf und/oder Primärdiagnostik für das Vorliegen eines Stoffwechseldefekts, so muss die erweiterte Stoffwechseldiagnostik (ggf. aus dem asservierten Material) sofort veranlasst werden.

© Springer-Verlag Berlin Heidelberg 2021
T. Nicolai, F. Hoffmann, C. Schön, K. Reiter, *Pädiatrische Notfall- und Intensivmedizin*,
https://doi.org/10.1007/978-3-662-61597-3_8

Erweiterte Stoffwechseldg.

- Carnitin/Acylcarnitine (Serum/Plasma/NG-Screening-Karte), Plasmaaminosäuren (EDTA-Plasma), freie Fettsäuren und 3-Hydroxybutyrat (Serum).
- Urin: org. Säuren, Orotsäure.

Anhand der folgenden metabol. Leitsymptome lassen sich die wichtigen lebensbedrohlichen Stoffwechselerkrankungen in Gruppen einteilen, die ein spezifisches Vorgehen erlauben:

- NH_3 >200 µmol/l → Hyperammonämie (▶ Abschn. 8.2).
- Laktat >3 mmol/l → Laktatazidose (▶ Abschn. 8.3).
- BZ <45 mg/dl → Hypoglykämie (▶ Abschn. 8.4).

8.2   Hyperammonämie (NH_3 >200 µmol/l)

Norm: NG-Periode NH_3 <110 µmol/l (186 µg/dl); dann 50–80 µmol/l (84–135 µg/dl).

DD
- **Angeboren**: Harnstoffzyklusdefekte, organische Azidurien, Störungen der Fettsäureoxidation, Transporterdefekte: z. B. lysinurische Proteinintoleranz, HHH-Syndrom (Hyperammonämie, Hyperornithinämie, Homocitrullinurie).
- **Erworben**: transitorische Hyperammonämie des NG (THAN), Reye-Syndrom, Leberinsuffizienz verschiedener Ätiologie, Valproattherapie, Infektion mit ureasepositiven Bakterien, Chemotherapie (Asparaginase), schwere Systemerkrankungen des NG.

Zu Differenzialdiagnosen des hyperammonämischen Komas nach biochemischen Kriterien: ◘ Tab. 8.1.

◻Tab. 8.1 Differenzialdiagnosen des hyperammonämischen Komas nach biochemischen Kriterien

	Organische Acidurie	CPS-Mangel, NAGS-Mangel	OCT-Mangel	AS, AL-Mangel, THAN
Ammoniak i.P.	↑↑↑	↑↑↑	↑↑↑	↑↑↑
Anionenlücke	↑↑(⊥)	⊥(↑)	⊥(↑)	⊥(↑)
Harnstoff	⊥	↓	↓	↓
Leberenzyme	(↑)	↑↑	↑↑	↑(⊥)
Orotsäure	⊥	⊥	↑↑	↑↑
Abnorme OS	↑↑	⊥	⊥	⊥
Glutamin	⊥↓	↑↑	↑↑	↑↑
Citrullin	⊥	↓	↓	⊥↑↑
Gly/Ala-Ratio	↑↑	⊥(↓)	⊥(↓)	⊥(↓)

Dg.

- Artefakt ausschließen (NH_3 immer gekühlt abnehmen!), richtige Einheit als Referenz?
- Primärdiagnostik und erweiterte Stoffwechseldiagnostik, falls noch nicht erfolgt (▶ Abschn. 8.1).

Th.

Bei akuter Hyperammonämie und nicht bekannter Grundkrankheit:

- **Hauptziel: Anabolisierung! 120 kcal/kg/d anstreben!**
- Exogene Proteinzufuhr stoppen!
- Alle Berechnungen von 2. Person überprüfen lassen, da ein Rechen-/Übertragungsfehler größte Risiken birgt!
- Glukose: G10 % 8(–10) mg/kg/min (8 mg/kg/min = G10 % 4,8 ml/kg/h).

- Insulin bei BZ >180 mg/dl (kontrolliert!): initial 0,05 E/kg/h, dann nach BZ.
- Lipid: 1 g/kg/d, langsam auf 2(–3) g/kg/d steigern.
- L-Arginin-HCl: 1–2 mmol/kg über 90 min i. v., dann 1 mmol/kg/d (L-Arginin-HCl 21 %: 1 Amp. = 20 ml; 1 ml = 1 mmol; 1 mmol = 175 mg), 1:1 mit Aqua verdünnen.
- Natriumbenzoat: 250 mg/kg in G10 % über 90 min i. v., dann 250 mg/kg/d (Natriumbenzoat: 1 g = 160 mg Na^+).
- Phenylbutyrat (p. o.): 250 mg/kg als Bolus über Magensonde, dann 250–500 mg/kg/d in 4 ED.
- Erwägen: N-Carbamylglutamat (250 mg/kg als Bolus über Magensonde, dann 25–62,5 mg/kg in 4 ED), Carnitin: 100 mg/kg über 60 min i. v., OH-Cobalamin (1 mg i. v./i. m.) und Biotin (10 mg p. o.).
- Altersentsprechende E'lytzufuhr.
- Forcierte Diurese (▶ Abschn. 5.3): Furosemid 1–10 mg/kg/d.
- Natriumbikarbonat: langsamer Azidoseausgleich bei pH <7,2.
- Evtl. Ondansetron 0,15 mg/kg i. v. in ersten 15 min als Antiemetikum.
- Evtl. Darmdekontamination mit Colistin, Neomycin oder Metronidazol p. o.
- Anfälle aggressiv therapieren: z. B. Diazepam, Midazolam.

Exogene Proteinzufuhr nicht länger als 48 h unterbrechen. In Abhängigkeit von der Diagnose definitive Therapie einleiten! Hierzu Rücksprache mit Stoffwechselabteilung.

Bei jeder akuten Hyperammonämie sollte Kontakt mit einem Stoffwechselzentrum aufgenommen werden. In der Regel ist eine Verlegung so rasch wie möglich erforderlich.

 CAVE

- Beginn Hämofiltration/Hämodialyse, wenn NH_3 nicht innerhalb von 3–6 h signifikant absinkt.
- Bei NH_3 >500 µmol/l unmittelbaren Beginn Hämofiltration/Hämodialyse erwägen.

> **Therapie kann sich schwierig gestalten, z. B.:**

- NH_3-Anstieg durch:
  - Zu hohe Eiweißzufuhr → Systemüberlastung.
  - Zu geringe Eiweißzufuhr → Mobilisierung körpereigener Proteine.
  - Zu wenig Glukose → Katabolie.
- Laktatazidose durch:
  - Zu viel Glukose → Insulinresistenz.
  - Zu viel Natriumbenzoat: Symptome wie Hyperammonämie.
- Entscheidung über Therapiefortführung: Prognose schlecht, wenn Komadauer >3 d, NH_3-Peak >1.000 μmol/l, Hirndruckerhöhung.

- **Monitoring**
  - Intensivüberwachung.
  - Neurostatus, GCS stündlich.
    Blutgase, E'lyte, Blutzucker, Ammoniak im Plasma: anfangs alle 1–2 h, Aminosäuren quantitativ im Plasma.

8.3   Laktatazidose (Laktat >3 mmol/l)

- **Normwerte**
  - Blut <2,1 mmol/l (<19 mg/dl).
  - Liquor <1,8 mmol/l (<16 mg/dl).

DD
- **Primäre Laktatazidose**: Organoazidopathien, Pyruvatdehydrogenase-(PDH-)Mangel, Atmungskettendefekte, Störungen der Glukoneogenese, Fettsäureoxidationsstörung.
- **Sekundäre Laktatazidose**: Ischämie, Hypoxie, Anämie, Schock, Z. n. Reanimation, angeborenes Herzvitium, Leberversagen, Sepsis, zerebraler Krampfanfall, adrenogenitales Syndrom.

Dg.

- Artefakt ausschließen
- **(Laktat immer als 1. Röhrchen, ungestaute Abnahme!)**
- Primärdiagnostik und erweiterte Stoffwechseldiagnostik, falls noch nicht erfolgt (▶ Abschn. 8.1).
- Infusion von 6 mg/kg/min Glukose + Laktatkontrolle nach 30 min:
  - **Laktatabfall** spricht für Organoazidopathie oder Fettsäureoxidationsstörung → Steigerung auf 8(–10) mg/kg/min Glukose.
  - **Laktatanstieg** spricht für PDH- oder Atmungskettendefekt → Reduktion auf 3 mg/kg/min Glukose.

Th.

- Allgemein:
  - Anabolisierung anstreben (120 kcal/kg/d).
  - Azidoseausgleich mit Natriumbikarbonat bei pH <7,2.
- Organoazidopathie und Harnstoffzyklusdefekt:
  ▶ Abschn. 8.2.
- Bei V. a. Fettsäureoxidationsstörung: Glukose 8–10 mg/kg/min Glukose, Fettzufuhr senken, Proteinzufuhr steigern.
- Bei V. a. PDH-/Atmungskettendefekt protein- und lipidreich (je 2–4 g/kg/d), kohlenhydratarm (3–4 mg/kg/min).
- Ex juvantibus: Biotin (20 mg), Thiamin (100–300 mg/d), Riboflavin (10 mg/kg/d; max. 300 mg/d), Carnitin (100 mg/kg/d).
- Bei schwerster therapieresistenter Laktatazidose kann eine Hämodiafiltration oder Hämodialyse lebensrettend sein.

❶ CAVE
- Carnitin bei Carnitin-Palmitoyl-Transferase-I-Mangel und Störung der Oxidation langkettiger Fettsäuren kontraindiziert – bei anderen Fettsäureoxidationsstörungen nur bei Carnitinmangel indiziert!
- Valproat, Barbiturate, Tetrazykline, Chloramphenicol bei Hyperlaktatämie meiden!

8.4   Hypoglykämie (Glukose <45 mg/dl)

DD ▪ Reduziertes Glukoseangebot: Störungen der Glukoneo-
       genese, Glykogenosen, Fettsäureoxidationsstörungen,
       Aminoazidopathien, Organoazidopathien, Galaktosämie,
       hereditäre Fruktoseintoleranz, Ketolyse-/Ketogenesede-
       fekt.
    ▪ Hyperinsulinismus bei NG: SGA, maternaler Diabetes
       mellitus, maternale Medikamente (Thiazide, Sulfonamide,
       β-Mimetika, Tokolytika, Diazoxid, Antidiabetika), Poly-
       globulie, Wiedemann-Beckwith-Syndrom, kongenitaler
       Hyperinsulinismus.
    ▪ Endokrin: Wachstumshormonmangel, ACTH-Mangel,
       Glukagonmangel, Hypothyreose.
    ▪ Nichtmetabol.: Sepsis, Polyglobulie, Leberversagen, Hypo-
       thermie, zyanotische Herzvitien, Asphyxie.
    ▪ Iatrogen: zu viel Insulin, Infusionsstopp v. glukosehaltigen
       Lsg., bei SG zu lange Nüchternphasen.

Dg.

▪ Artefakt ausschließen
▪ **Entscheidend ist, die Diagnostik vor der Therapie durchzu-
  führen!**
▪ Primärdiagnostik: erweiterte Stoffwechseldiagnostik, Insulin
  (und C-Peptid) (Serum), Galaktosämiediagnostik (NG-Scree-
  ning-Karte) aus asservierten Proben (▶ Abschn. 8.1).
▪ Außerdem: Glukagon, TSH, T_3, T_4, evtl. Toxine.
Die Diagnosefindung bei Stoffwechseldefekten, deren
metabol. Leitsymptom eine Hypoglykämie (ohne ausgeprägte
Laktatazidose oder Hyperammonämie) ist, kann schwierig
sein. Eine grobe Einteilung ist anhand des Algorithmus in
◻ Tab. 8.2 möglich.

◘ Tab. 8.2 Differenzialdiagnostik Hypoglykämie

BZ <45 mg/dl		
Freie Fettsäuren >1,0 mmol/l		Freie Fettsäuren <1,0 mmol/l
3-Hydroxybuttersäure-FFS-Ratio >1	3-Hydroxybuttersäure-FFS-Ratio <1	
Glukoneogenese-störung	Fettsäureoxidations-störung	Hyperinsulinismus
Ketolysedefekt	Ketogenestörung	
Glykogenosen 0, III, IV, VI	Carnitinmangel Reye-Syndrom Glykogenose I	

Th.

- i. v.-Zugang, dabei Primär- und erweiterte Stoffwechseldiagnostik (s. o.).
- Patient asymptomatisch:
  - G10 %: 8 mg/kg/min infundieren.
- Patient symptomatisch:
  - G10 %: 1 ml/kg als Bolus danach
  - G10 %: 8 mg/kg/min.
  - Evtl. Glukagon (1 E = 1 mg): 50 µg/kg (max. 1 mg) s. c., i. m. (wenn Glukose i. v. nicht möglich).

Th.   Bei kongenitalem Hyperinsulinismus:
- Hochdosierte Glukoseinfusion (15–20 mg/kg/min), Ziel: Blut-Glukose >55 mg/dl.
- Orale Glukosezufuhr: häufige, kleine Mahlzeiten mit definierter Kohlenhydratmenge unter Verwendung von Oligosacchariden (Maltodextrin), ggf. Dauersondierung.
- Glukagon: 1(–2) mg/d i. v. als Dauerinfusion (maximal 3 mg/d).

- Diazoxid: bis 15 mg/kg/d in 3 ED p. o., Austestung über einen Zeitraum von mindestens 5–7 d, beginnen mit 7,5 mg/kg/d; bei Dosierung >10 mg/kg/d zusätzlich Hydrochlorothiazid (2 mg/kg/d p. o.) und ggf. Spironoloacton (2 mg/kg/d p. o.).
- Bei Diazoxidresistenz: Octreotid 10–30 µg/kg/d in 4–6 ED s. c. oder kontinuierlich s. c.
- Bei Versagen diätetischer und medikamentöser Therapieversuche kann eine operative Pankreasteilresektion nach sorgfältiger präoperativer Klassifikation der vorliegenden Erkrankungsform (diffus oder fokal) erforderlich werden.

❶ CAVE

Glukokortikoide sind bei persistierendem kongenitalen Hyperinsulinismus unwirksam und nicht indiziert!

- Diabetes: Ursache der Fehldosierung eruieren etc. → Diabetesberatung!
- V. a. Galaktosämie: galaktosefreie Diät + an Sepsisgefahr denken!

8.5 Postmortale Diagnostik

Die postmortale Diagnostik ist bei Patienten mit V. a. eine kongenitale Stoffwechselerkrankung unklarer Genese dringend indiziert. Sie stellt u. U. die einzige Grundlage für eine genetische Beratung der Eltern dar.

- **Postmortale Diagnostik**
  - Sollte nur mit Einwilligung der Eltern erfolgen (rechtzeitig daran denken!).
  - Muss sorgfältig und rechtzeitig (<1 h post mortem) durchgeführt werden.
  - Ersetzt **nicht** die Obduktion.
  - Kann bei moribunden Patienten sekundär verändert sein (◗ Tab. 8.3).

◼ Tab. 8.3 Postmortale Diagnostik

Material	Menge	Lagerung	Untersuchung
NG-Screening-Karte	3–6 Felder	Raumtemperatur	Hochrisikoscreening
Plasma	5 ml	−20 °C	Asservierung
EDTA-Blut	5 ml	Raumtemperatur	DNA-Präparation
Heparin-Blut	5–10 ml	−20 °C (abgesert!)	Asservierung
Urin	5–10 ml	−0 °C	Asservierung
Liquor	1–2 ml	−80 °C	Asservierung
Fibroblasten		Kulturmedium bei RT	Fibroblastenkultur
Muskel	Je 5 Biopsate	Je 2- bis 3-mal Flüssigstickstoff	Asservierung −80 °C
Leber	(Ø mind. 0,5 cm)	Je 1-mal Formaldehyd 10 %	Lichtmikroskopie
Niere		Je 1-mal Glutaraldehyd 3 %	Elektronenmikroskopie
		Je 1-mal nativ (NaCl 0,9 %)	Immunhistochemie

Neurologische Erkrankungen

T. Nicolai, F. Hoffmann, C. Schön, K. Reiter

Der Beitrag wurde verfasst unter Mitarbeit von I. Borggräfe, M. Tacke, V. Lieftüchter, K. Reiter

9.1 Koma

- **Vorgehen bei bewusstlosem Patienten**
  - Koma = fehlende Erweckbarkeit; bei Einschätzung der Komatiefe besser pessimistisch vorgehen.
  - Vitalfunktionen prüfen: Reanimation notwendig?
  - Glasgow-Koma-Skala (GCS, ◻ Tab. 9.1):
    - Koma ab GCS ≤8
    - Grenzbereich bei GCS =8
    - Kein Koma ab GCS ≥9
  - Zur GCS:
    - Modifikation der verbalen Skala bei SG und KK (◻ Tab. 9.2).
    - SG <(6.–)9 LM kann Schmerz nicht exakt lokalisieren.

> **⊙** Erweitertes Atemwegsmanagement (Intubation) zwingend notwendig bei GCS ≤8!
> Sonderfälle (evtl. GCS nicht beurteilbar): bei Augenverletzungen, nach Stromunfällen, bei Locked-in-Syndrom, psychiatrischen Störungen wie akinetischem Mutismus, Katatonie, während epileptischem Anfall, Enzephalitis, Aphasie.

© Springer-Verlag Berlin Heidelberg 2021
T. Nicolai, F. Hoffmann, C. Schön, K. Reiter, *Pädiatrische Notfall- und Intensivmedizin*,
https://doi.org/10.1007/978-3-662-61597-3_9

☐ Tab. 9.1 Glasgow-Koma-Skala

	Punkte					
	6	5	4	3	2	1
Augen öffnen	–	–	Spontan	(Laute) Ansprache	Schmerz	Nicht
Verbale Antwort	–	Orientiert <24 Mo: fixiert konstant	Verwirrt <24 Mo: fixiert inkonstant	Unpassende Worte <24 Mo: nur zeitweise erweckbar, trinkt nicht, isst nicht	Nur Laute <24 Mo: motorisch unruhig, jedoch nicht erweckbar	Keine <24 Mo: keinerlei Reaktion auf verbale/akustische Stimuli
Motorik (Schmerzreiz)	Befolgt Aufforderung <24 Mo: gezieltes Greifen	Gezielte Abwehr	Ungezielte Flexion (OE und UE)	Ungezielte Flexion der OE, Streckung der UE	Extension (OE und UE)	Keine

◻Tab. 9.2 GCS verbal	
Punkte	Qualität
5	Plappern, Lautieren; KK: Wörter, Sätze
4	Irritables Weinen
3	Schreit auf Schmerzreiz
2	Stöhnt auf Schmerzreiz
1	Keine Schmerzreaktion

> Entscheidend sind Vorhandensein von Schutzreflexen,
> Atemmuster und Progredienz.
> Rasch wechselnder GCS-Wert bei Intoxikationen mit tri-
> zyklischen Antidepressiva.

▪ **Anamnese**

Wann, wo gefunden, wie bewusstlos geworden (paroxysmal, allmählich), offensichtliche Ursachen wie Trauma, Diabetiker (dann
meist Hypoglykämie), Intoxikation/Alkohol. Zustand nach zerebralem Krampfanfall (– postiktaler Schlaf, u. U. sehr tief!)?

   V. a. Gewalttat/Schütteltrauma bei SG → Kindesmisshandlung?, Suizid?, Zimmerbrand (CO, Zyanid), Hypoxie (plötzlicher
Kindstod).

> ❯ Bei jedem Patienten mit Koma wird so lange notfallmäßig
> weiteruntersucht, bis die Ursache gefunden ist!

▪ **AVPU-Score**

Alternativ zur GCS:

Alert	Wach, normale Reaktion
Verbal	Reaktion nur nach Ansprechen oder Berühren
Pain	Reaktion nur auf Schmerzreiz (entspricht GCS ≤8)
Unresponsive	Keine Reaktion auf Schmerzreiz

Eine ausschließliche oder keine Reaktion auf Schmerzreize (**P**ain bzw. **U**nresponsive) ist in etwa gleichzusetzen mit einem GCS-Wert ≤8

- **Neurologische Dg.**
  - Hirnnerven:
    Fixation (Taschenspiegel, das eigene Gesicht ist jenseits des KK-Alters ein maximaler Reiz!)
    Pupillenreaktion und -größe, seitengleich? Kornealreflex (Oberlid retrahieren, NaCl 0,9 % auf Cornea tropfen lassen), okulozephaler Reflex (**CAVE**: HWS-Trauma möglich? → dann kalorische Testung!), Schluck-/Würgereflex; Verlauf dokumentieren.
  - Motorik:
    Symmetrische/asymmetrische Bewegung, Paresen, MER (BSR, PSR, ASR), Bauchhautreflexe, Babinski, GCS.
  - Meningismus? (<12–18 Mo unsichere bis nicht vorhandene Meningitiszeichen).
  - Akute Hemiparese oder akute fokale Symptomatik: auch an Stroke denken = akuter Notfall (► Abschn. 9.5)

Bei Verdacht auf Hirndruck mit Hirnstammeinklemmung (z. B. seitendifferente Pupillen, einseitig lichtstarre Pupille) → DD: Augenverletzung, vorbestehend, Mydriatikum, Status epilepticus, postiktal, Z. n. Hochspannungsverletzung, Migräneanfall mit homolateral abnorm weiter Pupille:

> **Sofort Versuch, ICP zu senken** (► Abschn. 9.4):
> **Intubation** (Propofol + Opiat), Oberkörperhochlagerung, Hyperventilation, NaCl 3 % oder Mannitol, RR stabilisieren!
> Sofort Bildgebung organisieren, cCT, bei offener Fontanelle – wenn ohne Zeitverzögerung – evtl. erst Ultraschall, dann cCT!

Falls chirurgisch angehbare Ursache (Blutung, Tumor, Abszess) denkbar, Chirurgen/Neurochirurgen informieren.

Dg. ■ RR, Herzfrequenz, S_pO_2, Temperatur
  ■ Haut: Kapillarfüllungszeit (<3 s), Exsikkose?, Verletzungen (besonders Schädel, Blutung aus Ohr/Nase, Liquorrhö Ohr/Nase), Blutungen, Zyanose, Ikterus, Einstichstellen (Diabetes, Drogen).
  ■ Geruch: Azeton (diabetisches Koma), Foetor hepaticus, Harngeruch (urämisches Koma), Alkohol etc.
  ■ Augenhintergrund (möglichst ohne Mydriatikum!): Netzhautblutungen (**CAVE**: meist, nicht immer, Kindesmisshandlung), STP (erst nach >48 h nach Beginn ICP-Erhöhung nachweisbar).
  ■ Abdomen: Organomegalie, Invaginationswalze bei SG (kann als schwere Enzephalopathie imponieren).

■ **Labor**
  ■ Sofort BGA und kapilläre Glukose.
  ■ Bei Hypoglykämie: sofort: G50 % 1 ml/kg oder G20 % 2,5 ml/kg i. v.
  ■ E'lyte: Hyponatriämie (sofort NaCl 3 % 4 ml/kg i. v.); schwere Hypokalzämie: Ca 10 %.
  ■ V. a. Infektion: Antibiotika und Virustatika, BK, LP erst nach cCT, außer bei V. a. Meningitis (Fieber, meningitische Zeichen: Kernig, Brudzinski) ohne Hirndruckzeichen (LP dann auch ohne cCT), Urin-Stix, Bakteriologie und spezifisches Gewicht.
  Wenn V. a. bakt. Meningitis und Hirndruck → Antibiotikagabe vor cCT und LP!
  ■ Sonstige „internistische" Ursachen: E'lyte, Glukose, Blutgase, Transaminasen, NH_3 (Reye-Syndrom, hyperammonämischer Stoffwechseldefekt bei NG/SG ► Abschn. 7.3), Hst, Kreatinin, Laktat, BB (Bleivergiftung → basophile Tüpfelung), CPK, Gerinnung und D-Dimere, Schilddrüsenwerte (+ggf. TPO-AK und TAK-AK z. A. Hashimoto-Thyreoiditis).
  ■ Intoxikation: toxikologische Untersuchung (Blut, Urin, Magensaft) auf Opiate (stecknadelkopfgroße Pupillen?), Benzodiazepine, Barbiturate, Alkohol, VPA: je nach Wahrscheinlichkeit/klinischer Konsequenz notfallmäßig nach vorheriger Ankündigung an die Toxikologie.

- Bei möglicher Rauchgasinhalation: CO-Hb, an Zyanid denken (▶ Abschn. 11.1).
- Sonstiges je nach Ergebnis der obigen Untersuchungen: AS im Plasma, Trockenblutkarte, Acylcarnitine, AS und organische Säuren im Urin (bei V. a. Stoffwechselerkrankung). NG-Screening nachfragen, Serum asservieren für Bakteriologie, Antigene, Virustiter.

- **Apparative Diagnostik**
  - Bildgebung sofort bei fokaler Neurologie, V. a. Einklemmung.
  - cCT mit KM, MRT Schädel (v. a. bei V. a. Stroke).
  - EEG, evtl. a-EEG, EEG kontinuierlich.
  - EEG bei V. a. weiterbestehenden Status epilepticus/V. a. non-konvulsiven Status, evtl. hilfreich bei oder z. A. von Intoxikationen durch Barbiturate oder Benzodiazepine (β-Aktivität), bei Opiaten normal oder verlangsamt (enge Pupillen).
  - RRG gibt ferner einen Hinweis auf die Ausprägung/Schwere der Enzephalopathie.

Bei NG an Stoffwechselkoma denken (▶ Kap. 8).

Bei disparaten Befunden (insbesondere bei Nichtwirksamkeit hoher Dosen von Benzodiazepinen in der Rettungskette) auch an Hyperventilationstetanie oder dissoziativen Anfall, katatonen Stupor oder akinetischen Mutismus denken, aber:

❶ CAVE
Ausschlussdiagnose!

Evtl. in Rückenlage Arm über Gesicht hochhalten, loslassen → bei psychogenem Anfall fällt der Arm (immer) neben das Gesicht!

- ■ **Sonderfälle**
  1. **Diabetisches Koma**: Sehr tiefe Atmung, Abdominalschmerzen (Pseudoappendizitis), Acetongeruch, Exsikkose, Tachykardie, Hypotonie, weite Pupillen, Reflexabschwächung. Anamnese! Diagnose: Urinzucker, BZ, metabol. Azidose, Ketonkörper.

2. **Hypoglykämisches Koma**: Blässe, schweißige Haut, Tachykardie, Hypotonie, gesteigerte Reflexe, Krampfanfälle, Einstichstellen, Notfallausweis, Anamnese. Therapie: ▶ Abschn. 8.4.

3. **Hepatisches Koma**: Labor: NH_3. Therapie: ▶ Abschn. 3.1.

4. **Urämisches Koma**: Labor! Selten bei Kindern.

5. **Hypophysäres Koma**: Selten, aber einige Besonderheiten: sekundäre Hypothyreose → Bradykardie, Hypothermie, Hypoventilation, trockene, pastöse Haut. Sekundärer Hypokortisolismus → Hypotonie, Hypoglykämie, Exsikkose. Therapie: ▶ Abschn. 6.2 und 8.4.

6. **Addison-Krise**: Schwäche, Erbrechen, Exsikkose, Zyanose, Hypotonie, kalte Haut, Hyperpigmentation, Hypoglykämie, Tachykardie, kolikartige Bauchschmerzen, Einschränkung der Nierenfunktion. Labor: Na^+, Cl^-, MCV, BZ, Plasmakortisol vermindert; K^+, Ca^{2+}, Hk erhöht; Azotämie, metabol. Azidose. Bei NG: AGS mit Salzverlust. Virilisierung? ▶ Abschn. 7.4.

7. **Thyreotoxische Krise**: Warme Haut, Tachykardie, Fieber, Schwirren über der Schilddrüse, Erbrechen, Durchfall, Gewichtsabnahme, große RR-Amplitude, Exsikkose. Labor: T_3, T_4, AP, harnpflichtige Substanzen erhöht; Na^+, Cholesterin erniedrigt. Therapie: ▶ Abschn. 7.7.

8. **Hypothyreotes Koma** (Myxödem): Selten Struma, Makroglossie, pastöse Haut, prall-elastisches Ödem, Bradykardie, Hypothermie, Perikarderguss. Labor: T_3, T_4, Na^+, K^+ erniedrigt, Cholesterin erhöht bzw. Azidose.

9. **Primär zerebrales Koma**: SHT, zerebrovaskuläre Insulte (Seitendifferenz, fokale Neurologie?), Sinusvenenthrombose (oft onkologische Kinder/Chemotherapie, Otitis media/Mastoiditis, Thrombophilie), Subarachnoidalblutung, intrakranielle Blutung, postischämisch-hypoxisch, Intoxikation (häufig!), Epilepsie: non-konvulsiver Status epilepticus oder postiktaler Zustand, Status migraenosus, Infektion (Meningitis, Enzephalitis, Sepsis). EEG! Bildgebung, LP.

10. **Sonstige**: hypertone Krise (posteriore reversible Enzephalopathie PRES: MRT), CyA/Tacrolimus-Toxi-

zität, Wasserintoxikation mit Hirnödem, bei HUS/TTP
(▶ Abschn. 1.4, 5.2, 7.6). Sepsis, Invagination bedenken.

11. **Koma bei Hashimoto-Thyreoiditis und anderen immun-
    vermittelten Enzephalitiden** (Anti-NMDAR-, VGKC-,
    LGI-AK): Steroid hochdosiert, evtl. Plasmapherese.

Th. ▪ ICP-Erhöhung: ▶ Abschn. 9.4.
  ▪ Intoxikation: Naloxon bei Stecknadelpupillen, Anexate bei
    Benzo-Intox.
  ▪ Hyperammoniämie: CVVHDF.
  ▪ Nach Grunderkrankung.

9.2   Infektassoziierter epileptischer Anfall ("Infektkrampf")

Häufigster Notfall bei Kindern, häufigste Einsatzindikation des Not-
arztes bei KK (Großstadt).

Def. ▪ Ausschlussdiagnose.
  ▪ Klinischer Verlauf ist entscheidend für die Arbeitshypo-
    these "Infektkrampf" – das Kind erholt sich nach dem An-
    fall rasch!
  ▪ Gesundes Kind ohne Vorerkrankung und ohne Entwick-
    lungsauffälligkeiten (Infektkrampf gilt also nicht für Kin-
    der, bei denen zuvor afebriler Anfall aufgetreten ist).
  ▪ Mit Fieber (>38,5 °C) assoziiert, ohne andere definierbare
    Ursache.

Sy. Generalisiert tonisch-klonisch, fokal (meist motorisch),
  hypomotorisch, Alter: 5 Mo bis 6 J. Status epilepticus
  möglich (15 %), prolongierte epileptische Anfälle meist
  vor 18. Mo, 20–30 % HHV-6.
  Komplizierter Infektkrampf: Dauer >15 min, fokale Zeichen
  im oder nach Anfall (z. B. postiktale Parese), Anfallsrezidiv(e)
  während derselben Infekt-Episode, außerhalb typischen Alters.

DD ■ Meningitis, Enzephalitis; mit oralen Antibiotika „anbehan-
delte" Kinder können einen oligosymptomatischen Verlauf
einer Meningitis zeigen, z. B. „nur" Fieber und Anfall.

■ Beginn komplexer Epilepsiesyndrome (z. B. Dravet-Syn-
drom [Genetik, z. B. SCN1A], NMDA-Rezeptor-Ak-positi-
ve epileptische Enzephalopathien, fieberinduzierte refraktäre epileptische Encephalopathie FIRES).

■ Schädel-Hirn-Trauma, Medikamentennebenwirkungen,
Intoxikation (z. B. trizyklische Antidepressiva), zerebrale
Hypoxie oder Ischämie, subakute/chronische Hirnerkrankung (**CAVE**: Hirntumor!), Epilepsie, Stroke, Sinusvenenthrombose.

❶ CAVE
**Wenn ein Kind nach dem Infektkrampf tief schläft, muss
engmaschig überwacht und entschieden werden: Ist
dieser Schlaf der erwartete postiktale Schlaf oder das
beginnende Koma bei z. B. Meningitis oder anderer
Pathologie mit Hirndruck?**

**❯❯ Fokaler Krampfanfall mit Fieber beim KK → bis zum
Beweis des Gegenteils als Herpes-Enzephalitis mit
Aciclovir behandeln, Liquorstatus und PCR können initial
unauffällig/negativ sein, ggf. Repunktion!**

Dg.

■ Basislabor, evtl. Toxikologie (auch Urin), meist verzichtbar!

■ LP: notwendig bei Meningismus. Dringend empfohlen bei Kindern <1 J, bei lange anhaltender Schläfrigkeit; sonst fakultativ
bei kompliziertem Fieberkrampf und antibiotisch anbehandel-
ten Kindern.

■ EEG nur bei kompliziertem Infektkrampf empfohlen, EEG nach
erstem unkomplizierten Infektkrampf ohne verlässlichen
prognostischen Wert bzgl. Infektkrampfrezidiv oder Epilepsie.

■ **CAVE:** Bei jeder neu aufgetretenen fokalen Neurologie → Bildgebung (cCT, NMR) zum Ausschluss Tumor, Blutung, Schädel-
Hirn-Trauma, Stroke!

EEG ▪ Klare Indikation: bei V. a. nichtmotorischem Status (EEG sofort), Enzephalitis: möglichst bald nach stationärer Aufnahme. Fakultativ bei kompliziertem Infektkrampf nach Entfieberung.
▪ Ein EEG ist nach unkompliziertem (einfachen) Infektkrampf nicht erforderlich!

Th.

Medikamentöse Anfallsunterbrechung, falls Anfall >3 min
(▶ Abschn. 9.3.2).

■ **Weitere Th.**
▪ Die wichtigste ärztliche Maßnahme bei einem unkomplizierten Infektkrampf ist die Aufklärung der Eltern.
▪ Keine antikonvulsive Dauerprophylaxe, nur in speziell begründeten Einzelfällen z. B. Midazolamprophylaxe für die ersten 48 h (nicht länger) während Infekten bei Patienten mit ≥3 Anfällen innerhalb von 6 Mo.
▪ Bei Fieber kann auch die frühzeitige Antipyretikagabe nicht (!) das Rezidiv eines Infektkrampfs verhindern!

■ ■ **Bemerkungen**
▪ Inzidenz: 2–4 % aller Kinder.
▪ Wiederholungsrisiko etwa 30 %; erhöht bei positiver Infektkrampf-Familienanamnese, bei erstem Anfall im Alter <12 Mo, kurzer Fieberdauer vor Anfall, niedriger Temperatur bei Anfall.
▪ Risiko einer Hirnschädigung: kein erhöhtes Risiko für Verletzung, Tod, mentale Retardierung oder Zerebralparese bei oder durch Infektkrampf. Aber: Status epilepticus kann schwere Schäden hinterlassen; bei adäquater Behandlung kein erhöhtes Risiko neurologischer Folgeschäden.
▪ Risiko einer späteren Epilepsie bei unkompliziertem Infektkrampf nicht signifikant erhöht.
▪ Höheres Risiko für das Auftreten einer späteren Epilepsie: **1.** Komplizierter Infektkrampf. **2.** Epilepsie in der

Familie. **3.** Vorbestehende neurologische Erkrankung
oder Entwicklungsverzögerung. 1. + 2. + 3. → Risiko etwa
10 %.

9.3   Status epilepticus

Def. ▪ Manifester Status epilepticus: Anfall länger als 30 min
oder rezidivierend ohne zwischenzeitliche Bewusstseins-
aufklarung.
▪ Drohender Status epilepticus: Dauer länger als 5 min.

Ät. 1. Infektkrämpfe 32 % (12 % der Patienten mit 1. febrilem
Status haben eine akute bakterielle Meningitis).
2. Akut symptomatisch 17 % (Meningitis, Enzephalitis,
posttraumatisch, Blutung, Stroke, Hypoglykämie, E'lytent-
gleisungen, Intox, metabol. Entgleisung).
3. „Remote" symptomatisch 33 % (Hirnfehlbildungen und
andere strukurelle Hirnläsionen).
4. Status epilepticus bei idiopathischen Epilepsien 12 %.
5. Status epilepticus bei kryptogenen Epilepsien 2 %.
6. Nicht klassifiziert 7 %.

Aktuelle Klassifikation des Status epilepticus: ◻ Tab. 9.3.

▪ **Einteilung**
Konvulsiver Status
▪ Generalisiert: konvulsiver SE = tonisch-klonisch, tonisch,
klonisch; häufigste Form des SE.
Ät.: ZNS-Infektionen, ZNS-Tumoren, Dehydration, Into-
xikationen, Traumen, metabol. Entgleisung, neonatale As-
phyxie, Enzephalopathie, Fehlbildung des ZNS, Infekt-
krämpfe, idiopathische Epilepsie (auslösende Faktoren:
Schlafentzug, Infekte, Entzug von Antiepileptika).
▪ Fokal: einfach-fokaler Status (meist unilateral motorische
Anfälle, Epilepsia partialis continua).

◨ **Tab. 9.3** Klassifikation (International Leage Against Epilepsy, ILAE 2015)

Typ	Zeitfenster 1[a]	Zeitfenster 2[b]
	Wann droht ein manifester Status epilepticus?	Manifester Status epilepticus
Generalisiert tonisch klonisch	5 min	30 min
Fokal	10 min	>60 min
Absencestatus	15 min[c]	Unbekannt[c]

[a] Entspricht dem empfohlenen Beginn einer Therapie.
[b] Entspricht dem Zeitfenster, wo neuronaler Zelluntergang beginnt.
[c] Datenlage noch sehr unzureichend.

Nicht-konvulsiver Status

- Generalisiert: nicht-konvulsiver SE = Absence-Status (z. B. bei Lennox-Gastaut-Syndrom oder myoklonisch-astatischen Anfällen).
  Sy. beeinträchtigtes Bewusstsein, motorische Phänomene wie Flattern mit den Augenlidern möglich.
- Fokal: komplex-partieller SE;
  Sy. automatisierte Handlungen, Bewusstseinseinengung, sinnlose Handlungen. EEG: fokale Veränderungen

- **Th.-Überblick**
  - Stufenweises Vorgehen, fortsetzen bis Anfall sicher beendet ist.
  - Stufen (mit den entsprechenden Zeitangaben ab Anfallsbeginn):
  1. Nicht-medikamentöse Erstversorgung (0–3 min).
  2. Benzodiazepingaben (3–10 min).
  3. Nicht-Benzodiazepin-Gaben (ca. 10–30 min).
  4. Sedierung bei anhaltendem Status.

9.3.1 Erstversorgung

❯ **Keine Therapie bei einzelnem epileptischen Anfall <3 min**
  → Erste Maßnahme: Blick auf die Uhr!

ABC-Richtlinien: Atemwege frei? (Absaugen? Option: Wendl-Tubus, Intubation bei Kind im Anfall nicht praktikabel); Spontanatmung ausreichend? (O_2-Gabe bei Zyanose bzw. pulsoxymetrisch niedrigem S_pO_2); Kreislauf stabil?

❯ **Patient bergen (weg von Gefahrenquellen). Weiche**
  Kopfunterlage; abwarten, bis spontanes Sistieren des
  Anfalls: dann stabile Seitenlagerung. Kein Zungenkeil
  (Verletzungsgefahr!); nicht versuchen, den Patienten zu
  fixieren.

▪ Monitoring
Intensivmonitoring, kapillärer BZ sofort (Hypoglykämie?); Natrium, insbesondere beim jungen SG auch Kalzium und Magnesium; Bestimmung von Prolaktin und CK in Einzelfällen bei DD psychogener Anfall.

❶ CAVE
Bei Hypoglykämie → G20 % 2,5 ml/kg i. v.

9.3.2 Initialtherapie mit Benzodiazepinen

Gabe von bis zu 2 ED. Falls i. v.-Zugang vorhanden: Direkt mit i. v.-Gabe beginnen; sonst: Erste Dosis nicht-invasiv, direkt danach i. v.-Zugang legen, bei Versagen der ersten Dosis dann zweite Gabe i. v.

Th. Algorithmus zur Anfallstherapie: ◼ Tab. 9.4.
   Initial immer 2-malige Benzodiazepingabe → wenn hierunter
   kein Sistieren des Anfalls → bezodiazepinrefraktärer Anfall
   (▶ Abschn. 9.3.3).

◼ Tab. 9.4 Medikamentöse Anfallstherapie

Zeit	Vorgehen	Dosierung
Krampf-anfall >3 min	Benzodiazepin buccal/nasal/ (rektal) ABC-Evaluation	Midazolam 0,5 mg/kg buccal (5 mg/ml-Lsg.) Midazolam 0,3 mg/kg intranasal (5 mg/ml-Lsg.) über MAD Lorazepam (Tavor expidet) 0,1 mg/kg buccal Diazepam rektal (>15 kg: 5 mg, >15 kg: 10 mg)
Bis 5 min	i. v.-Zugang legen, ggf. i.o.-Zugang, BZ-Messung	Bei Hypoglykämie: 1 ml/kg G50 % i. v./i.o.
5–10 min	1. Gabe Benzo-diazepin i. v./i.o. Intensivbett organisieren	Midazolam 0,1(–0,2) mg/kg i. v./i.o. Lorazepam 0,05–0,2 mg/kg i. v./i.o. Clonazepam 0,02 mg/kg i. v./i.o.
10–15 min	2. Gabe Benzo-diazepin i. v./i.o. Diagnose über-prüfen Weiteres Medika-ment festlegen (Ind./KI)	s. o.
>15 min	Phenobarbital i. v. oder Levetiracetam i. v. oder Valproat i. v. oder Phenytoin i. v.	15–20 mg/kg i. v./i.o. über 10 min 40(–60) mg/kg i. v./i.o. über 5–10 min 20–40 mg/kg i. v./i.o. über 5–10 min 20 mg/kg i. v./i.o. über 15–20 min
>30 min	Narkoseeinleitung Midazolam-DTI oder Propofol/Thiopental	Midazolam DTI 0,1–0,3 mg/kg/h oder Bolus 0,2 mg/kg Propofol 3 mg/kg i. v./i.o. Thiopental 5 mg/kg i. v./i.o.

Th.

Ohne i. v. Zugang:
- **Midazolam buccal:** 0,5 mg/kg (i. v.-Lsg. 5 mg/ml verwenden).
- Alternativ Buccolam:
  - 3 Mo bis <1 J: 2,5 mg,
  - 1 J bis <5 J: 5 mg,
  - 5 J bis <10 J: 7,5 mg,
  - 10 J bis <18 J: 10 mg.
- **Midazolam intranasal:** 0,3 mg/kg (i. v.-Lsg. 5 mg/ml verwenden).
  - Optimale Medikamentenresorption mit „Mucosal Atomization Device" (MAD).
  - Wegen inkompletter und langsamerer Resorption höhere Dosierungen als i. v. notwendig.
  - Immer 5 mg/ml-Lsg. = kleinste Menge benutzen.
  - Optimale Menge pro Nasenloch 0,2–0,3 ml, maximal 1,0 ml pro Nasenloch.
  - Zu applizierende Menge auf beide Nasenlöcher verteilen.
  - Bei größeren Mengen ggf. fraktioniert applizieren.
  - Nicht anwenden bei Nasenbluten oder Rhinitis.
- **Lorazepam** (Tavor expidet) **buccal:** 0,1 mg/kg.
- **Diazepam:** 5–10 mg rektal (0,5–0,7 mg/kg rektal),
  - Ngb: ½ Rektiole à 5 mg,
  - <15 kg: Rektiole à 5 mg,
  - >15 kg: Rektiole à 10 mg.

CAVE: Systematische Reviews zeigen eindeutig, dass die bukkale Gabe von Midazolam hinsichtlich des Erfolgs auf Beendigung eines prolongierten Anfalls erfolgreicher ist als mit rektalem Diazepam. Die zweite Benzodiazepingabe sollte – wenn möglich – immer i. v. erfolgen!

- **Mit i. v.-Zugang (bzw. i.o.):**
- Midazolam: 0,1–0,2 mg/kg i. v. über 2 min *oder*
- Lorazepam: 0,05–0,2 mg/kg über 2 min *oder*
- Clonazepam: 0,02 mg/kg i. v.
- Ggf. Dosis wdh., ab 3. Dosis → erhöhtes Risiko der Ateminsuffizienz.

◼ Tab. 9.5	Pharmakokinetik verschiedener Benzodiazepine				
	Zeit bis zum Eintritt ins ZNS (s)	Erreichter maximaler Spiegel im ZNS (min)	Anfallsterminierung (min)	Dauer antiepileptischer Effekt (h)	Halbwertszeit (h)
Midazolam	60–120	10	1–3	1–5	1,5–5
Lorazepam	120–180	20	3–5	12–14	8–24
Diazepam	<30	10	1–3	<1	28–54

Pharmakokinetik verschiedener Benzodiazepine: ◼ Tab. 9.5.

DD Unklare therapierefraktäre Anfälle (1. DD ab Schulalter: psychogen), aber auch an metabol. Enzephalopathie denken (Vitamin-B_6-Abhängigkeit, Harnstoffzyklusdefekt, Amino- und Organoacidurien, Purin-/Pyrimidinstoffwechselstörungen, mitochondriale Erkrankungen, Gangliosidosen, Biotinidasemangel, non-ketotische Hyperglyzinäme, Molybdän-Kofaktor-Mangel, Kreatinstoffwechselstörung, Glukosetransporterdefekt). Auch denken an: kardiogenes Ereignis wie Long-QT-Syndrom.

❯ **Fokaler Anfall + Fieber = Herpesenzephalitis → bis zum Beweis des Gegenteils = sofortiger Therapiestart mit Aciclovir.**

9.3.3   Benzodiazepinrefraktärer Anfall

- **Monitoring**
  - Diagnose überprüfen.
    - ▶ Abschn. 9.3.2, zusätzlich: Basislabor mit Gerinnung, NH_3, Leberwerte (**CAVE**: hepatisches Koma bei Valproat!), evtl. Toxikologie, Medikamentenspiegel bei be-

kannter Medikation; bei Fieber: BK; an metabol. Enzephalopathie denken.

- Evtl. Blasenkatheter, Urinstatus und toxikologisches Screening.
- Magenablaufsonde.
- Bilanz alle 2–4 h (exzessives ADH!).
- LP?
- cMRT/cCT erwägen.

Th.　Gabe von Nicht-Benzodiazepinen. Verschiedene Medikamente zur Auswahl; aufgrund des Nebenwirkungsprofils ist Levetiracetam meist die erste Wahl. Bei Kindern mit Epilepsie, die ohnehin mit Levetiracetam behandelt werden, ist eine erneute Levetiracetamgabe vermutlich nicht sinnvoll.

- **Medikamentenoptionen:**
  - **Levetiracetam:** 40(–60) mg/kg i. v., <5 mg/kg/min als Kurzinf.
  - **Phenobarbital:** 15–20 mg/kg i. v.
  - **Valproat:** 20–40 mg/kg, <5 mg/kg/min als Kurzinf.
  - **Phenytoin:** 20 mg/kg in 20 min (nicht schneller als 1 mg/kg/min als KI). Zwingende Voraussetzungen: Sicherstellung eines guten i.-v.-Zugangs in einer großen Vene, EKG-Kontrolle. KI SA- und AV-Block, Porphyrie. Für eine aufeinanderfolgende Anwendung von Levetiracetam und Phenytoin konnte ein Zusatznutzen gezeigt werden.
- **Weitere Therapiemaßnahmen:**
  - ABC-Algorithmus, O_2 bei Hypoxie; Antipyrese falls erforderlich.
  - i. v.-Zugang, evtl. Medikamente auch intraossär!
  - Kalziumgluconat 10 % (bei Hypokalzämie): 0,5(–2) ml/kg langsam i. v. unter EKG-Überwachung, Stopp bei Frequenzabfall <100/min.
  - Infusion mit isotoner und glucosehaltiger Lsg.: 60 % des Normalbedarfs, aber mehr bei Dehydration; E'lyte nach Bedarf.
- **Ultima Ratio:** Phenobarbital schrittweise erhöhen (in 10- bis 20-mg/kg-Schritten) oder auch Thiopentalkoma: 3–5 mg/kg, dann DTI 5 mg/kg/h. EEG-Ziel: Burst Sup-

pression. NW: Hypotension. Intubation notwendig, Immunsuppression; ▶ Abschn. 9.3.5.

- ▪ **Sonderfälle/DD**
  - ▪ Tonischer Anfall: Benzodiazepine (Diazepam und Clonazepam) können evtl. tonische Anfälle auslösen/verstärken → Therapie: mit Phenobarbital (oder Levetiracetam).
  - ▪ Bei Sgl. Vitamin B_6 versuchen: 50–100 mg/d absolut (**CAVE**: Apnoe), manchmal über 2 Wo nötig. Therapiekontrolle: EEG-Verbesserung und Klinik = Anfallsreduktion.
  - ▪ KI für bestimmte Antiepileptika: mit päd. Neurologen besprechen (z. B. Clonazepam bei SCN1A-Mutationen, Valproat bei V. a. Mitochondriopathien).

9.3.4   Therapierefraktärer Status

Bei Versagen der Zweitlinienmedikamente (Levetiracetam, Phenytoin, Valproat, Phenobarbital): Dauerinfusion mit Sedativa. Hierfür in der Regel Verlegung auf Intensivstation notwendig. Nach Möglichkeit: Beginn EEG-Überwachung. Erfolgskriterium im EEG: keine Anfallszeichen mehr oder Burst-Suppression.

Th. ▪ Midazolam-DTI rasch in 0,1 mg/kg/h-Schritten bis 1 mg/kg/h.
- ▪ Propofol: 2 mg/kg, dann 5–10 mg/kg/h; **CAVE**: metabol. Azidose, Hypotension, evtl. wie bei Thiopental: Intubation etc.
- ▪ Ketamin/Esketamin
- ▪ Propofol oder Thiopentalnarkose (Intubation, Beatmung, Vasopressoren, meist Arterie, ZVK notwendig).
- ▪ Isofluran-/Sevoflurannarkose.
- ▪ Alternative: Phenobarbital: Wiederholungen bis zu sehr hohen Spiegeln möglich, z. B. >100 µg/ml bis zu >200 µg/ml.

❶ CAVE

Ateminsuffizienz, Kreislauf, RR! (Vorteil: Phenobarbital ist auch in exzessiv hohen Dosen nicht (hirn)gewebetoxisch).

- Sonstiges:
  - Phenytoin: 1 Amp. = 5 ml = 250 mg (Injektionslösung).
  - Benzodiazepine: NW addieren sich! Antidot: Flumazenil.
  - Clonazepam: rasche Wirkung.
  - Lidocain: keine Erfahrung bei Kindern.
  - Hirnödemtherapie bei nicht durchbrechbarem Status zusätzlich bedenken; ▶ Abschn. 9.4 (Hirndruckerhöhung: hypertones NaCl, Mannitol).
  - Clomethiazol: wenig pädiatrische Erfahrung.

Dg.

- Anamnese und Status: Kindesmisshandlung (SAB, Subduralhämatom), Invagination, Intoxikation, Zeichen für Hirndruck (Augenhintergrund, cCT).
- LP: bei jedem febrilen Anfall (s. o.), insbesondere beim ersten Mal.
- **CAVE:** Zuvor Ausschluss von Hirndruck, d. h. CT, hämorrhagische Diathese, Thrombopenie <20.000?
- Klinische Hinweise auf Hirndruck:
  1. Fokale Zeichen, insbesondere Pupillendifferenz. 2. Stauungspapille. 3. Kein Aufklaren nach dem Anfall. 4. Abnorme Atemmuster.
- Notfall-cCT/MRT: V. a. Hirndruck, Tumor, Blutung, Sinusvenenthrombose, Stroke.
- Pharmakokinetik der verwendeten Antiepileptika: Medikamentenliste ▶ Abschn. 16.1.

9.3.5 Neugeborenenanfälle

Bis zum Beweis des Gegenteils: Symptomatische Anfälle, daher sofort breite Diagnostik. Bei V. a. NG-Anfälle: EEG-Monitoring. Nicht alle klinischen „Krämpfe" sind Anfälle, über die Hälfte der elektrographischen Anfälle sind klinisch nicht zu erkennen.

Dg.   ■ BGA inkl. Glukose, Natrium, Laktat.
   ■ Immer Bildgebung, zumindest Schädel-Sonographie, im
      Verlauf meist auch cMRT.
   ■ Blutuntersuchungen:
      — Blutbild.
      — Entzündungsparameter.
      — Alle E'lyte.
      — Transaminasen, Bilirubin, Retentionsparameter.
      — Stoffwechsel: Aminosäuren im Plasma, Pipecolinsäure,
         5-AASA.
      — TORCH-Serologie.
   ■ Urin:
      — Sulfittest.
   ■ Liquor:
      — Status, Kultur, PCR.
      — Serum/Liquor-Glukose-Quotient.
      — Ggf. Neurotransmitter.
   ■ EEG
   ■ Bei unauffälliger Akutdiagnostik: Molekulargenetik
      (i. d. R. Exom).

Th.   ■ Hypoglykämie: G10 % 2-ml/kg-Bolus, evtl. DTI bis zu
      8 mg/kg/min.
   ■ Hypokalzämie: Kalziumglukonat 100 mg/kg über 10 min,
      Monitoring!, kann nach 10 min wiederholt werden; Kalzi-
      umchlorid: 10 mg/kg.
   ■ Hypomagnesiämie: 0,25 ml/kg Magnesiumsulfat 50 %
      langsam i. v. über 10–20 min/i. m.
   ■ Solange Ursache nicht geklärt und pyridoxinabhängige
      Anfälle nicht ausgeschlossen: Pyridoxin 100 mg i. v.
      (**CAVE:** Apnoe).

❯   **ABC-Maßnahmen!**
   **Kurze, seltene Anfälle eher nicht behandeln, insbesonde-
   re wenn Folge behandelbarer Ursache.**

   ■ **Antikonvulsiva zur Anfallsdurchbrechung:**
      — Phenobarbital: 10 mg/kg, mehrfach alle 5 min wdh.,
         bis 40 mg/kg.

- Levetiracetam: 40 mg/kg, im NG-Alter off-label.
- Phenytoin: 10 mg/kg, wdh. nach 15 min.
- Auch möglich: Benzodiazepine: evtl. Diazepam 0,2–0,5 mg/kg.

❶ CAVE

Vorsicht mit Phenytoin bei NG und FG: Kreislaufreaktion!

9.4   Erhöhter intrakranieller Druck/Hirnödem

■   **Th.-Ziel**

Zerebraler Perfusionsdruck (CPP) mindestens: SG >40 mmHg; Kinder >50 mmHg, Schulkinder >60 mmHg.

Zerebraler Perfusionsdruck = mittlerer art. Druck – intrakranieller Druck.

Aggravierender Mechanismus des Hirndruckanstiegs: MAD vermindert, Ischämie intrazerebrale Vasodilatation → intrazerebrale Blutmenge vergrößert → Hirndruck steigt → Cushing-Reflex → RR-Anstieg → intrazerebrale Gefäße enggestellt → Hirndruckwelle ebbt ab.

Der art. Druckdom sollte zur Abschätzung des CPP auf Höhe der Schädelbasis (Gehörgang) angebracht werden.

Th.   ■ Oberkörperhochlagerung 30° angehoben, Mittelstellung, venöser Abfluss aus dem Kopf unbehindert?
      ■ Normothermie, Normonatriämie, Normoxie (94–96 %), Normokapnie.
      ■ Analgosedierung.
      ■ Ggf. Muskelrelaxierung.
      ■ Bei liegender Ventrikeldrainage: Liquorentnahme als Hirndrucktherapie.
      ■ Osmotherapie
         ─ Serum-Na mit NaCl 3 % auf 155–165 mmol/l heben NaCl 3,0 %: 2-5 ml/kg über 10–20 min, dann 0,1–1 ml/kg/h.
         ─ Mannitol: 0,5–1,0 g/kg (2,5–5 ml/kg der 20%igen Lsg.) i. v. über 10(–20) min (dann 4×0,5 g/kg/d; Serum-Osm <320 mosmol/l).

Bei Refraktärität:

- pCO_2 30–35 mmHg
- Therapeutische Hypothermie 32–34 °C
- Thiopental: 1–3(–5) mg/kg i. v. (RR↓, Volumen, Katecholamine aufgezogen bereithalten), alternativ auch Propofol-DTI 1–3 mg/kg/h (**CAVE:** Propofol-Infusions-Syndrom bei Applikation >12–24 h)
- Dekompressive Kraniektomie

Bei Zeichen der Einklemmung:

- **Notfalltherapie bei drohender Einklemmung:** Neu aufgetretene Pupillendifferenz, einseitig fehlende Lichtreaktion, plötzliche Bradykardie mit art. Hypertonie: meist vorher schon wegen GCS <8 intubiert, beatmet; ansonsten: spätestens jetzt Intubation (Propofol; **CAVE:** RR hoch normal halten wegen CPP = MAP – ICP).
- Akute Hyperventilation mit Ziel-p_aCO_2 <30 mmHg, Messung über $etCO_2$, art. BGA, manuelle Beatmung am wirkungsvollsten, nie längerfristig p_aCO_2 <30 mmHg (Ischämie!).
- Bolusgabe hyperosmolare Therapie:
  - NaCl 3 % 3–5 ml/kg i. v. über 10 min (max. 250 ml) *oder*
  - NaCl 23,4 % 0,5 ml/kg über 10 min (max. 30 ml) *oder*
  - Mannitol 1 g/kg i. v. über 10 min.

Dg.

Ursache der drohenden Einklemmung? Insbesondere bei einseitiger Symptomatik.
CAVE: An neurochirurgischen Notfall denken, Tumor/ Hirnblutung, akuter Hydrozephalus, Obstruktion einer ggf. bestehenden Ventrikeldrainage. Zeitrahmen bis zur chirurgischen Entlastung max. 4 h! Sonst meist sinnlos!

- Notfall-cCT
- EEG: Status epilepticus bei relaxiertem, intubierten Patienten?
- Intrakranielle Druckmessung bei:
  - Schädel-Hirn-Trauma mit Koma.
  - Unklare Indikation: Enzephalitis, evtl. Reye-Syndrom.

> — Entsprechende klinische Merkmale: GCS
> <8, Pupillenstörung, Atemstörung, gestörte
> Hirnstammreflexe.
> — Umstritten: Z. n. zerebraler Hypoxie, Hyperammonämie.

- **Monitoring**
  - Intensivmonitoring, zusätzlich RR art. (aber: „minimal handling"!).
  - Neurostatus: GCS, Pupillen stündlich.
  - ICP: wenn indiziert → kontinuierlich.
  - Bei unauffälliger Lunge: E_tCO_2.
  - ZVK: möglichst nicht in Jugularvenen, besser Leiste.
  - E'lyte, BZ, Serumsmolität: mindestens alle 4–6 h.

> ❯ **Keine Hyperglykämie zulassen! Keine Hypoglykämie zulassen!**

  - Blasenkatheter immer, da ICP bei voller Blase reflektorisch steigt
  - Bilanz: alle 4–6 h.
  - Magensonde.
  - Hirnperfusion im Dopplersonogramm 2-mal/d, sonst evtl. transtemporale Dopplersonographie.
  - Relaxierter Patient: häufiges oder am besten kontinuierliches EEG.
  - NIRS: wenig Daten. Absolutwerte weniger wichtig, eher zur Erkennung von Änderungen bei Therapiemaßnahmen oder Seitendifferenz.

- **Allgemeine Th.**
  - Entscheidend: zerebralen Perfusionsdruck gut halten.
  - RR normal: Noradrenalin-DTI, Adrenalin-DTI besser als „Flüssigkeitsbolus".
  - Infusion knapp (aber nicht auf Kosten des Blutdrucks): 70–80 % des Erhaltungsbedarfs/d als isotone, kristalloide Lösung (z. B. balancierte VEL, NaCl 0,9 %, etc.), falls RR zu niedrig! Keine hypoosmolare Lsg.!

- Serumosmolalität: 300–310 (<320) mosmol/l; Mannitol z. B. 0,25 g/kg alle 4 h!
- Normoglykämie.
- Lagerung achsengerade (keine Seitwärtsneigung des Kopfs), Oberkörper 30° (eher nicht höher, max. 45° hoch), nur wenn Intravasalvolumen ausreichend (**CAVE**: RR-Abfall!).
- Antipyrese: Paracetamol, evtl. Metamizol, Ibuprofen.
- Normothermie anstreben (36–36,5 °C), hierfür zumeist Kühlmatten notwendig, da Patienten therapierefraktär fiebern können.
- Evtl. milde therapeutische Hypothermie (32–)34 °C bei therapierefraktärem Hirndruck als ultima ratio (hierfür wenig Evidenz).
- Beatmung: wenn möglich niedriger PEEP.
- Anfälle aggressiv therapieren: Midazolam, Levetiracetam, Phenytoin.
- Minimal Handling: vor Maßnahmen Midazolam 0,1–0,2 mg/kg i. v., evtl. Fentanyl 1–5 µg/kg (Ziel: Vermeiden von Husten und Pressen, z. B. beim Absaugen), evtl. Relaxierung nötig.
- Urinausscheidung >0,5–1 ml/kg/h; ZVD normal halten.
- Ggf. bei Blutungsneigung oder Risikofaktoren: Omeprazol: 1 mg/kg alle 24 h, Magen pH >4,5.

- **Spezielle Th.**
  - Hyperventilation: Notfalltherapie bei plötzlichem ICP-Anstieg oder Einklemmungszeichen (weite, lichtstarre Pupille, Bradykardie mit art. Hpertension, danach wieder langsame Reduktion)
  - Mannitol: 0,25–0,5 g/kg/ED über 10–30 min. i. v., Wirkdauer 4–6 h; mit minimaler effektiver Dosis arbeiten, Kontrolle der Serumosmolalität (≤320 mosmol/l), nicht >72 h Therapiedauer; durch diuretische Wirkung entstehende **zusätzliche Flüssigkeitsverluste** durch NaCl 0,9 % ersetzen
  - Hypertone NaCl-Lösung: NaCl 3 % so titrieren, dass Na$^+$ (145–)155(–165) mmol/l im Serum: 3–5 ml/kg über 10–20 Min, danach 0,5–1 ml/kg/h.

- Furosemid: 0,5–1(–2) mg/kg/ED, nur wenn RR gut und Mannitol nicht mehr wirksam. E'lytkontrollen! Effekt nach 30 min.
- Dexamethason: 1 mg/kg/d. Indikation nur bei fokalem Hirnödem, z. B. Tumor, Granulom, Abszess.
- Subarachnoidalblutung (z. B. bei Aneurysma) und Hirndruck:
  Nimodipin: 10–15 µg/kg/h für 2 h, dann 10–45 µg/kg/h bei V. a. Vasospasmus erwägen.
- **Chirurgische Dekompression**: Indikation nicht zu spät stellen, wirksam nach Schädel-Hirn-Trauma, Raumforderung. Nicht sinnvoll bei posthypoxischem Hirnödem.
- Intraventrikuläre Ableitung zur Messung und Liquorableitung: effektiv, aber meist zu schmale Ventrikel im Kindesalter.

9.5 Schlaganfall (Stroke)

Ät. Art.-ischämisch, hämorrhagisch (art., venös), Sinusvenenthrombose.
Vaskulitis, fokale zerebrale Arteriopathie, kardiogen-embolisch, paradoxe Embolie bei PFO, art. Dissektion (Trauma), Moya-Moya Syndrom, genet. Vaskulopathien, Hyperleukozytosen, Sichelzellanämie, HUS/TTP, nephrotisches Syndrom (SVT), Aneurysma, AV-Malformation, Meningitis.

Sy. - Faziale Parese
     - Hemiparese
     - Sprach- und Sprechstörungen
     - Visusstörungen
     - Nicht selten: (fokale) Anfälle
     - Kopfschmerzen

❯ Deutlich häufiger „stroke mimics" (z. B. Migräne) als echter stroke.

Dg. ■ MRT (Goldstandard), möglichst reduziertes Stroke-
protokoll (RAPID MR-Bildgebung mit DWI mit ADC-
Maps, FLAIR, SWI, 3D TOF).

■ CT mit CT-Angio bei V. a. Blutung, wenn Untersuchung
zeitkritisch und NMR nicht verfügbar. Aber: schlechtere
Alternative (geringere Sensitivität bei Ischämie, hohe
Strahlenbelastung).

■ Bei möglicher Dissektion: Darstellung von Halsgefäßen
und Aa. vertebrales erforderlich.
Herzecho zum Ausschluss Endokarditis, PFO bei emboli-
schem Infarkt

❯ **Optimale therapeutische Aussichten einer Notfallinter-
vention (interventionelle Thrombektomie, Thrombolyse)
bei ischämischem Infarkt mit Gefäßverschluss innerhalb
6 h nach Symptombeginn.**

■ **Intensivmedizinische Th.**
■ Stabilisierung der Vitalparameter und Laborwerte (BZ,
E'lyte, Gerinnung, Blutbild).
■ Notfallmäßige Bildgebung.
■ (Bridging-)Thrombolyse und/oder interventionelle
Thrombektomie bei Gefäßverschluss ohne Vorliegen von
KI.
■ Auch bei schwerer Sinusvenenthrombose und/oder hä-
morrhagischer Infarzierung Katheterintervention disku-
tieren.
■ Frühzeitige, aggressive Antikoagulation bzw. Thrombozy-
tenaggregationshemmung zur Rezidivvermeidung ent-
scheidend.

■ **Allgemeine Th.**
■ Ziel = Herstellung und Aufrechterhaltung normaler Vitalparameter, um eine bestehende Infarktpenumbra zu
stabilisieren und eine sekundäre Verschlechterung zu
vermeiden.
■ Bis zu etwa 20 % der kindlichen Schlaganfälle sind von
Einschränkungen der Vitalparameter begleitet.

- Allgemeine Prinzipien einer neuroprotektiven Therapie (kaum pädiatrische Daten, an die Schlaganfallversorgung erwachsener Patienten angelehnt):
- **Respiration:**
  - Eupnoe mit physiologischer Atemfrequenz.
  - Normale Oxygenierung, z. B. pulsoximetrische Sättigung 94–98 % (Hyperoxie mit SpO_2 >98 % vermeiden), O_2 nur bei SpO_2 <94 % (Ausnahme: Sichelzellanämie).
  - pCO_2 35–40 mmHg, ggf. transkutane oder endtidale CO_2-Messung.
  - Intubationsindikationen: Hypopnoe, Apnoe, GCS ≤8, therapieresistente epileptische Anfälle, schwere Oxygenierungsstörung (O_2-Sättigung nicht >94 % durch O_2-Gabe), Hyperkapnie (CO_2 kapillär oder art. >45 mmHg).
  - Bei Notfallintubation „rapid sequence induction" mit Midazolam, Muskelrelaxans und je nach hämodynamischer Stabilität Propofol oder Ketamin/Esketamin.
  - Beatmung: wenn keine ICP-Erhöhung → Ziel: optimale BGA.
    - PEEP mit 3–4 cmH_2O so niedrig wie möglich (Verbesserung des venösen Rückflusses), aber zur Verhinderung von Atelektasen auch so hoch wie nötig.
    - Assistierte Beatmung mit ausreichend hoher Back-up-Frequenz zur Vermeidung von Atempausen.
    - Bei beeinträchtigter Lungenfunktion (z. B. nach Aspiration) höherer PEEP.
- **Hämodynamik:**
  - Euvolämie.
  - Bei Schockzeichen: Volumenbolus 10–20 ml/kg einer kristalloiden Infusionslsg.
  - Bei bewusstseinsgetrübten Patienten sollte in der Erstversorgung ein ICP von 20 mmHg angenommen werden → RR-Ziel entsprechend altersadäquatem zerebralem Perfusionsdruck („optimaler" CPP kontrovers diskutiert, aktuell gilt: 40 mmHg im 1. Lj., 50 mmHg bis Schulkindalter, 60 mmHg bei Schulkindern/Jugendlichen).

— **CAVE**: ADH-Exzess mit Gefahr der Hyponatriämie, häufige Kontrollen des Serumnatriums und strenge Bilanzierung!

— Bei klinischer Euvolämie: Erhaltungsbedarf mit balancierter VEL-Lösung mit G5 % bei SG und KK, alternativ VEL mit niedrigerem Glukoseanteil (z. B. 1 %) → regemäßige BZ-Kontrollen.

— Bei Hirndruckgefahr: Reduktion Erhaltungsbedarf auf 70 %.

— Weitere Ursachen für E'lytstörungen: zerebraler Salzverlust (Hyponatriämie, Gewichtsverlust), Diabetes insipidus (Hypernatriämie).

— Hb-Ziel >8 g/dl (Ausnahme: Sicherzellanämie, kardiale Grunderkrankung).

— **CAVE**: Häufig art. Hypertension als Zeichen einer „Erfordernishypertonie" → abrupte RR-Abfälle in Akutphase vermeiden (bei aufgehobener Autoregulation hängen zerebraler Blutfluss und systemischer RR direkt zusammen), Butdruckeinbrüche müssen unbedingt verhindert werden!

— Bei hämorrhagischem Infarkt → Normotonie anstreben.

— Unter Lysetherapie → Ziel-RR_{syst} <99. Perz + 5 mmHg.

— Indikation zur antihypertensiven Therapie:
  – Persistierend RR_{syst} oder RR_{diast} >99. Perz. + 5 mmHg mit Symptomen (z. B. Enzephalopathie, Herzinsuffizienz).
  – Bei hämorrhagischem Infarkt: RR <95. Perz.

— Antihypertensive Therapie:
  – Bei ischämischem Infarkt langsame RR-Senkung anstreben (max. 25 % des Ausgangswerts innerhalb der ersten 8 h, Ziel: nach 48 h RR <95. Perz.)
  – Bei hämorrhagischem Infarkt rasche Senkung auf mild altersentsprechend hypertensive RR-Werte (Ziel-RR syst. bei Erwachsenen: 140 mmHg)

▪ **Neurologie/ZNS:**
  — Oberkörperflachlagerung bei art. ischämischem Infarkt, falls kein Hinweis auf Hirndruckanstieg.

- Oberkörperhochlagerung 30° bei hämorrhagischen Infarkten (z. B. Sinusvenenthrombose, Aneurysmablutung, etc.).
- Vermeidung der Vv. jugulares für zentralvenösen Zugang, um den venösen Abstrom nicht zu behindern.
- Aggressive und frühzeitige Therapie von Anfällen, keine regelhafte antiepileptische Prophylaxe.
- Kopfmittelstellung.
- Normothermie, Normonatriämie und Normoglykämie
  (<150 mg/dl).
- Bei Anhaltspunkten für steigenden intrakraniellen
  Druck oder unilateral fehlender Lichtreaktion (ICP)
  → rasche konservative Eskalationsstufen wie bei SHT
  (s. o.), aber frühzeitig Neurochirurgie involvieren.
- Notfallbildgebung: cCT mit achsengerechter Oberkör-
  perhochlagerung, MRT in diesem Fall mit längerer
  Flachlagerung bei Hirndruckverdacht kontraindiziert!
- **Dekompressive Kraniektomie.** Kritisch abzuwägen bei:
  - großvolumigen Infarkten (z. B. >50 % des Media-
    stromgebiets),
  - infratentorieller Infarktlokalisation.
  - **Cave:** Bei steigendem ICP frühzeitig Kraniektomie
    diskutieren, ohne späte Eskalationsstufen (Barbitu-
    ratkoma, Hypothermie) der ICP-Therapie durchzu-
    gehen.
  - Maximaler Hirndruck nach 48(–96) h. Gefahr der
    Fehlmessung je nach Kompartiment der liegenden
    Sonde, häufig kontralateral positionierte Hirn-
    drucksonde hilfreich.
- Bei raumfordernden Infarkten in der hinteren Schädel-
  grube mit Liquoraufstau → externe Ableitung disku-
  tieren, ggf. zusätzlich dekompressive subokzipitale
  Kraniektomie bei Hirnstammkompression (supraten-
  torielle ICP-Messung in diesem Fall unzuverlässig).
- Bei hämorrhagischem Infarkt:
  - Frühes notfallmäßiges neurochirurgisches Vorgehen.
  - Dringende Laborabklärung (z. B. Hämophilie,
    Vit-K-Mangel, Thrombopenie).

- Radiologische Abklärung bezüglich AV-Malformation, Aneurysma, Kavernom: neuroradiologische Intervention?
- Bei sich entwickelndem Hydrozephalus → Platzierung einer externen Ventrikeldrainage oder eines Shunts.

- **Sondersituationen:**
  - Bei Vorliegen einer Sichelzellanämie: rasche Transfusion von Erythrozytenkonzentrat (Ziel: HbS <20 %), besser aber sofortige Austauschtransfusion. **CAVE:** unbedingt RR-Schwankungen minimieren.
  - Bei Hyperleukozytose >50.000–100.000/ul (z. B. im Rahmen von AML, Pertussis-Infektion) rasche Hydrierung und Austauschtransfusion erwägen.
  - Bei HUS/TTP → Gabe von FFP, Plasmapherese, Eculizumab, Caplacizumab.
  - Bei zerebraler Vaskulitis: Steroidbolus, evtl. IgG.
  - DD: metabol. Krisen diverser seltener und nicht selten undiagnostizierter Stoffwechselerkrankungen: evtl. Hochdosisglukosezufuhr (8 mg/kg/min), keinerlei Aminosäurenzufuhr, Hämofiltration/-dialyse. Mitochondriopathie/MELAS?

- **Monitoring**
  - **Allgemein:**
    - EKG
    - RR: art. Messung bei beatmeten Patienten und unter Katecholamintherapie sowie bei invasiver Hirndruckmessuung mit erhöhten ICP-Werten, nichtinvasiv: unter Lyse alle 5 min, dann alle 15 min.
    - Pulsoximetrische Sättigung: Ziel 94–98 %.
    - Unter Beatmung: endtidales CO_2, Ziel 35–40 mmHg.
    - Temperatur-Ziel 36–37,0 °C. Therapie: Paracetamol, Metamizol, Kühlmatte mit kontrollierbarem Temperaturmanagement.
    - Labor:
      - Standardlabor mit Gerinnung, D-Dimeren, Blutgasen inkl. Laktat, Blutzucker. NSE i.S. zur Verlaufsbeurteilung.

- Im Verlauf: Blutgase, Blutzucker und E'lyte: je nach Stabilität der Werte, initial mind. alle 2–4 h.
- Neuromonitoring:
  - Pupillen: unter Lyse alle 15 min., dann halbstündlich über 6 h.
  - Erweiterter Neurostatus (GCS, Verlauf bestehender Paresen/Ausfälle, PedNIHSS auch im Verlauf sinnvoll): alle 30–60 min über 6 h, dann alle 2 h.
  - aEEG oder (besser) kontinuierliches z. B. 12-Kanal-EEG: erforderlich bei beeinträchtigter Vigilanz und unter Beatmung → subklinische Anfälle nicht selten.
  - NIRS: unklarer Stellenwert in der Erkennung von Kompl.
  - Trankranieller Doppler: in geübten Händen sehr hilfreich zur Ergänzung der Diagnostik sowie zur Erkennung von Vasospasmen (obligat nach SAB).
  - Hirndruckmessung invasiv (Parenchymsonde, EVD), bei großen Infarkten, Koma.

- **Komplikationen**

Dringende Abklärung bei jeder neurologischen Verschlechterung erforderlich!

→ Reinfarkt? TIA?, progredienter Infarkt?, zunehmendes perifokales Ödem? Vasospasmen?, Blutung insbesondere unter/nach Lyse?, erhöhter ICP?, Krampfanfälle?, hämodynamische Verschlechterung?, Infektionen bei einliegenden Fremdkörpern/Kraniektomie?

Unter Lysetherapie mit rtPA ist ein Angioödem mit oropharyngealer Manifestation beschrieben worden. Die Therapie besteht in Absetzen der Lyse, frühzeitiger Intubation, Gabe von Adrenalin, Antihistaminika und Steroidbolus.

Th. - Bei Blutung → neurochirurgisches Konsil. Substitution je nach Gerinnungs- und Thrombozytenwerten (▸ Kap. 4).
- Bei ischämischem Infarkt (Ursachen z. B. Vaskulitis, Dissektion, Endokarditis, etc.): Antikoagulation (Heparin-DTI oder LMWH) oder Thrombozytenaggregationshemmung (unterschiedliche Schemata → mit päd. Stroke-Zentrum besprechen).

- Antihypertensive Therapie (wenn indiziert):
  - Nicardipin i. v., kontinuierliche Gabe, Dosis: 1–3 µg/kg/min i. v.
  - Labetalol i. v., kontinuierliche Gabe, Dosis: 0,1 mg/kg i. v. alle 10 min whd., bis max. 1–2 mg/kg, Gesamtdosis i. v. 0,4–1(–3) g/kg/h i. v.
- Bei Vasospasmus keine gesicherten Therapieoptionen. Hohe Volumenzufuhr, hochnormaler Blutdruck. Kalziumantagonisten haben sich als nicht erfolgreich erwiesen, Anwendung nach SAB jedoch noch weit verbreitet.
- Anfälle: ggf. passagere antiepileptische Therapie mit Benzodiazepinen (z. B. Clobazam) oder Levetiracetam.
- Frührehabilitation/Physiotherapie auf Intensivstation beginnen (Mobilisation nach strenger Flachlagerung ab Tag 2).
- Frühzeitig enteral ernähren.

9.6   Kriterien des irreversiblen Hirnfunktionsausfalls („Hirntod")

Auf der Homepage der Deutschen Ärztekammer/Deutsches Ärzteblatt gibt es eine (jeweils aktualisierte) Leitlinie zu diesem Thema.

Hirntod kann klinisch mit der notwendigen Sicherheit erkannt werden (Ausnahme primär infratentorielle Hirnschädigung, hier apparative Zusatzdiagnostik: EEG oder zerebrale Zirkulationsmessung).

- Apparativ-technische Untersuchungen können die klinische Erkennung des Hirntods ergänzen; bei Kindern <2 Je und bei primär infratentoriellen Hirnschädigungen sind sie zum Nachweis der Irreversibilität notwendig. Bei Kindern nach dem vollendeten 2. Lj und Jugendlichen werden sie meistens eingesetzt, sind aber nicht zwingend zur Hirntoddiagnostik.
- Hirntod bedeutet, dass die Gesamtfunktion von Großhirn, Kleinhirn und Hirnstamm unwiederbringlich erloschen ist. Ein anenzephales NG ist in Deutschland nicht von vornherein als hirntot einzustufen!
- Hirntod bedeutet den Tod des Menschen, unabhängig von einer maschinell aufrechterhaltenen Herz-Kreislauf-Funktion.

■ **Seltene Ausnahmesituation**

Bei der sehr seltenen primären infratentoriellen Hirnschädigung (z. B. ausgedehnter Hirnstamminfarkt) reicht die ausschließlich klinische Beurteilung nicht aus; hier kann – trotz Ausfalls aller Hirnstammfunktionen – zunächst noch Großhirntätigkeit bestehen. Hier ist immer der Nachweis elektrozerebraler Stille oder des zerebralen Zirkulationsstillstands notwendig.

Im Kindesalter extrem selten.

■ **Voraussetzungen der Diagnose „Hirntod"**

1. Akute Hirnschädigung, Ursache muss klar diagnostizierbar sein.
2. Vorübergehender oder nur scheinbarer Funktionsausfall des Gehirns muss ausgeschlossen sein, d. h. Intoxikationen (z. B. Barbiturate etc.), neuromuskuläre Blockade, Unterkühlung (z. B. nach Ertrinkung), Kreislaufschock, endokrines Koma (z. B. Hypothyreose), metabol. Koma (z. B. Koma diabeticum). RR und Körpertemperatur normal. Keine Hirnstammmeningitis/Enzephalitis.

1. + 2. erfüllt → dann Prüfung: Symptome des Hirntods.

Sy. 1. Bewusstlosigkeit, keine Spontanmotorik, evtl. spinale Reflexe auslösbar.
2. Lichtstarre, mindestens mittelweite Pupillen (**CAVE:** Mydriatikum, systemische Gabe höchster Mengen Katecholamine, Reanimation).
3. Kein okulozephaler Reflex (Kopf passiv drehen → Augen starr in Orbitahöhle mitbewegt).
4. Kein Kornealreflex.
5. Keine Reaktion auf Schmerzreize im Trigeminusgebiet.
6. Kein Pharyngealreflex.

❯ **Reaktion auf Absaugen im Rachen?**

7. Keine Spontanatmung, nachgewiesen durch den obligaten Apnoetest (erst, wenn die übrigen Symptome des Hirntods vorliegen. Prinzip: apnoische Oxygenierung): Diskonnektion vom Beatmungsgerät, 100 % O_2 durch Absaug-

sonde in den Endotrachealtubus (1–3 l/min) → keine Atemanstrengung (evtl. Wattebausch am Tubus) trotz CO_2 >60 mmHg.

Dg. ■ **Beobachtungszeit:**
- NG <7 d, >37 SSW: 72 h.
- SG + KK bis vollendetes 2. Lj: 24 h (zu jedem klinischen Untersuchungszeitpunkt auch EEG, FAEP oder Doppler durchführen).
- Kinder >2. Lj:
  - 12 h bei primärer Hirnschädigung (z. B. Schädel-Hirn-Trauma). Bei Nulllinien-EEG bei Kindern >2 J sofortige Hirntodfeststellung möglich.
  - 72 h nach sekundärer Hirnschädigung (z. B. zerebrale Hypoxie nach kardialem Kreislaufstillstand).
■ **Wer untersucht und stellt Hirntod fest?**

❯ Zwei voneinander unabhängige Untersucher müssen feststellen, dass die Symptome des irreversiblen Funktionsausfalls bestehen. Bei Transplantation müssen beide Untersucher unabhängig vom Transplantationsteam sein (Interessenkonflikt). Beide Ärzte müssen über mehrjährige Erfahrung in der Intensivtherapie von schwer hirngeschädigten Patienten verfügen. (Keiner muss zwingend Facharzt für Neurologie sein).

■ **Apparativ-technische Methoden:**
- EEG: 30 min kontinuierlich, >8 Kopfhautelektroden (technische Richtlinien der Deutschen EEG-Gesellschaft, bei SG schwierig anwendbar) → während der gesamten Ableitungszeit „elektrozerebrale Inaktivität (EZI)", dabei Kerntemperatur >32,3 °C. Sedativa, Barbiturate: subtherapeutische Spiegel; bei therapeutischen Spiegeln keine Diagnose eines Hirntods stellen!
- Alle klinischen Kriterien erfüllt und EZI:
  - Kinder >vollendetes 2. Lj: Hirntod ohne weitere Beobachtungszeit diagnostizierbar. Häufig wird aber dennoch eine Beobachtungszeit von 24 h eingehalten.

- NG: 2 EEG mit EZI, Abstand >72 h.
- SG und KK bis zum vollendeten 2. Lj: 2×EZI im Abstand >24 h.

— Evozierte Potenziale, Dopplersonographie, zerebrale Perfusionsszintigraphie, beidseitige Karotisangiographie: von der Erfahrung mit der jeweiligen Technik abhängig, keine sichere Todesfeststellung durch apparative Verfahren alleine möglich.

> **Todeszeitpunkt ist der Zeitpunkt, zu dem die Diagnose „Hirntod" gestellt werden kann (s. o.). Für die festgelegten Beobachtungszeiten gibt es bei Kindern wenige Daten.**

■■ **Bemerkungen**

Die Hirntodfeststellung ist für die Organexplantation zwingend notwendig. Ob eine maximale Intensivtherapie bei schwerster neurologischer Schädigung ohne Aussicht auf Besserung oder bei infauster Gesamtprognose weiterhin sinnvoll bzw. zwingend ist, hängt nicht von einer formalen Feststellung des Hirntods ab.

Hilfestellung gibt die Deutsche Stiftung für Organtransplantation (DSO: ► http://www.dso.de/, hier auch Richtlinien sehr genau angegeben, Kontaktmöglichkeiten, geben auch Hilfestellung bei Hirntoddiagnostik).

Infektiologische Erkrankungen

T. Nicolai, F. Hoffmann, C. Schön, K. Reiter

Der Beitrag wurde verfasst unter Mitarbeit von J. Hübner, U. von Both

10.1 Sepsis, septischer Schock

Def. Immunologische Dysregulation mit Organschädigung durch Infektionen (Bakteriämie, Fungämie, Virämie, Parasitämie oder schwere Organinfektion). Klinisch nicht zu unterscheiden von SIRS (systemische entzündliche Reaktion), z. B. durch Trauma, Verbrennung u. a. SIRS als Stufe der Sepsis ist daher fragwürdig.

Schweregrad: Sepsis, septischer Schock, Multiorganversagen.

Sy. Allgemeine Symptome: hohes, evtl. intermittierendes Fieber (>38,5 °C) oder Hypothermie (<36 °C), Tachykardie (bei SG auch Bradykardie) und Tachypnoe bis zur Hyperventilation, Rekap-Zeit ≥3 s, Apnoen, Hypothermie, art. Hypotonie und Oligo- bis Anurie, grau-blasses Hautkolorit als Zeichen der peripheren Vasokonstriktion, Anfälle, schwer beeinträchtigter AZ, Hepatosplenomegalie.

Leukozytose bzw. Leukopenie, pathologische Linksverschiebung (>10 % unreife Neutrophile).

Nicht wegdrückbares Exanthem = petechiale Blutungen.

© Springer-Verlag Berlin Heidelberg 2021
T. Nicolai, F. Hoffmann, C. Schön, K. Reiter, *Pädiatrische Notfall- und Intensivmedizin*,
https://doi.org/10.1007/978-3-662-61597-3_10

■ **Erreger**

Prinzipiell alle Keime. Typisch schwere Verläufe bei gramnegativen Erregern, Staphylokokken, Pneumokokken, Meningokokken.

- ■ NG Tag 1–5: B-Streptokokken (bis 6 Wo), E. coli und andere gramnegative Keime, Enterokokken, Listerien, Herpes simplex.
- ■ Intensivstation: gramnegative Erreger wie Pseudomonas, Serratien, Enterobakter sowie Staphylococcus epidermidis (ZVK etc.), MRSA; nosokomial erworbene Keime oft multiresistent! Pilzinfektionen?
- ■ Urosepsis: E. coli (zunehmende Resistenzraten!), Klebsiellen u. a.
- ■ Katheterassoziierte Infektion: Staphylococcus epidermidis, Pseudomonas, Candida albicans.

Typische Initialtherapie je nach Erkrankung bzw. bei bekanntem oder vermutetem Erreger ohne Resistenztestung: Infektiologische Tabellen (▶ Abschn. 17.6).

Wenn Infektionsbeginn >3(–5) d nach Krankenhauseinweisung → Antibiose für nosokomiale Erreger wählen (lokale Situation, gramnegative und multiresistente Keime bedenken!).

■ **Sonderformen/DD**

- ■ **TSS (Toxic shock Syndrom):** lokale Staphylokokkeninfektion (oder Streptokokkeninfektion) → Toxinwirkung. Lokal Staphylokokken nachweisbar, BK-negativ, Toxine (TSST1, Staphylokokkenenterotoxin B oder C) bzw. Antikörper dagegen im Serum. Fieber, Exanthem, beginnendes Multiorganversagen.
  → Therapie Clindamycin + Vancomycin, sonst wie jeder sept. Schock (s. u.) + polyvalente Immunglobuline (1 g/kg i. v. an Tag 1, dann 500 mg/kg/d i. v. für 2[–4] weitere Tage). **Lokale Sanierung, z. B. Abszessdrainage!**
- ■ **SSSS (Staphylococcal Scalded Skin Syndrome):** Konjunktivitis, Pharyngitis mit Staphylokokken → exfoliative Hauterscheinungen wie Verbrennung, positiver Tzanck-Test, Nikolski-Phänomen.
  → Therapie supportiv wie bei Verbrennung, antibiotisch wie TSS.

DD: medikamentenbedingtes Stevens-Johnson-Syndrom/ TEN → Steroidtherapie mit dermatologischen Experten diskutieren!

MIS-C (Multisystem Inflammatory Syndrome)/PIMS (Pediatric Inflammatory Multisystem Syndrome): 2–4 Wochen nach (asymptomatischer) COVID-19-Infektion, zumeist neben hohem Fieber gastrointestinale Symptome mit Erbrechen/Durchfall, klinisches Bild einer Appendizitis, vasoplegischer Schock, Kardiomyopathie, Kawasaki-ähnliche Erweiterungen der Koronararterien.

Therapie ähnlich Kawasaki-Syndrom mit Steroiden (Prednison/Methyprednisolon 2 mg/kg/d), hochdosierte IVIG 2 x 1 g/kg, ggf. ASS 30–50 mg/kg bei Koronardilatation bis 48–72 h nach Entfieberung, dann 3–5 mg/kg/d, bei refraktärem Verlauf Einsatz von Biologika erwägen (IL-1RA-/IL-6-Blocker)

- Pseudomonassepsis mit lividen Hautveränderungen = Ecthyma gangraenosum.
- Hypoplast. Linksherz bei NG.
- In Häufigkeit unterschätzt: **Makrophagenaktivierung** (HLH: Zytopenie, sehr hohes Ferritin, niedriges Fibrinogen, hohe Triglyceride), sek. TTP (Multiorganversagen und persist. Thrombopenie: Plasmapherese erwägen).
- **Lemierre-Syndrom**: Jugendliche nach Angina tonsillaris → AZ-Verschlechterung, Sepsis, multifokale hämatogene Pneumonie durch Streuung von infektiösem Jugularisthrombus.
  → Therapie: Antibiotika, die gegen anaerobe Fusobakterien wirken, Clindamycin oder Cefotaxim + Metronidazol (Wo!).
- **Malaria, Dengue**: Anamnese!

- **Kompl.**

ARDS, DIC, Nierenversagen, Leberversagen, Hämorrhagisches Schock-Enzephalopathie-Syndrom. Therapie: ▶ Abschn. 2.10, 3.1, 4.3, 5.1, 10.1.

10.1.1   Kreislaufinsuffizienz

- „Warme" Phase, hyperdyname Phase (nicht häufig oder
  sehr kurz):
  Warme, evtl. rötliche Extremitäten, Blutdruckamplitude
  eher hoch (MAD aber evtl. niedrig), wach bis verwirrter
  Zustand, verminderte Urinproduktion. Herz-Zeit-Volumen erhöht, peripherer Widerstand niedrig, Hyperventilation, evtl. resp. Alkalose.
- Zentralisationsphase:
  Kühle Extremitäten, Haut blass-zyanotisch, kühl, Bewusstseinstrübung, kleine Blutdruckamplitude, Hypotonie,
  Koma, Oligurie, Hypoxämie, Laktatazidose, reduzierte Mikrozirkulation, intravasale Gerinnung mit Verbrauchskoagulopathie, reduzierter venöser Rückstrom, Verminderung
  des Herz-Zeit-Volumens, hohe arteriovenöse O_2-Differenz.

Dg.

- Basislabor mit CRP, PCT, IL-6, Laktat, Albumin, LDH, Quick, PTT,
  Fibrinogen, D-Dimere (Fibrinogen-Spaltprodukte), AT, evtl.
  NH_3, BK, in besonderen Fällen universelle PCR (besonders em-
  pirisch antibiotisch vorbehandelte onkologische/immunsup-
  primierte Patienten).
- LP nach Klinik: Zellzahl, Eiweiß, Glukose, Laktat, Latexaggluti-
  nation bzw. Gegenstromelektrophorese, Gram-Färbung.
- RöTx.
- Abdomen-Sono, evtl. Abdomen-Leeraufname, Herzecho nach
  Klinik.
- Suche nach Organbefund (Osteomyelitis, Endokarditis, Otitis
  etc.).
- Urin: Status, Bakteriologie, Antigendirektnachweis, spezifi-
  sches Gewicht.
- Stuhl: Bakteriologie etc., je nach Klinik.
- Andere Untersuchungen zur Infektionsquelle je nach Klinik,
  ggf. zur Vorbereitung einer chirurgischen Sanierung.

■■ **Intensivstation**
■ **Monitoring**
- ▪ Intensivmonitoring
- ▪ RR alle 5–10 min: möglichst Arterie, RR-Normalwerte: ► Kap. 17; Kapillarperfusion (Grenze warm-kalt markieren), Rekap-Zeit: stündlich (normal <2 s).
- ▪ Neurostatus, GCS.
- ▪ ZVK.
- ▪ **SVC**-S_vO_2 (Ziel: >70 %) oder **gemischtvenöse** S_vO_2 (Ziel: >65 %).
- ▪ Laktat.
- ▪ Blasenkatheter → Bilanz, (bei obstruktivem Ileus Magenablaufsonde) → pH.
- ▪ UKG oft hilfreich.
- ▪ Ungesichert (wenige pädiatrische Daten): PiCCO, Pulskontur, Pulswellenanalyse mit Herz-Zeit-Volumen, extravaskulärem Lungenwasser. Eher später im Verlauf (z. B. ARDS + Kreislaufinstabilität) von Interesse.

Th.

- ▪ Beatmung: nach klinischer Indikation, aber eher früh! (S_pO_2-Abfälle, persistierende Schockzeichen, Koma, im Schock meist indiziert!) S_pO_2 >92 % halten, (bei Schocklunge auch niedriger, dann aber mittels UKG pulmonale Hypertension ausschließen!), Beatmung nach ARDS-Kriterien (z. B. Tidalvolumenbegrenzung: ► Abschn. 2.10) wenn ARDS vorliegt.
- ▪ **Entscheidend ist die frühe Korrektur der intravasalen Hypovolämie!**
- ▪ **Ggf. hierzu intraossären Zugang etablieren, im Schock keine Zeit mit langer Venensuche verlieren!**
- ▪ **Beim Kind als Zielvariable v. a. auch klinische Kreislaufparameter verwenden (Rekap-Zeit <2 s, Wachheit/Neurostatus, Warm-Kalt-Grenze, Urinproduktion, Laktatdynamik).**
- ▪ **Volumengabe**: isotone kristalloide Lsg. (z. B. balancierte VEL, Ringer-Acetat, etc.), NaCl 0,9 % (evtl. Albumin 5 %).
  - ─ Ziel: Kapillarfüllungszeit <2 s, RR normal., klinisch gutes Intravasalvolumen!

- — Menge: rasch 10–20 ml/kg als Bolus „aus der Hand", oft
  sofort mehrfach wdh., bis initial 60 ml/kg innerhalb
  der ersten 60 min, selten 60–100 ml/kg/h je nach RR,
  Kapillarperfusion, HF!
- — Volumenüberladung → akute Lebervergrößerung,
  feinblasige RG, zunehmender O_2-Bedarf.
- — Bei unklarer Volumensituation evtl. RöTx: Herz/
  Mediastinalgröße?, UKG.
- ▪ Antibiotika: rasch (<1 h nach Schockdiagnose!), z. B. Meropenem, gramnegativ wirksames β-Laktam (z. B. Piperacillin/Tazobactam oder Cephalosporin der 2., 3. oder 4. Generation) bzw. nach Ursache (s. u.) Penicillin G oder Cefotaxim bei Meningokokken.
- ▪ V. a. Kathetersepsis: Antibiotika über alle Schenkel im Wechsel oder als Dauerinfusion laufen lassen. Evtl. Katheter entfernen, wenn keine Besserung nach 48 h individuell entscheiden (▶ Abschn. 15.3!) ZVK bei Candida fast nie sanierbar. Andere chirurgisch sanierbare Sepsisursachen suchen!
- ▪ Bei NG immer auch DD Herpessepsis: Aciclovir für 21 d, ab Alter 28 d: Hochdosis-Aciclovir.
- ▪ Monitoring und Labor im Verlauf:
  - — Steigendes Laktat: zu schlechte Organperfusion.
  - — Zentralvenöse Sättigung (obere Hohlvene) <70 %,
    gemischtvenöse S_vO_2 <65 %, guter Parameter für zu
    niedriges DO_2: Verlauf v. a. im Gefolge von Maßnahmen
    (Volumengabe, Adrenergika), zur Erfolgskontrolle
    wichtiger als Absolutwert

  Bikarbonat, El'lyte, Glukose: Korrektur der Azidose fast nie
  sinnvoll (außer evtl.: schwere pulmonale Hypertonie), entgleiste E'lyte normalisieren, Hypoglykämie korrigieren (Ziel 100–180 mg/dl)

**Wenn nach Volumenloading (-gabe oder -ausgleich) noch
nicht stabil:**
- ▪ Noradrenalin: 0,05–1,5 µg/kg/min bei eher **warmer/offener
  Peripherie** (Vorsicht, wenn Herz groß, Peripherie kalt); Oligurie
  = keine KI.

- bes. bei **kalter Peripherie** → Hinweis auf myokardiale Depression: Milrinon: 0,25–1 µg/kg/min → Nachlastsenkung, pos. Inotrop, keine Tachykardie oder Adrenalin DTI.
- Gute Erfahrung mit Kombination: Noradrenalin + Milrinon/Dobutamin. Alternativ: Adrenalin (± Milrinon).
- Adrenalin: 0,1–2 µg/kg/min (bei **kalter oder warmer Peripherie**).
- Bei stabilem Kreislauf Hb >7 g/dl ausreichend. Transfusion erwägen bei persist. niedriger $S_{cv}O_2$ und Hb <7 g/dl.
- Hydrokortison in Stressdosis-duerinfusion (äquivalent zu Hydrokortison 3–5 mg/kg/24 h oder 60 mg/m^2), wenn Patient **nach den o. g. Maßnahmen nicht stabil** wird bzw. bei Risiko für NNR-Insuffizienz.
- **Normaler Blutdruck, peripher kalt, SVC-SvO2 <70 %, gemischtvenöse SvO2 <65 %:**
  - Evtl. Milrinon 0,5–0,75(–1) µg/kg/min bei schlechter Ventrikelfunktion und eher hohem peripherem Widerstand (Myokarditis, sept. Schock) (separate Leitung!).
  - **CAVE**: Volumen bereithalten, evtl. + Noradrenalin wg. peripherer Vasodilatation.

Sonstige Therapiemöglichkeiten bei persistierendem Schock:

- Dopamin: wenn **Peripherie warm** und RR schlecht, Herz nicht groß, ZVD <12 cmH$_2$O: 5–15–25 µg/kg/min (nur zentralvenös). Alphaeffekt ab etwa 10–15 µg/kg/min (kleines Herz + ZVD <12: mehr Volumen.): in den amerikanischen Leitlinien noch empfohlen, nach unseren Erfahrungen **besser: Noradrenalin oder Adrenalin**.
- Bei Hypotension trotz Volumen und Adrenergika, besonders wenn eine periphere Vasodilatation besteht:
  - Arginin-Vasopressin (Vasodilatation reagiert nicht auf Noradrenalin): 0,0003–0,002 E/kg/min. **Tipp**: senkt pulmonalen Widerstand.
  - Methylenblau: meiste Erfahrung nach kardiopulmonalem Bypass, Einzelfälle auch bei septischem Schock, daher bei refraktärer Vasoplegie versuchen: „loading dose" 1 mg/kg i. v. dann 0,25 mg/kg/h i. v. (grüner Urin!).

— Bei Post-bypass-Vasoplegie wird auch Hydroxocobalamin (am besten zusätzlich zu Methylenblau) beschrieben: 5 g über 15 min i. v. bei Erwachsenen.

Supportive Therapie:

- Antipyrese: bei Temperatur >38,5 °C, z. B. Paracetamol oder Ibuprofen.
- Sedierung: Fentanyl 3–5 µg/kg/h und Midazolam 0,1 mg/kg/h, wenn intubiert.
- EK: Ziel-Hb >7 g/dl, ggf. bei persistierender Laktaterhöhung und/oder Zeichen der Gewebshypoxie höher erwägen.
- Glukose: 4–5 mg/kg/min nach BZ (Hyperglykämie vermeiden).
  — Bei Erwachsenen möglichst <180 mg/dl halten, dazu ggf. Insulindauertropf notwendig.
  — Bei Kindern keine Daten, **CAVE**: Keine Hypoglykämien induzieren!
- Thrombozyten, FFP (DIC in ▶ Abschn. 4.3).
- Thromboseprophylaxe (Heparin) ab Pubertät, wenn Gerinnung u. Thrombozyten o.k.
- Furosemid: 1 mg/kg/ED bei Oligurie, aber nur, wenn sicher nicht hypovolämisch! D. h. RR und periphere Perfusion gut, Flüssigkeitsbolus ohne Effekt.
- Hämofiltration/Dialyse nur selten früh erforderlich, diskutiert bei refraktärem Flüssigkeits-Overload >10 % und hämodynamischer Stabilität.
- Hämoperfusion zur Cytokinentfernung noch nicht ausreichend studiert, ggf. individuell diskutieren.
- Omeprazol: 1(–2) mg/kg/d in 2 ED über 30 min als Kurzinf. (<3 LM: von 0,5 mg/kg bis ggf. 2 mg/kg/d), bei Risikofaktoren: Thrombopenie, DIC, Steroidgabe; allerdings gibt es keine pädiatrischen Daten.
- Ernährung: Kalorien: <10 kg: 55–75 kcal/kg/d, >10 kg: 45–55 kcal/kg/d; hauptsächlich bei prolongiertem Verlauf von Bedeutung, initial nicht sinnvoll (kein Fett bei Sepsis initial), sobald möglich (24–72 h): orale Zufuhr, z. B. G5 % 1 ml/kg alle 4 h, dann isoosmolares Hydrolysat, nach 5–7 d parenterale Ernährung aufbauen, dabei Lipide nur nach Besserung und wenn Triglyzeride <180 mg/dl.

> - Protrahiert schlechte Kapillarperfusion oder Relaxierung: De-
>   kubitusprophylaxe!
>
> **Wenn volumen- und katecholaminrefraktärer Schock mit**
> **weiterer Verschlechterung → ECMO erwägen.**
>
> RR-Tabelle: bei Normalwerten nach der Medikamententabelle
> in ▶ Abschn. 16.1.

■■ **Bemerkungen**

- Aggressive Volumengabe in den ersten 60 min senkt Mortalität.
- Evtl. Levosimendan 0,2 µg/kg/min i. v. Indikation wie
  Milrinon, zu erwägen bei Rechtsherzversagen, pulmonaler Widerstandserhöhung oder wenn trotz Adrenergika
  und Volumen kühl, Herz groß. Allerdings bisher keine of-
  fizielle Empfehlung. (**CAVE**: RR-Abfall, daher, wenn
  überhaupt, mit großer Vorsicht beginnen).
- Routineapplikation Kortikosteroide in Hochdosis verlassen
  → in Stressdosis als Dauerinfusion bei hämodynamischer
  Instabilität nach Volumenloading und Katecholamingabe
  oder Gefahr einer NNR-Insuffizienz erwägen (äquivalent
  zu Hydrokortison 3–5 mg/kg/24 h oder 60 mg/m^2).
- Selen: widersprüchliche Studienergebnisse, Gabe von
  normalen Substitutionsdosen als Bolusdosis akzeptabel.
- Antibiotika je nach vermuteter Infektionsquelle,
  ▶ Abschn. 16.6; Änderungen nach BK-Ergebnis, Antibio-
  gramm. Initial je nach lokaler Resistenzlage Meropenem
  oder zwei Antibiotika kombinieren. Stationseigene Resis-
  tenzlage bedenken!
- Anfälle aggressiv therapieren; Midazolam oder Levetirace-
  tam als Prophylaxe beim relaxierten Patienten mit ZNS-
  Infektion erwägen.
- Gabe von G-CSF = Filgrastim (Neupogen) 5–10 µg/kg bei
  Granulopenie (immunsupprimierter Patient) erwägen.
- S_pO_2-Zielwerte sind nicht durch Studien belegt.
- Hämoperfusion/Cytokinadsorber: die meisten Fallbe-
  richte (keine größeren Studien) liegen für Cytosorb vor.
  Indikation nicht gesichert, könnte Katecholamine sparen.

Biologische Plausibilität bei katecholaminrefraktärem Schock, eigene Erfahrungen gemischt. Erfordert viel Erfahrung mit extrakorporalen Verfahren.

10.1.2 Meningokokkensepsis

Oft sehr große Volumenmengen erforderlich! Antibiotika so früh wie möglich! LP vor Stabilisierung entbehrlich und hochgefährlich, nicht bei Thrombozyten <60.000 wegen Gefahr des spinalen Hämatoms. Hydrokortisonstressdosis, Thrombozyten >20.000/µl halten, Quick >20 % (Therapie DIC in ► Abschn. 4.3), Hb >7 g%. Protein C von uns bei progredienter Purpura standardmäßig eingesetzt, allerdings keine ausreichenden Daten für allgemeine Empfehlung. Dosis: 80–100 E/kg alle 4–6 h.

Expositionsprophylaxe für Geschwisterkinder und eng in Kontakt stehende (direkter Kontakt) Personen mit Rifampicin 10 mg/kg/d für 2 d (Kinder <1 LM), sonst 20 mg/kg/d (max. 1.200 mg/d) in 2 ED für 2 d, oder ggf. Ciprofloxacin (ab 18 J: 1×500 mg p. o.), oder ggf. (z. B. bei Schwangeren) Ceftriaxon (>12 J: 1×250 mg i. m., <12 J: 1×125 mg i. m.).

❯ Meldepflicht nach Infektionsschutzgesetz (IfSG) beachten!

Bei katastrophalem Verlauf und massiver Thrombosierung/Ischämie einer Extremität: Lyse mit rtPA (gefährlich!) diskutieren oder Prostacyclin.

10.2 Meningitis

Ät. ▪ Häufigere Erreger:
   ▬ Bakterien:
      – NG: B-Streptokokken, E. coli, seltener andere gramnegative Bakterien, Listerien.
      – Ältere Kinder (>6 Wo): Pneumokokken, Haemophilus, Meningokokken, selten Staphylokokken (Borrelia burgdorferi, Mycoplasma pneumoniae).
   ▬ Viren: Mumps, Enteroviren.

- Seltener:
  - Parasiten: Malaria.
  - Viren: Herpesviren (HSV, CMV, EBV), Enteroviren (Polio, Coxsackie A, B, ECHO), Enteroviren (z. B. Enterovirus 70 = akute epidemische Konjunktivitis mit Meningitis, Hirnnervenparese), FSME, Masern, Röteln, Adenovirus (wie Enzephalitiden).

Sy. Meningismus (>12–18 Mo), Opisthotonus, Fieber, Lichtscheu, Berührungsempfindlichkeit, Bewusstseinsstörung, Krampfanfälle (fokal oder sekundär generalisiert).

❯ **Antibiotikaapplikation <30 min nach Vorstellung des Patienten!**

Dg.

- Anamnese: Infektionsherd wie Otitis/Mastoiditis/Sinusitis, früheres Schädel-Hirn-Trauma, Immundefekt? Cochleaimplantat (Risiko: Pneumokokkenmeningitis), HiB- und Pneumokokkenimpfstatus?
- Neurostatus (einschließlich Hirnnnerven, Abducensparese?), GCS, Pupillenreaktion dokumentieren, Hautblutungen? Kopfumfang. Sakralgrübchen/Sinus?
- Basislabor mit Quick, PTT, evtl. D-Dimere, evtl. T-Antigen (bei Hämolyse und Pneumokokken), Blutkultur 2-mal; evtl. bei wenig Zellen in der LP → Serologie: Mykoplasmen, Borrelien, Mumps-IgM.
- Fundoskopie (nicht obligat vor LP, da ein Normalbefund akuten Hirndruck <48 h nicht ausschließt): Stauungspapille? Blutungen? (DD: Sinusvenenthrombose, Misshandlung)
- Falls klinisch Hinweis auf Hirndruck (Erbrechen, Bradykardie, Blutdruckamplitude, fokale Zeichen/Paresen, Hirnnervenparesen, fokaler Krampfanfall, Koma, ventrikuloperitonealer Shunt, Cochleaimplantat etc.) → BK, Antibiotika, dann Bildgebung = CT → erst dann evtl. LP.
- LP: Zellzahl/Zytologie, Eiweiß, Glukose, PCR auf häufige Erreger oder universelle PCR, bakteriologische Kultur (aerob und

anaerob), Methylenblau-, Gram-Färbung, Antigendirektnachweis (Latexagglutination; Meningokokken, Pneumokokken,
Haemophilus infl. spp.), evtl. PCR und Ziehl-Neelsen-Färbung
bei V. a. Tbc, evtl. Rest einfrieren → autochthone Antikörper,
Herpes-PCR bei V. a. beg. Enzephalitis.

- Urin: Status, Kultur, Antigendirektnachweis (Latexagglutination).
- Schädelsonographie (solange Fontanelle offen): Hygrom, Abszess, evtl. Dopplersonographie.
- cCT oder NMR (Notfallindikation, nach Klinik): zur DD bei fokalen Symptomen oder Koma: Tumor, Hirnabszess? Nach 2–3 d
  bei V. a. Enzephalitis.

> LP ist meist ohne vorherige Bildgebung erlaubt, obwohl
> ein leicht erhöhter Hirndruck bei der Meningitis die Regel
> ist. Bildgebung erforderlich, falls ein fokales Geschehen
> (z. B. Hirnabszess) klinisch möglich ist oder Hinweise auf
> deutlich erhöhten Hirndruck bestehen. Dann: sofort BK,
> Antibiotika beginnen, dann cCT mit KM, ggf. LP danach.
> Einklemmung auch bei normalem CT und Fundus möglich
> → nach Klinik (RR-Amplitude, Bradykardie, Erbrechen =
> Hirndruckzeichen) entscheiden.
> Antibiotische Therapie keinesfalls durch Bildgebung
> (oder andere Diagnostik) verzögern.
> Intensivüberwachung nach AZ und GCS, besonders bei
> jungen SG.

> **CAVE**
> Differenziere den benignen Schlaf von dem malignen
> (progredienten) Hirndruck!

LP nicht bei massiver Gerinnungsstörung, Thrombozyten <60.000/µl
(→ spinales subdurales Hämatom) → vorher korrigieren, nicht bei
schon schlechtem AZ = Hinweisen auf relevanten Hirndruck (s. o.)

- **Monitoring**
  - Intensivmonitoring, RR mind. alle 20 min.
  - Neurostatus, GCS, Pupillen stündlich.

- Urin: Bilanzierung alle 6 h.
- Serume'lyte alle (6–)12 h initial.
- Gewicht täglich, Kopfumfang bei SG täglich.

Th.

- GCS <8 → Intubation, Beatmung
  Ziel: p_aO_2 und pCO_2 normal; i. v.-Zugang.
- Schock: Therapie wie bei Sepsis (▶ Abschn. 10.1).
- Ceftriaxon oder anderes Cephalosporin der 3. Generation:
  rasch beginnen (<30 min nach Präsentation!)!
- NG <6–8 Wo: zusätzlich 300 mg/kg/d Ampicillin.
- Dexamethason: 0,4 mg/kg alle 12 h für 2 d erwägen (bei Hämophilus), nicht bei FG/NG, Beginn direkt vor Antibiotikagabe umstritten (Effekt auf Hörstörungen, nur bei H. infl. nachgewiesen).
- Flüssigkeitszufuhr: 80 % des Normalbedarfs, nicht zu viel freies Wasser (exzessives ADH häufig!)
- Bilanzziel: Gewicht konstant! Volumenrestriktion prophylaktisch (nicht auf Kosten des RR!).
- Hypoglykämie korrigieren (0,25 g/kg Glukose i. v.).
- Anfälle: Midazolam, bei häufigeren Wdh.: Prophylaxe z. B. mit Levetirazetam.
- Fieber >38,5 °C: strikte Antipyrese mit Ibuprofen, Paracetamol, Metamizol.
- Sedierung nur soweit nötig (Neurostatus bester Parameter für Verlauf).
- **Hirndruck**: Prinzipien ▶ Abschn. 9.8.4
  CAVE: RR↓! Primär wichtig ist die kouragierte Volumengabe zum Erhalt des RR!
  Der Nutzen einer Hirndrucktherapie wird kontrovers diskutiert. Die Messung ist sehr problematisch, da die Sonde in infiziertem Gebiet zu liegen käme. Der Hirndruck ist jedoch erhöht, und eine Hirnstammeinklemmung muss mit den üblichen Methoden (▶ Abschn. 9.4), in raren Fällen bis zur dekompressiven Kraniektomie, vermieden werden. Ansonsten muss der Perfusionsdruck erhalten werden, d. h.: RR-Abfälle nicht tolerieren, evtl. Adrenergika; Volumen unbedingt ausreichend!

> - **Therapiedauer:**
>   - Meningokokken: 4–7 d.
>   - Haemophilus, Pneumokokken, B-Streptokokken, E. coli: etwa 7–10 d, je nach Verlauf 3–4 d über Entfieberung hinaus, oft 3–4 Wo; NG mind. 14 d (phasenweise subfebrile bis febrile Temperaturen bei Pneumokokkeninfekten auch noch nach suffizienter Antibiotikatherapie möglich); Listerien 21 d.
>
> **Meldepflicht nach IfSG beachten, Umgebungsprophylaxe (Meningokokken) beachten!**
> Kinder- bzw. Hausarzt informieren!

- **Umgebungsprophylaxe**
  - Haemophilus influenzae: alle Kinder <6 J aus Wohngemeinschaft und Indexpatient nach Therapieabschluss: Rifampicin für 4 d.
  - Meningokokken: Rifampicin für alle Mitglieder der Wohngemeinschaft für 2 d. Dosis: Kinder <1 Mo: 10 mg/kg/d in 2 ED; Kinder >1 Mo: 20 mg/kg/d in 2 ED; Erwachsene: 1.200 mg/d in 2 ED.

❶ CAVE
Schwangerschaft, Ikterus, Kontrazeptiva (Beipackzettel).

Alternativen: Ceftriaxon: Kinder <12 J: 125 mg i. m., einmalige Gabe; >12 J, Erwachsene: 250 mg i. m., einmalige Gabe; oder (nur Erwachsene): Ciprofloxacin 500 mg p. o., einmalige Gabe.

DD ■ Infektiös:
  - Tuberkulöse Meningitis (CT: basale Meningitis, Liquorglukose niedrig, Lymphozyten, Liquorausstrich färben + PCR, im RöTx evtl. miliare Zeichnung, Mendel-Mantoux-Tuberkulinprobe oft negativ! Quantiferon-Test)
  - Malaria, Herpesenzephalitis, Leptospiren, Borrelien, Mykoplasmen, Toxoplasmen, Lues.
  - Hirnabszess (evtl. nur Liquoreiweiß hoch, manchmal fokale Neurologie. CT!), Therapie bei ernstlichem Verdacht auch ohne Erregernachweis beginnen!

- — Bei onkologischen Pat. und Immundefekten auch seltene Erreger bedenken (z. B. Toxoplasmose, Bk-Virus, Pilze), dann evtl. Hirnbiopsie/Meningealbiopsie sinnvoll.
- ■ Primäre Hirnerkrankungen:
  - — Raumforderung (CT), vaskulärer Insult (Ischämie, Sinusvenenthrombose: Gerinnungsstatus, D-Dimere, NMR-Angiographie), subarachnoidale Blutung (bei Angiom), Meningeosis bei Malignomen (Medulloblastom), selten bizarre neurologische NW unter Cyclosporintherapie.
  - — Autoimmunologische Syndrome wie hämphagozytierende Lymphohistiozytose, Hashimoto-Thyroiditis-assoziierte Hirnerkrankung (seroidsensistive Enzephalopathie), zerebrale Vaskulitis, Autoimmunenzephalitiden.

■■ **Bemerkungen**

- ■ Bei fehlender klinischer Besserung nach 24 h evtl. LP wiederholen, CT oder NMR bei V. a. Kompl.; CRP-Verlauf?
- ■ Fieber für 7 d normal! Erneutes Auffiebern (nach 24 h ohne Fieber) oder Fieber >7 d: nach Ursache suchen (subduraler Erguss, Abszessbildung, Mastoiditis, Medikamentenapplikationsfehler?); evtl. Re-LP, CT oder NMR! Sekundäre Infektionsfoci: Osteomyelitis, Arthritis, nosokomiale Infektion: ZVK, HWI, Pneumonie.
- ■ Mangelnde klinische Besserung (Wachheitszustand, Meningismus): Re-LP nach 24–36 h, Differenzialdiagnosen, CT erwägen.
- ■ Fisteln, Liquorrhö aus der Nase: Nasensekret → Glukoseteststreifen, besser β-Trace-Protein.
- ■ Wiederholte Infektion mit Meningokokken (selten!): Komplementdefekt → CH50, AP50?
- ■ Gramnegative Bakterien jenseits der NG-Periode: Fistel im Sakralbereich?
- ■ Antibiotika nach bakteriologischem Ergebnis evtl. ändern: z. B. bei B-Streptokokken ggf. Umsetzung auf Penicillin G; bei Haemophilus, Pneumokokken, Meningokokken, E. coli: mit Cefotaxim weiter.

- T-Zelldefizienz: Pneumokokken, Listerien.
- Neutropenie: Pneumokokken, Staph. aureus, z. B. Cefuroxim.
- Bisher treten in Deutschland wenige Cefotaxim-resistente Pneumokokken auf. Bei Häufung oder erhöhtem individuellen Risiko, z. B. nach Urlaub in Südeuropa: Vancomycin zugeben; dabei ist Dexamethason umstritten, da dadurch evtl. Liquorspiegel von Vancomycin niedriger.
- Gehörprüfung nach 4 Wo, neurologische Nachuntersuchungen.

10.3   Enzephalitis

Def.   Entzündung des Hirngewebes durch infektiöse oder parainfektiöse Prozesse.

Ät.   ■ Häufigere Erreger:
    — Viren: Herpesviren (HSV, CMV, EBV), Enteroviren (Polio, Coxsackie A, B, ECHO) (z. B. Enterovirus 70 = akute epidemische Konjunktivitis mit Meningitis, Hirnnervenparese), FSME, Masern, Mumps, Röteln, Adenovirus.
    — Bakterien: Borrelia burgdorferi, Mycoplasma pneumoniae, Listerien.
    — Parasiten: Malaria.
  ■ Seltenere Erreger:
    — Viren: Influenza A, Borna, lymphozytäre Choriomeningits (Arenavirus, selten: enzephalitisches Bild), Rabies.
    — Bakterien: Katzenkratzkrankheit, Mycobacterium tuberculosis, Leptospiren, Treponema pallidum, Listeria monocytogenes (immunsupprimierter Patient), Legionellen, Brucellose (selten Meningoenzephalitis).
    — Parasiten: Toxoplasma gondii (immunsupprimierter Patient), Amöben.
    — Pilze: Cryptococcus neoformans (immunsupprimierter Patient), Candida, Aspergillen.

Sy. **Prodromi**: Kopfschmerz, Fieber, Nackensteife, Lichtscheu, Erbrechen, Reizbarkeit, Somnolenz.

Schlüsselsymptome: Bewusstseinsstörung, Verhaltensstörung, Persönlichkeitsveränderung, Krampfanfälle (fokal oder generalisiert), Fieber; evtl. Hemiplegie, Aphasie, SIADH.

Ansonsten je nach Areal: Kortex → Desorientiertheit, Verhaltensänderung. Basalganglien → Bewegungsstörung (EPMS); Hirnstamm → Hirnnervendysfunktion; Rückenmark → schlaffe Paraplegie = Myelitis (DD: GBS); Ataxie.

❗ **CAVE**
Fokaler Krampfanfall + Fieber immer wie Herpesenzephalitis behandeln, bis Beweis des Gegenteils.

Dg.

- Anamnese: Begleiterkrankung: Diarrhö → Enteroviren; Zeckenbiss → Borreliose, FSME; Tierbiss → Rabies; Reise → Malaria (Malaria kann bis zu einem Jahr (!) nach Reise in ein Malariagebiet auftreten) und Arboviren; Exanthem → Masern, Varizellen, Enteroviren.
- cCT oder NMR (Notfallindikation, nach Klinik): zur DD bei fokalen Symptomen oder Koma: Tumor, Hirnabszess?
- Fundoskopie vor LP: Stauungspapille? Blutungen? (Sinusvenenthrombose, Misshandlung).
- LP: möglichst Liquoröffnungsdruck (steriles Schläuchchen anschließen, Luer-Lock-kompatibel).
- Neurostatus, GCS, Pupillenreaktion dokumentieren.
- Basislabor und Blutkultur, evtl. Kälteagglutinine, Albumin, IgG, IgA, IgM, Ammoniak, Laktat (bei Azidose), Aminosäuren, organische Säuren.
- Serologie: HSV-IgM und -IgG, ggf. Mykoplasmen, Borrelien, Mumps-IgM.
- Liquor (mindestens): Zellzahl/Zytologie, Eiweiß, Albumin, IgG, IgA, IgM, Glukose, bakteriologische Kultur, Gram-Färbung, PCR-panel; HSV-PCR.
- HSV-IgM und -IgG, evtl. Suche nach oligoklonalen IgG-Banden, Borrelienantikörper in Liquor und Serum (gute Spezifität, Serum AK allein sehr schlechte Spezifität).

- Evtl. Borrelien-PCR (nur 10 % sensitiv), Mykoplasmen-PCR aus respir. Sekreten.
- Restliquor bei −20 °C einfrieren.
- Häufig Zellzahl nur mäßig erhöht (<100/µl), Protein <120 mg/dl oder Normalwerte, Glukose-Blut-Liquor-Ratio unauffällig.
- Bei Sonderfällen: oligoklonale Banden (immer Serum-Liquor-Paar); Antikörperbestimmung → Serum-/Liquor-IgG-Quotient (autochthone Antikörperproduktion?).
- Nach Rücksprache mit dem jeweiligen infektiologischen Labor (abhängig von Ausstattung): DNS-Hybridisierung, PCR, Viruskultur; Tb-Kultur, Quantiferon-Test, Mikroskopie auf säurefeste Stäbchen; statt Latexagglutination evtl. andere Schnelltests.

Serumuntersuchungen:
- Serologie: Antikörpertiter (s. o.), je nach Verdacht (immer initial Serum-Liquor-Paar bilden), häufige Erreger s. o.
- **Untersuchungen nach 2 Wo wiederholen.**

Sonstiges:
- Bei Malariaverdacht: dicker Tropfen bzw. konventioneller Ausstrich.
- Intermittierende oder späte Manifestation einer Amino-/Organazidurie? Porphyrie?
- Toxikologie (Urin, Serum): Schlafmittel, Salizylate, trizyklische Antidepressiva, Opiate; Blei: Liquor mit hohem Protein und wenigen/keinen Zellen, Erythrozyten mit basophilen Tüpfeln, Δ-Aminolävulinsäure im Urin; CO-Hb.
- Haut: Mendel-Mantoux GT 10 (Intrakutantest, kaum noch verwendet), IGRA (z. B. Quantiferon) mit besserer Sensitität und Spezifität; evtl. Material aus Bläschen (Bläscheninhalt); Rabies: Hautbiopsie.
- Elektiv: cCT/NMR: MR 2–3 d, CT 4–5 d nach Beginn der neurologischen Symptome
  NMR (T_1, T_2, FLAIR) Ödemdarstellung und je nach Fragestellung weitere Sequenzen mit KM, in der T_2-Gewichtung: entzündliche Veränderungen signalintensiv; im cCT hypodense Areale; Herde in der Temporal- und Inselregion: HSV.
- Stuhl: Virusisolierung (Enteroviren).
- Urin: Status; Toxikologie. An SIADH denken! Virusisolierung im Urin: Early-Antigen-CMV.

- EEG, EKG, evtl. Herzecho
  EEG: Unspezifisch verlangsamt; unilaterale Verlangsamung/lateralisierte Entladungen/massive Veränderungen bei mäßiger Klinik → Herpes simplex (PLEDS: periodische lateralisierte epileptiforme Entladungen [„discharges"]); normales EEG schließt (beginnende) Enzephalitis nicht aus. Periodische Entladungen (bei HSV „typischerweise" asymmetrisch: Foci von Spikes vor langsamem Hintergrund, SSPE bilateral symmetrisch: „pseudoperiodische" EEG-Komplexe).
  EKG: Begleitmyokarditis (u. a. bei Enteroviren)?

> **❯** Intensivüberwachung bei begründetem V. a. Enzephalitis, da rasche Progredienz möglich. Entscheidend sind die allgemeinen Prinzipien (ABC-Regeln) der Intensivtherapie mit Überwachung bzw. Optimierung von Ventilation/Oxygenierung und Hämodynamik zur Vermeidung sekundärer Hirnschädigungen.

- Monitoring
  - Intensivmonitoring, RR mind. alle 20 min.
  - Neurostatus. GCS, Pupillen: stündlich.
  - Urin: evtl. Blasenkatheter, Bilanzierung mind. alle 6 h.
  - Basislabor alle 6–12 h initial.

Th.

- GCS <8 → Intubation, Beatmung
  Ziel: p_aO_2 und pCO_2 normal
  Verboten: paCO2 <30–35 mmHg (Gefahr zerebraler Ischämie)!
  Außer: kurze Hyperventilation bei akuter Einklemmung bis Mannit/Trapanal zur Hand
  RR hoch normal halten, evtl. Arterenol i. v.
- Bei GCS <8 → epidurale Drucksonde rechts.
- Sedierung: nur soweit nötig (Neurostatus bester Parameter für Verlauf) mit Midazolam, evtl. Fentanyl; bei Hirndruck bzw. -sonde jedoch erforderlich (▶ Abschn. 9.4).

- Relaxierung: nur Einzelgaben nach Bedarf, evtl. Dauer-EEG zur Anfallserkennung!
- Hirndrucktherapie: Prinzipien ▶ Abschn. 9.4 a. Volumenrestriktion (nicht auf Kosten des RR!). b. Diuretikatherapie (**CAVE**: RR!). c. Mannitol, NaCl 3 %, Thiopental.
- Aciclovir 3 Mo–12 J: 1.500 mg/m^2 KOF/d in 3 ED: 30 mg/kg/d bis zum Ausschluss einer Herpesenzephalitis; bei HSV: 14 d, VZV: 50 mg/kg/d.
  NG ab 28 d und HSV 15–20 mg/kg alle 8 h für 21 d. Leukopenie monitoren.
- Anfälle: initial Midazolam (auch DTI) oder Lorazepam; u. U. neben Benzodiazepinen weiteres Antikonvulsivum (individuelle Entscheidung nach Situation, z. B. Levetirazetam, Phenobarbital etc.).
- Fieber >38,5 °C: strikte Antipyrese mit Paracetamol, Ibuprofen oder Metamizol.
- Antibiotisch z. B. Ceftriaxon 80 mg/kg/d oder Cefotaxim: 200 mg/kg/d bei V. a. bakterielle Infektion, Ampicillin bei V. a. Listerien (NG oder Immunsupprimierte).
  Bei Hirnabszess und unbekanntem Erreger: z. B. Ceftriaxon und Metronidazol 20–30 mg/kg/d, bei V. a. S. aureus Flucloxacillin, bei V. a. MRSA Vancomycin.
  Keine eindeutigen ätiologischen Hinweise: i. v.-Antibiose → absetzen erst (!) nach Ausschluss bakterieller oder HSV-Infektion.

CAVE: exzessives ADH! meist Bilanz ±0 anzustreben.
Therapie ▶ Abschn. 7.4. Klinisches ICP-Monitoring, meist Analgetika nötig → aber möglichst vermeiden, da Vigilanz bester neurologischer Überwachungsparameter!
Bei akuter disseminierter Enzephalomyelitis (ADEM; NMR-Befund!): Methylprednisolon 10–30 mg/kg/d für 3 d, dann für 11 d 1 mg/kg/d p. o., dann langsam ausschleichen.

DD — Infektiös:
    — Bakterielle Meningitis: Therapie (s. o.): seltenere Erreger, Pilze etc.: DGPI-Handbuch (2018); Mykoplasmen: Doxycyclin 4×1 mg/kg/d

- Virale Meningitis: Fieber, Kopfschmerzen, Erbrechen, Nackensteife; Liquor: lymphozytäre Pleozytose, geringe/keine Proteinerhöhung, normale Glukose, autochthone γ-Globulinvermehrung und Nachweis oligoklonaler Banden möglich; initial: polymorphonukleäre Leukozyten möglich → rascher Wechsel zu Lymphozytose; Bewusstseinsstörungen, Delirium (Anfälle selten bei viraler Meningitis). EEG: diffuse Verlangsamung.
- Tuberkulöse Meningitis: CT: basale Meningitis, Liquorglukose niedrig, Lymphozyten, Liquorausstrich färben! RöTx evtl. miliare Zeichnung. Mendel-Mantoux-Test oft negativ!
- Hirnabszess: evtl. nur Liquoreiweiß hoch, manchmal fokale Neurologie; CT!
- Autoimmunenzephalitiden: am häufigsten Anti-NMDAR (häufig auch sekundär nach HSV-Enzephalitis), aber auch andere Antikörper bekannt.
- Chronische Enzephalitis: Subakute sklerosierende Panenzephalitis; häufigste chronische Enzephalitis: nach Maserninfektion fragen (evtl. auch nach Masernimpfung möglich). HIV-Infektion. CMV, Influenza, VZV, Lassa-Fieber: antivirale Therapeutika z. B. DGPI-Handbuch (2018).
- Metabol.
Reye-Syndrom, hepatisches Koma, Hypoglykämie, diabetisches Koma, Urämie (Serumwerte), systemischer Carnitinmangel, atypische PKU (Tetrahydrobiopterin geben [2 mg/kg i. v., 20 mg/kg/d p. o.], manchmal cholinerge Krise, dann Biperiden), Late-onset-Glutaracidurie Typ II, MCAD-, LCAD-Defekt, Elektronen-Transfer-Flavoprotein-Dehydrogenase-Defekt.
- Endokrinologisch: akute Nebenniereninsuffizienz (Na^+ niedrig, RR, Glukose), steroidsensible Enzephalopathie bei Hashimoto-Thyreoiditis.
- Toxisch:
Medikamente (s. o.), Bleienzephalopathie, CO-Vergiftung.
- Primäre Hirnerkrankungen:
Non-konvulsiver Status epilepticus (notfallmäßiges EEG, sehr selten, evtl. bei Patienten mit Lennox-Gastaut-Syn-

drom), Raumforderung der hinteren Schädelgrube (CT), vaskulärer Insult (Ischämie, **Sinusvenenthrombose**: Gerinnungsstatus, D-Dimere, NMR-Angiographie).

- Andere:
  Hämorrhagischer-Schock-Enzephalopathie-Syndrom, Invagination (KK). Kollagenose (Lupus erythematodes, Periarteriitis nodosa), rheumatische Erkrankung (juvenile idiopathische Arthritis, Purpura Schönlein-Henoch, Kawasaki-Syndrom). Demyelinisierende Erkrankung (Multiple Sklerose), Leigh-, MELAS-Syndrom, hämophagozytierende Syndrome (virusinduziert oder familiär: Hepatosplenomegalie, Anämie; bei Patienten mit rheumatischen Erkrankungen → Diagnose: KM-Punktion), Trauma („battered child"), Kardiomyopathie mit Thromben und Embolien.

10.4   Malaria

- **Epidemiologie**
Die Malaria tropica (Plasmodium falciparum, meist Afrika) ist potenziell lebensbedrohlich. Inkubationszeit 1–2(–6) Wo.

Sy.   Häufig unspezifische grippeähnliche Symptome (Fieber, Schüttelfrost, Kopf- und Gliederschmerzen, Durchfall etc.).

❶ CAVE
Schwere und komplizierte Malaria → Intensivstation!

❯ Ursache: Praktisch immer Infektion mit Plasmodium falciparum. Meist zu späte Therapie.

- **Kriterien**
Mindestens eins erfüllt für schwere/komplizierte Malaria
1.   Intensivindikation wg. lebensbedrohlicher Malaria:
     Bewusstseinstrübung, Koma, sichtbarer Ikterus, extreme Schwäche, Krampfanfälle, resp. Insuffizienz, unregelmäßige Atmung, Hypoxie (Lungenödem), Hypoglykämie <40 mg/dl, Hyperkaliämie >5,5 mmol/l, Azidose mit BE <8 mmol/l, De-

hydration, Kreislaufkollaps, Schock, Spontanblutungen (DIC), Hämoglobinurie (WHO-Kriterien).

2. Bedrohlich, Wachstationsindikation:
Bilirubin >3 mg/dl, Transaminasen >3-fache Norm, Nierenfunktionsstörung: Kreatinin >2,5 mg/dl, Anämie, Hb <10 g/dl, Hyperparasitämie >5 % der Erythrozyten, Sichelzellanämie.

Dg.

Daran denken!
Anamnese (Reiseland, Symptombeginn, durchgeführte Chemoprophylaxe). Schwere virale und bakterielle Infektionen nach Tropenaufenthalt differenzialdiagnostisch erwägen.

- Basislabor + LDH, Haptoglobin, indir. Bilirubin, GOT, GPT; Gerinnung: Quick, PTT, Fibrinogen, AT.
- Urinstatus.
- Direkter Erregernachweis im Blutausstrich oder im „dicken Tropfen" mit %-Angabe.
- RöTx, Sono Abdomen (Organgröße).

Typisch für schwere Malaria: Thrombopenie <50.000/μl, LDH >400 U/l, Hypoglykämie!

Erregerdiagnostik:

- Negativ: weiterhin Malariaverdacht → Wiederholungsuntersuchung alle (6–)12–24 h.
- Positiv: Artdiagnostik (Mischinfektionen), Quantifizierung (% parasitierter Erythrozyten).

- **Monitoring**
  - Intensivmonitoring.
  - Neurostatus: GCS anfangs stündlich, dann alle 4 h für 48 h.
  - Basislabor: alle (2–4–)6 h.
  - Urinstatus: alle 4 h für 48 h, dann alle 12 h.
  - Gerinnung, LDH: alle 12–24 h.
  - Ausstrich: mit Parasitenzählung alle 6 h für 48 h, dann alle 12 h.
  - Bilanz: alle 4–6 h, evtl. Blasenkatheter. Gewicht tgl.
  - Koma, schwere Hypotension o. Ä.: ZVD, art. Zugang.

Th.

Therapiebeginn so rasch wie möglich, nicht durch komplizierte Diagnostik verzögern!

Malaria-Chemotherapeutika: **Sofortige Rücksprache mit einem tropenmedizinischem Institut wegen rasch wechselnder Resistenzlage der Malariaerreger!** Internetseiten des Robert Koch Instituts (▶ www.rki.de) und des TropNet (▶ www.tropnet.net) sowie ▶ www.dtg.org, ▶ www.who.int/topics/malaria/en/ sind sehr hilfreich.

Möglichst orale Therapie; nicht bei Koma, komplizierter Malaria, gastrointestinalen Symptomen.

Therapie der komplizierten Malaria:

- GCS <8: Intubation, Beatmung.
- RR-Probleme: supportive Intensivtherapie, ZVK, bei Schock: Volumenbolus 20 ml/kg NaCl 0,9 % oder Albumin 5 %, ggf. whd.
- Hypoglykämien: erkennen, beheben.
- Antiparasitäre Therapie:
- Komplizierte Malaria (M. tropica) (= Plasmodium falciparum), Kriterien (s. o.) = Intensiv- und Wachstationindikation.
  - ▬ Chinin
    - – i. v.: (Chinindihydrochlorid). Initial[1]: 20 mg/kg über 2–4 h i. v. in G5 % (EKG-Kontrolle kontinuierlich!, BZ-Kontrolle! Urinstix). Dann: 10 mg/kg über 2–4 h i. v. in G5 %, dann dieselbe Dosis: Kinder <2 J: alle 12 h, Kinder >2 J: alle 8 h.
    - – Bis orale Medikation möglich, dann p. o. ab dem 3. d 5–7 mg/kg 3 ED/d für insgesamt 7–10 d
    - – + Clindamycin 20–30 mg/kg/d in 2–3 ED i. v. (möglichst nicht bei NG/FG) oder p. o. (oder ab 8 J: Doxycyclin 3 mg/kg/d i. v. oder p. o.)
  - ▬ Alternativ statt Chinin:
    - – Artesunat 2,4 mg/kg i. v. als „loading dose", dann 1,2 mg/kg nach 12 h, dieselbe Dosis nach wiederum 12 h, dann alle 24 h für 6 d.

---

[1] Keine „loading dose", wenn Mefloquin in den letzten 12 h vor Beginn der Chinintherapie genommen wurde.

— Bei chininresistenter Falciparum-Malaria:

– Artesunat wie oben + Mefloquin oder Tetrazyklin.

Therapie der unkomplizierten Malaria:

1. Unkomplizierte M. tropica, wenn Chloroquinresistenz möglich:
   — Atovaquon/Proguanil (Malarone): 5–8 kg: 2 Tbl. Malarone junior, 9–11 kg: 3 Tbl. Malarone junior, 11–20 kg: 1 Tbl. Malarone, 21–30 kg: 2 Tbl. Malarone/d, 31–40 kg: 3 Tbl. Malarone/d, >40 kg: 4 Tbl. Malarone/d als Einzelgabe über 3 d; *oder*
   — Artemether-Lumefantrin (Riamet): 5–14 kg: 1 Tbl./ED; 15–24 kg: 2 Tbl./ED, 25–34 kg: 3 Tbl./ED, ab 35 kg: 4 Tbl./ED. Initial 1 Dosis, wdh. nach 8 h, dann nach jeweils 12 h für 2 d (insges. 6 ED in 3 d); *oder*
   — Mefloquin (nur p. o., ab 3. LM + 5 kg) (unkompl M. tropica, M. tertiana): 15 mg/kg als ED, nach 6 h 10 mg/kg.
2. Unkomplizierte Malaria aus Gebieten ohne Chloroquinresistenz:
   — Chloroquin (Malaria, die in Gebieten ohne Chloroquinresistenz erworben wurde): Initial 10 mg/kg, dann 5 mg/kg nach 6, 24 und 48 h.
   — Artemisinin: 25 mg/kg/d für 5 d oder für 3 d in Kombination mit 15–25 mg/kg Mefloquin, bei Mefloquinresistenz evtl. + Clindamycin.

Sonstige Therapie:

▪ Antipyrese: Paracetamol ab 39 °C.
▪ Anfälle: aggressive Therapie mit Midazolam, Levetiracetam, Phenytoin.
▪ Strenge Flüssigkeitsbilanzierung (initial stündlich, dann alle 4 h für 48 h, leicht negativ).
▪ Austauschtransfusion: bei schweren Fällen, hoher Parasitämie erwägen, z. B. 1 ml/kg/min Blutentnahme bei gleichzeitiger Infusion von EK + FFP in gleichem Tempo.

Schwere Malaria tropica:

▪ Chinin, bei V. a. relative Resistenz + Doxycyclin.
▪ Sonst:
   — Malaria tropica: Malarone oder Riamet oder Mefloquin.
   — Malaria tertiana (Plasmodium ovale, malariae, vivax): meist Chloroquin ausreichend oder Mefloquin.

> — Plasmodium vivax und ovale: >1 LJ: danach Primaquin
> 0,5 mg/kg/d p. o. für 2 Wo als Rezidivprophylaxe (vorher
> G6PD-Mangel ausschließen).

⊙ **Hämo(dia)filtration, PEEP-Beatmung: Indikation rechtzeitig stellen!**

■■ **Bemerkungen**
- Hauptgefahr:
  - — Überwässerung, Lungenödem, Hirnödem.
  - — Routinegabe von Antibiotika ohne Vorteil. In fortgeschrittenen Fällen ist eine gramnegative Sepsis (Darmkeime!) allerdings eine bekannte Kompl. → BK, Therapie: Piperacillin/Tazobactam, Ceftazidim + evtl. Metronidazol oder Meropenem.
  - — Bei zerebraler Malaria gilt die Gabe von Kortikoiden als kontraindiziert. Kein Heparin. Bei schweren Fällen mit extremer Parasitenzahl: Austauschtransfusion mit 30 ml/kg EK, dabei Parasitenzählung alle 30 min (mögliches Verfahren, umstritten).
- Therapiekontrolle:
  - — Aufklaren, klinische Besserung. Normalisierung von LDH, Thrombozyten und Gerinnung, nachlassende Fieberschübe.
  - — Aber Fieberschübe bis 4 d nach Therapiebeginn normal, Parasitenzahl kann vorübergehend noch ansteigen, bis zum 5. d noch Parasiten nachweisbar → keine Therapieänderung nötig. Milzgröße, Anämie können trotz effektiver Therapie weiter zunehmen.

■ **Prognose**
Die Infektion mit Plasmodium falciparum ist vollständig ausheilbar. Die meisten Organkomplikationen sind voll reversibel. Nach zerebraler Malaria sind neurologische Residuen möglich. Bei Infektionen mit Erregern der Malaria tertiana (Plasmodium vivax und Plasmodium ovale) sind persistierende Leberformen bekannt, die eine Nachbehandlung mit Primaquine erfordern.

Literatur

DGPI-Handbuch (2018) Infektionen bei Kindern und Jugendlichen, 7. Aufl. Thieme, Stuttgart (Deutsche Gesellschaft für pädiatrische Infektiologie)

Vergiftungen, Ingestionsunfälle, allergische Reaktionen

T. Nicolai, F. Hoffmann, C. Schön, K. Reiter

11.1 Vergiftungen im Kindesalter

■ **Anamnese**

Auskünfte meist von Angehörigen, bei Jugendlichen meist durch Freunde, Schulkameraden. Umstände, in denen der Patient aufgefunden wurde:

Wer?	Alter, Gewicht
Wann?	Ungefähre Uhrzeit
Was?	Alle fraglichen Substanzen/Behälter mitbringen lassen/ Asservate (u. a. Erbrochenes), insbesondere bei Pilzen zur Bestimmung durch Pilzexperten oder Bestimmungsbuch (oft schwierig), Sporenbestimmung
Wieviel?	Geschätzte Maximalmenge
Wie?	Oral, inhalativ, kutan, intravenös, rektal
Weshalb?	Akzidentell, suizidal, Drogenkonsum

> ❯ Bei gefährlichen oder unklaren Vergiftungen: therapeutischen Rat einholen bei einer der Giftnotrufzentralen (jeweils aktuellste Informationen erhältlich), z. B.:
> Berlin: Tel. 030-319240
> Bonn: Tel. 0228-19240

© Springer-Verlag Berlin Heidelberg 2021
T. Nicolai, F. Hoffmann, C. Schön, K. Reiter, *Pädiatrische Notfall- und Intensivmedizin*,
https://doi.org/10.1007/978-3-662-61597-3_11

Erfurt: Tel. 0361-730730
Freiburg: Tel. 0761-19240
Göttingen: Tel. 0551-383180
Homburg: Tel. 06841-19240
Mainz: Tel. 06131-19240
München: Tel. 089-19240
Wien: Tel. +43 140 643 43
Zürich: Tel. +41 442 515 151
Internet: ► www.giftnotruf.de oder ► www.toxinfo.org

■ **Status**
Puls, Blutdruck, Atemfrequenz, Bewusstseinslage.

> **Erhaltung der Vitalfunktionen hat Vorrang vor Giftentfernung!**
> **Haupttodesursache bei Intoxikationen: pulmonales Versagen infolge von Aspiration und gestörter Atemfunktion!**

- Atemwege frei?
- Spontanatmung ausreichend?
- Kreislaufsituation: Puls, Blutdruck, Rekap-Zeit <3 s?

11.1.1 Maßnahmen zur primären Entgiftung

- **Haut**: Entfernen benetzter Kleidungsstücke, Reinigung mit fließendem Wasser und Seife. Über die Haut können lipophile Substanzen aufgenommen werden (organische Lösungsmittel, E 605 u. Ä.).
- **Auge**: Erstversorgung: Säure, Laugen, Kalk: intensiv sofort mit fließendem Wasser spülen; bei Blepharospasmus evtl. Lokalanästhetikum (einige Tropfen 2%iges Lidocain); ausreichend ektropionieren! Dann muss jede Augenverletzung dem Augenarzt vorgestellt werden.
- **Magen-Darm-Trakt**: Physiologische Resorptionszeit von 1–2–4 h kann bei Vergiftungen verlängert sein (Rücksprache mit Giftnotrufzentrale).

Entfernung „nach oben": Erbrechen, Magenspülung, Gastroskopie, oft reicht jedoch Kohlegabe allein aus. Fast nie indiziert!
Entfernung „nach unten": Einläufe, Laxanzien: sehr umstrittene Wirksamkeit! Fast nie indiziert!

- Wenn Giftentfernung, selten indiziert, meist nur in der 1. h nach Ingestion erfolgversprechend, später auch noch bei Anticholinergika, Carbamazepin etc! → Rücksprache mit Giftnotrufzentrale.

■■ **Auslösen von Erbrechen**

Wirksamkeit nicht erwiesen, aber Gefahr einer erneuten Exposition der Speiseröhre, Larynx und ggf. Lunge mit toxischer Substanz!

■■ **Magenspülung**

Nur noch sehr selten indiziert:

1. Bewusstseinsgetrübter Patient (Magenspülung nach Intubation!).
2. Substanzen, die häufig Krämpfe auslösen können (erst nach antikonvulsiver Therapie Magenspülung).
3. Besonders gefährliche Substanzen (z. B. Chemikalien, Herbizide, Schwermetalle).

KI   Nach Ingestion ätzender Substanzen (organische Lösungsmittel) und V. a. Perforation; instabile Vitalfunktionen (erst ausreichende Stabilisierung!).

- **Technik**
  - Magenspülung ohne Intubationsschutz möglich? → Husten- und Schluckreflexe sowie Atmung müssen völlig ungestört sein und keine Verschlechterung in den folgenden 30–60 min zu erwarten.
  - Sonst: Intubation (Ileuseinleitung, falls nicht nüchtern).
  - Lagerung: Links-Seiten- und Kopftieflagerung, manchmal Bauchlage.
  - Magenschlauch: Kleinfingerdicke des Patienten.
  - Einzelspülungen: 0,9 %ige NaCl-Lsg, körperwarm.

- 10 ml/kg, ab 6. Lj mit 5 ml/kg; bis abfließende Flüssigkeit
  klar zurückkommt.
- Nach Spülung → Instillation von Aktivkohle.
- Herausziehen: dabei Magenschlauch abklemmen!
- Magenverweilsonde legen.

Aus Rückfluss muss Probe asserviert werden. Spülvorgang durch
„Kneten des Magens" unterstützen. Später Kohle nachsondieren.

Forcierte obere Darmspülung mit Golitelylsg (9 Mo–5 J:
500 ml/h, darüber 100 ml/h per Sonde) z. B. bei Ingestion von
Eisentabletten in großer Zahl.

- ■■ **Gabe von Aktivkohle**
  - Aktivkohle: 1 g/kg p. o. bzw. 10-facher Überschuss der auf-
    genommenen Dosis.
  - Adsorbiert nahezu alle fett- oder wasserlöslichen Sub-
    stanzen.
  - Wiederholte Aktivkohlegabe: bei besonders schweren Ver-
    giftungen evtl. indiziert (Giftzentrale!):
    Alle 2–4 h von vorheriger Kohlegabe im Magen verbliebe-
    ne Reste absaugen, dann „neue Kohle" nachgeben. Bei
    Therapie über Tage: Hypochlorämie möglich, deshalb
    Kohle aufschwemmen mit NaCl 0,9 % oder Vollelektro-
    lytlsg.

❯ **Kohle jedoch wirkungslos bei anorganischen Säuren und
Laugen sowie Schwermetallen (hier kontraindiziert: behindert diagnostische und evtl. operative Maßnahmen).**

- Ileus möglich, Perforation möglich.
- In der Praxis nicht ohne Probleme:
  - Wird oft nicht genommen/getrunken (trotz Mischung
    mit Schokoladensoße etc.).
  - Beim Sondieren: **Aspirationsgefahr** (ARDS beschrie-
    ben!).
- Evtl. ersetzbar durch Cholestyramin (sekundäre Giftelimi-
  nation durch Unterbrechung des enterohepatischen Kreis-
  laufs).

- ■ ■ **Lipid rescue**
  - ■ Indikation: z. B. akzidentelle i. v.-Injektion von Lokalanäs-thetika anderen fettlöslichen Medikamenten wie trizykli-schen Antidepressiva, Verapamil, Lamotrigin, β-Blocker: Dosierung: Lipid-rescue-Therapie mit Intralipid 20 % (200 mg/ml) 1,5 ml/kg als Bolus, danach 0,1–0,5 ml/kg/min für 30 min.
  - ■ NW: Pankreatitis

11.1.2 Darmentleerung

Fast nie indiziert!

- ■ Wenn, dann früher Einsatz sinnvoll; anticholinerge Wir-kungen der toxischen Substanzen (Carbamezepin etc.) verhindern eine Wirksamkeit der Laxanzien.
- ■ Kontraindiziert bei Vergiftungen mit Hemmung der Ma-gen-Darm-Peristaltik, Antidottherapie mit hemmender Wirkung auf Magen-Darm-Peristaltik (z. B. Alkylphos-phatintoxikation).

❗ CAVE
Bei Exsikkose und E'lytstörungen!

Glaubersalz = Natriumsulfat 0,5 g/kg p. o., evtl. stündlich wieder-holen, mit Aktivkohlegabe kombinieren. Bei SG kein Glaubersalz geben.

Falls Darmgeräusche vorhanden, evtl. nicht erforderlich, oder lieber milderes Laxans (Sorbitol), Einlauf, Mikroklist.

11.1.3 Entgiftung von Blut und Gewebe

- ■ **Enterale Entfernung bereits resorbierter Gifte (sekundäre Giftentfernung)**

Manche resorbierten Stoffe werden in den Magen-Darm-Trakt aus-geschieden; sie können dort gebunden werden:

- ■ Aktivkohle: trizyklische Antidepressiva, Herzglykoside, Theophyllin, Alkylphosphate.

- Colestyramin: Digitoxin.
- Eisen(III)hexacyanoferrat(II): Thallium, Cäsium.

KI   Verätzungen oder andere Läsionen des oberen GI-Trakts.

- **Alkalische Diurese**

Erhöhung der renalen Ausscheidung durch eine Verminderung der tubulären Rückresorption. Technik ▶ Abschn. 5.3.
Kommt in Betracht bei Salizylaten, Phenobarbital.

- **Hämodialyse**

Kommt in Betracht bei: Alkoholen, Äthylenglykol, Lithium, Salizylaten. Technik ▶ Abschn. 14.7.1

- **Hämoperfusion**

Kommt in Betracht bei Theophyllin, Phenobarbital, Barbital, Meprobamat.

> **❯** Absolute Indikation: gesicherte orale Aufnahme von Paraquat.

- **Hyperventilation**

$paCO_2$ 25–30 mmHg.
Kommt in Betracht bei Tetrachlormethan, Dichlorethan, Trichlorethan, Chloroform, Rhythmusstörungen bei Intoxikation.

11.1.4 Vergiftungen ohne Handlungsbedarf

Primäre Giftentfernung nicht erforderlich bei:
- ASS: <75 mg/kg.
- Paracetamol: <3-fache Einzeldosis (altersbezogen).
- Kodeinphosphat: <2 mg/kg.

Zigaretteningestion
- 1 Zigarette enthält ca. 10–15 mg Nikotin, eine Zigarre 90 mg, tödliche Dosis beim Erwachsenen ca. 50–75 mg oder 1 mg/kg.

- Keine Giftentfernung:
  - 6–9 Mo: <⅓ Zigarette.
  - 9–12 Mo: ⅓ Zigarette oder ½ Kippe.
  - 1–5 J: ½ Zigarette oder 1 Kippe.
  - 6–12 J: ¾ Zigarette oder 2 Kippen.
  - Über 12 J: bis zu 1 Zigarette oder 2 Kippen.
- Nur Kohlegabe:
  - 6–9 Mo: >⅓ Zigarette oder ½ Kippe.
  - 9–12 Mo: ⅓–¾ Zigarette oder ½–1 Kippe.
  - 1–5 J: ½–1 Zigarette oder 1–2 Kippen.
  - 6–12 J: ¾–1½ Zigaretten oder 2–3 Kippen.
  - Über 12 J: 1–2 Zigaretten oder 2–3 Kippen.

Wegen der kurzen HWZ primäre Giftentfernung nach >2 h nicht sinnvoll, in der Praxis so gut wie nie relevante Intoxikationssymptome, so gut wie nie Maßnahmen zur Entgiftung erforderlich.

Symptommaximum bei Nikotin 2–3(–4) h nach Ingestion.

11.1.5 Wichtigste bzw. häufigste Vergiftungen

Nikotin
- Nur extrem selten Maßnahmen nötig! ▶ Abschn. 11.1.4
- Nikotin ist gut in Wasser löslich, deshalb große Gefahr durch in Aschenbecher mit Wasser aufgelösten Zigarettenresten („Zigarettenwasser", Tabaksud).

Th.
- Bei Symptomen (Blässe, Tachykardie, Schwitzen usw.) und <1 h seit Ingestion eher Magenspülung als Apomorphin.
- Sonst: Ipecac (wenn keine Symptome, aber Mengengrenzen für Kohlegabe überschritten und <1 h seit Ingestion).

Alkohol
Th.
- Bei wachem, nur angeheitertem Kind: Abziehen des Mageninhalts mittels Sonde.
- Bei bewusstlosem Patienten: Venenkatheter, BZ, Labor abnehmen.
- GCS <8 → Intubation, zuvor G50 %-Bolus 1–2 ml/kg versuchen (führt häufig Besserung der Vigilanz).

❯❯ **Nach Zeichen einer (Sturz)verletzung am Kopf suchen wegen der entscheidenden DD intrakranielle Blutung → bei Hinweis sofort cCT.**

- Magenentleerung bei tiefer Bewusstlosigkeit nach Intubation, vorher immer Atropin.
- Häufig Hypoglykämie (messen!) und Exsikkose: G50 % 2 ml/kg rasch einlaufen lassen/spritzen, dann
- Infusion: NaCl 0,9 % und G5 % oder NaCl 0,45 % und G2,5 %, je nach Serumnatriumwerten jeweils + 5–10 mval KCl/500 ml
  Geschwindigkeit: 8–10 ml/kg/h über 4–6 h, dann 3–4 ml/kg/h.
- Blutglukose monitoren, bei Hyperglykämie Glukosemenge reduzieren!

Wenn nach Glukosegabe erneute Bewusstlosigkeit und niedriger Glukosespiegel innerhalb 1 h, Glukosegabe mit 2 ml/kg wiederholen. Eine forcierte Diurese im formalen Sinne ist nicht indiziert, jedoch sind die Patienten oft dehydriert. Die hochprozentige Glukosegabe ist nicht allgemein üblich, führt nach unserer Erfahrung aber oft zum vorübergehenden Erwachen der Kinder. Wenn Kind aufwacht: Neurostatus erheben, sodass fokal-neurologische Zeichen bzw. Seitendifferenzen als Hinweis auf **DD intrakranielle Hämorrhagie** erhoben werden können!

Extremfall: Beatmung, evtl. Hämodialyse (extrem selten notwendig).

Paracetamol

Th.
- Therapie nötig ab 150 mg/kg Paracetamol, ab 100 mg/kg bei FG/NGn, exsikkierten/dehydrierten KK, oder wenn gleichzeitig Antiepileptika, Barbiturate, Rifampicin eingenommen wurden. Kohlegabe bis 4 h nach Ingestion, Erbrechen induzieren oder Magenspülung nur wenn <1 h nach Ingestion vieler Tabletten.
- Ab 250 mg/kg treten oft Leberschäden auf. Spiegelbestimmungen 4 h post ingestionem entscheidend für Indikation zur ACC-Gabe. Selten intensivpflichtig!

- **CAVE**: auch hochdosierte Gabe über Tage kann zu Intox führen. Tox-Labor informieren, evtl. Metabolite bestimmen.
- Antidot: Acetylcystein
  - In 60 min 150 mg/kg in G5 % i. v., dann über 4 h 50 mg/kg, dann über 16 h 100 mg/kg i. v.; bei Kindern <40 kg: G20 % (200 mg/ml) auf 40 mg/ml verdünnen, da sonst zu viel Flüssigkeit, bei >40 kg: initial 15 mg/kg in 200 ml G5 %, danach 100 mg/kg in 1.000 ml G5 % *oder*
  - 140 mg/kg p. o. initial, dann 70 mg/kg p. o. alle 4 h, insgesamt 17 Gaben. Nach 16 h Paracetamol-Spiegelbestimmung.

> **Acetylcystein: Vorsicht bei der i. v.-Gabe, Todesfall bei KK bekannt!**

> **CAVE**
> **Weiteres Vorgehen je nach Leberwerten, bei Abfall der Gerinnungsfaktoren und wenn art. pH <7,3 → Verlegung in ein Zentrum mit Möglichkeit zur Lebertransplantation.**

Benzodiazepine

Therapie meist nur supportiv, evtl. Flumazenil = Anexate (Dosis ◘ Tab. 11.1).

β-Blocker

> **CAVE**
> **Gefährlich!**

Sy. Hypoglykämien, Bradykardie, Hypotonie, Herzinsuffizienz, Somnolenz/Koma.

Th. Atropin, Dopamin (oder Orciprenalin) bis 100-mal therapeutische Dosis, Glukagon 100 µg/kg, dann 70 µg/kg/h (= Antidottherapie!), ◘ Tab. 13.2, evtl. Lipid rescue (▶ Abschn. 11.1.1 und ◘ Tab. 11.1).

■ **Tab. 11.1** Antidota

Antidota	Dosierung	Bemerkungen
Anticholinum (Physostigmin) 1 ml = 0,4 mg Physostigmin-salizylat	Beginn mit 0,2 mg i. m./i. v., Wiederholung alle 5 min, bis Gesamtdosis 2 mg erreicht ist oder solange die Symptome weiterbestehen	Evtl. bei Vergiftungen mit Alkohol, Atropin, Antihistaminika, Anti-Parkinson-Mittel, Spasmolytika, Benzodiazepine, Psychopharmaka (s. u.), Biperiden
Atropin 1 ml = 10 mg Atropinsulfat initial	0,1 mg/kg i. v., anschließend nach Bedarf (4–200 mg/h) im Dauertropf unter Intensivüberwachung. Es können 500 mg Atropin und mehr in 24 h erforderlich sein	Bei Vergiftungen mit Phosphorsäureestern (Alkylphosphaten), Kontakt-, Fraß- und Inhalationsgiften
Anexate 0,5 mg/5 ml oder 1 mg/10 ml	0,01 mg/kg i. v., ggf. mehrfach wiederholen, da Halbwertszeit von Benzodiazepinen häufig länger	Benzodiazepinintoxikation
4-DMAP (4-Dimethylaminophenol) 5 ml = 250 mg	DMAP 3–4 mg/kg i. v. sofort, dann 50–100 mg Natriumthiosulfat/kg	Bei Vergiftung mit Zyaniden, Blausäuren, Schwefelwasserstoff und Rauchgasen bei Kunststoff- oder Schwelbränden, nicht wenn gleichzeitig CO-Intox!, dann Hydroxocobalamin
Cyanokit 2,5 g Hydroxycobalamin, Vit B$_{12a}$	70 mg/kg i. v., bei schweren Vergiftungen 1- bis 2-mal wiederholen	Bei Vergiftung mit Zyaniden, Blausäuren
Toluidinblau 10 ml = 0,3 g Toluidinblau	2–4 mg/kg streng i. v. Wiederholung nach 30 min	Bei Vergiftungen mit Methämoglobinbildern jegl. Genese. Nitrate, Nitrite, Amine. Auch bei SG verwendbar. Nach Überdosierung von 4-DMAP

☐ **Tab. 11.1** (*Fortsetzung*)

Antidota	Dosierung	Bemerkungen
Natrium-thiosulfat 10 ml = 1 g	50–100(–500) mg/kg i. v.	Bei Vergiftungen mit Blausäuren, Zyaniden, Rauchgas, Stickstoff-Lost-Dämpfen/Alkylanzien (Chlor/Brom/Jod)
Digitalisantidot 70 mg binden etwa 1 mg Digoxin	Digoxinmenge (in mg, oral) × 55 oder = Serumspiegel (in nmol/l) × 0,3 × kg über 15–30 min i. v. oder/und Phenytoin: 5 mg/kg i. v. Kalium: 0,5 mmol/kg/h i. v. (Keine Glukose infundieren!) über 30 min	Bei Digitalisintoxikation ab 0,3 mg/kg p. o. oder >6,4 nmol/l im Serum, zumindest wenn bedrohliche Arrhythmien, die auf Phenytoin trotz normalisiertem K^+ nicht ansprechen oder Hyperkaliämie und Arrhythmien. Auch bei Oleander und ähnlichen Intox. Bei kardialen Symptomen
Lorfan/Narcan	Lorfan 0,2 mg/kgKG i. v., Narcan 0,1 mg/kgKG i. v. Naloxon 0,01 mg/kg, nach 3–5 min wdh	Bei Morphin-/Opiat-vergiftungen, insbesondere kodeinhaltige Hustensäfte
Intralipid 200 mg/ml	1,5 ml/kg als Bolus, danach 0,1–0,5 ml/kg/min für 30 min	Akzidentelle i. v.-Injektion von Lokal-anästhetika, anderen fettlöslichen Giften wie trizyklischen Antidepressiva, Verapamil, β-Blocker
Biperiden (**Akineton**)	0,05–0,1 mg/kg (max. 5 mg) langsam i. v. alle 6 h	Bei zentralen cholinergen Effekten (Psychopharmaka, Haloperidol etc.)
Antivenine nach Vipern-bissen	Die Antiveninverfügbarkeit und die Vermarkter ändern sich ständig. Informationen bei: „▶ http://www.toxinfo.org/antivenom" ▶ www.toxinfo.org/antivenom	Indikation: volumen-refraktärer Blutdruck-abfall, langanhaltend Erbrechen, Übelkeit und Durchfall

Kalziumantagonisten (Nifedipin, Diltiazem, Verapamil)

❗ CAVE
Gefährlich!

Sy.   Flush, Somnolenz, Krampfanfall, AV Block I–III, kardiogener Schock, Hyperglykämie, Hypokaliämie.

Th.   Atropin, Kalziumglukonat 10 %: 0,5 ml/kg über 5–10 min i. v., Dopamin/Dobutamin/Adrenalin, Glukagon 0,1 mg/kg, dann 0,3–2 µg/kg/min, Glukose 1 g/kg (1 IE/kg) i. v., evtl. Lipid rescue (▶ Abschn. 11.1.1 und ◘ Tab. 11.1).

Aspirin
- Toxisch ab 75–100 mg/kg.

Th.
- Ab 75 mg/kg (SG/KK) bzw. 100–200 mg/kg: Kohlegabe und Überwachung für mindestens 6 h.
- Ab 200–300 mg/kg: auch noch bis nach 3 h nach Ingestion primäre Giftentfernung (s. o.) + Kohle + Glaubersalz! Max. Spiegel nach 6 h
  Probleme: metab. Azidose (oxydative Phosphorylierung entkoppelt) bzw. resp. Alkalose (zentrale Stimulation). Hyponatriämie (= SIADH), Erregtheit, Koma, Tachykardie.
- → Alkalische Diurese bzw. Hämodialyse

Äthylenglykol (Frostschutzmittel), Methanol
Diagnostischer Hinweis über erhöhte osmolare Lücke im Serum!

Th.

- Fomepizol: 15 mg/kg in 100 ml G5 % über 30 min, dann 10 mg/kg alle 12 h für 48 h, dann 15 mg/kg alle 12 h (wegen Zytochrom-P_{450}-Induktion), bis Äthylenglykol <20 mg/dl. Bei gleichzeitiger Hämodialyse alle 4 h geben (Fomepizol sehr teuer).
- Äthanol (NW!, heute Fomepizol vorzuziehen): 600 mg/kg p. o., i. v., dann 110 mg/kg/h i. v. oder 450 mg/kg alle 4 h p. o., Blutspiegel 100 mg/dl (1 ‰).

- Oft große Mengen Bikarbonat zur Korrektur der Azidose nötig.
- Hämodialyse: bei Äthylenglykol ab 0,5 ml/kg oder Spiegel >0,5 g/l oder bei massiver Azidose.

4-Hydroxybutansäure GHB (Gamma-Hydroxybuttersäure) = K.O.-Tropfen

- Gefährlich: Wirkung: rasch, unvorhersehbar, wie Alkohol, aber kürzer und schneller („fast in, fast out").
- Hauptproblem: Apnoen, Koma.

Th. Symptomatisch = Beatmung, Intubation!

Trizyklische Antidepressiva

Häufig gerade bei Jugendlichen, Suizidversuchen. Sehr unangenehmes Mischbild aus Agitation, tiefem Koma, Krampfanfällen, Hypertonie (initial), Tachykardie (typisch), Hypotonie und Arrhythmien (teilweise durch Hypoxie, Azidose)!

Dg. initial

- Neurostatus! ABC-Regel!
- EKG: QRS-Verbreiterung

Monitoring

- EKG (Elektroden dranlassen oder Dauerregistrierung), Atmung, S_aO_2 dauernd.
- RR alle 10 min initial, Neurostatus.
- E'lyte alle 2–4 h, Blutgase initial mindestens stündlich.

Th.

Intensivstation, bis 24 h wach und keine Arrhythmien.
GCS <8: Intubation; Beatmung: keine resp. Azidose, evtl. Hyperventilation.

- Hypoxie unbedingt vermeiden!
- RR normal halten!

- 1–2 ml/kg Natriumbikarbonat; evtl. vorsichtige (5 ml/kg) Bolusgabe von NaCl 0,9 %, mehrfach wdh., bis Na hoch normal.
- Wenn kein Effekt: Noradrenalin oder Dopamin.
- E'lytstörungen, Azidose: Korrektur.
- Arrhythmien: Natriumbikarbonat (2 ml/kg/ED), pH 7,4–7,5, zusätzlich O_2, E'lytstörungen beheben, Na^+ hoch halten = hoch normale Werte.
  Falls kein Effekt: Lidocain, Phenytoin, Defibrillation, Magnesium, Overdrive-Pacing etc. (▶ Abschn. 1.6).
- Krampfanfälle: Diazepam, Midazolam, dann Phenytoinprophylaxe.
- Magenspülung: bis 12 h nach Einnahme.
- Kohle: mehrfach nachsondieren, zusätzlich Glaubersalz (▶ Abschn. 11.1.2).
- Evtl. Lipid rescue!

CAVE: Kein Physostigmin (Asystolie), kein Chinidin, Disopyramid, Procainamid (kontraindiziert), keine β-Blocker.
Trizyklische Antidepressiva führen zu Noradrenalinverarmung präsynaptisch → dadurch RR-Abfall → Therapie s. o.

Kokain

Probleme: Hypertension, Arrhythmien, Krampfanfälle, Hyperthermie (evtl. maligne), Verwirrtheit, Hirnblutungen, Angina pectoris, Herzinfarkt.

Th.

Supportiv:
- Krampfanfälle: Benzodiazepine, Phenytoin, Phenobarbital.
- Hypertension: Benzodiazepine, Nifedipin, Phentolamin, Nitroprussid, Urapidil.
- Hyperthermie: passive Kühlung; Volumengabe rasch, da meist massiv dehydriert! Evtl. Dantrolen.
- Erregtheit: Benzodiazepine, keine Phenothiazide!

❶ CAVE

Bei Hypertonie + Thoraxschmerzen keine selektiven β-Blocker, da Infarktgefahr durch Blockierung der dilatativen Wirkung der β-Aktivität an den Koronarien bei ungebremster α-Aktivität durch Kokain.

Digoxin

Primäre Giftentfernung bis zu 4 h nach Einnahme. Kommt auch in Pflanzen vor (Fingerhut, Oleander).

Probleme: Arrhythmien, Hyperkaliämie (typisch, direkt spiegelabhängig), Übelkeit, Verwirrtheit.

❯ Intensivmedizinisches Monitoring einschließlich EKG-Gerät (angeschlossen lassen)!

Dg. E'lyte, Blutgase, Digoxinspiegel.

Th.

- Arrhythmien
  - Digitalisantikörper 40–80 mg über 30 min, dann 80 mg über 8 h i. v.
  - ◘ Tab. 11.1 (80 mg binden 1 mg Digoxin), ab 65, 10-ng/ml-Spiegel bzw. 0,3 mg/kg p. o.-Dosis, oder bei rasch ansteigendem Kalium >5–6 mmol/l zur Überbrückung bis zur Gabe:
    - Ventrikulär: Phenytoin (VES), Lidocain, (Tachykardie).
    - Bradykardie: Atropin, Schrittmacher.
- Hypokaliämie: KCl 0,5 mmol/kg i. v. über 30 min.
- Hyperkaliämie korreliert direkt mit Digitalisspiegel, d. h. Hyperkaliämie = Alarmzeichen!

Lokalanästhetika

Akzidentelle i. v.-Injektion beim Zahnarzt.

Th. Lipid-rescue-Therapie: ► Abschn. 11.1.1 und ◘ Tab. 11.1.

Schlangenbisse

Meist Vipern = Kreuzotter.

- Probleme: Lokalreaktion (Schmerztherapie, Sedierung, Schienung), aber auch RR-Abfall → isotone Volumenboli bis Besserung → falls refraktär (sehr selten!) → Antiserum (max. bei 20–30 % notwendig).
  Antiveninverfügbarkeit und die Vermarkter ändern sich ständig: ▶ www.toxinfo.org/antivenom
  RRücksprache mit Giftnotruf vor Therapie zwingend!
  Pferdeseren → 10 % anaphylakt./allerg. Reaktion! → Therapie: ▶ Abschn. 11.3.
- Anaphylaktoide Reaktion auch auf das Schlangengift selbst möglich → Therapie wie bei Anaphylaxie (Adrenalin, Steroid + Anthistaminikum; ▶ Abschn. 11.3).
- Antiserum auch erwägen bei: Leukozytose >20.000/µl, metabol. Azidose, ausgeprägter Hämolyse, Gerinnungsstörungen (Fibrinogen <100 mg/dl; Thrombopenie <50.000), EKG-Veränderungen z. B. negative T-Welle, AV-Blockierungen oder ST-Strecken-Senkungen, rasch zunehmender lokaler Schwellung innerhalb der ersten 6 h.

11.1.6 Wichtigste Antidota

◨ Tab. 11.1.
  Weitere Antidota: Medikamentenliste (▶ Kap. 16):
  - Bleivergiftung: DMPS.
  - Quecksilber: DMPS.
  - Isoniazid: Pyridoxin.
  - CO: O_2, hyperbarer O_2. Hauptsächlich supportive Intensivmaßnahmen.
  - Fettlösliche Gifte wie trizyklische Antidepressiva, Lokalanästhetika, β-Blocker, Verapamil (nach Rücksprache mit Giftzentrale!): Lipid-rescue-Therapie: ▶ Abschn. 11.1.1 und ◨ Tab. 11.1.

11.2 Ösophagusverätzung

Ät. Ingestion von Säuren oder Laugen:
- Laugen: Ammoniak, Bleichmittel, Waschmittel, Geschirr-spülreiniger, Natronlauge, Batterien (Knopfbatterien), Rohrreiniger.
- Säuren: Schwefelsäure, HCl, Toilettenreiniger (Domestos etc.), Algenentferner.

- **Gradeinteilung**

Grad	Endoskopisches Bild. (Mod. nach Zargar et al.)
0	Normale Mukosa
1	Oberflächlich: Ödem und Rötung
2	Transmukosal: Kontakvulnerabilität, Hämorrhagie, Erosionen, Blasen
2a	Keine tiefen fokalen oder zirkuläre Läsionen
2b	Tiefe fokale oder zirkuläre Läsionen
3	Multiple Ulzerationen und Nekrosen, brau-graue Beläge (Nekrosen)
3a	Multiple Ulzerationen und Nekrosen
3b	Extensive Nekrosen

Häufig wird auch die ähnliche **Einteilung nach Cadranel** verwendet. Bei Cadranel ist **Grad 2** ist die Läsion immer **nicht zirkulär** (2a kurzstreckig, 2b langstreckig) und bei **Grad 3 immer zirkulär** (3a kurzstreckig, 3b langstreckig).

Dg.
- Ingestierte Lösung mitbringen lassen. pH messen! Zeitpunkt/Menge der Ingestion?
- Ätzspuren im Mundbereich/Lippen? Hauterosionen Ge-sicht/Hals? Speichelfluss? Falls ja: Gastroenterologie/Chi-rurgie und evtl. Giftzentrale anrufen.
- Bei fehlenden Symptomen und Ätzspuren im Mund ist eine Endoskopie nicht zwingend notwendig.

Dringender Verdacht einer Verätzung:

- Ösophagogastroduodenoskopie (ÖGD), nach 6–24 h: Diagnostik, Erfassung des Schweregrads, Therapiefestlegung. Nicht wenn klinisch Perforation, dann CT und ggf. chirurgische Therapie nötig.
- Evtl. RöTx, um Aspiration auszuschließen, Rö Abdomen a.-p. und Linksseitenlage mit horizontalem Strahlengang, um Perforation auszuschließen.

Th.

- Initial: nüchtern lassen; kein Wasser, keine Milch trinken lassen, nicht versuchen blind (= ohne Ösophagoskopie) eine Magensonde zu legen, keine Aktivkohle.
- **CAVE: Erbrechen auslösende Medikamente und Trinken großer Volumina auf jeden Fall vermeiden!**
- i. v.-Zugang, ausreichend Flüssigkeit i. v.
- Analgesie

Nach Endoskopie:

- Wenn o. B. → alles absetzen, oral ernähren.
- **Grad 1:**
  - Keine Kortikosteroide, kein Omeprazol, keine Antibiotika.
  - Kost: flüssig/breiig bis keine Beschwerden. Keine stationäre Aufnahme.
- **Grad 2:**
  - Ab 2a: Unter endoskopischer Sicht vorsichtig weiche Silikonsonde legen.
  - Omeprazol: 2 mg/kg i. v. in 2 ED.
  - Ohne Magenulzera: enterale Ernährung per Sonde.
  - Mit Magenulzera: nüchtern, parenterale Ernährung.
- **Grad 3:**
  - Unter Sicht Silikonsonde legen.
  - Omeprazol: 2 mg/kg i. v. in 2 ED.
  - Cefuroxim: 100 mg/kg/d (oder Ampicillin 50–100 mg/kg/d) i. v. für (5–)10 d bzw. bei Mediastinitis.
  - Keine Evidenz für Steroide.
- **Grad 3 und/oder Magenbeteiligung:**
  - Nüchtern lassen, parenteral ernähren bis Magen abgeheilt.
  - Bei Lauge meist ZVK, da dies oft Wochen dauert!

> - **Kontrolle nur bei Grad 2 und 3:**
>   - Grad 2: evtl. klinische Kontrolle nach 4 Wo.
>   - Grad 3: nach 30 d erst Kontrastschluck, dann ÖGD.

CAVE
Bei ausgedehnten drittgradigen Nekrosen: Gefahr der Perforation, daher vorsichtig weiche Silikonsonde unter endoskopischer Sicht legen!

Bei Fieber, Unruhe und klinischer Verschlechterung an Perforation denken (Mediastinitis, perforiertes Ulkus)!

11.3   Allergische Reaktion und Anaphylaxie

Allg. Systemische IgE-vermittelte allergische Reaktion (Histamin, Leukotriene, ECP, Bradykinin etc.). Antigen p. o., Inhalation oder Injektion.
Häufige Antigene: Desensibilisierungs-Antigen-Extrakte, Antibiotika, jodhaltige Kontrastmittel, Insektengifte, Nahrungsmittel (Eier, Milch, Nüsse), Insulin, γ-Globulin, Impfstoffe, Pollen/Tierhaare.

Sy.   - Angst, Rhinorrhö, Niesen, Tachypnoe, Einziehungen, Zyanose.
   - Obere Atemwege: Stridor, Larynxödem, Atemwegsverlegung.
   - Untere Atemwege: Husten, Giemen.
   - Systemische Reaktion: Hypotension, Schock.
   - Thoraxschmerzen sekundär durch Myokardischämie, Rhythmusstörungen mit Synkope.
   - Urtikaria, Juckreiz, Erythem, Übelkeit, Erbrechen, Bauchkrämpfe, Durchfall.

Prinzip: Urtikaria allein ist keine Allgemeinreaktion. Schock, Schockfragmente (Krampfanfall, Hypotension etc.) oder Atemnot gelten als Allgemeinreaktion → Indikation zur sofortigen Adrenalingabe.

> **Notfalltherapie bei Kreislaufreaktion oder Atemnot**
> → **Adrenalin (i. m., i. v.) rechtzeitig geben, nicht zu lange zögern!** → **Sonst erhöhte Mortalität!**

- **Monitoring**
  - Intensivmonitoring, RR alle 3–5 min.
  - Wachheit, GCS?
  - Evtl. Basislabor.

Th.

- Zunächst: Stoppen der Allergenzufuhr, hinlegen!
- Eupnoe, RR stabil:
  - i. v.-Zugang legen!
- Dyspnoe:
  - O_2, evtl. Intubation.
  - Adrenalin (Dosis siehe weiter unten), i. m., i. v.
  - Bronchospasmus:
    - Bronchodilatation: Sultanol 10 Tr. auf 2 ml NaCl 0,9 % per inhalationem.
    - Evtl. Theophyllin: 5–7 mg/kg i. v.
  - Inspiratorischer Stridor:
    - Adrenalin unverdünnt, 3 ml per inhalationem.
- Hypotension:
  - Trendelenburg-Lagerung.
  - Adrenalin (s. u.).
  - VEL, NaCl 0,9 % Ringer-Lsg.: 20 ml/kg i. v. rasch; Infusion rasch laufen lassen, bis RR stabil, Kapillarperfusion gut, evtl. wdh.
- **Bei Schock:**
  - Adrenalin:**1.** Unverdünntes Adrenalin: (1 :1.000), 0,01 mg/kg = 0,01 ml/kg i. m.; < 6 J: 150 mcg, 6–12 J: 300 mcg, >12 J: 500 mcg, jeweils i. m. bis zu 3 Dosen im 20-min-Abstand, wenn nötig.**2.** Evtl. auch (0,5–)1(–2) mcg/kg (Erw. 50 mcg) i. v.-Bolus (d. h. 1:10 verd., 0,05–0,1– 0,2 ml/10 kg langsam i. v.), wdh. alle 5–10 min, danach bei Bedarf: 0,05–1,5 µg/kg/min als Dauerinfusion i. v. **CAVE: Stenokardie bei i. v.-Gabe (nach RR, Kopfschmerz titrieren)!**

- Volumen:
  - VEL, NaCl 0,9 % Ringer-Lsg.: Dosis wie oben.
  - Evtl. Albumin 5 %: 20 ml/kg („aus der Hand"!) i. v.
  - Wdh. bis 100 ml/kg, bis RR im Normbereich.
- Atropin: 0,02 mg/kg bei Bradykardie trotz Adrenalin, Volumen und guter SpO_2.
- Evtl. bei Vasomotorenlähmung trotz Adrenalin: Noradrenalin (Arterenol): 0,1–0,5 µg/kg/min.
- RöTx, ZVD, Arterie erwägen, aber dadurch Therapie nicht verzögern!
- **Weitere Therapie:**
  - Dimetindenmaleat (Fenistiltr. im Mund behalten lassen, rasche Resorption, Wirkung wie i. v.): 0,02–0,04 mg/kg p. o. (oder 20 Tr. absolut) *oder* 0,05–0,1 mg/kg i. v. (1 ml = 1 mg) langsam über 1 min (keine Wirkung auf Schock oder Prognose).
  - Prednison: 2 mg/kg/d i. v., p. o.; keine Wirkung auf Schock, nur zur Verhinderung biphasischer Reaktionen.

■■ Bemerkungen

❯ Volumenzufuhr und Adrenalin sofort = entscheidende Therapiemaßnahme!

Atmung, Oxygenierung sichern! Intubation bei Quincke-Ödem oder Insektenstich im Mund evtl. extrem erschwert → möglichst vorher Adrenalin lokal/p. i., O_2 über Maske/Rachentubus, kleineren Tubus, Tracheotomiebereitschaft.

Besonders bei Insektengiftallergie: Bradykardie (relativ), Besserung des RR erst nach **Atropin**.

Patienten mit β-Blockertherapie: evtl. resistent gegenüber Adrenergika, dann **Glukagon** 0,1 mg/kg i. v. einmalig, dann 0,07 mg/kg/h **Vasopressin** (0,4 E/kg) bei Adrenalinresistenz erwägen.

Testung von IgE-Ak gegen z. B. Bienengift: erst 6 Wo nach Anaphylaxie sinnvoll (evtl. Ak-Verbrauch).

Unklar, ob Anaphylaxie oder Synkope o. Ä.: **Plasmatryptase**↑ → Anaphylaxie.

- Probenentnahmen: 1-mal direkt nach Initialtherapie, dann 1 h später, dann 6–24 h nach der Reaktion.
- Selten: nach 1 Wo Kontrolle → Tryptase erhöht (>20 mg/dl) → V. a. Mastozytose (ältere Kinder, unklarer Schock, fehlende Sensibilisierung).

> **Allergen identifizieren, Notfallausweis!**

Thermische Erkrankungen und Verletzungen (Verbrennungen/ Verbrühungen)

T. Nicolai, F. Hoffmann, C. Schön, K. Reiter

Der Beitrag wurde verfasst unter Mitarbeit von J. Keil, B. Häberle, J. Wermelt.

12.1 Hitzschlag

Ät.
- Externe Überhitzung (± Anstrengung) z. B. im Sommer im geschlossenen Auto zurückgelassener SG; aggravierend geringe oder salzarme Flüssigkeit getrunken.
- Hyper-/hypotone Dehydration, Hirnödem, Multiorganversagen.

Dg.
- Intensivmonitoring, Neurostatus.
- Basislabor mit BB, Gerinnung, Retentionsparametern, E'lyten, CK, Myoglobin, BGA.
- Dehydration (prozentual) abschätzen.

🛇 **CAVE**
Myokardinsuffizienz, DIC, Hyperkaliämie.

© Springer-Verlag Berlin Heidelberg 2021
T. Nicolai, F. Hoffmann, C. Schön, K. Reiter, *Pädiatrische Notfall- und Intensivmedizin*,
https://doi.org/10.1007/978-3-662-61597-3_12

Th.

- Leichtere Überhitzung: Patient wach, RR stabil, Temperatur <41 °C:
  - Entkleiden, kühle Umgebung, kühle, salzreiche Flüssigkeiten (z. B. Vollelektrolytlsg)
- Hitzschlag: Patient komatös, Schockzeichen, evtl. Kreislaufstillstand, Temperaturen >41 °C:
  - Kreislaufstillstand: Reanimation, Intubation.
  - Schocktherapie: Kristalloide Lsg. 20 ml/kg als Bolus i. v., ggf. wdh.
  - Entkleiden und externe Kühlung (Kühlmatte, kühle Raumtemperatur, Eisbeutel, kühler Wassernebel, Ventilator).
  - Kühle Infusion: Wahl der Infusionslsg (Kristalloide) je nach Serum-Na$^+$

CAVE: Möglichst keine α-Adrenergika, da Hitzeabgabe vermindert.

12.2   Maligne Hyperthermie

Ät.
- Eigenständiges Krankheitsbild im Zusammenhang mit Allgemeinanästhesie.
- Betroffene Patienten sind im Alltag meist symptomfrei, 40 % der Patienten mit MH-Veranlagung haben jedoch eine Myopathie und weisen unspezifische CK-Erhöhungen auf.
- Bei Exposition mit Triggersubstanzen, z. B. volatilen Anästhetika (u. a. Halothan, Desfluran, Sevofluran) und Succinylcholin (depolarisierende Muskelrelaxanzien):
  - Unkontrollierte Erhöhung der intrazellulären Kalziumkonzentration im Skelettmuskel aufgrund eines genetischen Defekts des Dihydropyridin-Ryanodin-Rezeptorkomplexes.
  - Aktivierung des kontraktilen Apparats und massive Steigerung des zellulären Energieumsatzes, dadurch Rigor und Hyperthermie.

Sy.
- Sehr variables Krankheitsbild mit unterschiedlichen Ausprägungen. Nur 6 % der Fälle entwickeln das Bild einer fulminanten MH-Krise.
- Klassische Symptomtrias:
  - Tachykardie (tachykarde Herzrhythmusstörungen, supraventrikuläre und ventrikuläre Arrhythmien, instabiler Blutdruck),
  - Hyperthermie,
  - Tachypnoe.
- Zusätzliche Symptome: Masseterspasmus (Trismus), generalisierte Muskelrigidität, Sättigungsabfall, Zyanose, arterielle Hypertonie, Herzkreislaufstillstand.

Dg.
- BGA → kombinierte resp. und metabol. Azidose, mit erhöhtem pCO_2 und erniedrigtem pO_2 und Laktatämie.
- **Typisch: plötzlicher CO_2-Anstieg, der durch manuelle Hyperventilation nicht zu beherrschen ist; Myoglobinurie.**
- Basislabor: Hyperkaliämie, Erhöhung von CK und Myoglobin, erhöhte Transaminasen, DIC.
- Urin: Stix/Farbe: Myoglobinurie.
- EKG.
- ZVD, Arterie, Blasenkatheter, Magenablaufsonde, zunächst intubiert lassen.
- DD bedenken (s. u.)!

Th.

- **Sofortige Beendigung der Zufuhr der Triggersubstanzen!**
- **Entfernung des Narkoseverdampfers!**
- **Wechsel des CO_2-Absorbers!**
- **Erhöhung des Frischgasflusses auf Maximum (F_iO_2 1,0).**
Falls Narkose noch weitergeführt werden muss: Wechsel auf TIVA (totale intravenöse Anästhesie), Verwendung nichtdepolarisierender Muskelrelaxanzien.
Spezifische Th.

- Dantrolen: schnellstmöglich Bolusgabe 2,5 mg/kg i. v.; alle 5 min wdh. bis max. 10 mg/kg, dann DTI 5–10 mg/kg/24 h.

Symptomatische Th.

- Beatmung: Steigerung des Atemminutenvolumens auf bis zu 4-faches Maß, um Normokapnie und Normoxämie zu erreichen.
- Stabilisierung der Kreislaufverhältnisse durch Volumen- und Katecholamingaben.
- Korrektur der Azidose: Natriumbikarbonat, TRIS-Puffer.
- Antiarhythmika: Amiodaron; bei tachykarden HRST ggf. β-Blocker (CAVE: keine Kalziumantagonisten).
- Hyperkaliämietherapie (▶ Abschn. 6.1).
- Nierenprotektion wg. Rhabdomyolyse: forcierte Diurese (Beginn mit 3 l/m^2) mit VEL, NaCl 0,9 % und Furosemid.
- Kühlung: extern mit Kühlmatte, Eisbeutel, Infusionen kühlen (▶ Abschn. 12.1).
- Intensivmedizinische Überwachung für 48–72 h.

❶ **CAVE**
Muskelödem: extremer Flüssigkeitsbedarf (ähnlich Verbrennung/Verbrühung).
Hypertonie: Dihydralazin, Nitrate, Natriumnitroprussid, keine Kalziumantagonisten wegen Interaktion mit Dantrolen, vorrangig aber Dantrolengabe 10 mg/kg/24 h.

⊙ **Nie mehr Triggersubstanzen, einschließlich Neuroleptika, Anästhesieausweis!**

- **Diagnosesicherung**
  - Verdacht bei 10-fachem Anstieg der CK bei unklarer Klinik.
  - Muskelbiopsie: In-vitro-Kontrakturtest (IVCT) mit Exposition gegenüber Koffein oder Halothan.
  - Familienuntersuchung genetisch (*Ryanodin-Rezeptor-Gen-Analyse*, auf Chromosom 19) nach Rücksprache mit Zentrum (Adressen unter ▶ http://www.emhg.org).

■ **Kontaktaufnahme**

Mit Referenzzentrum, z. B.: über die rund um die Uhr ärztlich besetzte MH-Hotline am Bezirkskrankenhaus Günzburg (BKH Günzburg, +49 8221-9628940 und +49 08221-9600).

DD ■ Hyperthermie: Sepsis, thyreotoxische Krise, Myolyse (CO_2 normal); zentralnervöser Genese (malignes neuroleptisches Syndrom, Serotoninsyndrom), Phäochromozytom, Karzinoid (CO_2 hoch); akzidentielle Überwärmung durch fehlende Wärmeableitung oder gesteigerte exogene Wärmezufuhr, Medikamenten- und Drogenintoxikation (Kokain, Exctasy), gesteigerte Muskelarbeit.
  ■ Hyperkapnie unter Narkose: Beatmungsprobleme, exogene CO_2-Zufuhr (Laparoskopie), zu flache Narkose, Leck, Bronchospasmus, Sekretobstruktion, Pneumothorax.

12.3 Verbrennungen/Verbrühungen

■ **Tiefe:**
  — Grad 1: Epidermal: Rötung, Schwellung, trocken, intaktes Epithel, schmerzhaft.
  — Grad 2: Dermal (Epidermis und Dermis).
    – 2a: Oberflächlich dermal: Blasenbildung, feuchter hyperämischer Wundgrund, schmerzhaft.
    – 2b: Tief dermal (Haarfollikel und Schweißdrüsenausführungsgänge mitbetroffen): Blasenbildung, weißlicher, feuchter Wundgrund, mäßig schmerzhaft.
  — Grad 3: Komplett dermal (Epidermis, Dermis, Hautanhangsgebilde): trockene, weiße Hautnekrose, keine Schmerzen.
  — Grad 4: Unterhautfettgewebe (evtl. Muskeln, Sehnen, Knochen): Verkohlung.
■ **Ausdehnung:**
  — Schnelle Variante: Beurteilung nach der Handflächenregel (Handfläche inklusive Finger des Verletzten entspricht 1 % vKOF).
  — Beurteilung nach Schema von Lund und Browder (◘ Abb. 12.1).

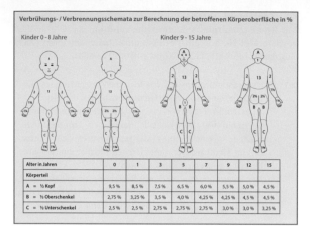

Verbrühungs- / Verbrennungsschemata zur Berechnung der betroffenen Körperoberfläche in %

Kinder 0 - 8 Jahre   Kinder 9 - 15 Jahre

Alter in Jahren	0	1	3	5	7	9	12	15
Körperteil								
A = ½ Kopf	9,5 %	8,5 %	7,5 %	6,5 %	6,0 %	5,5 %	5,0 %	4,5 %
B = ½ Oberschenkel	2,75 %	3,25 %	3,5 %	4,0 %	4,25 %	4,25 %	4,5 %	4,5 %
C = ½ Unterschenkel	2,5 %	2,5 %	2,75 %	2,75 %	2,75 %	3,0 %	3,0 %	3,25 %

◻ **Abb. 12.1** Verbrühungs-/Verbrennungsschemata zur Berechnung der betroffenen Körperoberfläche in %

12.3.1 Ambulante Versorgung

- **Allgemeine Erstmaßnahmen**
  - **Priorität:**
    - Sicherstellung der Vitalfunktionen.
    - Analgesie bzw. Analgosedierung.
    - Volumentherapie.
  - **Weitere Erstmaßnahmen:**
    - Kühlung: lokale Kühlung kleiner Areale mit handwarmem Wasser (max. 10 min).
    - Keine Kühlung bei großflächigen Verletzungen (>15 % vKOF), SG, KK oder thermischen Verletzungen des Körperstamms oder Kopfs: **CAVE:** Hypothermie erhöht Letalität!
    - Erhalt der Körpertemperatur, wdh. messen!
    - Steriles Abdecken der Wundareale mit Kompressen und Mullbinde oder z. B. mit locker fixiertem metallbeschichtetem Wundverband.

- Beteiligung der Atemwege mit Ödem oder Inhalationstrauma: frühe Intubation bei Stridor.
- Indikation für spezielles Zentrum für schwerbrandverletzte Kinder:
  - Grad 2 ≥10 % vKOF.
  - Grad 3 ≥5 % vKOF.
  - Grad 2/3 mit Lokalisation Gesicht, Hand, Fuß, Genitalbereich, große Gelenke.
  - Inhalationstraumata.
  - Grad 4 (alle Verletzungsmuster).

- **Schmerztherapie/Analgosedierung**
  - Intranasale Analgesie/Analgosedierung (über „Mucosal Atomization Device"):
    - z. B. Kombination aus Esketamin und Midazolam oder Fentanyl.
    - Dosierungen: Esketamin 2 mg/kg i.n. und Midazolam 0,3 mg/kg i.n. oder Fentanyl 2 µg/kg i.n.
  - Intravenöse Analgesie/Analgosedierung:
    - z. B. Kombination aus Esketamin und Midazolam oder Fentanyl bzw. Piritramid (ggf. auch in Kombination mit Midazolam).
    - Dosierungen: Esketamin 0,25 mg/kg i. v. (oder nasal, rektal; s. o.) und Midazolam 0,1 mg/kg i. v. oder Piritramid: 0,1 mg/kg i. v. oder Fentanyl: 1 µg/kg i. v.

> Intranasale Applikation vergleichbar schnell, effektiv und steuerbar wie i. v.-Analgesie.

- **Infusionstherapie**
  - Indikation: >10 % vKOF, lange Transportzeit (nicht nötig: <10 % vKOF und Erreichen der Klinik ab Unfallzeitpunkt innerhalb 30 min).
  - Isotone, kristalloide Lsg verwenden (balancierte VEL, Ringer-Acetat, NaCl 0,9 %).

Empfohlene Menge für Erstversorgung: 10 ml/kg/h, bei Schockzeichen zusätzlich Bolusgaben mit 10–20 ml/kg.

12.3.2 Versorgung in der Klinik

Erstversorgung

Priorität haben nach der Sicherstellung der Vitalfunktionen ein adäquates Volumenmanagement und eine gute Analgesie bzw. Analgosedierung!

- Patientenaufnahme in geheiztem Raum (35–38 °C).
- Infusionstherapie **bei Schock:** Kristalloide 10–20 ml/kg als Bolus aus der Hand (ggf. wdh. bis kein Schock mehr, peripher warm, KFZ <3 s).
  - <10 % vKOF: Infusionsgeschwindigkeit 10 ml/kg/h.
  - >10 % vKOF: Flüssigkeitstherapie nach Schema beginnen (Infusionstherapie).
- Elektive Intubation sehr zurückhaltend, primäre Wundversorgung in Analgosedierung bevorzugen. Bei Inhalationstrauma, bewusstloser Patient, Indikation zu Intubation/Beatmung.
- Verdacht auf CO-Vergiftung (bewusstloser Patient, DD auch Cyanidvergiftung und ZNS-Trauma denken): Intubation und CO-Hb messen (S_pO_2 und p_aO_2 häufig normal, trotz hoher CO-Hb-Spiegel). Beatmung mit 100 % O_2 für einige Stunden, evtl. Transfusion bis Hk 45 %, Kreislaufstabilisierung.
- Hyperbare Oxygenierung **nach Stabilisierung** und o. g. Maßnahmen bei persistierendem Koma ohne andere Ursache möglicherweise hilfreich. Muss innerhalb weniger Stunden organisierbar sein, unbedingt zuvor Stabilisierung des Kindes, pädiatrisch erfahrener Anästhesist vor Ort. Keine klare Evidenz.
  Rauchgasinhalation/Inhalationsverbrennung: Bronchoskopie zur Diagnostik und evtl. Absaugen von Russpartikeln. Häufig Bronchospasmen (Inhalationstherapie Salbutamol, ggf. Adrenalin). Effekt von inhalativen Steroiden unklar, daher keine Indikation, keine prophylaktische Gabe von systemischen Steroiden wegen Infektionsgefahr.

- **Dg./Monitoring**
  - Intensivmonitoring mit S_pO_2, RR, HF, KFZ, Temp.

- Gewicht (Trockengewicht bestimmen, da i. V. oft Ödeme), Diurese und Einfuhr/Ausfuhr.
- Labor: BB, E'lyte, CRP, Retentionswerte, Transaminasen, LDH, Gerinnung, Kortisol basal, IgG, Albumin, AT, Blutgruppenbestimmung, BGA (evtl. CO-Hb, Methämoglobin, Zyanid).
- U-Stix und spez. Gewicht.
- UKG, Rö-Tx.
- Großlumige Zugänge, ZVK ab ca. 10 % vKOF erwägen.
- Arterie, Indikation je nach hämodynamischer Stabilität.
- Magensonde.
- Blasenkatheter ab ca. 10 % vKOF zur Überwachung des Volumenmanagements obligat.

- **Infusionstherapie**

Ab etwa 10 % vKOF ist eine genau bilanzierte Flüssigkeitszufuhr indiziert, z. B. nach folgendem Schema (s. u.). Alternativ ist eine Berechnung der Zufuhr über die Parkland-Formel möglich.

Bei kleineren Verletzungen sollte möglichst ein oraler Nahrungsaufbau mit ggf. zusätzlicher Erhaltungsinfusion und Elektrolyten erfolgen.

Berechnung der Infusionsmenge:
- **Berechnung Erhaltungsinfusion und zusätzlicher Bedarf:**
  - Berechnung Erhaltungsbedarf: bis 10 kg: 100 ml/kg/d, 10–20 kg: 80 ml/kg/d, 20–40 kg: 60 ml/kg/d, 40–60 kg: 40 ml/kg/d, >60 kg: 30 ml/kg/d.
  - Berechnung zusätzlicher Bedarf an Tag 1: 5 ml × … kg × … % vKOF.
- **Berechnung der Startgeschwindigkeit:**
  - Gesamtmenge in 24 h (ml/24 h) = Erhaltungsbedarf (ml) + Zusätzlicher Bedarf (ml) – Volumenmenge Erstversorgung (ml).
  - Infusionsstartgeschwindigkeit (ml/h) = Gesamtmenge (ml)/24 (h).
- **Infusionslsg:**
  - Infusionslsg Tag 1 (gilt ab Unfallzeitpunkt): NaCl 0,45 % + G2,5 % + 15 ml Na-Bikarbonat 8,4 % je 500 ml Lsg.
  - Infusionslsg Tag 2/3: NaCl 0,3 % + G5 %.

- **Steuerung der Infusionstherapie:**
  - Bester Zielparameter: Urinmenge: <1 J: 1(–2) ml/kg/h, >1 J: 0,5(–1) ml/kg/h.
  - Nach 1 h berechnete Infusionsstartgeschwindigkeit an Urinmenge anpassen, dann stündliche Anpassung der Laufgeschwindigkeit an die Diurese der letzten Stunde.
  - Änderungen des Infusionsplans sind die Regel. Ggf. Infusionsgeschwindigkeit in 10- bis 20 %-Schritten verändern.
  - **CAVE:** Keine Diuretika in den ersten 48 h, um „Messinstrument (für die intravasale Füllung) Niere" nicht zu verfälschen! Extrem strenge Indikationsstellung!
- **Zusätzliche Substitution:**
  - Sobald Urinausscheidung, zusätzlich KCl 7,45 %: 2–4 mmol Kalium/kg/d, je nach Bedarf steigern.
  - Albuminzufuhr nach Serumalbumin steuern (Ziel >2,5 g/dl), z. B. 3–5 ml/kg HA20 %.

❶ CAVE
- **Während der ersten 24–48 h nach einer thermischen Verletzung drohen v. a. Hypovolämie und Hyponatriämie, nach den ersten 36–72 h drohen v. a. Hypervolämie und Hypernatriämie.**
- **Hypokaliämien sind häufiger als Hyperkaliämien.**
- **Änderungen des Infusionsprogramms sind die Regel.**
- **Stündliche Anpassung der Laufgeschwindigkeit des Infusionsplans an die Diurese der letzten Stunde. Keine Diuretika!**

- **Wundreinigung und Erstversorgung**
Die Wundversorgung sollte möglichst innerhalb der ersten 8 h nach dem Unfall erfolgen!
  - Gute Analgosedierung.
  - Flächenberechnung, Fotodokumentation.
  - Wundabstriche: nur bei verschmutzten Wunden.
  - **Initiale Wundreinigung** mit Lavaseptlsg (schmerzlos), evtl. Blasenreste entfernen. Geschlossene Blasen an Hand und Fuß werden nicht primär eröffnet, bei prall gefüllten Blasen ggf. durch sterile Punktion entlasten.

- **Wundverband** mit nicht haftender Wundauflage (z. B. Urgotül), sterilen Kompressen.
- Ggf. Escharotomie: Inzision bei tiefen zirkulären Extremitätenverbrennungen und Durchblutungsstörungen bzw. drohendem Kompartmentsyndrom.
- Tetanusimpfschutz klären! Falls Impfstatus unklar oder nicht mind. 3 Impfungen und letzte Impfung vor <5 J (bzw. <10 J bei sauberen, geringfügigen Wunden) immer Simultanimpfung.

> ❯ Keine Verbandswechsel oder schmerzhafte Maßnahmen ohne Analgesie bzw. Analgosedierung/Narkose!

Weiterversorgung
- **Fernwirkungen bei thermischen Verletzungen**
  - Großer Flüssigkeitsverlust durch Exsudation, Ödeme, erhöhte Verdunstung (Gesamtverlust: ca. 3,5–5,5 ml/%/kg/24 h)
  - Toxische/vasoaktive Substanzen: gen. Ödem, Myokarddepression, Infektionsanfälligkeit, Laborverschiebungen, Stoffwechselveränderungen (Katabolie).

- **Monitoring**

Überwachung auf einer Intensivstation ist ab ca. 10 % vKOF indiziert.

Bei SG sollte ein intensivmedizinisches Monitoring schon ab ca. 5 % vKOF erwogen werden.
  - Intensivmonitoring mit S_pO_2, RR, HF, KFZ, Temp.
  - Ein- bzw. Ausfuhr stündlich, engmaschige Bilanzierung (mind. alle 6 h).
  - Urin: tgl. Stix.
  - Labor: 1–2×/d.
  - Gewicht: möglichst tgl.
  - RöTx, UKG: nach Bedarf.

> ❶ CAVE
> Temperaturen >39 °C ohne äußere Überwärmung, gelbes Trachealsekret, zunehmender O_2-Bedarf, Unruhe, schlechte Nahrungsverträglichkeit → Verdacht auf Infektion!

- **Zusatzmaßnahmen bei Verbrennungen/Verbrühungen ≥20 % KOF**

Indikation je nach Allgemeinzustand des Patienten!

  - **Hämodynamik:** ggf. Katecholamintherapie mit Noradrenalin bei guter Pumpfunktion und ausgeglichenem Volumenzustand zur Blutdruckoptimierung (**CAVE:** Vasokonstriktion im Randbereich der Verletzungen), ggf. zusätzlich Dobutamin/Milrinone bei Kontraktilitätsstörungen.

  - **Intubation/Beatmung:** Falls Intubation nötig, möglichst frühe Extubation anstreben (weniger Sedierungsbedarf, weniger arterielle Hypotonie, weniger Katecholaminbedarf). Evtl. Ausnahme: zirkuläre Verletzungen im Hals-, Gesichtsbereich (Schwellung) oder Inhalationstrauma. Tubusfixierung: z. B. mit weichem Schaumstoffbändchen um den Kopf bei Gesichtsverletzung.

  - **Ernährung:** Frühzeitige orale Nahrungszufuhr (über Magensonde), Beginn der Ernährung innerhalb der ersten 12 h.
    - Im Verlauf (z. B. ab Tag 10) zusätzliche Supplementation von Multivitaminen, Mineralstoffen, Zink, Selen.
    - Berechnung des Kalorienbedarfs nach Galveston/Texas:
      - KK: $2.100 \text{ kcal/m}^2 + 1.000 \text{ kcal/m}^2 \times$ vKOF
      - Kinder: $1.800 \text{ kcal/m}^2 + 1.300 \text{ kcal/m}^2 \times$ vKOF
      - Jugendliche: $1.500 \text{ kcal/m}^2 + 1.500 \text{ kcal/m}^2 \times$ vKOF
    - **CAVE: Nahrungsintoleranz kann auf Infektion hinweisen!**
    - PPI bei fehlender enteraler Zufuhr erwägen

  - **Infektiologie:** Regelmäßige Abstriche, TS, Urin. Blutkulturen früh und regelmäßig bei Infektionsverdacht, jedoch <u>keine</u> prophylaktische AB-Gabe.
    Wenn AB-Gabe nötig, erhöhte Dosierung (z. B. 150 % bei Cephalosporinen/Penicillinen/Carbapenemen: hohes Verteilungsvolumen, Metabolismus) verwenden (Spiegelmessungen).

  - **Temperatur:** Hohe Raumtemperatur (28–33 °C) zur Vermeidung von Hypermetabolismus durch Wärmeverlust bzw. Flüssigkeitsverlust, Patiententemperatur zwischen 38–39 °C halten.

  - **Zusätzliche Medikamente: Bei großflächigen Verbrennungen Gabe von Propranolol** erwägen. Therapiebeginn möglichst 24–72 h nach Aufnahme bzw. nach hämodynamischer Stabilisierung (0,5–4 mg/kg/d; Ziel HF-Senkung um 10–20 %).

- Gute **Analgesie, Sedierung:** z. B. spontanatmende Patienten: Metamizol ED, Piritramid DTI oder ED, ggf. PCA;
  Intubierte Patienten: Metamizol ED, Piritramid DTI bzw. Fentanyl DTI.
- **Sonstiges:** Substitution von AT, Albumin, IgG nach Serumwerten, Transfusion nach Bedarf (normalerweise Hb >7 ausreichend), Hydrokortisonsubstitution ggf. nach Serumkortisolwert erwägen.
- **CAVE: Häufig im Verlauf Juckreiz, bei unruhigem Kind daran denken!**
  Juckreiztherapie: Cetirizin (6 M–2 LJ: 3×2,5 mg, 2–5 LJ: 3×5 mg, >5 LJ 3×10 mg) oder Gabapentin (2×5–10 mg/kg).

- **Weitere Wundversorgung**

Verbrennungen/Verbrühungen Grad 2a
- <3 % vKOF: Wundverband mit nicht haftender Wundauflage (z. B. Urgotül). Erster VW nach 5 d, früher bei Fieber und/oder starken Schmerzen.
- Ab 3 % vKOF: Suprathel-Auflage am Tag 2–3, erster VW nach erneut 2–3 d. Nächster VW bei anhaftendem Suprathel nach 5 d. **CAVE:** falls nach 12–14 d noch nicht abgeheilt, Indikation zur Transplantation prüfen.

Verbrennungen Grad 2b bzw. 3
- Debridement je nach Ausmaß und Lokalisation der Demarkierung ab Tag 6–14
- Evtl. Wundgrundkonditionierung mit Unterdrucktherapie (V.A.C).
- Transplantation, sobald guter Wundgrund vorhanden ist, ggf. Deckung mit z. B. Integra.

Geschlossene Wundbehandlung
- V. a. bei kleineren und oberflächlichen Wundflächen.
- Suprathel-Auflage.

- Weitere Abdeckung mit sterilem Wundverband (Kompressen, Mullbinden).
- Raumtemperatur entsprechend Therapie anpassen.

Offene Wundbehandlung:
- Ab 20 % vKOF und abhängig von Wundtiefe erwägen.
- Initiale Wundreinigung.
- Isolation! Sterile Kleidung des Pflegepersonals, Haube, Mundschutz, Handschuhe.
- Gewärmtes Zimmer (ca. 30 °C), Flow-Bett oder Schaumstoffauflagen.
- Offene Stellen mit Lavaseptlsg mehrmals täglich tupfen.

- **Weitere wichtige Maßnahmen**
  - Physiotherapie bei Gelenkbeteiligung, besonders Finger von Anfang an lagern (Orangengriff) und bewegen, dabei ggf. Analgesie zur Physiotherapie notwendig.
  - Frühe psychologische und psychosoziale Betreuung von Kindern und Eltern.
  - Begleitverletzungen versorgen, z. B. Augenarzt.
  - Verletzungsmuster beurteilen: z. B. an Kindesmisshandlung denken.
  - Bei CO-Intoxikation neurologische Spätfolgen möglich: Regelmäßig Neurostatus untersuchen, Rehabilitation einleiten.

- **Kompl.**
  - Wundinfektion, Sepsis.
  - Herzinsuffizienz mit Lungenödem (besonders bei SG, großen Verbrennungen, CO-Intoxikationen).
  - Resp. Insuffizienz (ARDS, Lungenödem).
  - Hirnödem (bei Hypoosmolarität).
  - Magen-Darm-Blutungen (Stress), paralytischer Ileus.
  - Niereninsuffizienz (Schockniere bei Hypovolämie).

- **Nachsorge**
  - Langfristige psychologische Betreuung, Physiotherapie und Rehabilitation.
  - Hilfestellungen, Informationen und Angebote für Betroffene z. B. über Paulinchen e. V.

- Narben mit Anzeichen der hypertrophen Keloidbildung: Kompressionsanzug/Verband anmessen lassen, Silikonkissen anpassen. Mindestens 1–2 J rund um die Uhr tragen, alle 3–6 Mo neue Anpassung. Narbentherapie, Pflegesalbe (z. B. Bepanthen).
- Narben im Gesicht: durchsichtige Plastikformteile (Uvex-Maske). Sekundäre Korrekturoperationen erst nach ca. 2 J sinnvoll, außer bei funktionellen Behinderungen (Hand, Hals, große Gelenke).

■ ■ **Hochspannungsunfall**
- „S-Bahn-Surfer" etc. oft mit Sturz, z. B. vom Eisenbahnwaggon.
- An tiefe, unerwartete Knochennekrosen und Kompartmentsyndrom denken.
- Myokardnarben, Arrhythmien, Hirnödem (evtl. CT, kontinuierliches EEG, ICP), Nervenverletzungen, innere Organverletzungen ohne äußere Anzeichen, Wirbelfrakturen (evtl. ausgiebige Röntgendiagnostik erforderlich).

12.4 Unterkühlung, Ertrinkung

Häufig Unterkühlung bei Ertrinken oder Beinahe-Ertrinken in kaltem Wasser.

Bei <28 °C Kerntemperatur sind schwerste Herzrhythmusstörungen und Refraktärität gegenüber Katecholaminen möglich.

■ **Monitoring**
- Intensivmonitoring.
- Neurostatus, GCS/AVPU, Pupillomotorik.
- Basislabor mit Gerinnung, LDH, bakteriologische Untersuchung des Trachealsekrets, Urinmenge.
- RöTx, UKG.
- Magenablaufsonde, Blasenkatheter legen.
- ZVK, ggf. Arterie.

Th. ■ Generell: supportive Therapie und langsame Erwärmung (0,5 °C/h), bei tiefer Hypothermie (<28 °C) rasche Erwärmung (so schnell wie möglich) bis 32 °C Körpertemperatur erreicht.

- Reanimation unbedingt fortführen bis Kerntemperatur >35 °C oder Erfolg.
- Intubation, Beatmung: bei Hypoxie/Hyperkapnie/Koma.
- Hypoglykämie: 2,5 ml/kg G20 %.
- Infusionstherapie: normaler Erhaltungsbedarf.
- Kerntemperatur >32 °C → passive oder aktive externe Erwärmung:
  - Wärmematten, Wärmestrahler (nur Rumpf, sonst „afterdrop" durch zum Kern zurückströmendes kaltes Blut aus Extremitäten weiterer Abfall der Körperkerntemperatur und RR-Abfall).
  - Extremitäten warm einpacken, nicht aktiv erwärmen!
- Kerntemperatur ≤32 °C → externe und interne Erwärmung, d. h., wie oben, jedoch zusätzlich:
  - Wärmematten, Wärmegebläse
  - Infusion vorwärmen: über Infusionswärmer geben (43 °C).
  - Spülungen mit warmer Infusionslösung (Blasenspülung, Peritoneal-Spülung)
  - Beatmung: Befeuchtertemperatur 42–46 °C einstellen.
  - Evtl. ECMO zur raschen Erwärmung bei gleichzeitiger Kreislaufunterstützung (VA-ECMO) → sehr erfolgreich v. a. bei extremer Unterkühlung (Winter, Gletscherunfälle) bei Verfügbarkeit, jedoch keine allzu langen Transportwege in Kauf nehmen.

■■ **Probleme**

- Hypovolämie: bei Erwärmung (Gefäßbett erweitert).
- Zu rascher Temperaturanstieg, Hyperthermie (unbedingt vermeiden, neurologisch ungünstig): sekundär aktiv kühlen.
- Bei Schock: VEL, Ringer-Acetat, NaCl 0,9 %, Humanalbuminbolusgaben (möglichst erwärmt mit 43 °C).
- Rhythmusstörungen häufig bei Temp. <28 °C; besonders bei Manipulationen:
  - Vorhofdysrhythmien: meist kein Problem, Bradykardie bei Hypothermie physiologisch.

- ═ Kammerflimmern: Reanimation; Defibrillation versu-
  chen, aber meist nur erfolgreich, wenn >30 °C (siehe
  ◘ Tab. 15.1).
- DIC: bei schwerer Blutung → AT und FFP, Thrombozyten.
- Hypo- und Hyperglykämien: Korrektur, engmaschige
  Blutzuckereinstellung.
- Hypoxiefolgen: Hirnödem, ARDS, Schocknieren, Multior-
  ganversagen.
- Oligurie/Polyurie: meist Perfusions-/Volumenproblem,
  Polyurie kälteinduziert möglich.
- ARDS: „low tidal volume"-Beatmung, evtl. Surfactantgabe
  erwägen.
- Sepsis: frühzeitig Antibiotikatherapie, keine prophylakti-
  sche Antibiotikagabe.
- Bei Ertrinkung z. B. in Seen/Schwimmbädern auch Aspi-
  rationspneumonie durch gramnegative Keime, Algen etc.
  möglich: Diagnostik aus Sekret bzw. abgesaugtem Material.

❯ **Nicht indiziert: Hirndruckmessung, Steroide, kontrollierte
Hypothermie!**

■■ **Bemerkungen**
Bei Ertrinkung in sehr kaltem Wasser kann die Prognose auch bei
lange andauerndem Herzstillstand gut sein.

Je nach Anamnese auch an Schädel- oder Wirbelsäulenverletzung denken!

An Kindesmisshandlung, Vernachlässigung denken!

Onkologie/ Hämatologie

T. Nicolai, F. Hoffmann, C. Schön, K. Reiter

Der Beitrag wurde verfasst unter Mitarbeit von I. Schmid, M. Albert, K. Reiter

13.1   Onkologische Notfälle

13.1.1 Tumorlysesyndrom

Def.   Zerfall von Tumorzellen, speziell bei Patienten mit initial hoher Zellzahl und/oder großen Tumormassen, insbesondere bei B-ALL, T-ALL, AML, Infant-Leukämie mit Anstieg von Kalium, Phosphat, Harnsäure.

Dg.   Diagnosestellung der Grunderkrankung, Labor (BB, Diff-BB, K, Ca, Ph, Hs, Hst, Krea, GOT, GPT, γGT, LDH, BGA mit Laktat), KMP, RöTx p. a., Sonographie der Nieren (Befall der Nieren?).

- **Monitoring**
  - Alle 4–6 h BE mit Tumorlyseparametern.
  - Urinbilanzierung stündlich. Bei initialer Euvolämie: Null-bilanz + Perspiratio anstreben.

🛇 **CAVE**
  - **Nierenversagen durch Ausfall von Kalziumphosphat und Uraten in der Niere.**

© Springer-Verlag Berlin Heidelberg 2021
T. Nicolai, F. Hoffmann, C. Schön, K. Reiter, *Pädiatrische Notfall- und Intensivmedizin*,
https://doi.org/10.1007/978-3-662-61597-3_13

- **Hypocalziämie durch Hyperphosphatämie, nur im Notfall Ca i. v.**
- **Ventrikuläre Arrhythmie bis zu Asystolie bei Hyperkaliämie.**

- **Prophylaktische Th.maßnahmen:**

Bei primärer Aufnahme eines Patienten besteht immer Gefahr des Tumorlysesyndroms, deshalb standardisiert folgendes Vorgehen:

- i. v.-Zugang mit Blutentnahme, evtl. Kreuzprobe für 1(−2) EK.
- Wässerung mit 3.000 ml/m^2/d 1:1 (halbisotoner) Lsg., keine Alkalisierung des Urins notwendig.
- Initial keine Kaliumzugabe (abhängig von K-Werten und dem zu erwartenden Zellzerfall).
- Allopurinol 10 mg/kg/d in 2–3 ED p. o./i. v. (zur Prophylaxe der Hyperurikämie).
- Bei Leukozyten >100/nl und/oder großer Mediastinaltumor und hoher Harnsäure: Rasburicase 0,2 mg/kg/d über 30 min i. v. als 1 ED/d (**CAVE:** zur sicheren HS-Messung muss die Serumprobe gekühlt und möglichst schnell ins Labor).
- Kurzfristige E'lytkontrollen (alle 3 h) und Monitoring
- Hb <7–8 g/dl: EK (bestrahlt, CMV + evtl. Parvovirus B19 neg., leukozytenfiltriert). Bei sehr hohen Leukozyten kann EK Leukostase und Knochenschmerzen verstärken, deshalb Hb z. B. auf Ziel 8 g/dl anheben (ml EK: [Ziel-Hb minus aktuelles Hb]×3×kg).
- Thrombozyten <10.000–20.000/µl: TK (bestrahlt, CMV und evtl. Parvovirus B19 neg., leukozytenfiltriert). Sofortige Indikation bei manifesten Blutungen, relative Indikation bei zunehmenden und ausgeprägten Hautblutungen sowie Sickerblutungen. **CAVE:** Bei Thrombozyten <10/nl ist mit klinisch relevanten Blutungen zu rechnen.

Th.
- Frühzeitig Wässerung erhöhen (bis 6 l/m^2/d), bereits wenn steigende Tendenz von Kalium und Phosphat erkennbar.
- Bei hoher Plusbilanz Furosemid, z. B. 1 mg/kg/d i. v.
- Stopp der Hydrierungstherapie bei Zeichen beginnenden Lungenödems: Tachypnoe, Verschlechterung der pulsoximetrischen Sättigung, RG.

- Evtl. Hämodialyse/CVVHDF (je nach renaler Funktion, Volumenstatus, Serumkalium, Phosphat)
- bei sehr hohen Leukozyten (>300/nl) evtl. Austauschtransfusion.
- Therapie der Hyperkaliämie (▶ Kap. 6).
- Beginn mit der Chemotherapievorphase (Kortison oder Daunorubicin bei ALL, ARA-C bei AML) nach den in Deutschland etablierten Therapieprotokollen bei stabilem AZ, adäquaten Nieren- und Tumorlyseparametern (K, Harnsäure, Phosphat, Ca) und ausgeglichener Ein- und Ausfuhr.

13.1.2 Hyperleukozytose/Hyperviskositätssyndrom

Def. Leukozyten >100.000/μl. Es kann zu Leukostase in Lungen-, Hirn-, Augengefäßen kommen, durch die resultierende Hypoxie/Ischämie können Infarkte, massive Blutungen, ARDS entstehen.

- **Inzidenz**
9–13 % bei ALL, 5–20 % bei AML.

❶ CAVE
Vorläuferzellen der Myelopoese (Myeloblasten, Monoblasten) sind im Vgl. zu Lympholasten größer und weniger formbar, deshalb bei:
- **AML FAB M3 (Promyelozyten): schon bei >10.000/μl Leukozyten gehäuft fatale Blutungen und DIC;**
- **AML FAB M4/M5 (Monoblasten): mit Blastenkonzentrationen Leukozyten >100.000/μl/AML FAB M1/M2 (Myeloblasten): Zunahme dieser Komplikation erst bei Leukozyten >150.000/μl.**

Sy. Petechien/Blutungen, Dyspnoe/Tachypnoe, Zyanose, Nierenversagen, Ataxie, Nystagmus, Sprachstörungen, zerebrale Krampfanfälle, Visusverschlechterung/Doppelbilder, Priapismus.

Dg. BB/Morphologie, E'lyte, Nierenwerte, Gerinnungspara-
meter, BGA, RöTx (diffuse Infiltrate in der Lunge).

- **Monitoring**

Regelmäßige Kontrolle alle 4–6 h: BB, E'lyte (+ Ca, Phosphat),
Hst, Krea, BGA, Harnsäure, Gerinnung einschließlich Fibrinogen, AT.

Th. **Maßnahmen bei Hyperleukozytose ohne schwere Organ-
manifestation**
- Analog zur Therapie bei Tumorlysesyndrom:
  - Hydrierung mit 3 l/m^2 KOF/d, exakte Bilanzierung,
    zunächst kaliumfrei, bei ungenügender Ausscheidung
    Furosemid 1–10 mg/kg/d, bei zunehmender Hyper-
    phosphatämie Flüssigkeitszufuhr erhöhen.
  - Rasburicase 0,2 mg/kg/d über 30 min i. v. in 1 ED,
    dann keine Alkalisierung des Urins.
  - Bei Hyperkaliämie: ▶ Kap. 6.
- Spezifisch:
  - Kein sofortiger Ausgleich der Anämie (Hb <8 g/dl
    lassen).
  - Fresh-frozen-Plasma (20–30 ml/kg oder 30–50 ml/
    kg/d) bei Störung der plasmatischen Gerinnung.
  - Substitution von Thrombozyten, TK bei <20.000/µl.
    Während Austauschtransfusionen und der initialen
    Zytoreduktion sollten Thrombozyten >60.000/µl ge-
    halten werden.
  - Austauschtransfusion mit doppeltem Blutvolumen
    empfohlen: bei AML mit einer Leukozytenzahl von
    >200.000/µl, bei monoblastären Leukämien (AML M5)
    bei Leukozyten >100.000/µl, bei Promyelozyten-Leu-
    kämie (AML-M3) bei >20.000/µl und bei ALL je nach
    Klinik.
  - **CAVE: großzügige Substitution von Gerinnungsfak-
    toren bis 4–5 d nach Austauschtransfusion, da gerade
    bei SG eine hohe Gefahr einer Hirnblutung besteht!**
  - Bei Leukozyten >50.000/µl oder erheblichen Organver-
    größerungen: bei AML Vortherapie mit 6-Thioguanin

(40 mg/m^2/d p. o.) und Cytarabin (40 mg/m^2/d s. c./i. v.), bei ALL Steroid.

— Mit schweren Organmanifestationen, z. B. bei Infarkten oder ARDS: **CAVE** Hydrierung! Austauschtransfusion, ausgeglichene Bilanz.

13.1.3 Granulozytopenie und Fieber

Def. Schwere Granulozytopenie: neutrophile Granulozyten <500/µl oder mit zu erwartendem Abfall auf <500/µl in den nächsten 2 d. Fieber: neu auftretende Temp. von ≥ 38,5 °C oder Temp. von >38,0 °C für >1 h; in etwa 50 % unklarer Infektfokus.

▪ **Erreger**
Bei ca. 30–40 % gelingt ein Erregernachweis, ansonsten bleibt es bei der Diagnose FUO („fever of unknown origin"). Ca. 85 % aller nachgewiesenen Erreger sind Bakterien: grampos. Aerobier (Staph., Streptokokken, Enterokokken, Corynebakterien, Listerien, Clostridium difficile) oder gramneg. Aerobier (Enterobakterien, Pseudomonas spp., Anaerobier), Viren (HSV, VZV, CMV, EBV, Adenoviren), Pilze (Candida spp., Aspergillus spp., Cryptokokken), andere (Pneumocystis jirovecii, Cryptosporidien, Toxoplasma gondii).
Mögliche Lokalisation: ◘ Tab. 13.1.

❶ CAVE
- ▪ **Fieber bei Granulozytopenie stellt eine Notfallsituation dar!**
- ▪ **Entzündungszeichen können fehlen, z. B. Pneumonie ohne ausgeprägtes Infiltrat und fehlendes CRP, wenig Abwehrspannung bei akutem Abdomen!**
- ▪ **Ohne Granulozyten gibt es keinen Eiter!**

▪ **Notfalldg.**
- ▪ Körperliche Untersuchung mit bes. Beachtung von Mundhöhle, Kathetereintrittsregion, Perianal-/Perigenitalregion.
- ▪ Labor: BB mit Diff-BB, CRP, E'lyte, Laktat, harnpflichtige Substanzen, Gerinnung (DIC).

◘ Tab. 13.1   Risikolokalisationen

Lokalisation	Mögliche Erreger
Mundhöhle (Stomatitis, Gingivitis)	Aerobier, Anaerobier, HSV, Candida spp.
Sinus (Sinusitis)	Pseudomonaden, Aspergillus spp., Mucor
Ohren (Otitis, Mastoiditis)	S. pneumoniae, H. influenzae, grampos./gramneg. Bakt.
ZNS (Meningitis, Meningoenzephalitis)	Listeria monocytogenes
Zentraler Katheter (Bakteriämie, Cellulitis, Tunnelinfektion)	S. epidermidis, S. aureus, Acinetobacter, Enterobacter cloacae, Corynebakterien, P. aeruginosa, Candida
Lunge (Pneumonie)	Alle grampos./gramneg. Bakt., Mykobakterien, Aspergillen, Candida, Kryptokokken, Histoplasmen, HSV, VZV
Colon ascendens/Zökum (Typhlitis mit Verdickung d. Darmwände, Peritonitis)	Gramneg. Bakt. (Enterobakterien, Anaerobier, Pseudomonas spp.)
Colon descendens (pseudomembranöse Colitis)	Clostridium difficile (Toxin!)
Perigenital-/Perianalbereich (Cellulitis, Abszess)	Gramneg. Bakt. (Enterobakterien, Anaerobier, Pseudomas spp.), grampos. Keime (z. B. Enterokokken)
Urogenitaltrakt (HWI)	Gramneg. Aerobier (E. coli, Klebsiellen, Proteus spp., Pseudomonas spp.)

- Bakteriologie vor Beginn der Th. und im Verlauf: BK aus Katheter (bei mehrlumigen Kathetern muss BK aus jedem Lumen gewonnen werden, eine gestochene BK ist nicht generell empfohlen),
  bei klin. Verdacht Urinkultur, Stuhldiagnostik bei Diarrhö, Abstriche von verdächtigen Hautläsionen, evtl. Liquor, Sputum, Trachealsekret.

- Virologische Diagnostik abhängig vom klininischen Bild mit Antigennachweis (aus Blut, Liquor, Urin, Sputum), Viruskultur („early antigen" bei CMV), PCR-Untersuchungen, serologischem AK-Nachweis (IgM, IgG: 4-facher Titeranstieg gilt als beweisend).
CAVE: nach Gabe von Blutprodukten inkl. Immunglobulinen ist ein serologischer AK-Nachweis nicht aussagekräftig.
- Evtl. Bildgebung: RöTx, CT-Thorax, Sono-Abdomen, Rö-Abdomen in 2 Ebenen, Echokardiographie, FDG-PET/CT.
- Bei pulmonalen Infekten: tracheale Absaugung, bronchoalveoläre Lavage, offene Lungenbiopsie (selten gemacht, am häufigsten erforderlich bei V. a. Pilzinfektion)

Th. **Therapie bei Fieber bei Neutropenie ohne Fokus:**
- Piperacillin/Tazobactam (>6 Mo: 400 mg/kg/d (Pip) in 3 ED, <6 Mo: 300 mg/kg/d (Pip) in 3 ED).
- Nach 3 d ohne Entfieberung: Vancomycin (gleich Vancomycin bei bekanntem MRSA oder klarem Hinweis auf Venenkatheterinfektion, z. B. nicht rückläufig, evtl. eitrige Sekretion etc.).
- Nach weiteren 3 d: Evaluation, ggf. Pilztherapie.
- Patient im septischen Schock oder klinische Verschlechterung unter Pip/Taz: Meropenem.
- Die Kombination von Pip/Taz und Vancomycin weist ein deutlich erhöhtes Risiko eines Nierenversagens auf, daher kombinieren wir Vancomycin nicht mehr mit Pip/Taz.
- **CAVE: Volumenrefraktäre Hypotension infolge eines septischen Schocks und infektionsbedingtes respiratorisches Versagen: eine der häufigsten Ursachen für Aufnahme auf Intensivstation!**
- Gabe von G-CSF 5–10 μg/kg/d i. v.: bei schwerer oder refraktärer Infektion und erwartbarer Persistenz der Granulopenie. Bei persistierender Knochenmarkaplasie und schwerer Pilzinfektion auch Gabe von Granulozytenkonzentraten diskutieren.

Zusätzliche Maßnahme bei Hickman/Portinfektion:

- Spülung mit rtPA (1 Amp. = 2 mg = 2 ml): je nach Katheterlumen ca. 1–2 ml instillieren, nach 4 h Block aspirieren.
- 80 % Ethanol (1,6 ml med. Ethanol + 0,4 ml NaCl 0,9 %): je nach Katheterlumen (nur bei Silikonkathetern anwenden!) 0,5–2,5 ml instillieren und mind. 2 h belassen.
- Ggf. antibakterielle Blocktherapie: Teicoplanin 20 mg/ml oder Vancomycin 25 mg/ml je nach Größe 1–2 ml zusammen mit 100 IE Heparin/ml

13.1.4 Obere Einflusstauung/Tracheakompression bei Mediastinaltumor

Ät.　M. Hodgkin, T-Zell-Lymphom/T-ALL, selten Keimzelltumor, Neuroblastom (hinteres Mediastinum).

- **Inzidenz**

12 % aller Patienten mit Mediastinaltumor entwickeln obere Einflusstauung.

Sy.　Plethorisches, geschwollenes Gesicht, gestaute Halsvenen, Stauungspapille, Husten, Dyspnoe, biphasischer Stridor.

Dg.　RöTx, CT, BB mit Diff-BB, LDH, evtl. Pleurapunktion, KMP, AFP/b-HCG, NSE, Homovanillinmandelsäure und Vanillinmandelsäure im Spontanurin. Herzecho (Perikarderguss?).

🛈 **CAVE**
Auch kleine invasive Eingriffe können zu schweren Narkosekomplikationen und persistierender Beatmungspflichtigkeit führen! Deshalb Diagnosesicherung mit dem kleinsten Eingriff planen. Evtl. vor invasivem Eingriff empirische zytoreduktive Therapie geben.

Th. Empirische zytoreduktive Therapie z. B.

- Prednisolon 0,5–1 mg/kg/d.
- Nach ausbleibendem Erfolg nach 24–48 h zusätzlich Cyclophosphamid 100–200 mg/m^2/d.
- Nach 48–72 h in der Regel Biopsieentnahme (diagnostisch).

❶ CAVE
- Eine zytoreduktive Therapie kann nach 48–72 h die histologische Diagnose unmöglich machen.
- Auf Tumorlysezeichen achten!
- Bei Einflussstauung und unauffälliger Gerinnung Antikoagulation, solange Thrombozyten normal.

13.1.5 Erhöhter Hirndruck

(▶ Kap. 9)

Sy.
- Kopfschmerzen (35–41 %), (Nüchtern)erbrechen (12–26 %), Nackensteife, Wesensveränderung (10 %), zunehmende Bewusstseinsstörung, Bradykardie, art. Hypertonie, Funktionsstörung des kaudalen Hirnstamms bis zu zentralen Atmungs- und Kreislaufregulationsstörungen;
- Lokalsymptome je nach Sitz des Tumors; gerade bei fokal beginnendem Krampfanfall immer V. a. Hirntumor. 2/3 der kindlichen Tumore liegen infratentoriell, hier früh Symptome durch Liquoraufstau.
- Häufig lange Latenz bis zur Diagnose (7,3 Mo); kürzer bei malignen Tumoren mit rascherer Ausbreitung, Alter <3 J, infratentorieller Lokalisation; besonders lange Latenzen, wenn Krampfanfälle oder endokrinologische Funktionsstörungen als Erstmanifestation.

Dg.
- Augenhintergrundspiegelung (**CAVE**: normaler Augenhintergrund schließt Hirndruck nicht aus!).
- Blutentnahme: E'lyte, Tumormarker: AFP, β-HCG (Keimzelltumoren).

- Notfall-CT mit KM (Sensitivität >90 %) oder (wenn noch möglich) Sonographie.
- MRT-Schädel (mit KM): Immer zur genauen Lokalisation.

Th.
- RR hochhalten (CPP mind. >40 mmHg bei SG; >60 mmHg bei Jugendlichen), Volumen bei Hypovolämie, sonst Vasopressoren. Häufig besteht jedoch eine art. Hypertonie, die initial nicht behandelt wird.
- Intubation bei Koma, Atemstörungen.
- Dexamethason als Hirnödemprophylaxe: 0,6(–2) mg/kg/d in 4 ED für 4 d.
- Hirnödemtherapie: Versuch Dexamethason 0,5 mg/kg i. v. und Mannitol 0,5 g/kg/ED über 30 min i. v.
- Bei drohender Einklemmung: Intubation, Hyperventilation, Mannitol 1 g/kg i. v. (oder hypertones NaCl 3 %), Notfall-OP, sofortige Kontaktaufnahme mit Neurochirurgie.

❶ **CAVE**
Keinesfalls LP vor Ausschluss eines akuten Hirndrucks durch Bildgebung wegen Einklemmungsgefahr!

13.1.6 Rückenmark-/Myelonkompression

Notfall! Je länger und intensiver eine Rückenmarkkompression besteht, desto größer die Wahrscheinlichkeit einer irreversiblen Schädigung!

Ät. Meist durch epidurale Ausbreitung paravertebraler Tumoren durch die Foramina intervertebralia.

- **Inzidenz**
4 %, v. a. bei: Neuroblastom, NHL, M. Hodgkin, LCH, Ewingsarkom.

Sy. Lumbalgie (lokalisiert oder radikulär), später Muskelschwäche, Hyporeflexie, Sensibilitätsstörungen, Harn- und Stuhlinkontinenz, kompletter Querschnitt.

Dg. Notfall-MRT der spinalen Achse mit KM.

Th. ■ Notfallmedikation mit Dexamethason 0,6 mg/kg/
      ED (**CAVE**: Tumorlysesyndrom bei lymphatischen
      Neoplasien).
     ■ Umgehende Dekompression (Laminektomie, besser Lami-
      notomie) d. h. Kontaktaufnahme mit Neurochirurgie bei
      schnell sich verschlechternder neurologischer Symptoma-
      tik oder eintretender Querschnittssymptomatik.
     ■ Falls dies nicht der Fall ist, erwägen, ob die Wirkung einer
      Chemotherapie abgewartet werden kann? Falls ja, engma-
      schige neurologische Bestandsaufnahmen, um irreversible
      neurologische Schäden zu vermeiden.

13.2 Nebenwirkungen von in der Onkologie verwendeten Medikamenten

13.2.1 Methotrexatintoxikationen

Def. High dose-MTX tödlich ohne Antidot Leukovorin. Schleim-
      hautschäden, Hämatotoxizität, Funktionseinschränkung der
      Nieren (CAVE: MTX-Ausscheidung fast ausschließlich über
      die Niere), daraus resultierend Hepatotoxizität, schwere En-
      zephalopathie, Krampfanfälle.

■ **Prophylaxe**
Regelmäßige MTX-Plasmaspiegelbestimmung + Nierenfunk-
tionsparameter nach Vorgabe des Protokolls, Antagonisierung und
Schutz normaler Körperzellen mit Antidot Leukovorin, Wässerung
(mindestens 3 l/m^2), Alkalisierung des Urins (pH 7,5).

Th. ■ Bei erhöhtem MTX-Plasmaspiegel: MTX-Abbau
      hemmende Medikamente wie Trimethoprim abgesetzt?
     ■ Wässerung erhöhen auf 5–6 l/m^2, mit Alkalisierung: Na-
      triumbikarbonat 8,4 % 50 ml/500 ml
     ■ Erhöhte Dosen von Leukovorin nach Protokollvorgabe
      und MTX-Spiegel, evtl. Carboxypeptidase G2 50 U/kg.

13.2.2 Hepatische venookklusive Erkrankung (VOD)

Def. Leberfunktionsstörung durch Schädigung der Blutgefäßwände mit Verschluss kleiner Venen. In der Folge Stauungsleber, Hepatomegalie, Untergang Leberzellen, Thrombozytenverbrauch, hepatorenales Syndrom, Aszites.

Sy. Gewichtszunahme, Schmerzen rechter Oberbauch, Aszites, Ikterus, Thrombopenie.

Ät. Nach HSCT, gehäuft nach Einsatz von Busulfan, andere Chemotherapeutika.

Dg. Sono Leber: hepatofugaler Pfortaderfluss (typisch, aber nicht obligat). Leberbiopsie wäre aussagekräftig, wg. Invasivität und häufig bestehenden relativen KI (Gerinnung, Thrombozyten, Aszites) selten durchgeführt.

Th. Frühzeitiger Einsatz von Defibrotide 4 x 6,25 mg/kg i. v. über 2 h.

13.2.3 Ifosfamidneurotoxizität

Sy. Enzephalopathie mit Krampfanfällen, Bewusstseinsstörungen bis hin zum Koma, Verwirrtheit und psychotischen Symptomen.

Th. Methylenblau (erfolgreiche „case reports", bei Erwachsenen 6×50 mg i. v.).

13.2.4 Paravasate von Chemotherapeutika

- **Akuttherapie**
  - Injektion/Infusion stoppen, i. v.-Zugang aber noch belassen.
  - Paravasat-Set holen.

Tab. 13.2	Substanzspezifische Maßnahmen
Gewebsnekrotisierende Wirkstoffe	**Substanzspezifische Maßnahmen**
Amsacrin	DMSO 80 %, Kälte
Brentuximab Vedotin	Hyaluronidase s. c., Wärme
Cisplatin	DMSO 80 %, Kälte
Actinomycin D	DMSO 80 %, Kälte
Daunorubicin, Doxorubicin, Epirubicin, Idarubicin	DMSO 80 %, Kälte oder Dexrazoxan
Mitomycin	DMSO 80 %, Kälte
Mitoxantron	DMSO 80 %, Kälte
Oxaliplatin	Keine Kälte
Paclitaxel	Hyaluronidase s. c. evtl. Kälte, keine Wärme
Vincristin, Vinblastin, Vindesin, Vinorelbin, Vinflunin	Hyaluronidase s. c., Wärme

- Zytostatika-Handschuhe.
- Mit einer 5-ml-Spritze langsam so viel wie möglich vom Paravasat aspirieren, **CAVE**: kein Druck auf die Paravasatstelle, dann i. v.-Zugang unter Aspiration entfernen.
- Bei großer Flüssigkeitsmenge im Gewebe oder bei Flüssigkeitsblasen mit 1-ml-Spritze und dünnen sterilen Kanülen sternförmig von mehreren Seiten aspirieren mit jeweils neuen Nadeln/Spritzen.
- Die betroffene Extremität hochlagern und ruhigstellen.
- Substanzspezifische Maßnahmen bei gewebsnekrotisierenden Wirkstoffen: ◘ Tab. 13.2.
- Gewebereizende Wirkstoffe (keine spezifischen Maßnahmen notwendig): Arsentrioxid, Azacitidin, Bendamustin, Bortezomid, Busulfan, Cabazitaxel, Carboplatin (>10 mg/ml), Carmustin, Dacarbazin, Daunorubicin, Doxorubicin liposomal, Docetael, Etoposid, Fluoroura-

cil, Foscarnet, Ganciclovir, Gemcitabine, Irinotecan liposomal, Melphalan, Methotrexat, Pegaspargase, Pembroli-
zumab, Rituximab, Temozolomid, Teniposid, Trastuzu-
mab, Treosulfan.

13.2.5 Kardiotoxizität durch Anthrazykline

Def. Zur Anthrazyklinstoffgruppe zählen Doxorubicin (Adria-
mycin), Daunorubicin, Idarubicin, Epirubicin, Mitoxantron,
Amsacrin.
- Akute Form der Kardiotoxizität:
  - Dosisunabhängig, unmittelbar nach oder während In-
    fusion.
  - Tachykarde Rhythmusstörung oder EKG-Veränderun-
    gen (QT-Verlängerung, ST-Streckenveränderungen).
- Chronische Form der Kardiotoxizität:
  - Abhängig von der Kumulativdosis.
  - Irreversible Kardiomyopathie oder (diastolische) Herz-
    insuffizienz.

❶ CAVE
Hohe Volumenbelastung kann chronische Kardiotoxizität
erst demaskieren!

Th.   Keine spezifische, ursächliche Therapie. Absetzen des Me-
dikaments, symptomatische Behandlung ► Kap. 1

13.2.6 Zytokinfreisetzungssyndrom („Cytokine Release Syndrome")

Def. Lebensgefährliche systemische Erkrankung mit hohem Fieber,
grippe- oder sepsisähnlichen Symptomen.

Sy.   Wie Sepsis. Schwerwiegende neurologische Symptome wie
Krampfanfälle, Koma, schwere Enzephalopathie CRES =
„cytokine release encephalopathy syndrome" möglich, z. B.

im Rahmen von Bliatumomabtherapie oder CAR-T-Zell-
therapie.

Th.   Symptomatische Therapie. Tocilizumab, evtl. Steroid diskutieren.

13.3   Notfälle in der Hämatologie

13.3.1 Hämolytische Anämien

Isoimmunhämolytische Anämien

Def.   Auslösung der Hämolyse durch passiv übertragene AK:
M. haemolyticus neonatorum, Transfusionszwischenfall.

Sy.   Beim Transfusionszwischenfall innerhalb von min bis h:
Schüttelfrost, Erbrechen, Urtikaria, Fieber, Dyspnoe, Lun-
genödem, Schocksymptomatik, Verbrauchskoagulopathie,
Hämoglobinurie, Nierenversagen.

Th.   ▪ Unterbrechen der Bluttransfusion.
▪ Schocktherapie mit Flüssigkeitsgabe.
▪ Steroide (Prednisolon oder Prednison 10 mg/kg i. v.).
▪ Untersuchung des Transfusionsbeutels auf AK.

Autoimmunhämolytische Anämien

Def.   Produktion von AK gegen eigene Erythrozytenantigene. Am
häufigsten: AK der IgG-Klasse mit maximaler Aktivität bei
37 °C, deshalb Wärme-AK-induzierte Hämolyse.

Ät.   ▪ Idiopathisch, im Rahmen von Infektionen (virale, respiratorische Infektionen), Malignomen (M. Hodgkin, NHL),
Medikamente (z. B. Penicillin). Seltener AK der IgM-
Klasse. Sie verursachen Kälte-Hämagglutinin-Erkrankung
(agglutinieren bei 0–50 °C, führen zu Komplementakti-
vierung). IgM-AK gerichtet gegen das I/i-System: anti-I
charakteristisch für Mykoplasmen-, anti-i charakteristisch
für EBV-Infektion.

- **Autoimmunhämolytische Anämie Donath-Landsteiner (paroxysmale Kältehämoglobinurie):** wird verursacht durch komplementaktivierende und meist niedrigtitrige Kälteautoantikörper der Klasse IgG und seltener der Klasse IgM. Häufig bei Virusinfekt, führt zu intravasaler Hämolyse. Serologisch: C3d-pos. direkter Coombs-Test, Nachweis von schwachen Käteagglutininen und pos. Donath-Landsteiner-Hämolysetest.
- **AK gegen T-Rezeptoren der Erythrozyten:** Durch Freilegung von T-Rezeptoren durch Neuraminidase (Kryptantigene) können die AK reagieren und zur Hämolyse führen. Häufig durch bakterielle Darminfektionen bei SG, auch bei Pneumokokken. Direkter und indirekter Coombs-Test fällt i. d. R. neg. aus.

Sy. Akuter Beginn, rapider Hb-Abfall innerhalb von Stunden, starke Variabilität des AZ von mäßig krank bis moribund.

Dg. Normochrome, normozytäre Anämie. Beurteilung des Blutausstrichs, Retikulozytose (zunächst Retikulozytopenie möglich). LDH und indirektes Bilirubin ↑, Haptoglobin ↓. Direkter Coombs-Test immer pos. (Nachweis von AK auf der Erythrozytenoberfläche), indirekter Coombs-Test z. T. pos. (Nachweis von AK im Serum).

Th. **IgG-Wärme-AK:**
- Therapie der Grunderkrankung, verdächtige Medikamente absetzen.
- Prednisolon initial 2 mg/kg/d i. v. oder Dexamethason-stoßtherapie 0,5 mg/kg/d für 4 d i. v. Wiederholung je nach Verlauf alle 4 Wo, insgesamt bis zu 6 Zyklen bei Respondern.
- Erythrozytentransfusion: die am besten passende Konserve.
- Falls keine Stabilisierung unter Beibehaltung niedrig dosierter Prednisolongabe: Azathioprin 1–2 mg/kg/d. (Thiopurinmethyltransferase-Defizienz ausschließen).
- Falls diese Kombination unwirksam: Rituximab (Anti-CD-20-AK) 375 mg/m^2 über 5 h 1×/Wo bis zu 4 Wo.

NW: langanhaltende IgG-Substitution nötig, IgG-Gabe: 2–5 g/kg auf 2 bzw. 5 d verteilt, Alternativtherapie bei KK mit V. a. infektassoziiertes AIHA vom Wärmetyp.

IgM-Kälte-AK:

- Therapie der Grunderkrankung, verdächtige Medikamente absetzen, Schutz vor Kälte.
- Erwärmen des Erythrozytenkonzentrates auf 37 °C und Transfusion über ein Wärmegerät für Bluttransfusionen.
- Kortikoide sind wenig wirksam, evtl. Immunsuppressiva.
- Rituximab bei lebensbedrohlicher Hämolyse.
- Ggf. Plasmapherese: Effekt aber nur kurz anhaltend, Maßnahme sehr invasiv.

13.3.2 Sichelzellerkrankung

Def. Autosomal-rezessiv erbliche Hämoglobinopathie.

Ät. Ursächlich ist eine Mutation in der β-Kette des Hämoglobins (Glutaminsäure → Valin), zugrunde liegt das pathologische Hämoglobin S (HbS) als homozygote Sichelzellkrankheit (HbSS) oder als compound-heterozygote Form bei der Sichelzell-β-Thalassämie (HbSβ+Thal, HbSβ0Thal) und den HbSC-, HbSD-, HbSOArab- und HbSLepore-Erkrankungen. HbS polymerisiert bei Deoxygenierung (Dehydrierung) und führt zu Sichelung der Erythrozyten. Es entstehen Vasookklusionen als Grundlage von Schmerzkrisen, akuten und chron. Organschädigungen, funktioneller Asplenie mit ausgeprägter Infektionsneigung und chron. Hämolyse; HbF ist wichtiger prognostischer Faktor (HbF <10 %: höheres Risiko für ZNS-Infarkt, HbF >20 %: weniger Schmerzkrisen). Heterozygote Überträger (HbS <50 %) erkranken nicht.

Sy. AWMF-Leitlinie 025/016.

- **Vasookklusionen/Sequestration**: Rezidivierende Schmerzkrisen; bei KK in den peripheren Knochen (Hand-Fuß-Syndrom), bei älteren Kindern im rumpfnahen Skelett. Spontan oder durch Dehydrierung, Infekte, Unterkühlung und Alkohol. Die Schmerzen werden als vernichtend empfunden.

- **Akutes Thoraxsyndrom (ATS)**: Thoraxschmerzen, Fieber, Husten, Tachypnoe, Hypoxie, neue röntgenologische Verschattungen. Häufigste letal verlaufende Komplikation nach dem KK-Alter.
- **Milzsequestrationskrise (MS)**: Rasche Milzvergrößerung (Versacken großer Blutmengen in den Milzsinus), evtl. abdominale Schmerzen, Schock, Hb-Abfall, Retikulozytose. MS-Risiko für HbSS durch Autosplenektomie nach dem 6. LJ minimal (Ausnahme: hoher HbF-Anteil, koexistierende α-Thalassämie). Bei allen anderen Pat. muss bis ins Erw.-Alter mit MS-Krisen gerechnet werden. Mit Pneumokokkensepsis häufigste letale Komplikation im SG- und KK-Alter.

> ❯ Sofortige Transfusion bei Hb-Abfall >3 g/dl. Rezidivneigung mit zunehmendem Schweregrad.

- **ZNS-Infarkte**: Infarkte durch Verschluss großer Arterien, transitorisch-ischämische Attacke (TIA), Krampfanfälle, Hörsturz, Vertigo und Myelitis sowie kognitive Defizite durch silente Infarkte.
- **Paralytischer Ileus**: Abdominale diffuse Schmerzen, spärliche oder fehlende Peristaltik sowie aufgeweitete Darmschlingen in der Abdomenübersicht durch Verschluss von Mesenterialgefäßen.
  DD: Milzsequestration, Infarkte der Wirbelsäule, Gallensteine, Leberinfarkte/-sequestration.
- **Priapismus**: ab dem Schulalter.
- **Infektionsneigung**: Pneumokokkensepsis/-meningitis: Ausgeprägte Infektionsneigung durch funktionelle Asplenie bei HbSS-Patienten bereits Ende des 1. LJ.
- **Osteomyelitis**: Anhaltende umschriebene Knochenschmerzen, hohes Fieber, CRP-Anstieg, Schwellung und Rötung.
- **Andere**: Aplastische Krise bei Parvovirus-B19-Infektion.

Dg. ▪ Hinweise: Risikoländer (Zentralafrika, Südosttürkei, Sizilien, Griechenland, Libanon, mittlerer Osten), hämolytische Anämie ± Schmerzkrisen, Ikterus, Schocksymptomatik mit Splenomegalie.
▪ BB (Anämie, Retikulozytose, evtl. Leukozytose, Thrombozytose) mit Ausstrich (Sichelzellen, Targetzellen, Poikolozytose, evtl. Howell-Jolly-Körperchen).
▪ Hb-Analyse und Hb-Löslichkeitstest zum Nachweis von HbS. Dann molekulargenetischer Nachweis.
▪ Akut:
  ‒ Vitalparameter, körperliche Untersuchung: Splenomegalie? Milzsequestrationskrise?
  ‒ Blutentnahme: Anämie (Hb-Abfall?), Leukozytose, Thrombozytose, Hämolyse, BK.
  ‒ Bildgebende Verfahren: RöTx bei Hinweis auf ATS, Abdomenübersicht bei abdominaler Symptomatik, Sonografie bei V. a. Osteomyelitis, evtl. NMR, ggf. Punktion.

Th. ▪ Schmerztherapie: Ausreichende Flüssigkeitszufuhr (nach Möglichkeit oral, bei i. v.-Gabe maximal $1–1{,}5\times$ Erhaltungsbedarf, max. 1,5 l/m^2). Analgetika bei leichten Schmerzen (Paracetamol, Metamizol, Ibuprofen), mäßig starken Schmerzen (Tramadol) und starken Schmerzen (Morphin); Pat. mit stärksten Schmerzen benötigen i. d. R. Opioide und zusätzlich peripher wirkende Analgetika.
▪ ATS: O_2-Gabe bei erniedrigter SpO_2. Bei Dyspnoe/hohem O_2-Bedarf frühzeitig NIV zur Atelektasenvermeidung. NO unklar, aber bei nötiger invasiver Beatmung zu versuchen. Steroidgabe führt nicht zur Prognoseverbesserung. Antibiotikum mit Wirksamkeit gegen Mykoplasmen.
▪ Transfusionen/Austauschtransfusion: Sofortige Transfusion ist die lebensrettende Maßnahme bei großer MS (Hb-Abfall >3 g/dl). Ek-Transfusionen (ggf. wiederholte Gabe) bei ATS und aplastischer Krise.
  Partielle Austauschtransfusion bei akutem Organversagen (rasch progredientes ATS, Symptome einer ZNS-Beteili-

gung, nach ZNS-Infarkt, Mesenterialinfarkt) und selten bei nicht zu beherrschenden Schmerzkrisen. Ziel: HbS < 30 %

- Antimikrobielle Therapie: Antibiotika müssen wirksam sein gegen S. pneumoniae, H. influenzae und evtl. Salmonellen:
  - Bei Fieber unklarer Ursache und alle Kinder <5 J (auch bei gutem AZ) und alle >5 J, die krank wirken: Ampicillin oder Cefotaxim i. v.
  - Bei ATS: Cephalosporin + Makrolid.
  - Bei Meningitis ohne Erreger: Cefotaxim (200 mg/kg/d) oder Ceftriaxon i. v.
  - Bei V. a. Osteomyelitis: Ampicillin + Oxacillin bzw. Clindamycin.
  - Bei V. a. Salmonellen-Osteomyelitis: Ciprofloxacin.
  - Bei abdominalen Symptomen: Ampicillin + Metronidazol.

❶ Cave
Salmonellensepsis bei Sichelzell-Pat.: Mortalität ca. 25 %.
An Mykoplasmen bei ATS denken.

- Mesenterialinfarkte: Konservative Therapie.
- Priapismus: Effortil oder Methylenblau, selten auch Epinephrin als intrakavernöse Injektionen.
- Chirurgische Eingriffe: präop. EK-Gabe vor längeren Eingriffen, ausreichende Flüssigkeitszufuhr, keine Unterkühlung, ununterbrochene gute Oxygenierung, postop. frühe Mobilisierung und Atemgymnastik.

13.3.3 Hämophagozytische Lymphohistiozytose (HLH)

Def. Hämophagozytische Lymphohistiozytose (HLH; primär: familiär, sporadisch; sekundär: infektassoziiert, tumorassoziiert, andere), Sinushistiozytose mit massiver Lymphadenopathie (Rosai-Dorfman), multizentrische Retikulozytose.

Dg. ■ Diagnostische Kriterien einer HLH: Familiäre Erkrankung/bekannter genetischer Defekt oder klinische und Laborkriterien (5/8 gefordert):
  — Fieber.
  — Splenomegalie.
  — Zytopenie ≥2 Zellreihen (Hb <9 g%, <10 g% bei <4 LWo; Thrombozyten <100.000/µl; Neutrophile <1.000/µl).
  — Triglyzeride ≥3 mmol/l und/oder Fibrinogen ≤1,5 g/l.
  — Ferritin ≥500 ng/ml.
  — sCD25 ≥2.400 IE/ml.
  — Verminderte oder fehlende NK-Zellaktivität.
  — Hämophagozytose in Knochenmark, Liquor oder LK.
  ■ HLH mit genetischer Ursache: diverse Gene bekannt.

❶ CAVE
Schwerste Erkrankungsformen durch EBV-Infektion bei XLP1.

  ■ Sekundäre HLH bei Infektionen: immunsuppressive Therapie indiziert. Milde Hämophagozytose im Knochenmark bei Sepsis häufig, keine Immunsuppression.
  ■ Makrophagenaktivierungssyndrom mit analogen klinischen und Laborveränderungen bei Erkrankungen aus dem rheumatischen Formenkreis unter Therapie ebenfalls Immunsupression erforderlich.
  ■ Bedrohliche Organmanifestationen: zerebrale HLH, akutes Leberversagen, Multiorganversagen. Sehr selten Lungenversagen.

Th. Therapie (nach HLH-Protokoll 2004): Steroide (Dexamethason), Cyclosporin A, evtl. zusätzlich Etoposid, bei Refraktärität: evt. Tocilizumab (v. a. bei Makrophagenaktivierungssyndrom), Alemtuzumab, evtl. dringliche allogene SZT bei genetischen Formen.

Schockraumversorgung und Intensivtherapie bei chirurgischen Erkrankungen, Trauma und Schädelhirntrauma

T. Nicolai, F. Hoffmann, C. Schön, K. Reiter

Bei Beitrag wurde verfasst unter Mitarbeit von F. Hoffmann, J. Hübner, M. Lehner, B. Kammer, M. Kurz

14.1 Postoperative Intensivtherapie

14.1.1 Postoperative Therapie

- Übergabe und Transport
  - Arzt und Pflegekraft obligat als Begleitung.
  - O_2-Flasche mit Beatmungssystem, Beatmungsbeutel mit passender Maske, Absauger, Notfallmedikamente.
  - Pulsoxymetrie, EKG, RR-Messgerät (evtl. blutig gemessen).
  - Strukturierte Übergabe – wenn möglich – unter Anwesenheit aller Disziplinen (Kinderintensivstation, Kinderchirurgie, Kinderanästhesie).
  - Checkliste Übergabe (◘ Abb. 14.1).

© Springer-Verlag Berlin Heidelberg 2021
T. Nicolai, F. Hoffmann, C. Schön, K. Reiter, *Pädiatrische Notfall- und Intensivmedizin*,
https://doi.org/10.1007/978-3-662-61597-3_14

Übergabeschema für Patienten vom OP an die Intensivstation

 Gesamtes Team
Übergabe auf OP-Tisch neben Patientenbett vor Umlagerung
Übergabe-Time-Out: „Ruhe! Übergabe!"

Patient

- Name
- Alter
- Geschlecht
- Haupt-Diagnose/relevante Nebendiagnosen
- Kurze Epikrise Vorgeschichte (Medikamente, Diagnostik)
- Allergien
- Keime

OP / Intervention

- Art der Operation
- Drainagen (Wo? Welche? Wieviel Sog?)
- Katheter/Schienungen/Sonden
- Nüchternheit/Kostaufbau
- Antibiotische Therapie (Was? Wie lange?)
- Besonderheiten: kritische Anastomosen, Ruhigstellung
- Heparin (Wie lange? Welche Dosierung)
- Weiterführende Diagnostik (CT, MRT, Sono)
- Erneute OP/Verbandswechsel (Wann? Wie?)

Anästhesie

A ■ Probleme Maskenbeatmung? Laryngoskopiebefund Cormack, Intubationsprobleme
■ Tubusgröße oral/nasal, Einführtiefe Mundwinkel/Nase, Leckage?

B ■ Beatmungsparameter (PIP, PEEP, FiO2, TV)
■ Beatmungsprobleme

C ■ Volumenstatus/Volumenbilanz
■ Diurese
■ Blutprodukte
■ Katecholaminbedarf

D ■ Hypnotika/Opioide/Muskelrelaxierung
■ Regionalanästhesie/Lokalanästhesie
■ Ggf. Neurostatus/Pupillen

E ■ Katheter/Zugänge/Blasenkatheter
■ Temperatur
■ Spezielle postoperative Überwachung

Besonderheiten

- Blutprodukte-Rücklauf
- Besonderheiten Lagerung intraoperativ

Abschluss

- Gibt es noch Fragen?
- Eltern
- Umlagerung (Cave: Zugänge, Drainagen, Tubus

◻ Abb. 14.1 Übergabeschema für Patienten vom OP an die Intensivstation

- **Monitoring bei Aufnahme auf die Intensivstation**
  - Intensivmonitoring.
  - Neurostatus.
  - Basislabor mit Gerinnung.
  - Urinmenge, Katheter, anfangs 1-, 2-, 4-stündlich Menge messen und bilanzieren.
  - Drainagen: an Auffanggefäß Menge bei Übernahme markieren, dann nach 2, 4, 12, 24 h, je nach Fördermenge; Drainagen entsprechend der Lage dokumentieren (siehe OP-Protokoll).
  - RöTx: wenn intubiert, zusätzlich ZVK-Kontrolle und/oder Thoraxdrainage.

Th.

- **Flüssigkeitssubstitution i. v.**
  - Cave: Postoperativ für erste 24 h immer isotone Infusionslsg verwenden, z. B. E153/G5 % (Diurese kontrollieren wg. kaliumhaltiger Lsg).
  - Bei intravasalem Volumenmangel: Rehydrierung mit kristalloider Lsg (z. B. balancierter VEL, Ringer-Acetat, NaCl 0,9 %), ggf. bei Kreislaufinstabilität auch kolloidales Volumen (z. B. HA5 %).
  - Wenn kein akuter Volumenmangel: balancierte VEL mit 1–5 % Glukosegehalt (z. B. E 148/G1%PÄD, E153/G5 %), dann 70–80 % des normalen Tagesbedarfs i. v. + Verluste → Bilanzierung, ggf. Na-Kontrolle im Serum (Risiko der exzessiven ADH-Ausschüttung).
- **Ernährung:** ▸ Abschn. 15.4.
  - Enterale Ernährung so früh wie möglich anstreben (in Rücksprache mit Operateur!).
  - Falls bedarfsdeckende enterale Ernährung nicht möglich, enterale Zufuhr durch (partielle) parenterale Ernährung (PE) ergänzen. Diese, wenn möglich, durch die stufenweise Einführung enteraler Ernährung reduzieren.
  - Ggf. „enteral feeding" mit E'lytlsg (z. B. OralPädon), wenige ml/h reichen aus.
  - i. v.-Eiweißzufuhr in erster Woche bei kritisch Kranken problematisch, erst ab Tag 8 beginnen

(Ausnahme: vorbestehende Mangelernährung, Stoffwechselerkrankungen, hepatische Erkrankung)

- **Postoperative Schmerztherapie:** ▶ Abschn. 15.2.
- **Nachblutung:** Wenn mehr als 10 ml/kg/h über Drainage und Pulsanstieg, RR-Abfall, Kapillarperfusion vermindert, Hk-Abfall (erst nach 6 h messbar) →
  - Chirurgischer Notfall: Butstillung? Schlechte Gerinnung/ Thrombozyten?
  - Initiale Schocktherapie (bis EK verfügbar): 10(−20) ml/kg balancierte VEL, Ringer-Acetat, NaCl 0,9 % „aus der Hand".
  - Bei Persistenz der Blutung oder fulminanter Blutung frühzeitig EK-Substitution 10–15 ml/kg (da Hk durch kristalloides Volumen noch schlechter wird), FFP und TK spätestens nach 2. EK, Operateur/Dienstarzt Chirurgie informieren, ggf. Sonographie/CT, operative Revision erwägen?
  - Gerinnungsmanagement, ROTEM, Tranexamsäure, frühzeitig Fibrinogengabe.
  - Einzig verbliebene mögliche Indikation für Hydroxyethylstärke HES130 ist der therapierefraktäre hämorrhagische Schock (Dosis 10–20 ml/kg, max. 50 ml/kg).

Nach abdominellen Eingriffen

Th. ■ Ausreichende Schmerztherapie.
- Infusion: 150 % des Normalbedarfs für 12–36 h (▶ Abschn. 15.4).
- Aszites, Sekret in Drainage (meist Blake: Längsschlitze oder Jackson Pratt: Löcher) bei großen Verlusten ersetzen. Drainage belassen bis <1 ml/kg/24 h bzw. <10 ml insgesamt gefördert → Drainage ziehen (in Absprache mit dem Operateur)
- Postoperatives Lymphleck nach Neuroblastom-OP: TPN mit evtl. SMOF-Lipiden, Substitution von Verlusten (Albumin 20 % 0,5–1 g/kg nach Werten; Ziel: >2 g/dl, IgG 0,4 g/kg bei ausgeprägter Hypogammaglobulinämie, E'lyte), ggf. Spironolacton, Somatostatin-DTI erwägen 1–3(−4) µg/kg/h, Magenablaufsonde: Menge, Farbe doku-

mentieren, wenn enteraler Nahrungsaufbau: MCT-haltige Ernährung („low fat diet" zur Reduktion des Lymphflusses), wenn nach 4–6 Wo keine Besserung: Ligatur Ductus thoracicus erwägen.

- Nahrungskarenz: zumeist 24 h, so kurz wie nötig; wenn Magenrest <3 ml/kg: G5 %/Wasser/E'lytlsg: 1 ml/kg in Sonde, 2 h lang abklemmen oder über Niveau hängen; wenn Magenrest >3 ml/kg oder gallig (DD: Sonde im Duodenum), keine DG, kein Stuhl → weiter Nahrungskarenz. Sonst langsamer oraler Nahrungsaufbau.
- PEG-Anlage: direkt mit G5 %/E'lytlsg beginnen, nach 6 h dann normale Nahrung/Sondenkost mit normaler Menge; Platte muss regelmäßig auf strengen Sitz geprüft werden.

❶ CAVE
Hypovolämie (Volumenzufuhr an Diurese steuern); Volumenverluste in den 3. Raum, extrem hohe intraoperative Volumenverluste bei langer Laparatomie möglich, auch bei Peritonitis, Volumenverluste werden häufig unterschätzt.

Thorakale Eingriffe

Th.
- Rasche Extubation anstreben, häufig aber auch längere Beatmung notwendig (z. B. nach Trachea-/Bronchus-OP), Mobilisation.
- RöTx: Pneu? Erguss? Drainagenposition? ZVK?
- Infusion: normaler Bedarf.
- Lokalanästhesie: Interkostalkatheter mit Bupivacain 0,25 % 0,2–0,4 mg/kg alle 4–6 h. Pleurakatheter: gleiche Dosis, aber Dauerperfusor.
- Thoraxdrainagen: Sog 8–10 cmH$_2$O.
  Wenn Indikation für Drainage wegen Empyem oder Erguss: wenn Sekret <1 ml/kg/24 h bzw. <10 ml insgesamt gefördert → Drainage ziehen.
  Wenn Indikation für Drainage wegen Pneu: wird keine Luft mehr gefördert → 4 h abklemmen, RöTx/Sonographie → kein Re-Pneu → Drainage ziehen.

Neurochirurgische Eingriffe

Dg.
- Neurostatus, Glasgow-Koma-Skala (GCS), Pupillen-weite/Reaktion: die ersten 6(–12) h stündlich, falls unauffällig dann 2 stündlich.
- Kopf in Mittelstellung, Oberkörperhochlagerung 30°, je nach Eingriffsart.
- Urinmenge, Bilanz, Serume'lyte häufig, **CAVE:** ADH-Exzess, Diabetes insipidus.
- Hirndruckzeichen? Gewicht täglich (nicht bei SHT: „minimal handling").
- VA-Shunt-Anlage: RöTx.
- Kalibrierung und Anschluss der parechymatösen Hirndrucksonde an den Überwachungsmonitor. Bei Verwendung der Codman-Parenchymsonde muss der Referenzwert für den Messsensor bei Installation notiert werden.

Th.

- Infusion: 80 % des Normalbedarfs, z. B. balancierte E'lytlsg z. B. E148/G1Päd, E153/G5 %.
- Antibiotische Therapie: Single shot perioperativ bei allen primären Eingriffen; Rezidiveingriffe ggf. längere Antibiotikagabe.
- Unmittelbar postoperativ Extubation anstreben zur besseren neurologischen Überwachung.
- Plötzlich auftretende klinische Symptome: Paresen, GCS-Abfall, Krampfanfälle.
  DD: Vasospasmus, Blutung, Einklemmung → Notfall-cCT (NMR eher im Verlauf).
- Vasospasmus: Nimodipin 10–15 µg/kg/h (max. 1 mg/h) i. v. für 2 h, dann 10–45 µg/kg/h (keine Evidenz, kann versucht werden und wird häufig eingesetzt).
- SIADH: antizipieren, Wasserrestriktion.
- Zerebrales Salzverlustsyndrom: Na-Substitution; selbstlimitierend über wenige Tage bis Wochen; ggf. Mineralkortikoide erwägen.
- Diabetes insipidus: ▶ Abschn. 7.3.
- Krampfanfälle: aggressiv therapieren, ▶ Abschn. 9.3.1.
- Hirnödem: ▶ Abschn. 9.4.

- Perifokales, nicht traumatisches Hirnödem: Dexamethason 0,1–0,25 mg/kg/ED alle 6 h p. o. oder i. v., zusätzlich Ulkusprophylaxe.
- Externe Liquorableitung: Niveau auf gewünschtes Druckniveau über äußeren Gehörgang/Tragus kalibrieren z. B. durch Wasserwaage oder Laser. Typisches Niveau: 5–10 cm über Tragus; gut fixieren und bei Lageänderungen des Patienten adaptieren. Verschluss der Ableitung beim Absaugen/Pressen.
  CAVE: bei wachen Patienten kann es zur relativen Überdrainage kommen, ggf. intermittierend abklemmen, insbesondere bei der Durchführung von Maßnahmen.
  Liquormenge täglich bilanzieren, Druck über art. Druckdom messen. Fördermenge extrem variabel in Abhängigkeit der zugrunde liegenden Erkrankung; Richtwert: 0,5–1 ml/kg/h.
  Ventil darf nur durch Operateur gepumpt werden.
  Alle Shuntpatienten erhalten einen Shuntausweis, an die Eltern aushändigen, wird vom Operateur ausgestellt.

- **Kompl.**
  - Meningitis, Shuntdysfunktion, (Nach)blutung mit Tamponade der Ableitung und Hirndruck → Einklemmung, Überdrainage.
  - Insbesondere bei liegender EVD und plötzlichem Stopp der Fördermenge kann die EVD unter sterilen Kautelen mit 1–2 ml Ringer-Acetat-Lsg angespült werden.
  - Frisch operierter Shuntpatienten mit klinischem Verdacht auf eine Einklemmung oder durch cCT verifiziert → unverzügliche Punktion über das stets eingebrachte Pumpreservoir, Druck am Steigrohr messen und mehrere Milliliter Liquor entnehmen, bis zum Rückgang der Symptome.
    Alternativ: mehrfaches Pumpen; dies ist ggf. nicht effektiv, wenn Obstruktion distal der Pumpkammer.
    Portnadel in Pumpkammer → notfallmäßige „externe Ableitung".
    Meist muss operative Revision zur Anlage einer externen Ableitung erfolgen.

■ **Resp. Nachsorge**
  ■ Thoraxphysiotherapie, Umlagerungen, Sekretdrainage.
    Atemgymnastik (Wegblasen von Federn, Atemtrainer).
    Zur Extubation bei Intubation über mehr als 48 h und zu
    erwartenden Problemen: 0,5 mg/kg Dexamethason 6 h
    vor Extubation, ggf. 2. Dosis mit 0,3 mg/kg 6 h nach Extu-
    bation.
    Bei Postextubationsstridor: Adrenalin 1:1.000, 2–5 ml un-
    verdünnt inhalieren lassen.

14.2   Polytrauma

Def. ■ Verletzungen von mehreren Körperregionen und
       sekundäre systemische Funktionsstörung (verschiedene
       Scores werden vorgeschlagen: z. B. Pediatric Trauma Score
       [PTS]).
     ■ Lebensgefahr entweder primär durch Schwere der Einzel-
       verletzung oder durch Summe der Verletzungen und se-
       kundäres Multiorganversagen.

Th.

Um eine prioritätenorientierte und strukturierte Versorgung
von der Übernahme in den Schockraum bis in den OP bzw.
auf die Kinderintensivstation sicherzustellen, kann der Ablauf
in 4 „Phasen" gegliedert werden, in denen eine abgestufte
Diagnostik und Therapie durchgeführt wird.
■ Phase 1: Lebensrettende Sofortmaßnahmen.
■ Phase 2: Stabilisierungsphase.
■ Phase 3: Dringliche Diagnostik/Therapie.
■ Phase 4: Komplettierung Diagnostik/Therapie.

■ **Therapie Phase 1**
Reanimationsphase: Beginn am Unfallort. Ziel: gesicherter Gasaus-
tausch, stabile Herz-Kreislauf-Situation.

Dg.

Phase 1 (Lebensrettende Sofortmaßnahmen; ◻ Abb. 14.2)

- Im Rahmen der initialen Bestandsaufnahme („Primary Survey") nach Übernahme des Patienten erfolgt eine schnelle, extrem standardisierte Beurteilung der Vitalfunktionen nach dem sog. „ABCDE-Schema":
  - A: Airway maintenance with cervical spine protection (Sicherung der Atemwege unter Schutz der HWS).
  - B: Breathing and ventilation (Sicherstellung einer ausreichenden Oxygenierung und Ventilation).
  - C: Circulation with hemorrhage control (Schockbehandlung, Blutungskontrolle).
  - D: Disability – brief neurologic examination (kurzer neurologischer Status, GCS).
  - E: Exposure with environmental control (komplette Entkleidung unter Hypothermieschutz).
- Ziel des Primary Survey: Erkennen akut lebensbedrohlicher Zustände und Einleitung lebensrettender Sofortmaßnahmen (prioritätenorientiertes Management).
- Engmaschige Reevaluation des ABCDE-Schemas → Erkennen einer akuten Verschlechterung. Am Ende von Phase 1: Entscheidung, ob Notfall-CT oder Notfall-OP!

Maßnahmen Phase 1:

- Bei Kreislaufstillstand: Kardiopulmonale Reanimation (reversible Ursachen wie Spannungspneumothorax, Perikardtamponade, Hypoxie und Hypovolämie bedenken!).
- Bei Koma (GCS ≤8), drohender oder manifester Ateminsuffizienz, Rippenserienfraktur, Mittelgesichtsfraktur, erloschenen Schutzreflexen: orotracheale Intubation:
- Extension/Fixierung HWS während Intubation und danach: durch Zervikalstütze und/oder Vakuummatratze.
- Keine nasalen Manipulationen (Tubus/Magensonde bei SHT).
- Patient tief bewusstlos: keine Medikamente zur Intubation nötig.
- Patient wach/eingeschränkt:
- Midazolam 0,1 mg/kg + Ketamin 4 mg/kg bzw. Esketamin 2 mg/kg (**CAVE**: Kreislaufdepression durch Propofol!)
- Relaxierung obligat mit Rocuronium/Atracurium/Vecuronium.

- Bei Spannungspneumothorax: Drainage (Technik s. u.) oder großlumiger Abocath o. ä. (i. v.-Kanüle).
- Bei Blutung aus großem Gefäß: Kompressionsverband/Tourniquet bzw. proximal abklemmen, Beckenschlinge.
- Tranexamsäure 20 mg/kg i. v. (Innerh 8 Std nach Trauma)
- Bei Hypovolämie: große, evtl. mehrere Zugänge, frühzeitig an intraossären Zugang denken → Volumenbolus 10–20 ml/kg balancierte VEL/NaCl 0,9 % oder Ringer-Acetat aus der Hand, ggf. whd.
- Bei Persistenz der hämodynamischen Instabilität hämorrhagischen Schock vermuten → frühzeitig EK-Substitution 10–15 ml/kg (da Hk durch kristalloides Volumen noch schlechter wird), FFP und TK spätestens nach 2. EK. Massentransfusion EK:FFP:TK im Verhältnis 1–2:1:1!
- Frühzeitiger Beginn Katecholamintherapie: Noradrenalin 0,05–0,2 µg/kg/min.
- Bei therapierefraktärem hämorrhagischem Schock ggf. Hydroxyethylstärke (HES 130) 10–20 ml/kg, max. 50 ml/kg (einzige Indikation für Applikation von HES).
- Blutentnahme mit BGA, Kreuzblut für EK-Bestellung, BB, Niere, Leber, Pankreas.
- **Notfallbildgebung Phase 1:**
  - **eFAST-Diagnostik (Extended Focused Assessment with Sonography for Trauma):** 4 Längsschnitte zum Nachweis intraabdomineller freier Flüssigkeit und Perikarderguss plus Pleura beidseits: Pneu? Hämatothorax? Bei SG: Schädelsonographie inkl. transkranieller US (nicht ausreichend für hochparietal und infratentorielle Prozesse).
  - RöTx immer bei intubiertem Patienten, V. a. Thoraxtrauma oder B-Problem.

Phase 2 (Stabilisierungsphase; ◨ **Abb. 14.3)**
- Optimierung Atemwegsmanagement, ggf. Narkoseeinleitung und elektive Intubation.
- Hämodynamische Stabilisierung, Legen eines art. Zugangs.
- Anlage ZVK.
- Optimierung Wärmehaushalt.
- Ggf. Optimierung der Blutungskontrolle (z. B. Schienung/Reposition grober Fehlstellungen).

Phase 3 (Dringliche Diagnostik/Therapie; ◘ Abb. 14.3)

- Findet häufig schon auf der Kinderintensivstation statt, wenn keine Notfall-OP notwendig.
- Patient von Kopf bis Fuß kurz untersuchen → Verletzungsmuster.
- Transport, falls notwendig, rasch, aber nicht ohne Sicherung einer ausreichenden Oxygenierung.
  HWS fixieren → „stiff neck". Falls keine passende Größe, kann auch eine ausreichende Sicherheit durch Anmodellierung der Vakuummatratze erfolgen, HWS erst freigeben, wenn nach Rö/CT sicher unauffällig (bewusstseinsgetrübten Patienten immer auch HWS abklären), bei V. a. HWS-Verletzung MRT erforderlich.
- Stabilisierung wie oben fortfahren.
- ZVK, Magensonde, Blasenkatheter, art. Zugang (falls noch nicht geschehen und indiziert). Weiterführende, differenzierte radiologische Diagnostik (differenzierte Ultraschalldiagnostik Abdomen, CT); Hirndrucksonde nach Klinik (◘ Abb. 14.5).

❯ Wenn trotz massiver Volumen-/Blutgabe nicht zu stabilisieren → seltene Ursache: Massenblutung intraabdominell (oder evtl. intrathorakal) → nur Abdomen-Sonographie mit Blick nach oben (subxiphoidal: Perikarderguss = Blutung?), RöTx und evtl. CT, dann ohne weitere Diagnostik → Notfall-OP!
Diese Notfalllaparotomie/-thorakotomie ist eine ultima ratio: Nach Eröffnung des Bauchraums/Thorax können die Kinder asystol werden, da abrupt die Vorlast am Herzen wegfällt. Auch erfordert z. B. ein Leber-Packing hohe kinderchirurgische Expertise und ist nicht selten mit kompliziertem/letalem Ausgang verbunden. Beim stumpfen Trauma gibt es für ein chirurgisches Vorgehen zu Verbesserung des Überlebens keine Evidenz. Einzig Patienten mit penetrierendem Thorax-/Abdominaltrauma scheinen durch eine aggressive, frühzeitige chirurgische Intervention hinsichtlich des Überlebens zu profitieren!

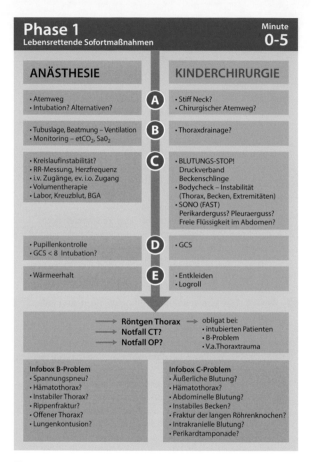

Phase 1
Lebensrettende Sofortmaßnahmen

Minute
0-5

ANÄSTHESIE

- Atemweg
- Intubation? Alternativen?

(A)

- Tubuslage, Beatmung – Ventilation
- Monitoring – etCO$_2$, SaO$_2$

(B)

- Kreislaufinstabilität?
- RR-Messung, Herzfrequenz
- i.v. Zugänge, ev. i.o. Zugang
- Volumentherapie
- Labor, Kreuzblut, BGA

(C)

- Pupillenkontrolle
- GCS < 8 Intubation?

(D)

- Wärmeerhalt

(E)

KINDERCHIRURGIE

- Stiff Neck?
- Chirurgischer Atemweg?

- Thoraxdrainage?

- BLUTUNGS-STOP!
  Druckverband
  Beckenschlinge
- Bodycheck – Instabilität
  (Thorax, Becken, Extremitäten)
- SONO (FAST)
  Perikarderguss? Pleuraerguss?
  Freie Flüssigkeit im Abdomen?

- GCS

- Entkleiden
- Logroll

→ **Röntgen Thorax**   → obligat bei:
→ **Notfall CT?**   · intubierten Patienten
→ **Notfall OP?**   · B-Problem
                              · V.a.Thoraxtrauma

Infobox B-Problem
- Spannungspneu?
- Hämatothorax?
- Instabiler Thorax?
- Rippenfraktur?
- Offener Thorax?
- Lungenkontusion?

Infobox C-Problem
- Äußerliche Blutung?
- Hämatothorax?
- Abdominelle Blutung?
- Instabiles Becken?
- Fraktur der langen Röhrenknochen?
- Intrakranielle Blutung?
- Perikardtamponade?

◻ **Abb. 14.2   Phase 1: Lebensrettende Sofortmaßnahmen**

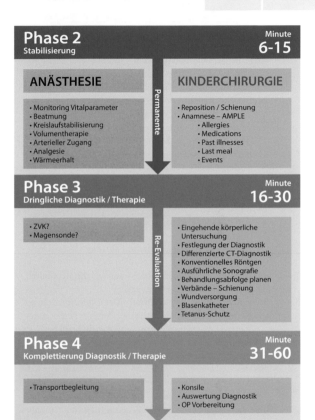

Abb. 14.3 Phase 2 (Stabilisierung), Phase 3 (Dringliche Diagnostik/Therapie) und Phase 4 (Komplettierung Diagnostik/Therapie)

- **Notfalldiagnostik und lebensrettende Früh-OP**

Notfalldiagnostik

- RöTx im Schockraum obligat bei intubierten Patienten (Tubuslage, Pneu), resp. Problemen und Thoraxtrauma (Indikation zum CT-Thorax erhärten oder zurückstellen), Abdomen-Übersicht und ggf. Aufnahme in Links-Seitenlage, Beckenübersicht, Wirbelsäule in 2 Ebenen → Thorax-/Abdomen-/Wirbelsäulen-CT nach Befund.
- CT-Diagnostik entgegen der Erwachsenenmedizin auf Grund höherer Strahlenempfindlichkeit als differenzierte Stufendiagnostik → ALARA-Prinzip („As Low As Reasonable Achievable")
- Indikation zur „Ganzkörper-Spirale" im Kindesalter sehr streng zu stellen:
  - Sturz aus mehr als dem Dreifachen der Körpergröße oder >3 m Höhe.
  - Herausschleudern aus einem Fahrzeug, Tod eines Fahrzeuginsassen.
  - Hochrasanztrauma (Auto, Motorrad) mit deutlicher Deformierung des Fahrzeugs.
  - Einklemmung, Verschüttung oder Explosionstrauma.
  - Kann eine Polytraumatisierung durch o. g. Maßnahmen nicht ausgeschlossen werden, z. B. beim bewusstlosen Patienten, muss die Polytrauma-Spiral-CT durchgeführt werden.
- Bei Bewusstseinseinschränkung (GCS <14) und/oder SHT: Indikation cCT individuell und differenziert stellen, je nach Klinik, Unfallmechanismus (PECARN-Rule; ◘ Abb. 14.6). cCT stets sofort beim bewusstlosen/intubierten Patienten, einschließlich HWS.
  Entscheidungshilfe zur Durchführung eines cCT: ◘ Abb. 14.4.
- Algorithmus zu Diagnostik und Therapieoptionen bei schwerem SHT: ◘ Abb. 14.5.
- Bei allen relevanten Clivusverletzungen/Felsenbeinfrakturen (insbesondere mit intrazerebraler freier Luft) sollte eine KM-Studie der hirnversorgenden Arterien (A. vertebralis, A. carotis) zum Ausschluss einer Dissektion erfolgen.

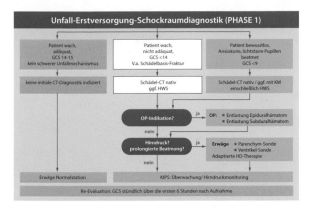

Unfall-Erstversorgung-Schockraumdiagnostik (PHASE 1)

Patient wach, adäquat, GCS 14-15 kein schwerer Unfallmechanismus	Patient wach, nicht adäquat, GCS <14 V.a. Schädelbasis-Fraktur	Patient bewusstlos, Ansiokorie, lichtstarre Pupillen beatmet GCS <9
keine initiale CT-Diagnostik indiziert	Schädel-CT nativ ggf. HWS	Schädel-CT nativ / ggf. mit KM einschließlich HWS

- OP-Indikation? → ja → OP: ▪ Entlastung Epiduralhämatom ▪ Entlastung Subduralhämatom
- nein
- Hirndruck? prolongierte Beatmung? → ja → Erwäge ▪ Parenchym-Sonde ▪ Ventrikel-Sonde Adaptierte HD-Therapie
- nein

Erwäge Normalstation   KIPS: Überwachung/ Hirndruckmonitoring

Re-Evaluation: GCS stündlich über die ersten 6 Stunden nach Aufnahme

◘ **Abb. 14.4** Unfallerstversorgung Schockraumdiagnostik Phase 1: cCT-Algorithmus

- Einseitig weite Pupille, progrediente Einklemmung, d. h. Strecksynergismen etc.: cCT wie oben, gleichzeitig Hirndrucktherapie (Propofol, Thiopental, Hyperventilation, hypertones NaCl 3 % oder Mannitol; ► Abschn. 9.4).
- Therapieplanung nach Verletzungsausmaß, Anlage einer parenchymatösen Hirndrucksonde; bei noch ausreichend weiten Seitenventrikeln kann eine intraventrikuläre Drucksonde gelegt werden.
- Größere Menge an freier, intraabdomineller Flüssigkeit im eFAST → zwingende Indikation zur Durchführung eines Abdomen-CT (◘ Abb. 14.6).

■■ **Lebensrettende Früh-OP**

Indikationen:

- Epi- und subdurale raumfordernde Hämatome mit einem Mittellinienshift >5 mm (OP innerhalb 60 min).
- Thorakale/intraabdominelle Gefäßblutungen (Milzruptur, Leberruptur), die konservativ nicht beherrschbar sind (Transfusionsbedarf >25 ml/kg/2 h oder >40 ml/kg/24 h).

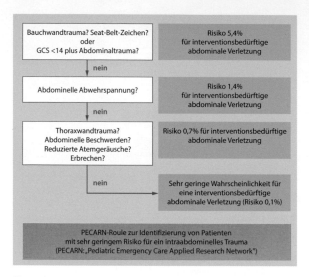

◘ Abb. 14.5 Algorithmus Schädel-Hirn-Trauma

- Drohender oder vorhandener Querschnitt, instabile WS-Frakturen.
- Extremitätenverletzungen mit art. Blutungen, offene Frakturen, drohendes Kompartmentsyndrom.

■■ **Bemerkungen**
- Schädel-Hirn-Trauma mit Kontusionsherden/Hirnödem im CT: keine Evidenz für Steroide.
- Verdacht auf beginnendes Hirnödem/Hirndruck (CT) und/oder GCS ≤8: Hirndruckmessung parenchymatös, intraventrikulär.
- Spinales Trauma: innerhalb von 8 h Methylprednisolon 30 mg/kg i. v. über 15 min, dann 45 min Pause, danach 5,4 mg/kg/h für 23 h (nach NASCI-Schema, keine Evidenz, im Einzelfall diskutieren, aber nicht mehr empfohlen).

- Subarachnoidalblutung (analog zu Aneurysmablutung) und Hirndruck: bei Verdacht auf Vasospasmus: Nimodipin 10–15 µg/kg/h für 2 h, dann 10–45 µg/kg/h erwägen, keine Evidenz. RR gut überwachen!

- Versorgung von Frakturen (besonders periphere geschlossene): aufgeschobene Dringlichkeit im Sinne einer „damage control surgery", aber: Fixateur externe ohne genaue anatomische Stellungskorrektur im Schockraum oder auf Intensivstation fast immer initial möglich und für die Lagerungstherapie unumgänglich. Bei instabilen Patienten ist eine Abwägung der Gefährdung durch operative Eingriffe gegenüber der Dringlichkeit der Versorgung nicht immer einfach.

- Insbesondere bei polytraumatisierten mit SHT-Patienten, die früh-elektiv operiert werden, muss eine permanente Überwachung des Hirndrucks während der Operation etabliert sein.

> Sekundäre Schockfolgen, ARDS, Schocknieren, Hirnödem, Multiorganversagen. Hypo- und Hyperglykämie im Verlauf vermeiden!

14.2.1 Schädel-Hirn-Trauma (SHT)

In 60–80 % beim Polytrauma, Häufigkeitsgipfel 8–10 J (AWMF-Leitlinie 2011, Kochanek et al. 2019), Letalität 10–20 %, in Kombination mit Thorax-/Abdominaltrauma: bis zu 50 %.

- **Erstdiagnostik**
Glasgow-Koma-Scala (GCS), Pupillenstatus, Schmerzreaktion, da Medikation zur Intubation Neurostatus evtl. auf Stunden maskiert! Kreislaufstabilisierung, perforierende/penetrierende Schädelverletzungen steril abdecken.
   Danach:
   - RR stabil, im Normbereich (art. Messung) halten, ggf. Adrenergika (Noradrenalin, Adrenalin), manchmal Volumen (▶ Abschn. 9.4) erforderlich.

- Art. Hypertonie nur nach ausführlicher Abwägung therapieren (bei erhaltener Autoregulation steigt der RR beim SHT, um in der Penumbra eine ausreichende Perfusion zu erzielen).
- cCT-Indikation immer bei bewusstlosem/bewusstseinseingeschränktem Patienten, aber auch bei erheblichem Trauma einschl. HWS, Hirndruckzeichen, epileptischen Anfällen, fokal-neurologisches Defizit, Entscheidungshilfe Durchführung cCT: ◩ Abb. 14.4.
- Relevante (Mittellinienverlagerung >5 mm, akutes Subduralhämatom mit initial schon deutlicher Hirnschwellung) intrakranielle Blutungen im CT → rasch OP erwägen! Management SHT: ◩ Abb. 14.5.
- GCS ≤8 → Narkoseeinleitung und Intubation.
- Hirndruckmessung.

Th.

Basistherapie:
- Oberkörperhochlagerung 30°, Kopf in Neutralstellung.
- Ausreichende Analgosedierung (Benzodiazepin + Opiat), aber Bolusgaben vermeiden.
- Kontrollierte Beatmung mit folgenden Zielen: $paCO_2$ 35–40 mmHg, paO_2 90–100 mmHg, PEEP 3–5 cmH_2O. Wenn FiO_2 >50 % → pulmonales Problem? PEEP ggf. erhöhen.
- Aktiv kontrolliertes Temperaturmanagement über externe Kühlmatte, Ziel: strikte Normothermie mit 36,0–36,5 °C Körperkerntemperatur für 3 d bzw. bis zum Ende der kritischen Phase in Bezug auf die ICP/CPP-Therapie (oberstes Temperaturlimit <38 °C).
- Auf ausreichenden Volumenstatus achten (ausgeglichene Bilanz anstreben), 75 % der normalen Erhaltungsinfusion verabreichen, Urin: Ausscheidung >0,5–1 ml/kg/h, keine Positivbilanz!
- Auf Normoglykämie achten (Ziel-BZ 100–150 mg/dl), ab BZ >180 mg/dl bei 2 seriellen Messungen: Beginn mit Insulin-DTI oder Glukosezufuhr reduzieren.
- Normonatriämie.
- Frühe enterale Ernährung.

- Hb >7 g/dl (Transfusionsgrenze wie bei anderen Intensiver-krankungen).
- Optimierung der Blutgerinnung (Thrombos >100.000/µl, INR <1,6).
- Monitoring mittels aEEG/kontinuierlichem EEG und frühzeitige (prophylaktische) Gabe von Levetiracetam i. v./p. o.

Erweiterte Therapie
- Bei ICP-gesteuerter Therapie Handlungsbedarf bei ICP-Werten >20–25 mmHg für >5 min.
- Geschwindigkeit des Anstiegs des ICP beeinflusst Therapieent-scheidung.
- Manche Patienten benötigen Eskalation zur Maximaltherapie in kurzer Zeit, bei anderen kann eine stufenweise Eskalation die Situation stabil halten.
- Immer Einklemmungssymptomatik antizipieren und Patient regelmäßig diesbezüglich evaluieren (Pupillendifferenz, Träg-heit Pupille, Hypertension/Bradykardie, Strecksynergismen).
- RR/Perfusionsdruck ausreichend hoch halten! (RR = normale Werte anstreben, geht vor Flüssigkeitsrestriktion, frühzeitig an Katecholamine denken).
- Zerebraler Perfusionsdruck CPP = MAD – ICP
  Ziel-CPP: bei SG >40 mmHg, bei KK >50 mmHg, bei Schulkindern >60 mmHg,
  CPP nicht >70 mmHg anheben!
  CPP <40 mmHg sollte verhindert werden!
  Bei CPP-basierter Hirndrucktherapie kann bei ausreichenden CPP-Werten eine permissive intrakranielle Hypertension toleriert werden!
- Alle Therapien beruhen auf dem Ziel einer Senkung des ICP und damit Verbesserung des CPP (**CAVE**: manche Therapiever-suche führen neben einer Senkung des ICP auch zur Senkung des MAD und damit zu keiner Verbesserung des CPP).

Eskalationsstufen der Hirndrucktherapie:
- Narkose vertiefen, Relaxierung.
- Falls EVD-Drainage → Liquor ablassen.
- Eskalation der hyperosmolaren Therapie:.

— Bolusgabe hypertones NaCl (NaCl 3 % 2–5 ml/kg über 10 min) oder Erhöhung der kontinuierlichen NaCl 3 %-Zufuhr mit Zielwerten 155–160 mmol/l.

— Alternativ: Mannitolgabe 0,5–1 g/kg i. v. über 10 min.

▪ **Wenn ICP weiter >20–25 mmHg und/oder CPP unterhalb des angestrebten Bereichs:**

— Wenn MAD nicht adäquat: Vasopressoren/Katecholamine erhöhen, um MAD in Zielbereich zu bekommen.

— Hyperventilation intensivieren mit Ziel-$paCO_2$ ~30 mmHg.

— Thiopental-DTI 1–3(–5) mg/kg/h (zumeist Vasopressorenbedarf z. B. Noradrenalin, um adäquaten CPP aufrecht zu erhalten), alternativ auch Propofol-DTI 1–3 mg/kg/h (**CAVE**: Propofol-Infusions-Syndrom bei Applikation >12–24 h).

— Operativ: dekompressive Kraniektomie frühzeitig planen.

▪ **V. a. akute Herniation (= Pupillendifferenz, Bradykardie/Hypertension, Strecksynergismen):**

— Bei drohender Einklemmung: Akuttherapie siehe auch ▶ Abschn. 9.4.

— Wenn vorhanden: intraventrikuläre Drainage → evtl. Liquor ablassen.

— Hyperventilation (am besten per Handbeatmung am Tubus) mit Ziel-$paCO_2$ 28–30 mmHg.

— Bolusgabe hyperosmolare Therapie:

    – NaCl 3 % 2–5 ml/kg i. v. über 10 min (max. 250 ml) *oder*

    – NaCl 23,4 % 0,5 ml/kg über 10 min (max. 30 ml) *oder*

    – Mannitol 1 g/kg i. v. über 10 min.

▪ **Wenn Akutmaßnahmen bei V. a. Herniation nicht erfolgreich:**

— Dekompressive Kraniektomie (Kalottenteilresektion) frühzeitig diskutieren.

— Nicht, wenn lichtstarre, entrundete weite Pupillen >1(–2) h (**CAVE**: Adrenalin, Atropin, Augenverletzungen).

Siehe auch ▶ Abschn. 9.4 (Hirndrucktherapie).

14.2.2 Thoraxtrauma

- 20 % der Polytraumen; Letalität 15 %.
- Gefahr bei knöchernen Thoraxverletzungen, Organverlet-zungen, Zwerchfellrupturen (meist links, rechts Schutz durch die Leber).
- Sofortige Notfallthorakotomie nach Trauma: beim Kind praktisch nie indiziert, nur bei Gefäßverletzungen/pene-trierendem Trauma.
- Entlastung des Spannungs- oder Hämatopneumothorax bei klinischem Bild des instabilen Thorax, insbesondere beim beatmeten Patienten.

Dg.

- Leitsymptom: veränderte Atmung, seitendifferenter Auskulta-tionsbefund, Dyspnoe, Nasenflügeln, Einziehungen → sofort Palpation, Perkussion, Auskultation.
- Fremdkörper in Nase, Rachen? Halsvenenstauung? Hautem-physem, paradoxe Atmung → Gefahr!
- RöTx (Lungenkontusion eher unterschätzt), evtl. CT.

Th.

- Ateminsuffizienz: drohend/vorhanden → früh intubieren, O_2, beatmen.
- Spannungspneumothorax (Dyspnoe, Zyanose, fehlendes Atemgeräusch, resp. Verschlechterung unter Beatmung):
  - **Pleurapunktion** mit grauem Abbocath/Pigtail-Drainage in Seldinger-Technik im 3./4. ICR in der vorderen Axillarlinie (Leitstruktur Intermamillarlinie, niemals unterhalb dieser Linie punktieren!). Dieses Vorgehen ist im Vergleich zur ebenfalls möglichen Punktion im 2./3. ICR mediklavikulär sicherer und leichter durchführbar. Immer am Rippenoberrand orientieren. Wenn nicht zeitkritisch: ultraschallkontrollierte Punktion. Indikationen für **chirurgische Thoraxdrainage**: Massiver Hämatothorax:

3./4. ICR vordere Axillarlinie; wenn möglich sonographisch kontrolliert. Größe: NG: 8–10 Fr, SG: 12–16 Fr, Kinder: 20–28 Fr, Erwachsene: 28–42 Fr.

- Lungenkontusionen, O_2-Abfälle: frühzeitig intubieren/beatmen, nicht überhydrieren!
- Lungenrupturen, Tracheal- und Bronchialrupturen: symptomatische Therapie (Intubation, Pleuradrainagen, Schocktherapie). Falls große Fistel, die trotz mehrerer Thoraxdrainagen und Sog in Spontanatmung (intubiert!) nicht zu stabilisieren ist → Notfallbronchoskopie (Tubusplatzierung, evtl. einseitige Intubation, Bronchusblocker) und OP zum Verschluss eines rupturierten Atemwegs, evtl. Versuch mit Hochfrequenzbeatmung.
- Weitergehende Blutung aus Thoraxdrainage >25 ml/kg/2 h → Thorakotomie erwägen, vorher hämodynamische Stabilisierung anstreben.
- Mediastinalemphysem: Antibiotika.
- Ösophagusrupturen (Mediastinalemphysem, stärkste retrosternale Schmerzen, Schock): Magensonde gefährlich: Laparotomie und offene Gastrostomie erwägen; Schienung des Ösophagus unter Sicht mit Magensonde.
- Perikardtamponade (Einflussstauung, Hypotonie, fehlende Herztöne): Volumengabe (20 ml/kg); Diagnose Herzecho: Perikardpunktion von rechts subxiphoidal, 45° in Richtung linkslaterales Drittel der Klavikula, im Rahmen der Reanimationssituation auch ohne weitere Diagnostik,
  CAVE: 14-G-Venenkatheter häufig zu kurz.
  Vital bedrohlich! Meist (herz)chirurgische Exploration erforderlich. An Aortenruptur denken! Primäre Herzverletzungen sehr selten!
- ECMO diskutieren bei unbeherrschbarem Leck oder schwerster bilateraler Lungenkontusion mit ARDS.
- Einseitige Lungenkontusion: gesunde Seite nach unten lagern, evtl. zweilumigen Tubus erwägen (>4,5 mmID).

14.2.3 Abdomentrauma

40 % bei Polytrauma. Abdominalorgane im Kindesalter sehr gefährdet: größere parenchymatöse Organe, die noch nicht vom knöchernen Thorax geschützt sind, dünne Bauchdecken.
Häufigkeit: Milz > Niere > Leber.

Sy. Initial Blutung → Schock, später Peritonitis.

Dg.

- Sonographie (freie Flüssigkeit [Blut!], parenchymatöse Organe).
- (Röntgen: Abdomenübersicht und in linker Seitanlage).
- CT mit KM. Niere: evtl. Notfallausscheidungsurographie, Angiographie; nach i. v.-KM Abdomenübersicht erwägen, um KM-Ausscheidung in die Blase zu dokumentieren.
- Blutung oder Ureterabriss: evtl. dennoch Urin o. B.
- Labor: Blutbild, Amylase, Lipase, Gerinnung, Kreuzprobe, Urinstatus! Transaminasen.
- Algorithmus zum Vorgehen bei Abdominaltrauma:
  - Abb. 14.6.

Th.

- Bei Milzverletzungen: Bettruhe, strenges Intensivmonitoring, OP-Bereitschaft → zuwarten.
  Bleibt bzw. wird der Patient instabil (Transfusionsbedarf >25 ml/kg/2 h oder >40 ml/kg/24 h) trotz wiederholter Gabe von EK und FFP (<10 % der Fälle) → Laparatomie, Blutstillung besser interventionell mit Coils, wenn verfügbar, chirurgische Exstirpation bei Milzhilusabriss.
- Leberverletzungen: wie bei Milzverletzungen, auf Intensivstation zuwarten, sonst OP (10 %).
- Niere: Kapselhämatome, Parenchymeinrisse: beobachten.
- Abrisse des Gefäßstiels und des Ureters: sofort OP (Rekonstruktion, JJ-Anlage).
- Urinom: JJ-Anlage.

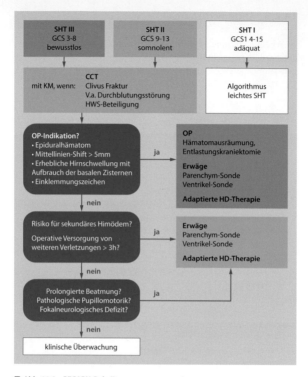

Abb. 14.6   PECARN-Rule (▶ www.pecarn.org)

- Blasenrupturen äußerst selten; Urethraabrisse bei Beckenfraktur/Pfählungsverletzung → kein Blasenkatheter, dann suprapubischer Katheter!
- Leberzertrümmerungen mit V.-cava-Verletzungen → sehr schlechte Prognose, sofortige Laparotomie, ggf. „packing".
- Zwerchfellrupturen: Ateminsuffizienz, Einklemmung → OP-Indikation nach Stabilisierung.

- Seltener: Verletzungen des Magen-Darm-Trakts erst verzögerte Diagnose nach 1–3 d posttraumatisch (Magenruptur, Jejunalruptur → OP, Duodenalblutung mit Obstruktion → konservatives Management; an Pankreasverletzung denken), evtl. kombiniert mit spinalem Trauma (Sitzgurtsyndrom).
- Pankreasverletzungen (nach Sturz in den Fahrradlenker, Klinik oft verzögert): OP in 50 % nötig (Fistel, Pseudozyste, duodenale Obstruktion: CT), ggf. Somatostatin-DTI.

14.2.4 Wirbelsäulen- und stammnahe Frakturen

Wirbelsäulenverletzungen: 10–15 % bei Polytrauma.

- HWS-Immobilisation unabdingbar! Transport auf Vakuummatratze.
- Instabile Wirbelsäule: frühelektive OP.
- Atlanto-axiale Dislokation oftmals im CT schwer zu sehen, je kleiner das Kind: MRT erwägen.
- Rippen, Klavikula; selbst die Rippenserienfraktur wird relativ gut toleriert.
- Beckenfrakturen: mögliche Begleitverletzungen insbesondere der Harnröhre: vorsichtige Anlage eines transurethralen Blasenkatheters durch einen erfahrenen Arzt, falls Widerstand: Anlage PuFi. Großer Blutverlust möglich: Anlage einer Beckenschlinge zur Minimierung des Blutverlusts → dann OP und Stabilisierung mittels Fixateur externe, sonst selten operative Konsequenzen. Urethra- und Blasenverletzung?

14.2.5 Extremitätenfrakturen

80 % der Polytraumen.

In Phase 3 sollten insbesondere Schaftfrakturen der langen Röhrenknochen mittels ESIN übungsstabil versorgt werden. Bei instabilen Patienten ist die Anlage eines Fixateur externe (z. B. noch im Schockraum) zunächst ausreichend.

Größere operative Eingriffe insbesondere bei gelenknahen Frakturen können bis etwa 7–10 d nach dem Unfall warten. Solche Frakturen werden zunächst in einer Gipsschiene ruhiggestellt bis zur endgültigen Versorgung.

Bei Abtrennung ganzer Gliedmaßen: in der 3. Phase des Managements replantieren.

Ein kompletter Status sollte im Verlauf der nächsten Tage nach Trauma erfolgen, insbesondere beim dann wachen Patienten, um kleinere Verletzungen – wie z. B. eingestauchte distale Unterarmfrakturen/Finger- oder Zehenfrakturen – zu detektieren.

14.3   Elektrounfälle

Wichtige anamnestische Fragen:

- Netzspannung (Haushalts- oder Industrieunfall)?
- Bewusstlosigkeit (als Hinweis für eine initial aufgetretene Rhythmusstörung)?
- Umgebungsbedingungen (Nässe oder Wasserkontakt, vorbestehende Hautverletzungen, etc.)?
- Dauer des Kontakts zur Stromquelle?
- Zeugen des Unfalls?

- **Vorgehen**

Kinder mit unauffälligem EKG ohne Hinweis auf Bewusstlosigkeit oder ausgeprägte Verbrennungen können ohne ambulante oder stationäre Überwachung nach Hause entlassen werden.

Stationäres EKG-Monitoring über 24 h nur bei Patienten mit einem der folgenden Risikofaktoren empfohlen:

- Bewusstlosigkeit in der Anamnese.
- Pathologisches EKG.
- Ausgeprägte Weichteilverletzungen und Verbrennungen.
- Zusätzliche fakultative Aufnahmeindikationen:
  - Hochspannungsunfall oder Blitzschlag.
  - Erhöhte Troponin-Werte.
  - CK >1.000 U/L oder Myoglobinerhöhung (Gefahr der Crush-Niere bei Rhabdomyolyse).

■ **Komplikationen**

Bei Hochspannungsverletzungen häufig, bei Steckdosenunfällen selten: Arrhythmien, Atemstillstand (Muskelspasmus), Verbrennungen (oft tiefer als zu sehen), myokardiale Narben, Myolyse. Sekundärschäden, besonders bei Wegschleudern/Absturz vom Eisenbahnwagen/Strommast etc.

Dg.

- Intensivmonitoring, 12-Kanal-EKG (QT-Verlängerung?), GCS, Neurologie, Stromeintrittsmarken.
- Bestimmung von CK, Troponin I, Transaminasen, Serumkreatinin, LDH, Myoglobin, Serume'lyten und U-Stix (hinsichtlich Myoglobinurie) nur bei
  - — Initialer Bewusstlosigkeit,
  - — EKG-Auffälligkeiten jeglicher Art,
  - — Ausgeprägten Verbrennungen,
  - — Schleimhautkontakt, Wasserkontakt,
  - — Hochspannungs- oder Blitzunfällen.
- Bildgebung nach Verletzungsmuster, HWS-Immobilisierung? RöTx, evtl. Blasenkatheter.
- Serum hämolytisch aussehend? Evtl. Myoglobin/Hb im Serum bestImmen.

Th.

- Sekundärschäden? Defibrillator bereithalten!
- GCS ≤8 → Intubation.
- Kreislaufstillstand (meist Kammerflimmern): ▶ Kap. 15.
- **Günstige Prognose bei CPR nach Stromunfall! Deshalb Reanimation und Therapie auch bei mangelndem initialem Erfolg weiterführen!**
- Hochspannungsunfälle: bizarre Neurologie, Sehnervenschäden → Kriterien des Hirntods bzw. ZNS-Schädigung (weite, lichtstarre Pupillen etc.) nicht anwendbar. Häufig Sekundärschäden durch Verletzung beim Herabfallen von Masten, Eisenbahnwaggons etc. → chirurgische Diagnostik, CT, evtl. Hirndrucksonde.

- An Wirbelsäulenverletzung etc. denken, HWS-Immobilisation, Trauma-CT-Spirale erwägen!
- Evtl. bei refraktären VT: ▶ Abschn. 1.6.1.
- Myolyse: Urinstix (Hb positiv). Ggf. Myoglobin im Urin, bei schwerer Myolyse makroskopisch blutiger Urin.
- Volumengaben: bis Urinfluss >1 ml/kg/h, evtl. große Mengen bei Muskelödemen!
- Forcierte Diurese bei CK >5.000 U/l: 3–6 l/m^2 KOF/d oder 5–10 ml/kg/h (▶ Abschn. 5.3).
- Bei Crush-Niere: ▶ Abschn. 5.1 (Niereninsuffizienz), evtl. CVVH mit High-cut-off-Filter.
- Lokaltherapie der Verbrennungen: ▶ Abschn. 12.3.

Literatur

AWMF-Leitlinie (2011) Schädel-Hirn-Trauma im Kindesalter. AWMF Register, Bd. 024/018 (S2k)

Kochanek PM, Tasker RC, Bell MJ et al (2019) Management of Pediatric Severe Traumatic Brain Injury: 2019 Consensus and Guidelines-Based Algorithm for First and Second Tier Therapies. Pediatr Crit Care Med 20:269–279

Intensivmedizinische Techniken und Verfahren

T. Nicolai, F. Hoffmann, C. Schön, K. Reiter

Der Beitrag wurde verfasst unter Mitarbeit von J. Keil und M. Heinrich

15.1 Kardiopulmonale Reanimation (CPR)

Entscheidend: Frühestmöglicher Beginn der Basismaßnahmen mit Beatmung und Thoraxkompressionen

Der zuerst anwesende Arzt übernimmt zunächst das Kommando und teilt Aufgaben zu, soweit Hilfspersonen vorhanden sind. Ablauf mit Uhrzeiten protokollieren! Dann übernimmt Intensivteam die Regie.

Falls nur 1 Helfer anwesend: „phone fast" d. h., erst 5 initiale Atemspenden und 1 min Basismaßnahmen, dann Hilferuf.

Bei 2 Helfern übernimmt einer CPR, der andere holt sofort Hilfe und den Notfallkoffer.

„Phone first" (d. h. Defibrillator anfordern als erste Maßnahme) nur bei Kindern mit plötzlichem, beobachtetem Kollaps aus voller Gesundheit heraus, Z. n. Elektrounfall, Z. n. Herz-OP, Jugendliche (ab Pubertätszeichen!), weil dann Kammerflimmern wahrscheinlich und frühestmöglicher Einsatz des Defibrillators absolut entscheidend für den Erfolg ist.

Das praktische Vorgehen der ERC-Leitlinien 2021 zur kardiopulmonalen Reanimation gliedert sich nach dem ABC-Algorithmus:

© Springer-Verlag Berlin Heidelberg 2021
T. Nicolai, F. Hoffmann, C. Schön, K. Reiter, *Pädiatrische Notfall- und Intensivmedizin*, https://doi.org/10.1007/978-3-662-61597-3_15

A: **A**irway = Atemwege freimachen und freihalten.

B: **B**reathing = Atmung überprüfen, ggf. beatmen.

C: **C**irculation = Kreislauf überprüfen und ggf. wiederherstellen.

Das ABC-Schema wird sukzessive abgearbeitet. Maßnahmen werden eingeleitet und deren Erfolg überprüft, bevor der nächste Beurteilungsschritt erfolgt. Der Algorithmus zu den Basismaßnahmen ist im Innencover des Buchs dargestellt.

Hinweis: die Leitlinien der AHA beginnen mit Thoraxkompressionen und gliedern sich dann ohne die 5 initialen Beatmungen in den Algorithmus 15:2 ein (CAB-Algorithmus). In der Praxis geschieht dies auch häufig, dass nach Feststellen der Reanimationspflichtigkeit mit Thoraxkompressionen begonnen wird und dann bei Vorhandensein eines Beatmungsbeutels mit Maske die ersten Beatmungen durchgeführt werden.

15.1.1 Basismaßnahmen

Patient bewusstlos, keine Reaktion auf Schmerzreize.

- **A Atemwege**
  - Bei SG: Kopf in Neutralposition (evtl. Unterpolsterung der Schultern zur Stabilisierung), Kinn anheben.
  - Bei Kindern: Kopf leicht überstrecken (je älter, desto mehr überstrecken), Kinn anheben oder Esmarch-Handgriff.
  - Sichtbaren Fremdkörper entfernen, ggf. Mund absaugen.
  - Ausreichende Spontanatmung? (Sicherstes Zeichen: sichtbare Thoraxexkursion am entkleideten Oberkörper, beim SG auch Abdomen).
  - Falls keine Spontanatmung oder Schnappatmung oder Unsicherheit → sofortiger Beginn mit 5-maliger Maskenbeatmung.
  - Ggf. Freihalten der Atemwege durch oropharyngeale Guedel-Tuben (Größe: von Schneidezähnen bis Kieferwinkel).
  - Bei beatmeten Patienten und plötzlicher Reanimationspflichtigkeit: immer V. a. Tubusdislokation, Tubusobstruktion, Pneu!

- **B Beatmung**
  - Beatmung mit Maske und Beatmungsbeutel über gut abgedichtete Gesichtsmaske.
  - 5 initiale Beatmungen! (Inspirationsdauer 1 s).
  - Bei Problemen mit Maskenbeatmung: Repositionierung des Kopfs, Maskengröße optimieren, 2-Personen-Technik (eine Person hält Maske mit 2 Händen, eine zweite Person komprimiert den Beutel), Guedel-Tubus, Larynxmaske.
  - Auf Lebenszeichen wie Husten, Würgen oder Bewegungen achten → wenn nicht vorhanden → direkt weiter mit Thoraxkompressionen.

- **C Kreislauf**
  - Indikation zur Thoraxkompressionen: Fehlen von Lebenszeichen während der 5 initialen Beatmungen.
  - Puls auch von Profis innerhalb von max. 10 s schwierig zu identifizieren → fakultativ möglich (<1. Lj: A. brachialis + A. femoralis, >1. Lj: A. carotis communis + A. femoralis).
  - Druckpunkt: untere Sternumhälfte ca. 1 Querfinger über Proc. xiphoideus.
  - SG: thoraxumgreifende Technik (Zangengriff)/2-Finger-Technik.
  - Ansonsten: Handballentechnik.
  - Frequenz: 100–120/min (= ca. 2/s).

- **Drucktiefe: 4 cm (<1. Lj) – 5 cm (>1. Lj).**
  - Auf vollständige Entlastung des Thorax achten.
  - Unterbrechungen der Thoraxkompressionen minimieren!
  - Kein Druck auf Rippen des Kindes.
  - Häufiger Wechsel bei Thoraxkompressionen, um Übermüdung mit insuffizienter Kompression zu vermeiden; Wechsel spätestens alle 2 min.
  - Lautes Zählen zur Koordination der Thoraxkompressionen.
  - Verhältnis: 15 Thoraxkompression : 2 Beatmungen.
  - wenn arterieller Zugang: Thoraxkompressionen so anpassen, dass diastolischer Ziel-RR-Wert <1 J: >25 mmHg, >1 J: >30 mmHg

❶ Häufigste Fehler:

- Zu später Reanimationsbeginn: keine Schmerzreaktion → ABC!
- Zu schnelle Frequenz der Thoraxkompression → geht zu Lasten der Drucktiefe.
- Zu häufige Unterbrechungen der Thoraxkompressionen, Desorganisation durch fehlende „Kommandoübernahme".
- Kompression der Halsweichteile mit den Fingern bei der Maskenbeatmung.
- Kind beatmet, bradykard auf Intensivstation: medikamentöse Therapieversuche bei Bradykardie statt Beseitigung der Tubusfehllage, der akzidentellen Extubation, der Tubusobstruktion, des Spannungspneus oder der Hypoventilation bei resp. Verschlechterung oder Überblähung.

15.1.2 Erweiterte Reanimationsmaßnahmen

❯ Entscheidend: lückenlose Fortführung der Basismaßnahmen!

- **Rhythmusanalyse**

Erfolgt über EKG-Elektroden oder Defi-Paddles.

- Nicht defibrillierbare Rhythmusstörungen (Asystolie, pulslose elektrische Aktivität):
  - Häufigste Rhythmusstörung bei Kindern, repetitive Gaben von Adrenalin 1:10.000 0,1 ml/kg i. v. (= 0,01 mg/kg).
  - An die Beseitigung reversibler Ursachen wie 4 H (Hypoxie, Hypovolämie, Hypothermie, Hypo-/Hyperkaliämie) und **HITS** (Herzbeuteltamponade, Intoxikationen, Thrombembolie (Lungenembolie) und Spannungspneumothorax) denken (❏ Tab. 15.1).
- Defibrillierbare Rhythmusstörungen (Kammerflimmern, pulslose ventrikuläre Tachykardie):

— Bei Kindern deutlich seltener, ohne Zeitverzögerung sofortige Defibrillation einmalig mit 4 J/kg mit sofortiger Fortführung der CPR für 2 min.

- **Defibrillation**
  - Je nach Hersteller bis 10 oder 15 kg: Kinderelektroden verwenden; >10–15 kg: Erwachsenenelektroden.
  - Selbstklebende Elektroden oder Gel-Pads bevorzugen.
  - Hard-Paddles nicht mehr verwenden.
  - Thoraxkompressionen bis zum Laden des Defibrillators fortführen, max. Unterbrechung der Thoraxkompressionen für 5 s.
  - Positionierung der Paddles in anterolateraler Position (unterhalb rechter Klavikula und linke Axilla); falls Paddles zu groß oder Kind klein: anteroposteriore Position.
  - Einzelschock mit 4 J/kg; falls erfolglos, weitere Versuche mit 4 J/kg (monophasisch oder biphasisch), keine Dosissteigerung, nur bei beobachtetem Auftreten des Kammerflimmerns: 3 Schocks hintereinander abgeben.
  - Nach Schockabgabe sofortige Fortführung der CPR für 2 min, erst dann erneute Rhythmus-/Pulskontrolle.
  - Nach 3. und 5. Schock: Adrenalin 0,01 mg/kg und Amiodaron 5 mg/kg im Bolus (alternativ Lidocain 1 mg/kg i. v./i.o.).
  - ggf. ab 6. Defibrillation Dosissteigerung bis 10 J/kg erwägen.
  - Kammerflimmern bei Kindern <8 J selten (Herz-OP, Intoxikation mit trizyklischen Antidepressiva, schwerste Hyperkaliämie, Hypokalzämie, Elektrounfälle, Hypothermie <30 °C).
    Bei Jugendlichen zunehmende Häufigkeit, deshalb Frühdefibrillation erwägen.
    Automatische Defibrillatoren sind ab >1. Lj zugelassen, aber auch bei Kindern <1. Lj anwendbar.

- **Atemwegsmanagement**
  - Beutel-Masken-Beatmung funktioniert → sicherste Methode des Atemwegsmanagements mit höchsten Raten für ROSC, Überleben und gutes neurologisches Outcome.
  - Plan B: Einlage einer Larynxmaske (dann weiter 15:2).

- Nur bei ausreichender Expertise in der Kinderintubation
  → endotracheale Intubation:
    - Immer orotracheal mit Führungsdraht.
    - Blockbarer Tubus „state of the art" (Tubus mit kleinem, distal sitzendem Cuff verwenden, z. B. Microcuff-Tubus).
    - Sofortige auskultatorische Kontrolle der Tubuslage.
    - Endtidales CO_2 sollte bei guten Thoraxkompressionen nachweisbar sein.
    - Beatmung initial mit 100 % O_2 am Beatmungsbeutel (am besten ohne Überdrucksicherheitsventile, aber mit Reservoir). Korrekte Beatmung = ausreichende Thoraxexkursion. Nach Intubation durchgehende Thoraxkompressionen möglich, altersentsprechende AF unter CPR: <1 J: 25/min, >1 J: 20/min, >8 J: 15/min, >12 J: 10/min.

❯ **Thoraxexkursionen als sicherstes Zeichen der adäquaten Beatmung: Fehlt diese, so ist das Kind nicht beatmet und die Fehlerursache muss unmittelbar beseitigt werden (Tubusdislokation, Pneumothorax etc.). Wenn möglich, exspiratorisches CO_2 monitoren: kein CO_2 → Fehlintubation oder insuffiziente Thoraxkompressionen.**
Häufigster Fehler: Fehlintubation, aber nicht erkannt/geglaubt und nicht zur Maskenbeatmung zurückgekehrt!

- Bei SG sehr praktisch: Rachenbeatmung über durch ein Nasenloch nach pharyngeal vorgeschobenen Tubus, Mund und anderes Nasenloch zuhalten.
- Alternative: Larynxmaske (besonders bei schwierigem Atemweg, z. B. Pierre-Robin o. Ä.).
- Legen einer Magenablaufsonde nach Intubation, bei Larynxmasken der neuesten Generation Absaugkanal für Einlage einer Magensonde zur Entlastung des Magens vorhanden.
- Bei Verdacht auf Spannungspneumothorax: „blinde" Pleuradrainage im 4.–5. ICR, mittlere oder hintere Axillarlinie

(ggf. evtl. Monaldi-Saugdrainage: 2. ICR medioklavikulär, wenn sicher nur Luft, **CAVE:** A. mammaria), am oberen Rippenrand, ggf. im Notfall graue 16-G-Abbocath verwenden.

- Wenn Patient beatmet und/oder Thoraxtrauma in Anamnese und Beatmung nicht möglich: immer bds. blind 16-G-Nadeldekompression eines möglichen Spannungspneumothorax.

- **Zugang**
  - So schnell als möglich, wenn keine Erfolgsaussicht: sofort i. o.
  - **Anlage eines i.o.-Zugangs:**
    - EZ-IO Knochenbohrmaschine:
      - Aktueller „Standard", muss überall vorhanden sein, wo kritisch kranke Kinder versorgt werden könnten.
      - Einfach in Anwendung mit hoher Trefferrate.
      - Kurze Anlagezeit.
      - Aktuelle Erwachsenen-CPR-Leitlinien empfehlen ebenso Einsatz des i. o.-Zugangs für Erwachsene (geht nur mit EZ-IO).
      - Selten Paravasat, da Stichkanal durch Bohrung genauso groß wie Nadel.
      - Keine Fixierung notwendig → geringes Dislokationsrisiko.
      - Weniger schmerzhaft als Cook-Kanüle → kann notfallmäßig auch bei nicht bewusstlosem Kind gelegt werden.
      - Verfügbar in Nadellängen 15 mm (Kinder), 25 mm (Erwachsene) und 45 mm (Adipöse).
      - Entgegen den Herstellerangaben ggf. bei >20 kg 25-mm-Nadel verwenden → wird dann nicht ganz reingebohrt
      - Mitgeliefert: rechtwinkeliges Ansatzstück mit kurzer Leitung und Rückschlagventil → muss vor Anwendung mit NaCl 0,9 % durchgespült werden
  - Falls EZ-IO nicht vorhanden: alternativ Cook-Kanülen manuell einlegen: 14 G oder 16 G.

- Punktionsstellen:
  - **1. Wahl**: proximale Tibiainnenseite: altersabhängig 1–3 cm unterhalb der Tuberositas tibiae und 1–2 Querfinger medial auf Tibiainnenseite.
  - **2. Wahl**: distale Tibia, ca. 1–2 cm proximal des Malleolus medialis.
  - Alternativen: Distaler Femur, ca. 1–3 cm proximal der Femurepicondylen in der Mittellinie; bei größeren Kindern: proximaler Humerus, ca. 2 Querfinger unterhalb einer gedachten Linie zwischen Akromion und Processus coracoideus im Bereich des Tuberculum majus (bei Kindern selten angewendet, bei Verletzung der unteren Extremität oder multiplen Punktionsversuchen an unteren Extremitäten als ultima ratio).
- Zeichen einer erfolgreichen Punktion:
  - Widerstandsverlust nach Durchtreten durch Kortikalis (bei EZ-IO deutlich weniger zu spüren als bei Cook-Technik).
  - Nadel erscheint fixiert.
  - Volumen lässt sich gut applizieren, ohne dass eine Schwellung in der Nähe der Punktionsstelle oder der Wade entsteht (man benötigt aber mehr Druck als bei einem normalen i. v.-Zugang).
  - Aspiration von Knochenmark nur bei ca. 50 % möglich → keine sichere Unterscheidung zwischen erfolgreicher oder erfolgloser Punktion möglich → sollte deshalb nicht durchgeführt werden.
- Tipps und Tricks zum i.o.-Zugang:
  - Bei i.o.-Zugang nach jeder Medikamentengabe mit 3–10 ml NaCl 0,9 % nachspülen.
  - Bei SG sind die anatomischen Landmarken an proximaler Tibiainnenseite häufig nicht sicher zu palpieren → deshalb mit Nadel initial die Haut durchstechen, dann mit Spitze der i.o.-Nadel Kortikalis und ihre Grenzen nach lateral und medial identifizieren → erst dann mittig auf Knochen positionieren und mit leichtem Druck bohren.

- Ggf. bei NG EZ-IO-Nadel 15 mm händisch in Knochen einbohren, dabei geringere Gefahr der Perforation der zweiten Kortikalis mit Durchbohren.
- **Alternative Zugangswege:**
  - Intratracheal: nicht mehr empfohlen.
  - NG: Nabelvene.
  - ZVK nicht erforderlich; falls versucht, am besten V. femoralis.

❯ Reanimationsmaßnahmen für Gefäßzugang nicht oder nur kurz unterbrechen!

- **Medikamente**
  - Atropin: kein Medikament der kardiopulmonalen Reanimation, bei vagal bedingter Bradykardie 0,02 mg/kg (mind. 0,1 mg!).
  - Kalzium: nur bei Hyperkaliämie (▶ Abschn. 6.1.4) oder Intoxikation mit Kalziumantagonisten.
  - Bikarbonat: praktisch nie indiziert (paradoxe intrazelluläre Azidose) außer bei Hyperkaliämie und Intoxikation mit trizyklischen Antidepressiva: 1 ml/kg der 1-molaren Lsg. (Nabic 8,4 %) mit gleicher Menge Aqua verdünnt.

❯ Niemals Katecholamine und Bikarbonat gleichzeitig über denselben Zugang geben; falls nur 1 Zugang vorhanden, gut spülen. Adrenalin wird durch Bikarbonat inaktiviert.

- Lidocain: Alternative zu Amiodaron (oder nachgeschaltet bei Refraktärität) bei Kammerflimmern/pulsloser ventrikulärer Tachykardie. Dosis: 1 mg/kg i. v.
- Magnesium: kein Routineeinsatz, nur bei dokumentierter Hypomagnesiämie oder Torsade-de-Pointes-Tachykardie 50 mg/kg i. v.
  - Magnesiumsulfat 50 % 1 ml = 49,3 mg Magnesium-Ion entspr. 500 mg Magnesiumsulfat (1 ml = 2 mmol).
  - Magnesiocard: 1 ml = 7,29 mg Magnesium-Ion, entspr.73,77 mg Magnesium-Aspartat (1 ml = 0,3 mmol).

— Dosisempfehlung: 50 mg/kg Magnesiumsulfat bzw.
0,2 mmol/kg Magnesium:
  – Magnesiumsulfat 50 %: 0,1 ml/kg.
  – Magnesiocard (Magnesium-Aspartat): 0,66 ml/kg.

- **Volumen/Glukose**
  - Relative Hypovolämie, z. B. bei Sepsis, Trauma, Verbrennung.
  - Nach Adrenalingabe „aus der Hand" rasche Volumengabe von 20(–40) ml/kg, z. B. NaCl 0,9 % Ringer-Acetat, Vollelektrolytlsg oder evtl. (besondere Indikation) bei zu passagerem Effekt der Kristalloide Albumin 5 %. Bei Blutungen laufenden Verlust weiter ersetzen, bei septischem Schock und nur vorübergehendem Volumeneffekt evtl. wiederholte Gaben!
  Vorsicht mit kaliumhaltigen Lsg, solange die Diurese nicht eingesetzt hat (Schocknieren, Hyperkaliämie). Sobald möglich, Evaluierung des Flüssigkeitsstatus mit Röntgenbild (Herzgröße), Herzecho.
  - Glukose nur bei nachgewiesener Hypoglykämie (2 ml/kg G10 %) oder bekanntem glukoseabhängigen Stoffwechseldefekt (dann mindestens 7 mg/kg/min als DT = 0,6 ml/kg/h einer G10 %-Lsg. Diese Patienten besitzen meist ein Notfallschema mit exakten Dosisrichtlinien).

Ät. Reversible Ursachen eines Herzkreislaufstillstands:
  - Strukturierte und konsequente Abarbeitung der reversiblen und damit behandelbaren Ursachen (4 H und HITS; ◘ Tab. 15.1).
  - Je früher die Korrektur einer reversiblen Ursache, desto höher und schneller die Wahrscheinlichkeit für ROSC → größere Chance für gutes Outcome.

- **Schrittmacher**
Extern: (Schrittmacherfunktion des Defi), transösophageal. Intern: bei schwerer primärer Bradykardie, z. B. nach Herz-OP und plötzlicher Asystolie, AV-Block III. Grads. Vorheriger Therapieversuch mit Atropin 0,02 mg/kg i. v. (mindestens aber 0,1 mg) und Adrenalin möglich.

◼ Tab. 15.1 4 H und HITS	
Ursache	**Therapie**
Hypoxie	Thoraxhebung? Guedel-Tubus. 2-Personen-Technik Max. O_2-Zufuhr? Tubus disloziert? Frühzeitig Larynxmaske oder Rachenbeatmung.
Hypovolämie	Frühzeitig i.o.-Zugang! Volumenbolus (NaCl 0,9 %, VEL, Ringer-Acetat) 20 ml/kg i. v./i.o. über 50-ml-Perfusorspritze aus der Hand oder über Druckbeutel, ggf. 1–2× wiederholen.
Hyper-/Hypo-kaliämie	Hinweise für Niereninsuffizienz? Medikamente? Wenn nicht sicher auszuschließen wie Hyperkaliämie behandeln:
	– Kalziumglukonat 10 % 0,25–0,5 ml/kg i. v./i.o.
	– Natriumbikarbonat 8,4 % 2 mmol/kg 1:1 mit Aqua i. v.
	– Insulin/Glukose: 4 IE Insulin ad 50 ml G50 % → 2 ml/kg als Bolus (BZ-Kontrolle).
Hypothermie	Externe Erwärmung über Heizung im RTW, Rettungs-decke, nasse Kleidung entfernen. ERC-Leitlinien Erwachsene (auf Kinder übertragbar). Adrenalin erst bei ≥ 30 °C. 30–35 °C Adrenalin alle 8 min. ≥35 °C Standardalgorithmus (alle 3–5 min). Defibrillation nach Standardprotokoll bei Temp. <30 °C auf 3× begrenzen. Invasive Techniken wie Peritonealdialyse, CVVH oder ECMO bei Auswahl der Zielklinik erwägen.
Herzbeuteltam-ponade	Ggf. Echokardiographie. Punktion subxiphoidal 45° in Richtung linke Schulter (wenn möglich unter Echo-Kontrolle). Punktion mit Pigtail in Seldinger-Technik oder mit langer aufgesetzter Kanüle.
Intoxikation	Anamnese, Rücksprache Giftnotruf 19240.

◻ Tab. 15.1 (*Fortsetzung*)

Ursache	Therapie
Thrombembolie	Sehr selten im Kindesalter. Anamnese (Immobilisation, Einnahme Pille, postop, tiefe Beinvenenthrombose, etc.). Notfall-Lyse mit rtPA 0,6 mg/kg i. v. als Bolus.
Spannungs-pneumothorax	Seitendifferentes AG, hämodynamisch instabil, Auftreten v. a. unter Beatmung. Nadeldekompression (z. B. grauer Abbocath 16 G) bevorzugt 4./5. ICR vordere/mittlere Axillarlinie, alternativ 2. ICR medioclaviculär (2. Wahl), ggf. im Verlauf Anlage Thoraxdrainage.

Dg.

- Basislabor: mindestens Blutgase, E'lyte, Hb, Blutzucker, Kreuzprobe.
- Art. Druckmessung.
- **In der Regel erst nach Wiederherstellung eines Kreislaufs:**
  - EKG: E'lytstörung, Rhythmusstörungen, Myokardischämie.
  - RöTx: Tubuslage, Herzgröße, Pneu, Perikardtamponade.
  - Neurologische Untersuchung (während der Reanimation wenig hilfreich). Pupillen eng und Lichtreflex vorhanden: eher günstige Prognose, aber nicht sicher!
  - Herzecho: Volumenstatus, Kontraktilität, Perikarderguss.

> **⊙ Niemals Verzögerung von Reanimationsmaßnahmen durch Diagnostik!**

■■ **Besondere Hinweise**
■   **Beatmung**
  - Bronchiolitis, BPD, Asthma: Überblähung durch Beatmung, Effekt wie Spannungspneumothorax. Therapie: lange Exspirationszeit (z. B. I:E = 1:5), Thorax muss in exspiratorische Ruhelage kommen, Beatmungsfrequenz sehr

langsam (z. B. 15/min), manuelle Thoraxkompression, evtl. 10–20 ml/kg Volumen i. v. bei hohem Vorlastbedarf. Nicht reflexartig bei Beatmungsproblemen mit immer höheren Frequenzen beatmen, sonst Verschlechterung der Überblähung und Sättigungsabfall!

- Posttraumatische Reanimation: Spannungspneumothorax? (kein Atemgeräusch, Halsvenenstauung, Distension des Abdomens, Beatmung unmöglich, obwohl Tubuslage korrekt) → Thoraxdrainage (notfalls Kanülenpunktion).
- Massives Lungenödem: maschinelle Beatmung mit hohem PEEP, Furosemid erwägen, sobald Kreislauf wiederhergestellt.

- **Verdacht auf Ersticken**
  - Mund- und Rachenraum von sichtbaren Fremdkörpern befreien.
    SG: 5×Back-blows (Schläge mit der flachen Hand zwischen die Schulterblätter), gefolgt von 5×Thoraxkompressionen.
    Kindern >1. Lj: 5×Back-blows gefolgt von 5 ab.dominellen Kompressionen (Heimlich-Manöver; **CAVE**: Verletzung Oberbauchorgane!)
  - Fremdkörper in Trachea/Bronchien: kräftige Beatmung; Tubus tiefer schieben, bis FK in die Tiefe disloziert und die andere Lungenseite zu beatmen ist, sobald der Tubus wieder in die Trachea zurückgezogen wurde.

- **Thoraxkompression**
  - Stets auf harter Unterlage, Kompressionstiefe ⅓ des a.-p.-Thoraxdurchmessers (4–5 cm), Kompressionsphase/Reexpansionsphase etwa 1:1. Rasche Kompression, bewusstes Loslassen des Thorax, um eine Koronarperfusion in der „Diastole" zu ermöglichen. Spontane Kreislauffunktion hängt vom koronaren Perfusionsdruck ab!
  - SG: Thorax mit beiden Händen umfassen! mit übereinandergelegten Daumen Kompression der unteren Sternumhälfte (ca. 1 Querfinger oberhalb des Xiphoidwinkels).
  - KK: Kompression der unteren Sternumhälfte mit einem Handballen oder mit ineinander verschränkten Händen.

- **Sonderfälle**
  - Elektromechanische Dissoziation = elektrische Herzaktivität ohne fühlbaren Puls (selten): Hypovolämie (z. B. bei sept. Schock), Spannungspneu, Perikardtamponade, Hypothermie, E'lytstörung, Intoxikation. Thoraxkompressionen durchführen, bis ausreichender Blutdruck nach Beseitigung der Ursache wiederhergestellt.
  - Keine Evidenz für Arginin-Vasopressin (Pitressin) bei katecholaminrefraktärem Herzkreislaufstillstand. Pädiatrische Daten fehlen, Erwachsenenreanimationsdosis: 40 E im Bolus i. v.

- ■ **Beendigung einer Reanimation**
  - Wenn trotz optimal durchgeführter Reanimation nach ca. 20–25 min keine spontane EKG-Aktivität und kein spontaner Kreislauf vorhanden ist, ist ein Abbruch der Maßnahmen meist gerechtfertigt.
  - Ausnahmen: Patient hypotherm (Ertrinkung, Unterkühlung im Freien, Barbituratintoxikation); dann Reanimation, bis Patient wieder erwärmt ist (rasches Erwärmen auf 32 °C, dann langsame, passive Wiedererwärmung, Kammerflimmern nicht übersehen). Nicht, wenn Hypothermie durch biologischen Tod sekundär (manche SIDS-Patienten) entstanden ist.

15.1.3 Postreanimationsbehandlung

- Postreanimationsbehandlung beginnt mit dem „Return of spontaneous circulation" (ROSC).
- Beeinflusst maßgeblich das neurologische Outcome der Patienten.
- Bei Erwachsenen aktuell Etablierung von „Postreanimationszentren".
- Nach derzeitiger Datenlage zeigt die therapeutische Hypothermie gegenüber der strikten Normothermie nach Atem-Kreislauf-Stillstand keinen signifikanten Vorteil in Bezug auf primäres (Überleben) und sekundäres (neurologisches) Outcome.

- Häufig Entwicklung einer mit konventionellen Mitteln schwer beherrschbaren Hyperthermie. Fieber muss jedoch konsequent verhindert werden.
- Derzeitige Empfehlung: aktiv kontrolliertes Temperaturmanagement, mit dem primären Ziel der strikten Normothermie (36,0–36,5 °C Körperkerntemperatur) für mindestens 3(–5) d.
- Einsatz externer feedbackgesteuerter Kühlungsgeräte mit automatischer Temperatureinstellung für alle Altersstufen empfohlen.
- Keine aktive Wiedererwärmung von hypothermen Kind nach Wiedererlangen eines Spontankreislaufs (Ausnahme Körpertemperatur <32 °C).
- Nach ROSC Hyperventilation vermeiden: je nach Alter AF 12–20/min, strenge Normokapnie mit CO_2 35–40 mmHg.
- **CAVE:** Hyperoxie → FiO_2 reduzieren mit Ziel-SpO_2 94–98 % (Normoxämie).
- Hyperglykämien vermeiden, strenge Einstellung des BZ auf 100–160 mg/dl, aber auch Vermeidung von Hypoglykämien (deshalb untere BZ-Grenze nicht <100 mg/dl, da Risiko dann steigt), ggf. Anpassung Glukosezufuhr oder Beginn Insulin-DTI.
- Normonatriämie, Na eher im oberen Normbereich einstellen bei sich häufig ebenfalls entwickelndem Hirnödem bei Z. n. CPR.

15.2 Analgosedierung

15.2.1 Analgesie

Schmerzmessung

- Validierte Scoring-Systeme zur Messung von Schmerzen verfügbar.
- Verwendung standardisierter Fremdeinschätzungsinstrumente bei Patients, die keine Selbstauskunft zum aktuellen Schmerzniveau geben können.

- Goldstandard ist individuelle Selbstauskunft anhand einer validierten Schmerzskala für Patienten, die ihr Schmerzniveau selbst beurteilen können.
- Schmerz-Scores (▶ Abschn. 17.6)

Postoperative Schmerztherapie

■ ■ **Praktischer Ablauf**
- Postoperativ mit jeder Überwachung (nach 30 min, 1 h, 1,5 h, 2 h, 3 h, 4 h und 6 h), dann 6×/d und ab dem 2. postop. Tag 3×/d bzw. nach Bedarf.
- 30 min nach einer Bedarfsschmerzmittelgabe erneute Schmerzmessung.

■ **Stufenschema „Postoperative Schmerztherapie"**
Stufe 1: Operative Eingriffe mit leichten bis mittleren zu erwartenden Schmerzen.
- Feste Basisanalgesie: Nicht-Opioid-Analgetikum (NOA; z. B. Ibuprofen p. o. 10 mg/kg/ED 3–4×/d oder Metamizol 10–15 mg/kg/ED 4×/d; <3 Mo: Paracetamol 7,5 mg/kg/ED 4×/d) *und*
- Bedarfsanalgesie ab einem Schmerzscore ≥4 mit einem Opioid: Piritramid 0,03–0,1 mg/kg max. alle 4 h als Kurzinf., alternativ Morphin p. o. 0,15–0,3 mg/kg max. alle 4 h.

Stufe 2: Operative Eingriffe mit starken zu erwartenden Schmerzen.
- Basisanalgesie (analog Stufe 1) *und*
- Opioiddauertropf (z. B. Piritramid 0,03–0,1(–0,2) mg/kg/h, Fentanyl 1–3 µg/kg/h).
- PCA mit z. B. Piritramid:
  - Ab Schulalter gut einsetzbar, ggf. auch „parent controlled analgesia" mit ausführlicher Aufklärung und Anleitung der Eltern möglich.
    - Bolus 0,02 mg/kg (max. 2 mg) ohne Basalrate
    - Lock out: 10 min
    - 4-h-Maximum 0,3 mg/kg (max. 25 mg)
    - Bei Schmerzscores ≥4: Bolusdosis ↑, ev. Anzahl Boli/h ↑, Basalrate einstellen.

- Regionalanästhesieverfahren:
  - **Periduralkatheter**:
    - Dosis: 40 ml Ropivacain 0,2 % (2 mg/ml) + 10 µg (2 ml) Sufentanil (5 µg/ml) → Perfusorlaufrate: (0,05–)0,2–0,4 ml/kg/h, maximal 12 ml/h.
    - **CAVE**: Strenge Indikation für weitere Opioide (nur auf Intensivstation!).
    - Perfusor-Druckalarmgrenzen hochstellen.
    - Auslassversuch: Wechsel Ropivacain auf NaCl 0,9 %.
    - Heparinpause; Kontrolle Quick, PTT, Thrombos vor Katheter.
  - **Interkostalkatheter**:
    - Ropivacain 0,2 % (2 mg/ml) mit einer Dosis von 0,2–0,4 ml/kg alle 4–6 h.
- Adjuvanzien und Supportiva
  - Neuropathische Schmerzen: Indikationsstellung nur im Rahmen eines multidisziplinären Gesamtkonzepts!
    - Gabapentin p. o. 3×5 mg/kg, schrittweise Aufdosierung über 3–7 d auf max. 10 mg/kg alle 8 h (max. 60 mg/kg/d, bis max. TD bei Erw. 3.600 mg).
    - Amitriptylin p. o.: Therapiebeginn mit 0,2 mg/kg abends, steigern über 2–3 Wo (alle 2–3 d um 25 %), Zieldosis: 1 mg/kg/d oder geringst wirksame Dosis (nach Ausschluss Long-QT-Syndrom).
  - Obstipation: Macrogol 0,5–1 g/kg/d in 2–3 ED p. o.
  - Übelkeit: Ondansetron i. v./p. o.: 0,1–0,2 mg/kg oder 5 mg/m² KOF (max. ED 8 mg) alle 12 h (i. v. über 15 min) (Tbl. á 4/8 mg).
  - Juckreiz:
    - Dimetindenmaleat p. o. 0,02–0,1 mg/kg (max. 2 mg/ ED) alle 8 h (20 gtt. = 1 mg).
    - Cetirizin p. o. 250 µg/kg alle 8 h (max. TD 10 mg).
    - Gabapentin p. o. 3×5 mg/kg.

Medikamente

Übersicht: ◘ Tab. 15.2 und 15.3.

◻ Tab. 15.2 Nicht-Opioid-Analgetika für die postoperative Schmerztherapie

Medikament	Alters-/KG-Grenze	ED [/kg]		Dosis-intervall	Tageshöchstdosis (THD)	Wirkungs-eintritt [min]	CAVE: NW
		Initial	Erhaltung				
Ibu-profen	≥3 Mo (ab 3 kg möglich, off label)	10 mg		6–8h	40 mg/kg/d max. 2400 mg/d	30–60	NW: Bronchospasmus, GI-Symptome, Thrombozytenaggregations-hemmung, Ulkusprophylaxe!
Metami-zol	≥3 Mo (i. v. <1 J. off label)	10–15 mg (i. v. über >15 min)		6 h	75–100 mg/kg/d max. 5 g/d	p. o. 30–60 i. v. 4–8	NW: bei rascher i. v.-Gabe → RR↓, Agranulozytose (ca. 1,1/1 Mio. Anwendungen)
Diclofe-nac	≥1 J. (<15 J. off label)	2 mg	1 mg	8–12 h	3 mg/kg/d max. 150 mg/d	p. o. 15–20 rektal 20–30	NW: Bronchospasmus, GI-Symptome, Thrombozytenaggregations-hemmung, Ulkusprophylaxe!
Para-cetamol	≤3 Mo	30 mg	15 mg	8 h	60 mg/kg/d THD max. für ≤48 h	10–60	CAVE: bei Überdosierung Hepato-toxizität, intensivpflichtig! (Bei massiver Dehydration, schweren renalen/hepatischen Begleiterkran-kungen erhöhtes Risiko)
	>3 Mo			6 h	90 mg/kg/d, max. 4 g/d THD max. für ≤72 h		
	≤10 kg	7,5 mg		4–6 h	30 mg/kg/d	30–60	
	>10 kg	15 mg			60 mg/kg/d, max.3 g/d		

◻ Tab. 15.3 Opioidanalgetika für die postoperative Schmerztherapie

Medikament	Dosis
Piritramid	i. v.-Bolus: 0,03–0,1 mg/kg alle 4–6 h i. v.-PCA: Bolus 0,02 mg/kg (max. 2 mg), Lock out: 10 min, 4-h-Maximum 0,3 mg/kg (max. 25 mg) i. v. DTI: postop 0,03–0,05 mg/kg/h (nur auf Intensivstation)
Morphin	i. v.-Bolus: 0,05–0,2 mg/kg alle 4 h (<3 Mo 0,05–0,1 mg/kg) i. v.-DT: 0,05–0,2 mg/kg/h (zumeist nur auf Intensivstation); Startdosis Onkologie: 0,02–0,03 mg/kg/h; Dosisverhältnis i. v.:p. o. = 1:3 p. o.: unretard. 0,15–0,3 mg/kg alle 4 h, retard.: 0,5 mg/kg alle 8–12 h
Fentanyl	intranasal (kein i. v.-Zugang): 1–1,5 µg/kg i.n. über MAD i. v.-Bolus: 0,5–1(–2) µg/kg, i. v.-DTI: 0,5–1(–3) µg/kg/h
Sufentanil	i. v.-Bolus: 0,5 µg
Alfentanil	i. v.-Bolus: 10–50 µg

15.2.2 Analgosedierung

Für kurze diagnostische oder interventionelle Eingriffe

Def. ▪ Erhaltung der Spontanatmung.
▪ Schutzreflexe zur Kontrolle von Atmung oder Kreislauf können eingeschränkt sein.
▪ Abstufungen schwierig zu definieren wegen fließender Übergänge.
▪ Häufig für schmerzhafte Prozeduren Analgesie notwendig, selten reine Sedierung.
▪ Darf außerhalb der Intensivstation nur von Erfahrenen durchgeführt werden.
▪ Wenn keine Notfallindikation → Aufklärung.
▪ Nüchternzeiten: feste Nahrung 6 h, klare Flüssigkeit 1 h (bei SG <1. Lj: Milchnahrung/Muttermilch 4 h, klare Flüssigkeit 1 h), Abweichungen nur nach individueller Risikostratifizierung.
▪ Wenn möglich: Infiltrationsanästhesie Haut oder Lokalanästhesie Haut bei Punktionen.

- Bei NG: orale Saccharose oder Glukose als schmerzlindernde Maßnahme.
- **CAVE**: Relative KI:
  - Neurologische Einschränkung (z. B. bei erhöhtem Hirndruck, Meningoenzephalitis, etc.).
  - Bekannter oder erwartet schwieriger Atemweg (z. B. syndromologische Erkrankungen, Retrognathie, obstruktive Schlafapnoe, etc.).
  - Bestehender akuter Atemwegsinfekt.

- **Vorbereitung Arbeitsplatz**
  - Beatmungsbeutel mit Reservoir und passende Maske.
  - Sauerstoff (Wandanschluss oder Flasche).
  - Funktionsfähige Absaugung mit passenden Absaugkathetern.
  - Passende Larynxmaske.
  - Laryngoskop, passender blockbarer Tubus.
  - Notfallmedikamente: kristalloides Volumen, Adrenalin, Naloxon, Flumazenil, Relaxierung.
  - Monitoring: EKG, SpO_2, RR.
  - Im Notfall rasch verfügbar: i.o.-Zugang.
  - Intranasale Verabreichung: ◘ Tab. 15.4
    - Intranasale Analgosedierung weit verbreitet, aber off-label-use.
    - Anwendung vorzugsweise über Nasalzerstäuber Mucosal Atomization Device (MAD).
  - intravenöse Analgosedierung ◘ Tab. 15.5

Auf der Intensivstation

- Allgemeines
  - **Probleme**
    - Notwendigkeit der dauerhaften Analgosedierung, um Beatmung zu tolerieren oder Schmerzen zu nehmen.
    - Je länger die Intensivaufenthalte, um so mehr zunehmende Dosissteigerungen der Medikamente zur Analgosedierung.
    - Häufig gleichzeitiger Einsatz vieler verschiedener Wirkstoffgruppen.

◻ Tab. 15.4 Intranasale Medikamentenverabreichung

Medikament	Einzeldosis	Bemerkungen
Esketamin *oder* Ketamin *plus* Midazolam	(1–)2 mg/kg i.n. über MAD (2–)4 mg/kg i.n. über MAD 0,3 mg/kg i.n. über MAD	Kombination mit Midazolam zur Reduktion der psychomimetischen Nebenwirkungen Brennen Nasenschleimhaut
Fentanyl	1–1,5 µg/kgKG i.n. über MAD	Atemdepression und Thoraxrigidität bei i.n.-Gabe und Abwarten der Ansprechzeit nicht beschrieben

◻ Tab. 15.5 Intravenöse Medikamentenverabreichung

Medikament	Einzeldosis	Bemerkungen
Esketamin *oder* Ketamin *plus* Midazolam *oder* Propofol	0,25–0,5 mg/kg i. v. 0,5–1 mg/kg i. v. 0,03–0,05 mg/kg i. v. 0,5–1 mg/kg i. v.	Kombination mit Midazolam oder Propofol zur Reduktion der psychomimetischen Nebenwirkungen Gut steuerbar wegen kurzer Halbwertszeit
Fentanyl *plus* Midazolam *oder* Propofol	1–1,5 µg/kg i. v. 0,03–0,05 mg/kg i. v. 0,5–1 mg/kg i. v.	Wenn reine Analgesie ausreichend, ansonsten Kombination mit Propofol

- Dosissteigerungen und Einsatz vieler Wirkstoffgruppen erhöhen Risiko für Nebenwirkungen und führt langfristig zu ausgeprägter Kumulation der Substanzen.
- Weaning häufig dann nicht mehr kalkulierbar und häufig ausgeprägte Entzugssymptomatik/Delir beim Entwöhnen.
- Vermeidung/Reduktion Sedierung = Prävention Entzugsdelir.
- **Ziel**
  - Vermeidung von Unter- und Überdosierung.
  - Unterdosierung → Stress, Hypertension, Tachykardie, psychische Belastung, Beatmungsprobleme, Gefahr der akzidentellen Extubation.

- Überdosierung → Hypotonie, Bradykardie, Atemdepression, Darmatonie, Entzugssymptomatik/Delir.
- Behandlung von Schmerzen hat Vorrang.
- Systematische Evaluation von Schmerzen und Grad der Sedierung durch altersgemäße validierte Scoring-Systeme.
- Festlegung von Sedierungs- und Analgesiezielen.
- Anwendung zielgerichteter Protokolle zur Anpassung der Analgosedierung.
- Die minimal effektive Dosis sollte für jeden Patienten gefunden werden.
- **Medikamente und Sedierungsstrategien**
  - Grundbedarf für Schmerzfreiheit und Tubustoleranz wird durch Dauertropfinfusionen (DTI; ◘ Tab. 15.6) abgedeckt.
  - Grundbedarf individuell von Alter, Grunderkrankung (z. B. hoher Metabolismus bei thermischen Verletzungen, unklare Spiegel bei Nierenersatzverfahren, etc.).
  - Opioid zur Schmerztherapie obligat, zusätzlich peripheres Analgetikum geben (WHO-Schema).
  - Evtl. vor Interventionen (Pflegerunde, Absaugen, Verbandswechsel, etc.) Stundenbolus laufender DTI oder Extramedikation (◘ Tab. 15.7).
  - Der aktuelle Grad von Analgesie, Sedierung, Angst und Delir soll mindestens einmal pro Schicht (in der Regel alle 8 h) dokumentiert werden (z. B. Comfort-B).
  - Bei häufigen Bolusgaben (z. B. >6/Schicht) ggf. Erhöhung der DTI.
  - Umgebungsbedingungen optimieren (Licht, Lärm, Tag-Nacht-Rhythmus imitieren, Wärme, etc.).
  - Benzodiazepine und Opioid sparen, frühzeitiger Einsatz von Alpha-2-Agonisten (Clonidin, Dexmedetomidin) zur Sedierung (nicht nur im Weaning-Prozess).
  - Ggf. Eskalation und Wechsel des Opioid bei schlechter Sedierung des Patienten und Erreichen oberer Dosisempfehlungen.
  - Keine Evidenz für Sedierungspausen („drug holidays"). Bei Benzodiazepinlangzeittherapie mit Ceiling-Effekt: Erfolgsrate bei Therapiepause sehr gering,

◘ Tab. 15.6 Medikamente zur Dauertropfinfusion

Medikament	Dosierung	Bemerkungen
Midazolam	0,05–0,4 mg/kg/h	Bei <3 Mo sehr zurückhaltend
Morphin	10–60(–100) µg/kg/h	Primär häufig bei NG eingesetzt
Fentanyl	1–3(–5) µg/kg/h	
Piritramid	0,05–0,2 mg/kg/h	Postoperativ, wenn nur kurze Dauer der Analgosedierung zu erwarten
Propofol	1–3(–5) mg/kg/h	Nicht zur Langzeitsedierung auf der PICU! **CAVE**: Propofol-Infusions-Syndrom auch bei kurzen Anwendungsdauern berichtet, Zulassung ab >16 J; nicht >6 h und nicht >4 mg/kg/h. **Vorteil**: gute Steuerbarkeit wegen kurzer Halbwertszeit, Anwendung postop bei kurzer Nachbeatmungsdauer oder nach Absetzen der Sedativa am Extubationstag, um Zeitpunkt der Extubation besser planen zu können
Esketamin	0,5–2 mg/kg/h	Bei Ketamin Dosis verdoppeln
Clonidin	0,2–3(–5) µg/kg/h	**CAVE**: Bradykardie (nicht selten)
Dexmedetomidin	0,5–1 µg/kg i. v. über 15 min, dann 0,7–(max. 1,4) µg/kg/h	

deshalb frühzeitig Alpha-2-Agonisten (Benzodiazepine einsparen).
— Langsame Reduktion der Analgosedierung nach Schema bei >5 d.
— Ausarbeitung Reduktionsplan, wenn Extubation absehbar.
— Antagonisierung vermeiden (◘ Tab. 15.8)

◻ Tab. 15.7 Additive Bolusmedikamente

Medikament	Dosierung	Bemerkungen
Phenobarbital	Loading-Dosis 10 mg/kg, danach 2×5 mg/kg i. v./p. o.	Lange Halbwertszeit!
Chloralhydrat	bis zu 6×25–50 mg/kg p. o./rektal	
Clonidin	5 µg/kg p. o. (max. 6×/d)	
Esketamin	0,5–1 mg/kg i. v.	Bei Ketamin Dosis verdoppeln
Propofol	0,5–2 mg/kg i. v.	

Beispiel Analgosedierungsprotokoll

- Zielbereich Comfort-B: 11–23
- Start mit
  - Opioid: Morphin 25 µg/kg/h *oder* Piritramid 0,1 mg/kg/h *oder* Fentanyl 1 µg/kg/h (bei Schmerzen zusätzlich peripheres Analgetikum).
  - Midazolam: 0,1 mg/kg/h.
  - Ab >48 h Analgosedierung: frühzeitiger Einsatz von Alpha-2-Agonisten (Start Clonidin 0,2 µg/kg/h, Demedetomidin), wenn möglich Midazolam einsparen.
  - Additiv: Chloralhydrat oder Phenobarbital.
- **Comfort-B >23:** Stundenbolus Opioid oder, wenn bereits viele Bolusgaben, Opioid-DTI erhöhen:
  - Morphin um 10 µg/kg/h *oder* Piritramid um 0,05 mg/kg/h *oder* Fentanyl um 0,5 µg/kg/h.
  - Wenn nicht ausreichend: im 2. Schritt ggf. Clonidin um 0,5 µg/kg/h erhöhen, alternativ: Midazolam erhöhen um 0,05 mg/kg/h.
- **Comfort-B <11:** Opioid-DTI oder Midazolam-DTI reduzieren (ja nach Schmerzsituation):

⬛ Tab. 15.8 Antagonisten		
Medikament	**Dosierung**	**Bemerkungen**
Naloxon	1–5 µg/kg i. v.	Opioidantagonist, Dosis titrieren bis Atemdepression beseitigt, **CAVE:** Halbwertszeit Naloxon kürzer als die des Opioids → evt. repetitive Gabe notwendig, auch intranasale Gabe möglich
Flumazenil	0,01–0,025 mg i. v.	Benzodiazepinantagonist, Dosis bis zur Beseitigung der Atemdepression titrieren

— Morphin um 10 µg/kg/h *oder* Piritramid um 0,05 mg/
   kg/h *oder* Fentanyl um 0,5 µg/kg/h.
— Midazolam um 0,03 mg/kg/h.

Weaning der Analgosedierung: Reduktionsplan

- **Analgosedierung <5 d:** Entzugssymptomatik unwahr-
  scheinlich.
  — Opioid und Benzodiazepine ausschleichen.
  — Ziel: zur Extubation kein Opioid-DTI, je nach
     Schmerzsituation aber manchmal nicht möglich, ggf.
     dann Extubation unter niedrig dosiertem Opioid-DTI
     oder kurzer Opioidpause.
  — Benzodiazepine sollten zur Extubation ganz ausge-
     schlichen sein.
  — Clonidin-DTI oder Bolusgaben p. o. 12–24 h nach Ex-
     tubation ausschleichen und absetzen.
- **Analgosedierung >5–10 d:**
  — Langsame Reduktion von Analgosedierung, da Ent-
     zugssymtomatik sehr wahrscheinlich.
  — Midazolam täglich um 10(–20)% reduzieren.
  — Opioide täglich um 20 % reduzieren (alternierend im
     12-h-Intervall mit Midazolamreduktion), bei Analgo-
     sedierung >21 d evtl. nur 10 %.
  — Clonidin je nach Verträglichkeit steigern bis auf 3 µg/
     kg/h, über Extubation laufen lassen, dann in 0,5–1 µg/

kg/h-Schritten reduzieren, wenn Clonidin bei 1 µg/kg/h Umstellung auf p. o.-Gaben 6×5 µg/kg, dann Reduktion um 20 % der Dosis pro Tag je nach Entzugsscore.
— Wenn Entzugssymptome (WAT-Score >3): Opioidbolus (30 min–1 h-Bolus) und/oder Clonidin steigern um 0,5–1 µg/kg/h, wenn nicht ausreichend ggf. Laufgeschwindigkeit des Opioid-DTI wieder erhöhen.

15.2.3 Entzugssyndrom, Delir

- **Entzugssyndrom**
  - Häufigste Ursache für Entzugssymptomatik auf pädiatrischer Intensivstation ist zu schnelles Reduzieren/Absetzen der Sedativa/Opioide.
  - Entzugssymptomatik dosisabhängiges Phänomen: je höher die kumulative Dosis, desto häufiger Auftreten eines Entzugs.
  - Bei Therapiedauer >5 d muss mit Entzugssymptomatik gerechnet werden, bei >9 d tritt diese zu quasi 100 % auf.
  - Entzugssyndrom: akute psychische Störung ohne Bewusstseinsstörung, kognitive Funktionen (Denken, Wahrnehmung, Erkennen, etc.) können beeinträchtigt sein.
  - Übergang Entzugssymptomatik zu Delir fließend, viele Symptome identisch.

- **Delir**
  - Entzug ist nicht gleich Delir (Ursache unterschiedlich).
  - Delir: akute Funktionsstörung des Gehirns mit Bewusstseins- und Aufmerksamkeitsstörung und Änderung der Wahrnehmung, Störungen des Gedächtnisses, der Orientierung, Sprachstörungen
    Ursache Delir: Merkspruch „**I WATCH DEATH**"!
    — Infektion.
    — Withdrawal/Entzug.
    — Akut metabol. Ursachen (E'lytentgleisung, Blutzucker, Niere).
    — Trauma.

- ZNS-Pathologie.
- Hypoxie.
- Defizit (Volumen, E'lyte, BZ).
- Endokrinopathien (Schilddrüse, NN, NNR).
- Akute vaskuläre Notfälle/Gerinnungsstörungen.
- Toxine/Drogen/Medikamente.
- Unterscheidung (häufig gemischte Form):
  - hypoaktives Delir (**CAVE:** Verwechslung Depression),
  - hyperaktives Delir (**CAVE:** Verwechslung Schmerzen).
- Delirinzidenz in Pädiatrie eher unterschätzt (4–17 %).
- Delirdauer: Stunden bis Tage, in Ausnahmefällen bis Wo.
- Wichtig: **Nicht-pharmakologische Therapie:** Reorientierung, kognitive Stimulation (aufrecht sitzen), frühe Mobilisierung, Tag-Nacht-Rhythmus, feste Bezugsperson.
- **Pharmakologische Therapie:** Neuroleptika ohne Evidenz, zentrale Alpha-2-Agonisten, Benzodiazepine in Akutsituation.
  Clonidin/Dexmedetomidin bei Entzugsdelir (am besten vor Analgosedierungsweaning beginnen). Keine weitere medikamentöse Therapie ist ausreichend belegt, aber weist andererseits oft deutliche NW auf.

15.3 Gefäßzugänge, Katheter, Drainagen

15.3.1 Zentraler Venenkatheter

- **Größe der Katheter**
Benennung nach Außendurchmesser:

0,32 mm = 1 Fr = 30 G	1 mm = 3 Fr = 20 G	1,3 mm = 4 Fr = 18 G
1,6 mm = 5 Fr = 16 G	2 mm = 6 Fr = 14 G	2,7 mm = 8 Fr = 12 G
4 mm = 12 Fr = 8 G		

- **Vorbereitungen**
  - Länge vorher mit Maßband abmessen.

- **Formeln für optimale Insertionstiefe (cm):**
  - V. jugularis rechts: 0,034 × Größe (cm) + 3.173.
  - V. jugularis links: 0,072 × Größe (cm) + 2.113.
  - V. femoralis bds.: sternal-umbilical-puncture (SUP) index (= Strecke Xiphoid – Nabel + Strecke Nabel – Punktionsstelle) (Choi et al. 2015, Lynch et al. 2002).
- Mehrlumige Katheter je nach Indikation, meist mindestens 2 Lumen sinnvoll für Dauerinfusion und Medikamentengabe.
- Hämofiltration: großen, kurzen Katheter (z. B. Sheldon) wählen. Füllvolumina meist 2–4 ml
- Typische eingesetzte Kathetergrößen:

	Infusionstherapie	Hämofiltration
NG	4 Fr	5 Fr, evtl. 2-lumiger ECMO-Katheter
>5 kg	5–5,5 Fr	7 Fr
Kinder	7 Fr	8,5 Fr
Jugendliche	11 Fr	11 Fr

- **ZVK-Anlage**
  - Platzierung unter Sono-Kontrolle, immer aseptisch (Mundschutz, sterile Handschuhe, sterile Abdeckung).
  - **ZVK-Anlage V. femoralis:**
    - Hüfte unterlagern, Bein in Außenrotation.
    - A. femoralis am Leistenband tasten.
    - Spritze mit aufgesetzter Nadel und mit NaCl 0,9 % gefüllt unterhalb des Leistenbands medial der Arterie im 45°-Winkel einstechen.
    - Kanülenspitze freispülen durch Mini-Push, danach unter Sog Vene punktieren.
    - Draht ohne relevanten Widerstand einführen.
    - Dilatator benutzen.
    - Katheterlage entweder rechter Vorhof oder unterhalb von L3 (sicher unterhalb der Nierenvenen), radiologische Kontrolle notwendig, ggf. bei zentraler Lage auch sonographische Kontrolle.

- ZVK-Anlage V. jugularis:
  - Kopftieflage, Kopfposition mit Blick weg von der Punktionsseite.
  - Optimale Punktionsstelle: Vereinigung des sternalen und klavikulären Teils des M. sternocleidomastoideus, V. jugularis liegt anterior und lateral zur A. carotis.
  - Sonographische Gefäßdarstellung (wenn verfügbar).
  - Einstich im ca. 30°-Winkel, Punktion in Richtig ipsilaterale Mamille.
  - Kanülenspitze freispülen durch Mini-Push, danach unter Sog Vene punktieren, unter Aspiration vorschieben.
  - Wenn nach ca. 2 cm keine erfolgreiche Aspiration von Blut, Nadel langsam zurückziehen, häufig komprimiert man das Gefäß initial und sticht durch, dann häufig erfolgreiche Aspiration beim Zurückziehen.
  - Draht ohne relevanten Widerstand einführen (QRS-Ton laut, häufig Extrasystole(n), wenn Draht zentral).
  - Dilatator benutzen.
  - Katheterlage Übergang V. cava superior und rechter Vorhof, radiologische Kontrolle notwendig.

15.3.2 Arterienkatheter

Bei SG Abbocath gelb (24 G), bei größeren Kindern Seldinger-Sets besser (Vygon Leadercath 20 G); kann bei KK auch über blauen Abbocath (22 G) in Seldinger-Technik gelegt werden, statt über die deutlich größere Orginalnadel.

- A. radialis: Handgelenk leicht überstreckt fixieren, Einstich in Höhe der proximalen Hautfalte am Handgelenk, Lokalanästhesie und Sedierung! Einstichwinkel etwa 20°.
- A. femoralis: wie ZVK-Punktion (► Abschn. 15.3.1), aber Einstich direkt über palpierter Arterie 1 cm distal des Leistenbands, 30°, hat nicht mehr Komplikationen als A. radialis-Punktion.
- Arterie spülen: 50 E Heparin ad 50 ml NaCl 0,9 % mit 3 ml/h über Perfusor.

- Immer periphere Durchblutung überprüfen, Pulsoxymeter distal.
- Starre Schläuche verwenden, sonst keine valide Druckmessung möglich!

15.3.3 Katheter bei NG (NAK, NVK)

Beispiel Argyle-Katheter, auch Doppellumenkatheter möglich:
- **NVK**: Notfallzugang in der 1. LW bei kritisch kranken NG, zur Austauschtransfusion. Spezielle Nabelkatheter verwenden. Es gibt, falls erforderlich, auch dreilumige Nabelkatheter. 3,5–5 Fr Länge (NG 3,5 kg) etwa 9 cm ab Nabelring/Bauchwand (2 kg: ca. 7 cm). Spitze 1 cm unter Zwerchfell. Röntgenkontrolle! Lage rechts in der Pfortader → nur NaCl 0,9 % oder Blut geben, sonst evtl. später Pfortaderthrombose!
  Bei Fehllage: zweiten NVK neben liegenden schieben; letzterer blockiert dann Via falsa. Nicht länger als unbedingt nötig liegen lassen, minimale Spülung mit 0,5 ml/h isotone Lsg.
- **Nabelarterienkatheter**: zur RR-Messung, Blutabnahme bei instabilen NG, FG spezielle Nabelkatheter verwenden. 2,5–3,5(–5) Fr Länge (NG 3,5 kg) etwa 10 cm ab Nabelring/Bauchwand (2 kg: etwa 8 cm). Zwei Engstellen zu überwinden: Nabelbändchen und auf Blasenhöhe, langsam vorschieben. Nur NaCl 0,9 % (mind. 0,3 ml/h NaCl 0,9 % mit Heparin 1 E/ml). Röntgenkontrolle! Spitze: Unterkante LWK 3, nicht oberhalb der Nierenarterienabgänge. Meist nicht >1 Wo liegen lassen. Perfusion der Zehen und Beine häufig prüfen.

15.3.4 Bemerkungen zu allen Katheterarten

- Täglich Indikation überprüfen!
- Blutabnahmen aus Katheter: vorher gut spülen, 2–5 ml Blut abziehen; Spritze wechseln, Material gewinnen, erste Spritze bei kleinen Kindern evtl. wieder zurückgeben. Pro-

blematisch: Kalium und Gerinnung, wenn Kalium bzw. Heparin in der Infusion sind.

- Infusionen über Bakterien-/Partikelfilter, außer bei Blutprodukten. Vorsicht bei fettlöslichen Substanzen, Heparin und Insulin, können sich in der Spritze absetzen.
- Blutprodukte können über ZVK gegeben werden, es besteht aber die Gefahr der Thrombosierung → nach Einlaufen sofort gut spülen, keine zu geringe Einlaufgeschwindigkeit. Über Silastik-Katheter kein EK, TK!

❶ **CAVE**
Luftembolien, besonders bei NG und art. Zugängen; hier sind auch kleinste Luftblasen problematisch!

- **Verdacht auf Katheterinfektion**

Blutkulturen aus allen Lumina und peripher gestochen.

Versuch der antibiotischen Sanierung ist erlaubt bei unverzichtbarem Katheter. Antibiotika je nach lokaler Resistenzlage. Staph. epidermidis als häufigsten Verursacher stets miterfassen, bis zum Erhalt der Kultur, evtl. kontinuierliche Antibiotikumgabe über 24 h, dabei täglich Lumenwechsel oder Aufteilen der Dosis. Evtl. Block mit 70 % Alkohol für 24 h. Bei Candida Sanierung praktisch nicht möglich.

Erwiesene Kathetersepsis und keine Besserung nach 24–48 h → Katheter entfernen (dabei aber individuell entscheiden).

Vor Legen eines neuen Katheters möglichst Intervall >24 h (und Zeichen der klinischen Besserung) abwarten.

- **Prophylaxe**

Sterile Technik beim Legen (Patient komplett mit sterilem Abdecktuch abdecken, Maske/Mundschutz/steriler Kittel/Handschuhe), Pflegeprotokoll einhalten, möglichst wenig an Eintrittsstelle manipulieren.

Regelmäßige prophylaktische Katheterwechsel in Seldinger-Technik nutzlos. Kathetersepsis meist erst nach >3 d. Empfehlungen, den Katheter alle 7–10 d an anderer Stelle zu stechen sind meist nicht praktikabel.

- **Rekanalisierungsversuch bei obstruiertem Lumen**

Am Katheter nach Abknickung oder Verdrillung suchen (häufig):

1. Alteplase: Katheterblockade: 0,5 mg/2 ml (<10 kg), 2 mg/2 ml (>10 kg) pro Lumen, für 2 h belassen, abziehen, mit NaCl 0,9 % spülen, evtl. nach 24 h wdh.
2. Bei Kristallausfällung: 70 % Alkohol, 2–3 ml (max. 0,5 ml/kg).
3. Bei Versagen: Argininhydrochlorid (2 ml) oder HCl 0,1 N bis 3 ml (bis 1 ml bei 1–3 kg).

Mit 1-ml-Spritze katheternah durch Druck- und Absaugversuche einspülen, wenn keine Durchgängigkeit erreichbar, 1 h belassen. Lsg anschließend abziehen!

- **Spätere Komplikationen**

Symptomatische Thrombosierung mit ZVK-Verschluss, Sepsis, Extravasation, Leck, Dislokation, Thrombophlebitis.

- **Lysieren eines Thrombus**

Frischer großer Thrombus (<10 d) in großem Gefäß bzw. mit Obstruktion: lokale Lyse über den liegenden ZVK erwägen. Sonst Vollheparinisierung oder niedermolekulares Heparin, ▶ Abschn. 4.2 und 4.5.2.

15.3.5 Thoraxdrainagen

Ind. Spannungspneu, traumatischer Pneu, Pneu mit resp. Einschränkung (evtl. Versuch mit O_2, wenn kein Spannungseffekt und einmaliges Ereignis als Ursache), beatmungspflichtiger Pneu, Begleithämatothorax, größer werdender Pneu unter konservativer Therapie, Erguss, Chylothorax, Pleuritis, Pyothorax/Pleuraempyem, maligner Erguss, postop.

- **Monitoring**
  - RöTx vorher.
  - S_pO_2-Ton laut stellen.

- ▪ RR, alle 3–5 min.
- ▪ EKG-Atemmonitor.

- ■ **Technik**
  - ▪ Intubation und Beatmung vorbereiten. Drainagesystem vorbereiten.
  - ▪ Strikte aseptische Technik (Mundschutz, Handschuhe, steriler Kittel, Hautdesinfektion, Abklebetücher).
  - ▪ Analgosedierung: bei nichtintubierten Patienten z. B. Midazolam 0,05–0,1 mg/kg und Esketamin 0,25–0,5 mg/kg, bei beatmeten Patienten: Opioid (z. B. Fentanyl) und Midazolam oder Propofol.
  - ▪ Lokalanästhesie.
  - ▪ Lage: 4–5. ICR (Bülau), mittlere oder hintere Axillarlinie, immer am Rippenoberrand!
  - ▪ Monaldi-Drainage: 2. ICR medioklavikulär: sehr zurückhaltende Indikation, auch bei V. a. Spannungspenumothorax Bülau 1. Wahl.

- ■ **Seldinger-Technik**
  - ▪ Größe: NG/SG 6F, KK 10F
  - ▪ Punktion unter Aspiration mit Pigtail-Katheter, Einführen des Seldinger-Drahts unter Berücksichtigung der gewünschten Lage der Drainage.
  - ▪ Wegen dünnem Lumen bei Hämatothorax ungeeignet.
  - ▪ Gute Option bei nichtbeatmeten kooperativen Patienten, da dann Lokalanästhesie ausreicht und keine Narkose erforderlich ist.

- ■ **Chirurgische Thoraxdrainage mittels Minithorakotomie**
  - ▪ Indikation: Hämatothorax, postop.
  - ▪ Größe: NG 10–12 Fr, SG 14–20 Fr, Kinder 20–28 Fr, Adolezenten 28–42 Fr.
  - ▪ Hautinzision: mit Skalpell, Schere oder Kornzange vorpräparieren bis einschließlich Pleura.
  - ▪ Einführen: nach Pleuradurchtritt Mandrin 0,5–1 cm zurückziehen, Schlauch dann so weit vorschieben, dass alle lateralen Öffnungen intrathorakal!

- Wenn kein Vorpräparieren möglich: **CAVE**: Widerstandsverlust nach Durchtritt durch Pleura mit Gefahr der Verletzung intrathorakaler Organe.
- Drainagesystem anschließen, Sog meist 5–10 cmH$_2$O, RöTx: Lagekontrolle.

■ **Komplikationen**

Blutung aus Interkostalarterie (gefährlich! → strikt am Rippenoberrand eingehen), Organperforation (beim Einlegen mit Finger an Thoraxwand abstützen). Evtl. Mandrin entfernen, vorbiegen, wieder einschieben → erlaubt bessere Führung nach ventral oben.

■ **Transport oder Probleme**
- Patient **spontanatmend**: immer sicherstellen, dass Drain entweder an Wasserschloss/Drainage oder abgeklemmt!
- Patient **beatmet**: Drain entweder an Wasserschloss/Drainage oder offen!

■ **Entfernung**

Wenn Indikation Luftleck/Pneumothorax: Drainage fördert keine Luft mehr → 4 h abklemmen → bei akuter resp. Verschlechterung immer sofort öffnen → Klinik bleibt gut → Kontroll-RöTx oder Sonographie → wenn kein erneuter Pneu → entfernen, sonst erneut öffnen.

Wenn Indikation postoperativ gelegt bei Thorakotomie ohne Luftleck oder Pleuritis/Erguss: Drainagemenge rückläufig, fördert wenig/nichts mehr, Bildgebung kein Erguss mehr → dann ziehen.

15.3.6 Perikarddrainage

Dg.
<ul><li>ZVD, RöTx, Herzecho: großer Erguss?</li><li>Bei Tamponade und RR-Instabilität: 10–20 ml/kg NaCl 0,9 %/ balancierte E'lyt-Lsg rasch, evtl. wdh.</li><li>Schock durch Anheben der Vorlast (Volumengabe evtl. plus Noradrenalin) meist beherrschbar!</li></ul>

- **Perikardiozentese**
  - 18-G-Metall-LP-Nadel im äußersten Notfall. Spezielles Seldinger-Set zur Perikarddrainage benutzen! Drei-Wege-Hahn, Spritze.
  - Alligatorklemme an Nadelbasis, eine EKG-Ableitung an Ableitung V, andere Ableitungen normal an Extremitäten → Verletzungsstrom, oder besser: Steuerung durch Sonographie.
  - Chirurgische Desinfektion, sterile Kautelen: Kittel, Handschuhe, Mundschutz, Haube.
  - Lokalanästhesie.
  - Stichrichtung:
    - Subxiphoidregion: links kopfwärts und 30–40° zur Haut nach dorsal.
    - Richtung: linke Schulter, immer echokardiographisch gesteuert.
  - Durchtritt durch Perikard: ausgeprägte Veränderung des Kammerkomplexes.
  - Aspiration von etwas Erguss → Einlegen eines Seldinger-Drahts → Perikarddrainage.
  - Definitive Versorgung: chirurgisch.

15.3.7 Externe Liquordrainage

- Drucknullpunkt: Ebene des Gehörgangs.
- Abtropfpunkt: 7–10 cmH_2O darüber (je nach Indikation!).

> **⊙** Steril! Täglich Liquor zytologisch und bakteriologisch untersuchen!

15.3.8 Intraabdominelle Druckmessung (transvesikulär)

- Indikation: bei V. a. abdominelles Kompartmentsyndrom.
- Vorbereitung: Blasenkatheter legen, Muskelrelaxans für exakte Messung.

- Oberkörper flach lagern.
- Sterile Handschuhe, steriles Abdecktuch.
- Tannenbaum, Leitung, Luer-Lock-Verbindung, 3-Wege-Hahn Spritze mit NaCl 0,9 % (für Kinder: 1 ml/kg, mind. 3 ml; Erw.: 25 ml), Maßband, 2 Personen.
- Vorgehen: Blase entleeren, Blasenkatheterschlauch abklemmen.
- Unter sterilen Bedingungen Tannenbaum, Luer-Lock-Verbindung, 3-Wege-Hahn und Leitung an Blasenkatheter anschließen; entsprechende Menge (s. o.) NaCl 0,9 % in Blase füllen.
- Leitung senkrecht nach oben halten (**CAVE**: 3-Wege-Hahn muss auf Nullniveau sein).
- Etwa eine Minute warten, bis sich der Wasserstand eingependelt hat (pendelt bei Ex-/Inspiration).
- Mit Maßband die Höhe des Wasserstands messen (in cmH_2O; = intraabdomineller Druck in cmH_2O).
- Alternativ: z. B. Fertigset AbViserdevice von WolfeTory Medical.
- Normwerte: bei Kindern <20 cmH_2O.
- Interventionsindikation hängt von vielen klinischen Parametern ab, also Absolutwert weniger wichtig als Verlauf.

15.4   Volumentherapie und parenterale Ernährung

15.4.1 Volumentherapie

- **Ausfuhr**

Urin (**CAVE**: Anurie/Polyurie), Stuhl (**CAVE**: Diarrhö), Erbrechen, Schwitzen, forcierte Atmung (**CAVE**: Tachydyspnoe), Perspiratio (**CAVE**: Verbrennung, Fieber), Verluste über Drainagen, Blutungen, Wundsekret.

- **Steuerung**

Über Blutdruck, Herzfrequenz, Diurese 1–2 ml/kg/h, Gewichtsverlauf, RKZ, Temperatur, Dehydratationszeichen, Laborparameter (Natrium, Harnstoff, Kreatinin, Eiweiß, Phosphat, Hämatokrit), UKG.

- **Verluste**
  - Perspiratio insensibilis:
    - SG: 40 ml/kg/d.
    - Kind: 20 ml/kg/d.
    - Erw.: 10 ml/kg/d.
  - Renale Mindestausscheidung:
    - FG/NG: 3–4 ml/kg/h.
    - SG: 2 ml/kg/h.
    - Kind: 1–1,5 ml/kg/h.
    - Erw.: 0,5 ml/kg/h.
  - Intestinale Verluste: 5–10 ml/kg/d
  - Perspiratio sensibilis: zu vernachlässigen, außer bei sichtbarem Schwitzen, dann sehr hoch.

- **Physiologische Grundlagen**
  - Der Wasser- und E'lytbedarf akut kranker Kinder ist niedriger als in der klassischen Formel nach Holliday angegeben. Dies liegt u. a. an: erniedrigtem Energieumsatz, Immobilität, Katabolismus, reduzierter Perspiratio.
  - Erhöhtes ADH bei: resp. Erkrankungen, neurologischen Erkrankungen, postop, immobilisierte Patienten, starken Schmerzen, Stress, Angst, GE → dadurch ist die renale Ausscheidung e'lytfreien Wassers eingeschränkt.
  - Von daher in akuter Erkrankungsphase nie (!) hypotone (hyponatriäme) Lsg verwenden, da dies sonst zu Dilutionshyponatriämie mit konsekutivem Hirnödem führt (Ausnahme: Verbrennung, Alkoholintox, Hypernatriämie, forcierte Diurese).
  - Bedrohlichste Folge des Hirnödems ist die Einklemmung. Symptome, die ein Hirnödem anzeigen, sind meist Bewusstseinstrübung, Krampfanfälle, Kopfschmerzen und/oder Erbrechen. Die Entwicklung von ersten Symptomen bis zur Einklemmung kann fulminant erfolgen.
  - **Todesfälle durch Infusion hypotoner Lsg sind beschrieben!**
  - Eine Hyponatriämie kann auch bei isotoner Infusion entstehen. Daher immer, wenn möglich, orale Zufuhr, Monitoring der Urinausscheidung – E'lytkontrollen.

■ **Berechnung Erhaltungsbedarf (i. v.)/d**
Post neonatal bei schwer kranken Kindern 80 % dieses Bedarfs!
- NG (1. LT): 60–80 ml/kg/d.
- NG (2. LT): 80–100 ml/kg/d.
- NG (ab 3. LT): 100–120 ml/kg/d.
- <10 kg: 100 ml/kg/d.
- <20 kg: 80 ml/kg/d.
- <40 kg: 60 ml/kg/d.
- Erwachsener: 20–30 ml/kg/d (max. 2 l/d).

! CAVE
Flüssigkeit z. B. von Medikamenten, DTI etc. mit ein-berechnen/abschätzen und so gering wie möglich halten.

■ **Standardinfusionslösungen**
Balancierte Vollelektrolytlsg mit Glukose (z. B. E153/G5 %), ggf. nach Reanimation oder bei Hyperglykämie balancierte Vollelek-trolytlsg ohne Glukose (z. B. Ionosteril).

■ **Volumenbolus**
- Reanimation/Schock: 10–20 (bis insgesamt 60 ml/kg in 1. h) i. v. balancierte Vollelektrolytlsg (z. B. Ionosteril) schnell/aus der Hand.
- Akute Hypovolämie ausgleichen: 10 ml/kg balancierte Vollelektrolytlsg (z. B. Ionosteril) über 5–30 min.

■ **Sondersituationen**
Besonderer Bedarf bei: Phototherapie, Heizstrahler, Fieber!
- Verbrennung: → Verbrennungsschema, ► Kap. 12.
- Alkoholintoxikation → Therapie:
  - NaCl 0,45 %/G5 % (NaCl 0,9 % und G10 % über Y-Stück parallel laufen lassen):
  - 8–10 ml/kg/h für 4–6 h; dann 3–4 ml/kg/h
  - + 5–10 mmol K^+ 7,45 % pro 500 ml.
- SIADH/Diabetes insipidus: streng nach Diurese, z. B. An-passung je nach Diurese der vorangegangenen Stunde!

❶ CAVE
Fluid Overload!
- Parameter: Bilanz, Gewicht, Hämatokrit, Echo, evtl. PICCO o. ä.
- Berechnung: ((Einfuhr − Ausfuhr)/Ausgangsgewicht) × 100 %.
- Klinische Zeichen: periphere Ödeme, Anasarca, Lungenödem.
- 12–24 h nach Kreislaufstabilisation Beginn diuretische Therapie.
- Erhöhte Mortalität ab 10–20 % am 1. d bei schwer kranken Kind.

15.4.2 Parenterale Ernährung

- **Allgemeines**
  - Enterale Ernährung so früh wie möglich anstreben.
  - Leitgedanke: so wenig invasiv wie möglich.
  - Falls bedarfsdeckende enterale Ernährung nicht möglich, enterale Zufuhr durch (partielle) parenterale Ernährung (PE) ergänzen. Diese, wenn möglich, durch die stufenweise Einführung enteraler Ernährung reduzieren.
  - Wenn möglich fertige Infusionslsg verwenden, individuelle Infusionspläne nur bei besonderen Indikationen (z. B. Stoffwechselerkrankung).
  - Postop für 24 h: E153 G5 % (**CAVE**: Diurese kontrollieren wg. kaliumhaltiger Lsg).
  - i. v.-Eiweißzufuhr in erster Wo bei kritisch Kranken problematisch, außer bei vorbestehender Mangelernährung, einigen Stoffwechselerkrankungen, hepatischer Erkrankung.

- **Energiebedarf (Richtwerte)**

Alter	Kcal/kg/d
0–1 J	90–100
1–7 J	75–90

Alter	Kcal/kg/d
7–12 J	60–75
12–18 J	30–60

- **Energiedichte/ % Bedarf Nicht-Protein-Kalorien**

Nährstoff	Kcal/g	% Bedarf
Glukose	4	60–75
Aminosäuren	4	
Fett	9	25–40

- Sollverhältnis Nicht-Protein-Kalorien zu Gramm Protein: >24.

- **Kohlenhydrate**
  - 60–75 % der nicht proteinbasierten Kalorienzufuhr anstreben.
  - Hyperglykämie: BZ wiederholt >180 mg/dl, ggf. Insulin beginnen.
  - Nach spätestens 24 h Glukosezufuhr beginnen, auch bei Sepsis.
  - Dosierung:
    - Allgemein: 3–10 g/kg/d.
    - 0–2 J: max. 18 g/kg/d.
    - Erwachsene: 3 g/kg/d.
  - **CAVE**: Risiko der Fettdeposition und Steatose der Leber bei KH-Zufuhr erhöht!
  - Osmolarität: zentral max. 1500 mosmol/l (G25 %) peripher max. 800 mosmol/l (G12,5 %).
  - Glukosezufuhr mit E153/G5 % bei gewichts-/altersadaptierter Laufgeschwindigkeit:

Alter	mg/kg/min
0–1 J	3–4
1–7 J	2–3
7–12 J	1,5–2,5
12–18 J	1–1,5

- **Aminosäuren**
  - Beginn der Zufuhr bei (teil)parenteraler Ernährung ab 8. d,
    bei Risikopatienten (SG, Trauma) ggf. auch früher.
  - Dosierung:
    - 1 Mo–3 J: 1,5–2,5 g/kg/d.
    - 3–12 J: 1–2 g/kg/d.
    - >12 J: 1 g/kg/d.
    - Minimale Zufuhr: 0,5 g/kg/d.

> ❶ **CAVE**
> - **Aminosäureimbalanzen (toxische Organschäden)!**
> - **PE-assoziierte Cholestase!**

- **Lipide**
  - 25–40 % der nicht proteinbasierten Kalorienzufuhr anstreben
  - Dosierung:
    - KK: 3–4 g/kg/d.
    - Schulkinder: 2–3 g/kg/d.
    - Erwachsene: 0,7–1,3(–1,7) g/kg/d.
    - Minimale Zufuhr: 0,1 g/kg/d (wegen essenzieller FS).
  - Gabe über 20 h, 4 h Fettpause!
  - Laborkontrollen:
    - Triglyceride 2×/Wo → unter laufender Infusion kontrollieren.
    - Zielwerte Triglyceride im Plasma/Serum:
      - SG max. 250 mg/dl
      - Ältere Kinder max. 400 mg/dl

- Zusammensetzung:
  - Alle Fettemulsionen enthalten essentielle Fettsäuren.
  - Clinoleic 20 %: Mischung aus Olivenöl (ca. 80 %) und Sojaöl (ca. 20 %); 270 mosm/l.
  - SMOF 20 % (bei Cholestase, Leberinsuffizienz, langzeit-PE erwägen): Mischung aus Sojaöl (60 g), MCT-Fett (60 g), Olivenöl (50 g) und Fischöl (30 g)/ je pro 1000 ml; 380 mosmol/kg.

> ❗ **CAVE**
> - „fat overload syndrome": Koagulopathie, Hepato-splenomegalie, ASAT/ALAT ↑, Hyperbilirubinämie, respiratory distress/ARDS, Thrombozytopenie.
> - Cholestase, insbesondere bei Langzeit-TPN.

- **Vitamine/Spurenelemente**
  - Vitamine sollten bei der PE generell zusammen mit Lipidemulsionen verabreicht werden.
  - Indikation bei zuvor gesunden Kindern unklar, evtl. ab 8. d bei vollparenteraler Ernährung
  - Mischungen:
    - Soluvit (alle wasserlöslichen Vitamine): 1 ml/kg/d, max. 10 ml/d.
    - Vitalipid (= alle fettlöslichen Vitamine:): 1 ml/kg/d, max. 10 ml/d.
  - Spurenelementen evtl. ab 8. d
    Peditrace: bis 10 kg je 1 ml/kg/d, ab 10 kg 10 ml/d absolut.

- **E'lyte**
  - Na^+: 2–4 mmol/kg/d (NaCl 5,85 %: 1 ml = 1 mmol).
  - K^+: 1–3 mmol/kg/d (KCl 7,45 %: 1 ml = 1 mmol).
  - Kalziumglukonat 10 %: Kinder 1–2 ml/kg/d (0,2–0,5 mmol/kg/d), NG 0,8 mmol/kg.
  - Magnesium: 0,2 mmol/kg/d, z. B. Magnesium-1-hydrogenglutamat 10 %: 1–2 ml/kg/d.
  - Phosphat: 0,2–0,5 mmol/kg/d, bei FG/NG 0,51 mmol/kg/d, sonst Glycerophosphat-Natrium: 1–2 ml/kg/d (enthält 2 mmol Na^+/ml). Kalziumphosphat kann ausfallen, Glukose-1-Phosphat und Ca^{2+} aber nicht.

❶ CAVE
Anurie: nur Ersatz der Perspiratio und Urinausscheidung
(z. B. 20 oder 40 ml/kg/d, kein K⁺ zusetzen).

- **Hyponatriämie:** Defizit (Sollwert − Istwert)×kg×Faktor
  (Faktor: FG = 0,5, SG = 0,4–0,35, Kinder = 0,35–0,25),
  Ausgleich i. d. R. in 4–5 h (**CAVE:** pontine Myelolyse);
  ► Abschn. 6.1.1.
- **Hypokaliämie:** nicht mehr als (0,5–)1 mmol/kg/h. Kon-
  zentration peripher <40 mmol/l, zentral <100 mmol/l;
  ► Abschn. 6.1.3.

Hypernatriämie: Wasserdefizit bei reinem Wassermangel in ml =
$600×kg×[1 − (140/Na^+)]$ langsam ausgleichen wegen Hirnödemgefahr; ► Abschn. 6.1.2

15.5 Beatmung

Ind. Resp. Insuffizienz, Schutz vor Aspiration, z. B.: Apnoe
(FG, Undine-Syndrom), obstruktive Atemwegserkrankun-
gen, Myasthenie, Guillain-Barré-Syndrom, Querschnitts-
lähmung, Lungenödem, Pneumonie, Schocklunge, Verletzungen der Thoraxwand (Verbrennungen, Trauma), ARDS,
Surfactantmangel bei IRDS, GCS <8, postop wg. Schmerztherapie.
- **FG/NG:** unzureichende Spontanatmung, Apnoen (>3/h)
  über 20 s und Stimulations- oder Beatmungsnotwendig-
  keit; O_2-Bedarf >40 %; Kreislaufschock. Zwerchfellhernie,
  manchmal extreme Frühgeburtlichkeit, Hydrops.
- **Ältere Kinder:** ausgeprägte Dyspnoe mit offensichtlicher
  klinischer Erschöpfung, Bradypnoe als Zeichen der klinischen Erschöpfung, sich rasch verschlechternde Blutgase
  (pCO_2: ansteigend auf über 50–60 mmHg); SpO_2 <85 %
  trotz maximalem O_2 über Maske, Epiglottitis, Kreislaufschock, Hypoventilation oder Atemstillstand (z. B. nach
  Intoxikation), GCS <8.
- Auch an nichtinvasive Beatmung (Maske, Prongs) denken!
  Intubation bei SF-Ratio <200 erwägen

- SF-Ratio (S_pO_2/ F_iO_2), PF-Ratio (p_aO_2/ F_iO_2), SF = 57 + 0,61 × PF
  PF <300 denken an ALI, PF <200 denken an ARDS, entspr. SF 235 und 181.

- **Intubation**
  - Notfallsituation: jeweils erfahrenster Arzt/Ärztin, orotracheal (außer evtl. NG)
  - Präoxygenierung: O_2 in Spontanatmung, ggf. aktive Maskenbeatmung, evtl. mit Guedel-Tubus, Rachenbeatmung mit 100 % O_2 (bei nichtnüchternem Notfallpatienten nur, wenn sonst keine ausreichende Präoxygenierung möglich); **CAVE:** Bei FG!
  - Kurznarkose:
    - Propofol 2–3 mg/kg, evtl.
    - Muskelrelaxanzien: Rocuronium 1 mg/kg, Atracurium 0,3 mg/kg, Vecuronium 0,1 mg/kg.
    - Bei kardialer Dysfunktion, Schock etc.: Esketamin/Ketamin und niedrigdosiertes Midazolam, alternativ Fentanyl vorgeben (1–2 µg/kg), dann Propofol niedriger dosieren.
  - Absaugen.
  - Larynxspatel: linke Hand, am Gaumendach entlang nach unten, Spitze meist unterhalb des Larynx, dann Zurückziehen bis Stimmlippen sichtbar.
  - Tubus: rechte Hand, mit Führung.
  - Kontrolle: beatmen, über Magen und subaxillär beidseits abhören, SpO_2 steigt, Thorax hebt sich, $etCO_2$; sonst: Larynx erneut einstellen: Tubuslage unklar? → rasche Extubation, Maskenbeatmung bzw. Rachenbeatmung!
  - RöTx: Tubusspitze projiziert sich auf 2. BWK.
  - Notwendige Instrumente: O_2, Larynxspatel, Rachenabsauger, Magill-Zange, Endotrachealtubus (Größe = 4 + (Alter/4) = ID [mm] klassisch, besser 0,5 kleiner und blockbarer Microcuff-Tubus), Maske zur Maskenbeatmung, Guedel-Tubus, Beutel zur Maskenbeatmung (Ambubeutel, Laerdal-Beutel, Kuhn-System, Ulmer-System), Pflasterstreifen zur Tubusfixation; Stoffröllchen zur Fixation im Mund.

- Rachenbeatmung über transnasalen Tubus bei zugehaltenem Mund/anderem Nasenloch statt Maskenbeatmung möglich, ebenso Intubation unter nasalem HFNC.
- FG und NG: Tubusgrößen (ID in mm): bis 500 g: 2,0; bis 2.000 g: 2,5; bis 3.500 g: 3,0; darüber: 3,5. Nur so viel O_2, bis Kind rosig (**CAVE**: ROP!)
- Pierre-Robin-Sequenz oder ähnliche Intubationshindernisse: Videolaryngoskop, Versuch mit Larynxmaske! Größe 1: <5 kg, Größe 1½: 5–10 kg, Größe 2: 10–20 kg, Größe 2½: 20–30 kg, Größe 3: 30–50 kg, Größe 4: 50–70 kg

▪▪ **Probleme**
- Fehlintubation → Tubus entfernen, erneute Maskenbeatmung.
- Tubus zu tief (Atemgeräusch einseitig oder Thoraxexkursion einseitig).
- Tubus liegt zwischen Stimmbändern, lässt sich nicht vorschieben: Problem meist Stimmbandkommissur oder Ringknorpel → drehende Bewegung, evtl. Druck von außen auf den Larynx, Veränderung der Kopfhaltung (Beugen!).
- DD bei NG: Trachealstenose → kleineren Tubus versuchen, Nottracheotomie.

15.5.1 Beatmungsformen

Medizinische Geräteverordnung (Med-GV), Geräteeinweisung! Immer Arzt anwesend, Pflegepersonal geschult etc.!

❯ **Wichtiger als Beatmungsform ist die Erfahrung der Anwender mit dem gewählten Verfahren bzw. der Maschine.**

▪ **Monitoring**
- Intensivmonitoring, evtl. etCO_2, transkutanes pO_2, pCO_2 bei FG/NG.
- Thoraxexkursion inkl. Senkung in Ruhelage bei Exspiration beobachten!

- ▪ Diskonnektionsalarm, Alarmgrenzen am Beatmungsgerät sinnvoll einstellen.
- ▪ Blutgase: 15–20 min nach Beginn und jeder Änderung der Einstellung.

- ▪ **Gefahren**
  - ▪ Hypoventilation (Thorax hebt sich nicht, Azidose, Hypoxie), Diskonnektion, Obstruktion der Atemwege/Tubus.
  - ▪ Thoraxexkursion beobachten, Alarme, atmet Patient gegen Maschine?
  - ▪ Überblähung (zu kurze Exspirationszeit) → Fassthorax, hohe Beatmungsdrücke oder sinkende Tidalvolumina, RR-Abfall, Schock, Pneu.
  - ▪ Schutz: Thoraxexkursion beobachten: Genug Zeit zur Exspiration? Trigger zu knapp eingestellt?
  - ▪ Austrocknung der Atemwege, Borkenbildung: immer Befeuchter verwenden, Temperatur 38 °C (–40 °C, z. B. bei Unterkühlung) einstellen, spülen, absaugen. Nicht über Tubusende hinaus absaugen!
  - ▪ Flexibles Endoskop sehr nützlich!

> **❯** Bei Problemen: „an die Hand nehmen", d. h. Handbeatmung, evtl. dabei Drücke/Frequenz messen und so am Gerät einstellen. Blutgase, Sättigung kontrollieren, erst bei guter Beatmung an Sedierung etc. als Ursache der Probleme denken.
> Bei Bradykardie, Hypoxie eines beatmeten Patienten immer als Erstes an Beatmungskomplikation, Diskonnektion, Fehleinstellung, Tubusobstruktion denken!
> Atemspitzendruck sehr hoch (z. B. 40–50 cmH$_2$O) → sofort Ursache suchen (geknickter Tubus, Tubusobstruktion, Fehlintubation, Pneumothorax, Fehlfunktion des Respirators; ❏ Tab. 15.9).

- ▪ **Prinzip**

Vollkontrollierte Beatmung oder assistierte Beatmung. Patient wach? → möglichst assistierte Beatmung (Patient kann triggern).

■ Tab. 15.9 Ursachen für plötzlichen SpO_2-Abfall: DOPES (Dislokation, Obstruktion, Pneu, Equipment, Stomach)

D	Dislokation	– etCO2
		– Inspektion
O	Obstruktion	– Absaugen
		– ggf. Anspülen mit 5 ml NaCl 0,9 %
P	Pneumothorax	– RöTx
		– Seitendifferentes AG bei Auskultation
		– bei V. a. Spannungs-Pneu → Notfall-punktion
E	Equipment	– O_2 angeschlossen?
		– Beatmungsgerät defekt?
		– Leckage bei Schläuchen?
S	Stomach/Sedierung	– Magen gebläht? Absaugen!
		– Zu wach? Sedierung vertiefen

■ **Beatmungsmodi**

Die klassischen Beatmungsmodi sind volumen- und druckkontrollierte Beatmung sowie Druckunterstützung zur Assistenz bei Spontanatmung. Diverse andere Modi (APRV, BiPAP etc.) sind mit Beatmungsgeräten verschiedener Hersteller verfügbar, es konnte jedoch keine Überlegenheit gegenüber Standardverfahren gezeigt werden.

Es werden durch verschiedene Geräte Mischformen der Volumenkontrolle angeboten (Volumengarantie mit möglichst geringen Drücken, z. T. auch mit rechteckigen Druckverläufen wie bei volumenkontrollierter Beatmung), ein echter Vorteil ist nicht nachweisbar. Bei entsprechend knapper Einstellung von Druckgrenzen bei der volumenkontrollierten Beatmung bzw. der Tidalvolumengrenze bei der druckkontrollierten Beatmung sind beide Verfahren z. T. fast identisch in der Wirkung, wenn durch den Gebrauch blockbarer Tuben kein Beatmungsleck vorliegt. Bei zu erwartender rascher Verbesserung der Compliance (z. B. nach Surfactant-Gabe) oder Resistance (z. B. Asthmatherapie) wird durch die volumenkontrollierte Beatmung evtl. ein Volutrauma sicherer vermieden als bei druckkontrollierter Beatmung.

Generell müssen ein Barotrauma (Druckspitzen eher bei VK), ein Volutrauma (eher bei DK), aber auch ein Atelektotrauma (ausreichend hoher PEEP) vermieden werden (enge Einstellung der Alarmgrenzen!).

Ziele der Beatmung meist: normale Blutgase; immer: ausreichende Oxygenierung!

- Bei ARDS, CF, Asthma, BPD: auch erhöhte CO_2-Werte müssen toleriert werden, wenn sonst Spitzendrücke zu hoch.
- Zyanotische Vitien: S_aO_2 wie vom Patienten gewohnt halten.
- Obstruktive Erkrankungen: lange Exspirationszeiten!

Volumenkontrollierte Beatmung (CMV, IMV)

- Atemzugvolumen: etwa 8–10 ml/kg (ARDS 5–7 ml/kg, ▶ Abschn. 2.10).
- Frequenz: altersentsprechend, Ruhelage muss in Exspiration erreicht werden.
- AMV: etwa 200 ml/kg.
- Plateaudruck: möglichst <30 cmH₂O.
- PEEP: 2–4–6 cmH₂O, je nach Indikation variieren.
- Trigger: in der Regel Flow-Trigger, Einstellung und Patienten-Maschinen-Synchronisation kontrollieren.
- O_2: Zielsättigung 94–96 %.

Druckkontrollierte Beatmung

- Spitzendruck: elektiv 15–20 cmH₂O, FG niedriger, Thorax muss sich normal heben.
- Frequenz: altersentsprechend, bei ARDS: eher höher, wie spontan vor Intubation. Ruhelage muss in Exspiration erreicht werden.

- PEEP, O_2, Trigger: wie bei volumenkontrollierter Beatmung, exspiratorisches AMV bzw. Tidalvolumen beobachten; FG nur so viel O_2 bis rosig, S_aO_2 <95 %, hier auch transkutane pO_2, pCO_2, Blutgase (ROP-Gefahr, SpO_2 nach oben nicht sensitiv genug).
- **Prinzip**: fixiertes inspiratorisches Druckniveau, geregelter (meist dezelerierender) Flow, Atemzugvolumen nicht festgelegt.
- Problem: bei wechselnden Obstruktionen oder Dagegen-Atmen rasch Hypoventilation möglich, aber auch Hyperventilation bei sich bessernder Compliance. Beim wachen Patienten wird echte druckkontrollierte Beatmung (mit dezelerierendem Flow) schlecht toleriert, anders hingegen die Flowkonstante, druckbegrenzte NG-Beatmung.

Synchronisierte IMV (SIMV)

Ind. Keine klare Indikation, unserer Erfahrung nach tolerieren viele Kinder die unterschiedlichen Atemzüge nicht gut und benötigen mehr Sedierung.

Assistierte Beatmung

- **Voraussetzung**

Patient wach genug, um selbst zu triggern und Beatmungsform zur Spontanatmung geeignet (je nach Patient und Krankheit: z. B. PEEP <10–12 cmH_2O, PIP <25–30 cmH_2O, evtl. auch F_iO_2 <0,6).

❶ CAVE

Erschöpfung: zunehmende Tachypnoe oder Apnoe!
Trigger muss eingestellt sein und funktionieren!

- **Trigger**

Flow- und druckgesteuert (misst im Beatmungsschlauch). Atemanstrengung beobachten, Triggersignal muss synchron sein.

Als Triggerverfahren und modifizierte Druckunterstützung je nach Atemantrieb ist die **NAVA-Beatmung** der physiologisch adäquateste Modus. Trigger wird durch elektrisches „Sensen" der Zwerchfellaktivierung mittels speziellem Ösophaguskatheter ausgelöst. Vielversprechend, aber teilw. noch nicht störungsfrei, weil mehrere Elektroden die Signale aufnehmen und über Computeralgorithmen eine Separation von anderen physiologischen Signalen erfolgen und die momentan „beste" Elektrode ermittelt werden muss.

Ähnlich bzw. zwischen druckkontrollierter und CPAP anzusiedelnde Beatmungsform: **BIPAP**, bei Inspiration mit festgelegter Frequenz und Dauer (entweder z. B. über Inspirationsdauer und I:E oder über Inspirationsdauer und Frequenz) hohes Druckniveau (entspricht PIP bei druckkontrollierter Beatmung), bei Exspiration tiefes Druckniveau (entspricht PEEP bei druckkontrollierter Beatmung), wobei auf beiden Niveaus jeweils zusätzliche Spontanatemzüge (manchmal auch mit Druckunterstützung) möglich sind. **CAVE**: unterschiedliche Bezeichnung je nach Hersteller.

15.5.2 Einige Basics (vereinfachte Darstellung)

- CO_2-Abatmung = alveoläre Ventilation (= AMV – physiologischer Totraum).
- AMV = VT × f → p_aCO_2 wird über VT und f gesteuert.
- Druckgesteuert → VT = const. × (PIP – PEEP) (d. h. Erhöhung des PEEP bei gleichem PIP → CO_2-Anstieg!).
- Eingestellt wird aber z. B. am Servo: Druck über PEEP, d. h. PIP = PEEP + Druckunterstützungsniveau.
- p_aO_2 = const. × mittlerer $P_{alv}O_2$ = const. × MAP × F_iO_2.
- MAP = relative Inspirationszeit (%) × inspiratorischer Druck + relative Exspirationszeit (%) × PEEP → p_aO_2 wird über F_iO_2 und PEEP (meist) gesteuert.
  PEEP hat also (bei I:E <1) den meisten Einfluss auf MAP; letzterer lässt sich durch hohe mittlere Inspirationsdrücke (druckkontrollierte Beatmung) oder lange relative Inspirationszeit (= Inverse Ratio-Beatmung, ▶ Abschn. 2.10) weiter erhöhen.
  Thorax muss vor Beginn des nächsten Atemzugs wieder in Ruhelage sein, sonst inapparenter PEEP, MAP erhöht, AMV vermindert.

15.5.3 Extubation

Ind. ■ Nach kurzfristiger Beatmung: wenn Indikation wegfällt
(z. B. post-OP, Schmerztherapie).
■ Nach längerfristiger Beatmung oder Beatmung wegen
resp. Erkrankung:
— Explizite Tests zur Extubations-„readiness" sind nicht
ausreichend belegt.
— Möglich: CPAP oder „Befeuchternase" ohne wesentli-
che Erschöpfung >30–60 min (SG nicht länger!) oder:
— Druckunterstützung: 5–8 cmH$_2$O, VT adäquat, keine
Tachypnoe.
— GCS >8.
— Schutzreflexe vorhanden.
— Hustenstoß ausreichend und auslösbar.
— Epiglottitis, Verbrennung: nach 48 h und Abschwellen
der Hals-/Gesichtsweichteile.
— Relative KI: extreme Hypersekretion!
— Problematisch: kein Beatmungsleck bei PIP>20 mbar:
Larynxstenose?

■ **Schwierige Extubation**
■ Häufig nach Notfallintubationen, Langzeitintubationen,
Komapatienten, Verbrennungspatienten, gecuffter Tubus
mit zu hohen Cuffdruck (Tracheastenose).
■ Nach Extubation inspiratorischer Stridor, bei schwerwie-
gendem Verlauf auch biphasischer Stridor.

Antizipation einer Extubation mit V. a. Postintubationslaryngitis

■ Fehlendes Tubusleck: bei Beatmung mit ca. 20–25 cmH$_2$O
Spitzendruck kein hörbares Leck: keine Extubation, La-
ryngoskopie.
■ Dexamethason 0,6 mg/kg/d in 2 ED, Beginn 1 d vor ge-
planter Extubation, für insgesamt 36–48 h.
■ Extubation gescheitert, kein Leck nach mehreren Tagen:
— Endoskopie erwägen: dabei Diprogenta-Salbe (Beta-
methason/Gentamycin) lokal.

- Mit Stieltupfer auf zurückgezogenen Tubus unmittelbar vor dem Larynx auftragen, diesen dann durch den Larynx vorschieben. Diprogenta-Salbe dann alle 1–2 d in Kurznarkose applizieren. Sehr gute Erfahrungen auch bei schwerer Laryngitis.
- Wechsel auf kleineren Tubus und/oder Verwendung mit Tuben mit geringerem Außendurchmesser (z. B. Rüsch Safety Clear).

15.5.4 Sonderformen der Beatmung

- NO-Beatmung, Oszillation: ▶ Abschn. 15.5.4.2.
- HFNC: 2 l/kg/min Abschn. respir Erkrankungen.
- Bei NG, SG evtl. in Übergangsphase vor Intubation, nach Extubation: Rachen-CPAP oder Rachenbeatmung.
  - Tubus bis hinter Gaumensegel schieben (initiale Kontrolle mit Larynxspatel). Hierbei muss jedoch der Tubus mindestens einmal pro Schicht gewechselt und der Rachen sorgfältig gereinigt werden. Rachentuben dürfen niemals angespült werden (Aspirationsgefahr!). Flow auf 4–6 l/min reduzieren. Die drohende Borkenbildung kann zur Obstruktion der Atemwege führen (Larynx inspizieren), Obstruktion ist nicht immer an Einziehungen zu erkennen.
  - Indikation zur Rachenbeatmung: z. B. IRDS, BPD, Bronchiolitis, Apnoen.
- Nächtliche Maskenbeatmung: neuromuskuläre Erkrankungen, z. B. fortgeschrittene Muskeldystrophie → Pneumonieprophylaxe, nächtliche Schlafhypoventilation.
- Chest-Shell: ähnliche Indikation, keine Maske/Kanüle nötig, aber nicht bei Skoliose.
- Undine-Syndrom: Beatmung über Trachealkanüle oder Zwerchfellschrittmacher (mit Kanüle, wenn <8–10 J).

Hochfrequenzbeatmung (HFV)

Frequenz >10 Hz und Tidalvolumen < Totraum. Beatmung „schwingt" um sehr hohen PEEP.

- **Vorteile**: Volutrauma klein (Tidalvolumina klein), Bezirke mit guter Compliance nicht überdehnt, solche mit schlechter Compliance ausreichend gedehnt; gute Oxygenierung durch hohen PEEP.
- **Nachteile**: manchmal CO_2-Elimination unmöglich, Kreislaufinsuffizienz (hoher PEEP), Überblähung!

Ind. NG mit IRDS, evtl. ARDS. Versagen konventioneller Beatmungstechniken bei FG, NG oder kleinen SG, insbesondere bei:

- „Air leak" (interstitielles Emphysem, Pneumothorax, -mediastinum, -perikard).
- Beatmungsform, die ein baldiges „air leak" erwarten lässt (hoher Inflationsdruck).
- Oxygenierungsprobleme bei mangelhafter Alveolenrekrutierung (hoher PEEP).
- **Keine Indikation**:
  - Atemwegsobstruktionen. Probleme mit CO_2-Elimination, besonders strenge Indikationsstellung bei frischer ICH.
  - Günstige Verläufe bei Zwerchfellhernie, Mekoniumaspiration, BPD und PFC-Syndrom sind beschrieben worden.

- **Technische Voraussetzungen**
  - Entsprechendes Beatmungsgerät, mit HFV-Modul.
  - Relativ steife, kurze Beatmungsschläuche mit glatter Innenwand.
  - Maximal gefülltes Befeuchtungssystem.

- **Vorbereitung des Patienten**
  - Tubus tief genug, möglichst geringes Tubusleck, d. h. möglichst großen Tubus wählen.
  - pO_2, pCO_2, SpO_2, RR, HF → protokollieren, um den Erfolg bzw. Misserfolg zu verifizieren.
  - Tiefe Sedierung bzw. Relaxierung nicht unbedingt nötig.
  - Patient gut abgesaugt, möglichst geschlossenes Absaugsystem (Trach Care) verwenden.

■■   **Praktisches Vorgehen**
■   **Umstellung auf HFV**
  ▪ HFV-Frequenz auf 10–12 Hz stellen.
  ▪ IMV-Frequenz dann auf Minimum herunterstellen.
  ▪ Umstellung auf CPAP-Modus.
  ▪ PEEP mindestens auf vorherigen MAP erhöhen.
  ▪ Cave: bei jeder Beatmungsmaschine unterschiedlich

■   **Ermittlung des optimalen MAP**
  ▪ Alle 2–3 min den MAP um 2 cmH$_2$O erhöhen, bis kein weiterer F$_i$O$_2$-Abfall mehr erreicht werden kann, bzw. F$_i$O$_2$ <0,3 (Lungenöffnungsdruck).
  ▪ Alle 2–3 min den MAP um 2 cmH$_2$O erniedrigen, bis F$_i$O$_2$ wieder ansteigt (Lungenverschlussdruck).

Manchmal ist es besser, eine minimale IMV-Frequenz zu belassen, z. B. 5/min. Falls Beatmung mit HFV nicht möglich (Sättigungsabstürze, Bradykardien, Blutdruckprobleme) → wieder auf alte IMV-Beatmungseinstellung zurückstellen. Ursache für Scheitern überlegen: falsche Indikation, technische Probleme (falsche Schläuche, zu niedriger PEEP), Kind hypovolämisch, Obstruktion, Pneumothorax?

■   **Beatmung steuern**
Ausreichend Alveolen rekrutieren, sonst ist eine Ventilation nicht möglich. Erfahrungsgemäß ist der optimale PEEP 2–4 cm über dem vorher benötigten Atemmitteldruck (MAP):
  ▪ O$_2$ zu niedrig → PEEP erhöhen.
  ▪ CO$_2$ zu hoch → Amplitude erhöhen, gleichzeitig genug PEEP!

Es ist wenig sinnvoll, sich nach den Absolutwerten der Amplitude zu richten, da sie sehr vielen Störfaktoren unterliegt. Die Energie der Oszillation v. a. klinisch beurteilen (Heftigkeit der Vibrationen). Eine Amplitude von über 35 cmH$_2$O ist aber sicher sehr hoch
  ▪ Absaugen: initial manchmal häufig nötig, da durch die Vibrationen Sekret gelockert wird (Trach Care verwenden).
  ▪ RöTx nach 1 h → Zwerchfell unter 9. Rippe → PEEP reduzieren und kontrollieren.

■■ Probleme

Bei gravierenden Problemen (steiler S_aO_2-Abfall, Bradykardie) muss die HFV sofort beendet werden und konventionell oder mit Beutel beatmet werden: PEEP senken, Frequenz erhöhen, HFV aus.

- **Pneumothorax**: bei gefährdeten Lungen (FG/NG/Infektionen) treten auch häufiger Pneumothoraces auf. Typisch ist jedoch nicht der plötzlich eintretende Spannungspneu, sondern eine langsam zunehmende Luftansammlung (PIE).
- **Vor, während und nach stressbehafteten Prozeduren** (Absaugen, Untersuchen etc.) kann es nötig sein, eine IMV-Frequenz von 10–20/min einzustellen, damit das Kind stabil bleibt, alternativ Blähmanöver mit PEEP = 5 cmH$_2$O für einige Sekunden.
- **Oxygenierung gut**, aber pCO$_2$ steigt:
  - Amplitude erhöhen (nur zu gewissem Grad möglich).
  - Nicht genügend Alveolen rekrutiert (RöTx: Lunge schlecht belüftet), evtl. PEEP erhöhen.
  - Zu weiches Schlauchsystem oder Innenwände nicht glatt, zu wenig Wasser im Topf.
  - Tubusteilobstruktion, Schleimpfropf, Atelektase (Absaugen, Röntgen) → Absaugen.
  - Tubus kürzen.
  - Oszillationsenergie des Geräts reicht evtl. nicht aus.
- Oxygenierung schlecht:
  - PEEP erhöhen.
  - Obstruktion, Schleim, Atelektase.
- Blutdruck sinkt allmählich, Urinproduktion sinkt:
  - PEEP zu hoch.

■■ Entwöhnung

- Über konventionelle Beatmung.
- Alternativ direkt: Amplitude senken, sodass Kind mehr und mehr mit atmet, F$_i$O$_2$ >0,3–0,4 → PEEP erniedrigen.

■ Indikationen bei älteren Patienten

Rescue-Versuch bei ARDS-Patienten, die sich mit konventioneller Beatmung nicht oxygenieren lassen (nach Ausschöpfen von permissiver Hyperkapnie, druckkontrollierter Beatmung, hohem PEEP, NO, Surfactant); evtl. bei großer bronchopleuraler Fistel.

- Voraussetzung: Gewicht <35 kg: Sensormedics 3100 A, >35 kg: 3100 B.
- Sedierung: z. B. Fentanyl, Midazolam.
- Relaxierung: z. B. Pancuronium, Vecuronium.
- Einstellung:
  - F_iO_2: initial 1,0.
  - Frequenz: bis 10 Hz (um 1–2 Hz reduzieren, wenn pCO_2 nicht kontrollierbar trotz maximaler Amplitude).
  - MAP: 5–10 cmH_2O höher als zuvor mit konventioneller Beatmung → in 1- bis 2-cmH_2O-Schritten erhöhen, bis Zwerchfelle im RöTx auf Höhe 8. Rippe oder S_aO_2 >90 % und F_iO_2 <0,5.
  - T_i: 33 %.
  - Bias-Flow: >18 l/min.
  - Amplitude: fühlbare Thoraxvibration, pCO_2 soweit kontrollieren, dass pH >7,25.
- Entwöhnung über konservative Beatmung, wenn: MAP <12–14 cmH_2O, F_iO_2 <0,45; Versuch, ob Beatmung mit PIP <35 cmH_2O, Frequenz <30/min möglich → sonst weiter oszillieren.

Stickstoffmonoxid-(NO-)Beatmung

- **Hintergrund**

NO ist ein potenter Vasodilatator und wirkt über eine Stimulation der Guanylatzyklase. NO ist ein Radikal und hat in vivo eine extrem kurze Halbwertszeit (s). Es wirkt daher nicht systemisch. Wie Sauerstoff wirkt es also nur in belüfteten Lungenabschnitten vasodilatierend und kann so ein Ventilations-Perfusions-Missverhältnis verbessern.

- **Vorbemerkung**

Zulassung für pulmonale Hypertonie beim NG. Outcome-Studien beim ARDS und anderen nicht neonatalen Erkrankungen bisher ohne eindeutigen Effektnachweis bzw. nur transiente Wirksamkeit! Dennoch immer wieder in kritischen Situationen sehr hilfreich.

Ind. ■ Klassische Indikationen: Primäre pulmonale Hypertonie
des NG, pulmonale Hypertonie nach Herzoperationen,
ARDS mit Ventilations-Perfusions-Missverhältnis.
■ Weitere Indikationen: Sekundäre pulmonale Hypertonie
und Rechts-Links-Shunt mit Hypoxie oder kardialer Dekompensation. In der Erwachsenenmedizin hat sich die
anfängliche Euphorie wieder etwas gelegt; bei NG wird der
Bedarf für ECMO-Therapie reduziert und die Oxygenierung verbessert.

■ **Voraussetzungen**
■ Ausreichende Ventilation! Ein suboptimaler Blutdruck ist
im Gegensatz zu systemischen Vasodilatatoren keine KI,
Aufklärung und schriftliche Einwilligung der Eltern.
■ F_iO_2, MAP, S_aO_2, pO_2, RR und NO, NO_2 kontinuierlich
protokollieren.
■ Methämoglobin: Bestimmung ab 2. d, wenn NO >10 ppm,
dann täglich.
■ Maximal tolerierbare Werte: NO_2 <3 ppm, Methämoglo-
bin <5 %.

■ ■ **Praktisches Vorgehen**
■ **Testdosis**
SpO_2 und pO_2 registrieren, am besten kontinuierlich.

> ⛔ **CAVE**
> **Ab jetzt sollten keine Maßnahmen mehr vorgenommen
> werden, welche die Oxygenierung beeinflussen können
> (Richten, Absaugen, Katecholaminveränderungen, Ver-
> änderung der Respiratoreinstellung etc.), da sonst keine
> Aussage mehr möglich ist!**

■ NO ein: 10 ppm.
■ Nach 15 min → aus.
■ Nach 15 min → ein wie oben.

Wirkung ist nur dann gesichert, wenn Effekt (z. B. $\Delta tcpO_2$ >10 %,
SpO_2-Anstieg 2 %) wiederholt und reversibel.

Wenn kein Effekt:

1. Dosis zu gering → dasselbe mit 20 ppm versuchen.
2. Keine ausreichende alveoläre Ventilation → bei höherem PEEP bzw. besserer Ventilation wiederholen.
3. Eine Absenkung des pulmonalen Widerstands trägt nicht zur Verminderung des V-P-Missverhältnisses bei (Diagnose überdenken).

- **Dosisreduktion**
  - Bei Therapie mit NO ständig überprüfen, ob noch wesentlicher Nutzen,
  - Bei hoher Dosierung (20 ppm):
    − Alle 3 h Reduktion auf 10 (7–5–2) ppm.
    − Wenn dabei S_aO_2-Abfall >2 % → wieder für 6 h mit der letzten Dosis.
  - Bei niedriger Dosierung (ab 10 ppm abwärts):
    − Alle 6 h Reduktion in 1-ppm-Schritten.

Meist zwischen 0 und 10 ppm Schwelle mit echtem Wirkungsabfall (z. B. bei 1 ppm).

- **Dosiserhöhung**

Eine Dosiserhöhung ist in aller Regel nicht nötig. Bei jeder Dosiserhöhung nach dem initialen Testdosisverfahren vorgehen (s. o.)! Sonst wird oft im Zusammenhang mit pulmonaler Verschlechterung die Dosierung unkontrolliert erhöht und bleibt dann unnötigerweise hoch.

  - Dosen über 10 ppm:
    − 2. d, später nach Bedarf: Methämoglobin bestimmen (EDTA-Röhrchen).

- **Abschalten**
  - Meist spätestens ab F_iO_2 <0,4.
  - Therapiedauer >48–72 h → manchmal Ausschleichen nötig (reduzieren um 1–5 ppm alle 12–24 h).

15.5.5 Nichtinvasive Beatmung (NIV = Non-invasive Ventilation)

- **Voraussetzungen (Demirakca, 2017)**
  - Wacher und kooperativer Patient, erhaltener Atemantrieb, erhaltene Schutzreflexe (Husten, Schlucken), dicht sitzende Nasen- oder Gesichtsmaske, hämodynamische Stabilität, adäquates Monitoring.
  - Bei akuter resp. Insuffizienz: Möglichkeit der Intubation und Wechsel auf invasive Beatmung möglich.
  - Bei geplanter Heimbeatmung: Spontanatmung ohne NIV für wenigstens 15–30 min möglich.

- Ind. ■ Akute resp. Insuffizienz:
    mildes PARDS, Pneumonie mit beginnender resp. Insuffizienz oder drohender Erschöpfung, Atelektasen, Lungenödem, Bronchiolitis, Asthma, postoperative Phrenikusparese, Weaning nach Langzeitbeatmung.
  ■ Chronisch resp. Insuffizienz:
    Nächtliche Hypoventilation (obstruktive Schlafapnoe), obstruktive Atemwegserkrankungen, zentrale Hypoventilationssyndrome, neuromuskuläre Erkrankungen (Duchenne, kongenitale Muskeldystrophie, SMA, Nemaline-Myopathie, andere Myopathien), Thoraxwanddeformitäten (Skoliose, FOP), Mukoviszidose (Brücke zur Lungentransplantation), Tracheo-/Bronchomalazie, chronisch obstruktive Lungenerkrankungen, Lungenfibrose.

Typische Ind. bei akuter Ateminsuffizienz (Beispiele):
  ■ Bronchiolitis, Patient erheblich dyspnoisch, Desaturierungen trotz O_2-Zufuhr → HFNC 2 l/kg/min. NIV: CPAP, besser PSV/PCV und PEEP 5–6 cmH_2O.
  ■ Ausgeprägte Bronchopneumonie mit Atelektasenbildung und O_2-Bedarf → Maskenbeatmung, z. B. intermittierend zur Atelektasetherapie?
  ■ Schwere Skoliose, bei akuter resp. Infektion Erschöpfung der Atemmuskulatur mit CO_2-Anstieg oder subjektiver Dyspnoe bei sehr ungünstiger Fehlstellung im Thoraxbe-

reich → Maskenbeatmung evtl. zur akuten Überbrückung sinnvoll.

- Akute Dekompensation einer chronischen Ateminsuffizienz: Jugendlicher mit CF, Infekt, dann vermehrte Dyspnoe, pCO_2 80 mmmHg, pH 7,15 (an sich bekanntermaßen chronisch erhöhtes pCO_2, aber akute Komponente am azidotischen pH erkennbar) → evtl. Maskenbeatmung erwägen.
- Kind mit Muskeldystrophie, zunehmend schwere und häufige Pneumonien trotz des Einsatzes einer Hustenhilfe (In-/Exsufflator) → nächtliche Maskenbeatmung verhindert Mikroatelektasenbildung und erlaubt eine Erholung der Atemmuskulatur während der Nacht.
- Kind mit CF und schwerer chron. resp. Insuffizienz, pCO_2 über 90 mmHg, schwere chron. Dyspnoe, zur Lungentransplantation gelistet → Maskenbeatmung auf Wachstation als Brücke zur Transplantation.
- Kind mit klinisch progredienter Myopathie, chron. resp. Insuffizienz mit pulmonaler Hypertonie → dauerhafte Maskenbeatmung.

KI
- Akute lebensbedrohliche Hypoxie (ARDS), hämodynamische Instabilität (hochdosierte Katecholamintherapie), Multiorganversagen, Notwendigkeit unphysiologischer Beatmungsmuster (ARDS mit sehr hohem PEEP). Herzrhythmusstörungen.
- Gastrointestinale Blutungen, evtl. nach chirurgischen Eingriffen an den oberen Luftwegen oder dem oberen GIT, Erbrechen.
- Unkooperativer Patient, Bewusstseinstrübung (Somnolenz, Koma), unzureichende Schutzreflexe (Aspirationsgefahr!), zerebrale Blutungen, Status epilepticus, starke Sekretretention in den Atemwegen, Notwendigkeit von häufigem Absaugen.

- **Vorteile**

Nichtinvasiv, wird manchmal gut vom Patienten toleriert, Vermeidung von Intubation (Risiko der Verletzung von Stimmlippen, Kehlkopf, Trachealwand), weniger Aspirationsrisiko aus dem

Oropharynx (damit weniger nosokomiale Pneumonien), kürzere Beatmungsdauer, Schluck- und Hustenreflex bleibt erhalten, keine oder nur geringe Sedierung erforderlich (kein Entzug!), Kommunikationsfähigkeit bleibt erhalten, orale Ernährung manchmal möglich, physiologische Atemluftbefeuchtung und -erwärmung, Lebensqualität.

▪ **Nachteile**

Hauptgefahr: bei akuter resp. Insuffizienz: zu langes Hinauszögern der Intubation, bis diese dann nur noch unter stark erhöhtem Risiko möglich ist → kein falscher Ehrgeiz bei akutem Lungenversagen!

Kooperation des Patienten erforderlich, Aspirationsgefahr, Druckstellen, Überempfindlichkeit im Bereich des Nasenrückens, langfristig Mittelgesichtshypoplasie möglich, okuläre Irritationen, Trockenheit von Nase und Mund, Leckage, Aerophagie (Überblähung des Magens und Regurgitationen), limitierte Beatmungseinstellungen (unphysiologische Beatmungsmuster nicht möglich), in der Initialphase hoher Zeitaufwand (ärztlich wie pflegerisch).

▪▪ **Praktisches Vorgehen**
▪ **Therapie einer akuten resp. Insuffizienz, Atelektasetherapie etc.**

Liegen die o. g. Voraussetzungen von Seiten des Patienten vor? Keine KI?

→ **Indikationsstellung:** rein klinisch (Erschöpfung, Apnoen, Hypoxien), selten formal nach Blutgasanalysen. Bei akuter Verschlechterung einer chron. respir. Insuffizienz ist der akute Anteil am besten am azidotischen pH erkennbar, da der chron. erhöhte pCO_2 durch metabol. Kompensation über die Niere (Bikarbonatretention) bis zur pH-Normalisierung ausgeglichen wird.

▪ **Übergang auf Heimbeatmung/Weaning**

Symptome bei chronisch resp. Insuffizienz (chronisch alveoläre Hypoventilation): Kopfschmerzen, Müdigkeit und Somnolenz, Antriebslosigkeit, Depression, Leistungsverlust in der Schule oder Ausbildung.

- **Beatmungsmasken**

Eine gutsitzende Beatmungsmaske trägt entscheidend zum Erfolg der NIV bei.

Akutbeatmung in der Regel mit:

- Industriell hergestellten konfektionierten Nasen- oder Gesichtsmasken möglich (binasale Prongs, nasale Masken, oronasale Masken).
- Für längerfristige Masken-/Heimbeatmung oft individuell angefertigte Masken besser (Vorteil: keine Leckagen, keine Druckstellen/Ulzera, weniger Totraum, kein klaustrophobischer Effekt. Nachteil: Kosten, vorherige Kostenzusage durch Krankenkasse notwendig).
- Konfektionsmasken mit Gelpolstern erhöhen den Tragekomfort bei akuter NIV.
- Bei überwiegender Mundatmung eignet sich besser eine oronasale Maske („fullface"/Gesichtsmaske), alternativ z. B. bei Druckstellen im Mittelgesicht: Helme (**CAVE**: hoher Totraum).

- **Beatmungsform**
  - Wenn Indikation nur Verbesserung der Oxygenierung (keine Hyperkapnie), z. B. bei OSAS: CPAP (± Druckunterstützung) oft ausreichend; sonst:
  - **Druckunterstützte Spontanatmung** (PSV) als Ventilationshilfe bevorzugt. Patient kann Atemfrequenz, Atemzugvolumen und In-/Exspirationszeit selbst steuern.
  - **Druckkontrollierte Beatmung** v. a. bei neuromuskulären Patienten, Hypoventilationssyndrom (Undine).

- **Respiratoreinstellung NIV (akut und chronisch)**

Kontrollierte Beatmung (APCV, PCV) bzw. unterstützte Beatmung (PSV):

- PEEP: Beginn mit 4 cmH$_2$O (auch weniger möglich, je nach Empfindlichkeit des Kindes), langsame Steigerung in Schritten von 1–2 cmH$_2$O (Eingewöhnung des Patienten), maximale Steigerung bis 8(–10) cmH$_2$O (je nach Grunderkrankung).
- Druck über PEEP: Beginn mit 3–5 cmH$_2$O, langsame Steigerung in 1- bis 2-cm-H$_2$O-Schritten steigern (max. 20–

22 cmH$_2$O), sodass der Patient den Druck als möglichst angenehm empfindet und die Dyspnoe abnimmt (Zielparameter: Atemfrequenz, Atemarbeit).

- Tidalvolumen: (7–)10 ml/kgKG.
- Atemfrequenz (altersentsprechend): in der Regel knapp über Spontanatemfrequenz des Patienten (Overdrive), Reduktion der Atemfrequenz nach Stabilisierung je nach BGA.
- Einleitung von O$_2$ (meist über speziellen O$_2$-Adapter an der Beatmungsmaschine) je nach Bedarf (meist an den Heimbeatmungsmaschinen maximal 40–50 % F$_i$O$_2$ möglich).
- Inspiratorischer Trigger: mittlere Sensitivität (Ziel: Vermeidung von Autotrigger, Vermeidung von verpassten Triggeranstrengungen des Patienten).
- Kontinuierliche oder intermittierende (meist nur nachts) Beatmung möglich.

- **Geräte**

Zur Therapie der **akuten resp. Insuffizienz** eignen sich übliche Beatmungsgeräte, die einen entsprechenden Modus (mit Leckage-Kompensation ohne Daueralarm) anbieten.

Zur Therapie der **chron. resp. Insuffizienz** zuhause gibt es mittlerweile eine große Zahl verschiedenster Geräte, die sich in der genauen Einstellmodalität leider signifikant voneinander unterscheiden. Ihr Betrieb erfordert eine Geräteeinweisung, sodass manchmal bei stationärer Versorgung solcher Patienten (z. B. zur Überprüfung der Beatmungssituation) Schwierigkeiten auftreten. Bei eigenen Patienten sollte man sich daher auf einige wenige Geräte beschränken, für die dann auch das stationäre Personal eine Geräteeinweisung bekommen kann.

Tipps zur Maschinenwahl: Nur wenn bei beatmungsabhängigen Patienten eine exspiratorische Volumenmessung (Vt$_e$) erfolgen soll, sollte ein Doppelschlauchsystem verwendet werden, ansonsten besser Einschlauchsystem (weniger Alarme). Bei dauerbeatmeten Patienten (Beatmungsdauer >16 h) immer zweite Maschine als Ersatzmaschine verordnen.

- **Sauerstoff**
  - Nie mehr als 50 % möglich oder zugelassen! Messung des zugeführten Sauerstoffs meist über einen internen oder externen O_2-Sensor (wird mit einem T-Verbindungsstück auf dem Inspirationsanschluss befestigt).
  - Sauerstoff wird über eigenen Anschluss an der Rückseite der Geräte zugeführt.

- **Monitoring**
  Bis zur resp. Stabilisierung bei akuter Ateminsuffizienz oder bei Ersteinstellung einer nichtinvasiven Maskenbeatmung als Heimbeatmung sollte die NIV auf Intensivstation erfolgen:
  - Pulsoxymetrie, EKG, Blutdruck, Atemfrequenz, regelmäßige Blutgasanalysen, Maschinenmonitoring.
  - Diskonnektionsalarm, Alarmgrenzen am Beatmungsgerät einstellen, Apnoealarm.
  - Bei Heimbeatmung: regelmäßige ambulante Kontrollen und stationäre Kontrolle der Beatmungseinstellung bei chronisch beatmeten Patienten. Zuhause kontinuierliche Überwachung während der Beatmungszeiten (Pulsoxymetrie, ambulanter Pflegedienst).

- **Effektivitätskontrolle**
  Zunahme der alveolären Ventilation (pCO_2 ↓), Zunahme der Oxygenierung (SpO_2 >94 %), Atemfrequenz ↓, Tidalvolumen ↑, Normalisierung des pH, normale Bewusstseinslage, **bester Parameter**: subjektive Besserung und Abfall der Atemfrequenz, kritische Evaluierung nach 2(–6) h.

- - **Probleme und Komplikationen**
  - Akute resp. Insuffizienz:
    - In 30–40 % der akuten Fälle ist eine Intubation und invasive Beatmung dennoch notwendig. In den ersten 1–2 Stunden nach NIV-Beginn Erfolg evaluieren.
    - Kooperationsprobleme, zunehmende Bewusstseinseintrübung, Verlust der Schutzreflexe, fehlende Besserung der Hypoxie (SpO_2 <85 %), Anstieg pCO_2 über Ausgangswert und Abfall des pH, nicht be-

herrschbare Maskenprobleme, Aspiration, Auftreten von KI.
  - Maskenprobleme und Druckstellen.
- Chron. resp. Insuffizienz:
  - Nebenwirkungen, die den Langzeiterfolg gefährden: Atelektasen und Aspirationen, Schlafstörungen, GÖR.
  - Druckstellen und Hautdefekte an Nasenrücken und Mittelgesicht (durch Versuch, vorhandene Leckage durch hohen Anpressdruck der Maske zu minimieren) → geeignete Maskenwahl, Akzeptanz kleinerer Leckagen, Optimierung der Beatmung, regelmäßige Beatmungskontrollen

- **Kriterien für NIV-Versagen**
  - Klinische Verschlechterung oder ausbleibende Besserung der Dyspnoe.
  - Atemfrequenz/Atemarbeit ansteigend mit drohender Erschöpfung (Absinken der AF unter NIV ist das sicherste Erfolgszeichen!).
  - FiO_2 ansteigend >0,6.
  - Verschlechterung der BGA (pH <7,2 oder CO_2 >60 mmHg).
  - Notwendigkeit hoher Beatmungsdrücke (Spitzendruck >20–22 cmH$_2$O, PEEP >12 cmH$_2$O).
  - Ablehnung durch Patienten.
  - Bewusstseinsstörung/Koma.
  - Guter Prädiktor: wenn unter NIV SpO$_2$/FiO$_2$ (S/F-Ratio) im Verlauf nicht >200 → Intubation empfohlen.

- **Tipps**
  - Bei Undichtigkeiten oder Druckstellen an Problembereichen: Abdecken mit Stücken von Gelplatten (z. B. Varihesive), z. B. liegende Magensonde.
  - Bei Beginn einer NIV zunächst Vorhalten der Maske mit der Hand, noch nicht mit Haltemütze oder Gurtbändern festmachen. Erst bei Akzeptanz des Patienten und Überwindung von Angst und Unsicherheit sollte die Maske fixiert werden.

- Bei Ersteinstellung NIV: zunächst Versuch mit druckunterstütztem Modus und niedrigst möglicher Einstellung (wird vom Patienten besser toleriert).
- Bei akuter Ateminsuffizienz: besser gleich mit druckkontrolliertem Modus beginnen.
- Kontrollierte Beatmung wird angestrebt. Bei getriggerter/ druckunterstützter Beatmung kann meist keine Ruhigstellung der Atemmuskulatur erreicht werden (Effektivität der Muskelerholung bei getriggerter Beatmung ca. 40 % weniger als bei kontrollierter).
- Rascher Einstrom der Luft/Atemgas wird meist nicht toleriert: Inspirationsdauer verlängern, Rampe eher hoch (d. h. flach) wählen.
- Patient soll sich nicht an das Gerät adaptieren, sondern die Geräteeinstellung soll an die Bedürfnisse des Patienten angepasst werden.
- Erfolg oder Scheitern der NIV innerhalb der ersten 2 h nach Beatmungsbeginn erkennbar.

15.5.6 Tracheotomie

Ind.
- Atemwegsstenose:
  — Selten: pharyngeal (z. B. Pierre-Robin-Syndrom, Verätzung des Pharynx).
  — Häufig: laryngeal (z. B. erworbene Intubationsstenose).
  — Distale Trachea: als Schienung bei Tracheomalazie.
  — Durch Einführung neuer Techniken Wandel der Indikationsstellungen (z. B. Larynx-OP bereits im ersten Lj, Tracheasegmentresektion/slide, Truncopexie bei Tracheomalazie).
- Langzeitbeatmung:
  — z. B. Heimbeatmung bei Undine-Syndrom, neuromuskuläre Erkrankungen mit resp. Insuffizienz, Zwerchfellschrittmacher bei kleinem Kind, schwere BPD.

- **Technik**

Plastische Tracheotomie: tracheokutane Haut-Schleimhaut-Nähte erzeugen tracheokutanen Kanal, laterale Stomanähte für 10 d postop belassen; ermöglicht im Notfall: Hochziehen des Tracheallumens zur Rekanülierung.

Perkutane Dilatationstracheotomie erst ab 12 J zugelassen (wenn, dann unbedingt unter bronchoskopischer Sicht legen): wenige Indikationen, da bei Kindern meist nur bei Indikation zur chronischen Kanülenanlage eine solche überhaupt angelegt wird (im Gegensatz zu Erw., wo es häufig kurzzeitige Kanülenanlagen zur Beatmung für d/Wo gibt). Dilatationstracheostoma für chron. Tracheotomie nicht geeignet (Haut-Schleimhaut-Naht fehlt, Via falsa möglich!).

- **Postoperatives Vorgehen**
  - Patient jede Sekunde überwachen: Monitor.
  - RöTx: Lagekontrolle.
  - Kanülenbändchen: nie locker!
  - Notfallutensilien am Bett: Schere, nächstkleinere Kanüle, Atemmaske und Beatmungsbeutel, Kanüle mit Trokar, kleiner fester Tubus mit Führung.
  - Analgosedierung: in den ersten 2–5 d nicht obligat.
  - Cefuroxim: 150 mg/kg/d für 7 d p. o. (Clindamycin bei lokaler Infektion bzw. nach Antibiogramm).
  - Nach unserer Erfahrung wird die Heilung durch staphylokokkenwirksame perioperative Antibiotikatherapie be günstigt, Studien hierzu liegen nicht vor.
  - Erster Kanülenwechsel am 5. postop Tag: dabei Rolle unter Schultern, nächstkleinere Kanüle bereithalten, Monitor; O_2, Notfallutensilien.

> **Kanülenwechsel nie alleine durchführen!**
  - Seldinger-Technik über gleitfähig gemachten abgeschnittenen Absaugkatheter.
  - Haltefäden: 10. d: auf Hautniveau kappen (= lang gelassene Fäden).
  - Pflegeutensilien: Absaugkatheter, nur bis distales Kanülenende eingehen, Länge markieren, NaCl 0,9 % zum Anspülen, Kanülenbändchen, Tracheal- oder Schlitzkompressen (von verschiedenen Firmen angeboten).

> **Nie ohne Monitoring/Beobachtung lassen (tödliche Kanülenzwischenfälle treten v. a. durch Selbstdekanülierung und Sekretobstruktion in der Klinik auf).**

- **Frühe Kompl.**
Obstruktion durch Sekret, Hautemphysem, Pneumomediastinum, Dekanülierung und erschwerte Rekanülierung auf dem Transportweg.

- **Voraussetzungen für Entlassung**
  - Eltern in Kanülenpflege trainiert (einschließlich Kanülenwechsel, Beseitigung einer Obstruktion, Training dauert meist einige Wo); Reanimationsübungen an der Puppe.
  - Notfallhilfe: Telefonnummer Notarzt, Telefonnummer Kinderarzt (langfristig informieren); alles muss mehrfach durchgesprochen und durchgespielt worden sein!
  - Überwachungsgeräte für zu Hause von Kasse übernommen, bereits angeliefert und Funktionsfähigkeit überprüft:
    - Absauggerät: 2 Geräte, eins davon netzunabhängig.
    - Heimmonitor: Pulsoxymeter.
    - Beatmungsbeutel (mit Maske, s. o.).
    - O_2-Flasche: 5 l für Notfall.
  - Verbrauchsmaterialien eingetroffen (auch darüber mit Kasse sprechen und Lieferanten wohnortnah suchen und informieren): Trachealkanülen, Kompressen, Absaugkatheter, „Feuchte Nasen", Fingertips (für Absauger), NaCl 0,9 % zum Anspülen, Einmalspritzen, 2. Kanülenbändchen, Einmal-Strauß-Kanülen.
  - Personelle Voraussetzungen: es muss die Kostenübernahme für medizinisch ausgebildetes/gut angelerntes Personal (Kinderkrankenpflege) beantragt werden: Dauer z. B. 7×8(–12) h/Wo, bei maschineller Beatmung bis 7×18–24 h (zumindest über die ersten 3 Mo).
  - Kanülenmerkblatt für Eltern (Erinnerungshilfe)!
  - Entlassung von kontinuierlich beatmeten Patienten mit Trachealkanüle sollte nur von Kliniken vorbereitet werden, die darin über Erfahrung verfügen.

- **Kompl. im weiteren Verlauf**
  - Tracheostomagranulome auf Hautniveau: können Hindernis bei Kanülenwechsel darstellen; Behandlung mit steroidhaltiger Salbe (Diprogenta) und Dilatationsadapter (konischer Aufsatz auf Kanüle) meist erfolgreich.
  - Schleimhautulzera und Granulationen: durch Druck der Kanüle in ihrem konvexen Verlauf, Irritationen am distalen Kanülenende (relativ „scharfer Rand") oder Absaugmanipulationen; hilfreich ist der vorübergehende Wechsel auf einen anderen Kanülentyp mit anders gefertigter Krümmung und anderer Lokalisation des Kanülenendes (nach Einlegen der Kanüle kann mit dem flexiblem Bronchoskop überprüft werden, ob das distale Ende außerhalb des entzündeten oder granulierenden Schleimhautareals liegt). Evtl. lokale antiphlogistische/antibiotische Salbenbehandlung (Diprogenta; vor Einsetzen auf die Kanüle außen aufbringen).
  - Infektionen: gesteigertes Risiko für Atemwegsinfektionen. Bakterielle Kolonisation ohne Symptome (z. B. Pseudomonas) häufig und nicht therapiebedürftig. Bei entsprechender Klinik (gelbes, mitunter massiges oder blutig tingiertes, riechendes Trachealsekret): antibiotische Therapie, am besten nach Antibiogramm.
  - Perichondritis, Knorpelnekrosen, Tracheomalazie, Tracheostomalappen: bei modernen Plastikkanülen seltene Komplikation; meist spontane Stabilisierung; falls bis zum Dekanülierungszeitpunkt keine Stabilisierung, ist im Extremfall eine Tracheateilresektion mit Resektion von Tracheostoma und malazischer Trachealwand indiziert.
  - Inneres Stomagranulom: am Oberrand des Tracheostomas; vor einer möglichen Dekanülierung 2 Indikationen zur laserchirurgischen Abtragung:
    - Behinderung der Phonation.
    - Probleme beim Kanülenwechsel.
  - Kanülenverlegung durch Hautfalte: Aufsatz („Schornstein", z. B. Fa. Shiley, „Flextend-Kanülen", z. B. Fa. Smiths Medical oder Tracoe).

Bei geplanter Dekanülierung

- Große Granulome laserchirurgisch abtragen, kleine Granulome bilden sich nach Dekanülierung spontan zurück.
- Trockene Schleimhaut: ungenügendes Anspülen (blutiges Trachealsekret, gehäufte Infektionen) → „Befeuchternase" und regelmäßiges Anspülen.
- Schrumpfen des Tracheostomas: problematisch, weil Kanülenwechsel behindert → konisches Silikonstück von distal über die Kanüle bis zum „Flansch" ziehen → Dehnungseffekt; Tracheostoma evtl. operativ erweitern.
- Arrosionsblutungen tracheanaher Gefäße: treten meist bei Verwendung von Metallkanülen (Silberkanülen, Tracheoflex Spiralkanülen) auf, sehr gefährlich! Nie Metallkanülen verwenden!
- Akzidentelle Dekanülierung: Kanülenobstruktion/Sekretpfropf in der Trachea: schwerste Komplikation, Risiko des Erstickens oder hypoxisch-ischämischer Schädigungen; ein Kind mit Trachealkanüle darf zu keinem Zeitpunkt unbeaufsichtigt sein!

- **Kontrollen und flankierende Maßnahmen**
  - Regelmäßige Kontaktaufnahme: Infektionen?, Sekretbeschaffenheit?, Probleme bei Kanülenwechsel?, Stimmbildung?, Körperliche Belastbarkeit?, Bei Kanülenwechsel Inspiration über Tracheostoma/Nasen-Rachen-Raum möglich?, Supportsystem der Eltern (häusliche Sitzwachen?, Überlastungen?), Komplikationen?
  - Viertel- bis halbjährliche klinisch-bronchologische Kontrolltermine (endoskopische Kontrollen sind ½- bis 1-jährlich notwendig; bei FG oder SG häufiger!)
  - Logopädische Betreuung wichtig; evtl. Vermittlung nonverbaler Kommunikationstechniken; evtl. Ess- und Schlucktherapie bei nicht selten begleitenden Essstörungen.
  - Nach unserer Erfahrung bieten Sprechkanülen keinen Vorteil (aber: Granulombildung im Bereich der Phonationsfenster häufig), besser: jeweils kleinstmögliche Kanüle verschreiben, sodass Luft an der Kanüle vorbei nach kranial strömen kann. Sprechventil gute Alternative, aber: Er-

stickungsgefahr, wenn Ventil sich mit Sekret verschließt, vor, Verwendung Sprechventil Messung des TTP, thorakaler Druck, sollte <10 cmH$_2$O sein.

- HNO-ärztliche Kontrollen: Mittelohrschwerhörigkeit durch Paukenerguss möglich.

15.6 Nierenersatzverfahren und verwandte Techniken[1]

Ind. ◘ Tab. 15.10.

15.6.1 Peritonealdialyse

Ind. Akutes Nierenversagen mit konservativ nicht beherrschbarer Überwässerung, E'lytstörungen, metabol. Azidose.

- **Relative KI**
  - Z. n. Laparotomie, Ileus.
  - Pankreatitis.
  - Rascher Therapieerfolg notwendig.

- **Vorbereitung**
  - **Katheter/Katheteranlage**
    - 1. Wahl: Operative Anlage eines getunnelten Tenckhoff-Katheters (weniger Infektionsgefahr, weniger Dislokationsgefahr, weniger Leckagegefahr), Kindern <2 J gleichzeitige Omentum-Resektion (da ansonsten im Verlauf häufig Probleme mit Ein- und Auslauf).
    - Per Seldinger-Technik gestochener Katheter (ggf. für kurzzeitige Anwendung), Gefahr Darmverletzung, Leckage nach einigen d.
    - Perioperative Antibiotikaprophylaxe mit Cephalosporin i. v. (bei HUS einmalig Vancomycin 10 mg/kg i. v.).

---

[1] Der Beitrag wurde verfasst unter Mitarbeit von Julia Keil, Bärbel Lange-Sperandio.

□ Tab. 15.10 Indikationen für Nierenersatzverfahren und verwandte Techniken

Verfahren	PD	CVVH	CVVHD	CVVHDF	PEX
Volumenüberladung					
Überwässerung/Lungenödem (bei ANV)	x	xx		x	
Oligurie/Ernährungsbedarf	xx	xx		xx	
Oligurie/Herzchirurgie (low output, capillary leak)	x	xx			
E'lytstörungen					
Hyperkaliämie	x	x	xx	xx	
Therapierefraktäre metabol. Azidose	(x)	x	xx	xx	
Refraktäre Hypernatriämie	x	x		xx	
Urämie					
Pleuritis, Perikarditis mit Perikarderguss	x	x	x	xx	
ZNS-Symptome	x	x	x	xx	
Hyperphosphatämie	x	x	xx	xx	
Toxine					
Vergiftungen (abhängig von Toxin)	x		x	xx	x evtl. Cytosorb

❒ Tab. 15.10 *(Fortsetzung)*

Verfahren	PD	CVVH	CVVHD	CVVHDF	PEX
Leberinsuffizienz		x high-volume CVVH		x +PEX	x +CVVHDF
Sepsis, MOF, capillary leak		xx			evtl. Cytosorb
Stoffwechselerkrankungen					
Hyperammonämie, Hyperleucinämie	(x)		x	xx	
Immunologische Erkrankungen					
Atypisches HUS					(x)
Guillain-Barré-Syndrom					xx
Goodpasture/ANCA-pos-Vaskulitiden					xx

x Mögliches Verfahren, xx Bevorzugtes Verfahren
CVVH Kontinuierliche veno-venöse Hämofiltration
CVVHD Kontinuierliche veno-venöse Hämodialyse
CVVHDF Kontinuierliche veno-venöse Hämodiafiltration
PEX Plasmapherese
PD Peritonealdialyse

- **Peritonealdialyselsg**
  - Standardlsg: Glukosekonzentration 1,5–2,3 %, z. B. bi-caVera (Fresenius).
  - Zusatz: Heparin: 200 E/l Dialysat in ersten 24 h nach Legen des Katheters bzw. solange Dialysat blutig, danach 100 IE/l Dialysat für 1 Wo.

- **Durchführung**

Dialysemenge: Beginn mit 10 ml/kg Einlaufvolumen pro Zyklus. Einlaufmenge nach 5–7 d langsam um 5–10 ml/kg/d steigern (Leckagegefahr über Kathetereintritt). Ziel: Einlaufvolumen nach 14 d bei 30–50 ml/kg, bzw. bei 800 (SG) –1000(–1200) ml/m² KOF.

Zyklusdauer initial 60 min: Einlaufzeit 5 min, Verweildauer 45 min (minimal 30 min), Auslaufzeit 10 min, damit 24 Wechsel/d (später als Dauerdialyse 8 Wechsel/d). Ein- und Auslaufzeit variieren je nach Gegebenheiten, Auslauf solange weiter relevante Menge abläuft.

Einstellung der gewünschten UF-Rate:

- Zyklusdauer anpassen: z. B. Steigerung der UF durch Verkürzung der Zyklusdauer (**CAVE**: Zyklusdauer <45 min meist nicht mehr effektiv).
- Osmolarität der Dialyselsg mittels Glukosekonzentration verändern: z. B. Steigerung der UF durch Erhöhen der Glukosekonzentration (frühestens nach einigen Tagen).
- Initial immer manuelle Wechsel, i. V. bei stabiler PD (zumeist >7 d) Cycler-Behandlung möglich.

- **Monitoring**
  - Intensivmonitoring.
  - Bauchumfang (insbesondere anfangs).
  - Dokumentation jeder Einlauf-/Auslaufmenge.
  - Bilanz: alle 6 h, Gewicht 1–2×/d.
  - Kontrolle der Laborparameter je nach Verlauf (1–2×/d) v. a. BB, HS, Krea, E'lyte, BZ, Albumin, Immunglobuline, Gerinnung.
  - Dialysat: Zytologie (Zellzahl) 1×/d. und Bakteriologie alle 2 d.

■ ■ **Probleme, Komplikationen**

■ Ventilmechanismus bei verlegtem Katheter (Einlauf funktioniert, Auslauf nicht): Kind umlagern, Katheter mit 20 ml NaCl 0,9 % + 50 E Heparin durchspülen, ggf. chirurgische Revision.

■ Weder Ein- noch Auslauf funktionieren ausreichend: chir. Revision (ist das Omentum partiell reseziert?).

■ **CAVE:** Sog bei Auslauf unbedingt vermeiden (Auslauf nicht zu tief hängen!).

■ Beeinträchtigte Respiration nach Einlauf: Dialysemenge reduzieren.

■ Dringlich höhere Effizienz erforderlich (selten): Zyklusdauer verkürzen (bis min 30 min Verweildauer), Dialysemenge früher, z. B. nach 48 h, erhöhen, damit aber erhöhte Leckagegefahr.

■ Leckage: immer Antibiotikaprophylaxe, evtl. Dialysepause, ggf. chirurgische Revision.

■ Atemstillstand: bei NG und SG häufig, deshalb Intubation/Beatmung erwägen.

■ Hyperglykämie: Dialyseglukose reduzieren, ggf. Insulin bis 0,1 E/kg/h i. v. (BZ-Kontrollen!).

■ E'lytstörungen: häufig Hypokaliämie: ggf. Kaliumzusatz in Dialysat.

■ Hypovolämie: bei Schock Volumengaben (20 ml/kg VEL, Ringer-Acetat, NaCl 0,9 % als Bolus), ansonsten Infusionsmenge steigern, niedrigere Glukosekonzentration im Dialysat wählen, längere Verweilzeit, Dialysatmenge reduzieren.

■ Peritonitis: antibiotische Therapie, i. d. R. bei Weiterführen der Dialyse (Therapie i.p. und häufig zusätzlich i. v.).

15.6.2 Hämofiltration, Hämodialyse und Hämodiafiltration

■ **Allgemeines**

Überblick über die Verfahren: ◘ Tab. 15.11.

◘ Tab. 15.11 Überblick über die Verfahren

Verfahren	Art der Flüssigkeit		Molekülaustausch	
CVVH		Substituat		Konvektion
CVVHD	Dialysat		Diffusion	
CVVHDF	Dialysat	Substituat	Diffusion	Konvektion

CVVH Kontinuierliche veno-venöse Hämofiltration; *CVVHD* Kontinuierliche veno-venöse Hämodialyse; *CVVHDF* Kontinuierliche veno-venöse Hämodiafiltration

- **Geräte**

Wichtig sind u. a.
  - Auf pädiatrische Bedürfnisse ausgerichtete Einstellungsoptionen: Blutflussminimum (initial ≤10 ml/min), Steigerungsschritte im einstelligen ml/min-Bereich.
  - Schlauch- und Filtersysteme mit geringem extrakorporalem Füllvolumen.
  - Feedbackreguliertes Bilanzierungssystem mit ausreichender Empfindlichkeit für päd. Patienten.
  - Einfache Bedienbarkeit, automatisches Primen.
  - Einfache und verständliche Alarmmeldungen mit Hinweisen auf wahrscheinliche Fehlerursachen.
  - Wenn möglich, integrierte Heparin- und Citratpumpe.

- **Filter für CVVH, CVVHD, CVVHDF**

◘ Tab. 15.12.
  - Abschätzung der geeigneten Filtergröße mit folgender Formel: Filteroberfläche = Körperoberfläche.
  - Maximal zulässige Filterlaufzeit 72 h, dann elektiver Filterwechsel.
  - Früherer Filterwechsel bei Filterleck, Anstieg des TMP (transmembranöser Druck) oder steigendem Antikoagulationsbedarf.

◻ Tab. 15.12 Bsp. für gängige Filtergrößen bei CVVH, CVVHD, CVVHDF

Gewicht bzw. KOF	Filter[a]	Filtergröße	Füllvolumen	Optimaler Blutfluss
<10 kg (0,3 m^2)	HF 03	0,3 m^2	32 ml	(20–)40–60 ml/min
≥10–30 kg (0,7 m^2)	HF 07	0,7 m^2	49 ml	(40–)60–110 ml/min
≥30 kg (1,2 m^2)	HF 12	1,2 m^2	73 ml	(50–)75–150 ml/min

[a] Bsp. Baxter-Aquamax Filter

Spezielle Filter:

- Plasmapheresefilter
  - Filteroberfläche = Körperoberfläche
  - Verschiedene Größen: 0,2 m^2, 0,5 m^2, 0,7 m^2, 1,2 m^2.
- High-cut-off-Filter: v. a. bei Rhabdomyolyse erwägen.
- Cytosorb „Filter" (Adsorptionskartusche für Cytokine und viele andere Substanzen, z. B. Bilirubin, Medikamente).
  - Indikation noch nicht ausreichend belegt, z. B. bei refraktärem septischem Schock mit akutem Nierenversagen, schwere Verbrennungen, Leberversagen, Intoxikationen (klare Indikation bei adsorbierbaren Medikamenten).
  - Ziele: Elimination von Entzündungsmediatoren/Toxinen, Verbesserung der Hämodynamik, Reduktion des Capillary-Leak.
  - Nur eine Filtergröße vorhanden; 150-ml-Füllvolumen.
  - Filterlaufzeit: 24 h, dann Wechsel nötig.
  - Einbau in laufendes Hämo(dia)filtrationssystem möglich.

❯ **Einweisung der Maschine durch Firma unerlässlich! SOP am besten in laminierter Form an das Gerät hängen!**

- **Substituat-/Dialysatlsg**
  - Industriell gefertigte Lsg mit serumähnlicher E'lytzusammensetzung verwenden.
  - Lsg mit unterschiedlichen Konzentrationen an K^+, Ca^{2+} und HCO_3^- verfügbar. Verwendung je nach Serume'lyten und Verfahren.
  - Wichtig bei Zitratantikoagulation: möglichst Lsg mit reduziertem Bikarbonatanteil verwenden (Zitrat wird zu Bikarbonat metabolisiert). Keine KI für kalziumhaltige Lsg.
  - Zurückhaltung mit laktathaltigen Ersatzlsg; relative KI sind Laktatazidose und Leberversagen.

- **Katheter/Zugänge**
  - Auswahl je nach Gefäßzugang und Patientengewicht.
  - Entscheidend für den Blutfluss sind geringe Widerstände, also möglichst großlumige Zugänge verwenden (z. B. Shaldon- oder GamCath-Katheter).
  - Mögliche Gefäßzugänge: V. jugularis interna, V. subclavia, V. femoralis (dort Gefahr des Abknickens bei nicht tief sedierten Kindern).
  - Anlage des Gefäßzugangs in Analgosedierung.
  - Bsp. für Kathetergrößen:
    - NG und Sg: 6,5 Fr; 10 cm.
    - KK (10–30 kg): 8 Fr; 9–12 cm.
    - Schulkinder (30–50 kg): 8–9 Fr; 12–15 cm.
    - Jugendliche: 10–12 Fr; 12–15 cm.

- ■ **Aufrüsten und Primen**
- **Schlauchsystem: Primen und Vorfüllen**
  - Füllungsvolumen im Schlauchsystem und Filter bedenken (Kindersysteme ca. 50 ml, Erwachsenensysteme ca. 70 ml, je nach Hersteller).
  - Primen des Systems mit NaCl 0,9 % und Heparin (5.000 IE pro 1.000 ml): Heparinisierung sowie Auswaschen toxischer Chemikalien aus den Kapillaren.
  - Standardvorfüllung des Schlauchsystems: NaCl 0,9 %.
  - Bei SG <6 Mo System ggf. mit EK vorfüllen (davor Kalium in Konserve messen!).

- **Benötigtes Material und Vorbereitung**
  - Variiert je nach System und Maschine.
  - Katheter, Filter und passendes System (adäquate Größen s. o.).
  - Substituat-/Dialysatlsg.
  - Blutbank: Kreuzprobe abnehmen, EK bereithalten.
  - Zusätzliche Medikamente nach Anordnung (z. B. bei art. Hypotonie: NaCl 0,9 % Bolus, ggf. Noradrenalin; bei Anaphylaxie: Adrenalin; E'lytsubstitution: Kalium, Kalzium).
  - Antikoagulanz (z. B. Heparin oder Zitrat/Kalzium).
  - Material zum An- bzw. Abhängen des Patienten.
  - Heparinblock für Katheter, d. h. 2 Heparinspritzen (z. B. 1000 IE/ml) mit exakt der Menge Heparin, die dem Füllvolumen der Katheterlumina entsprechen (am besten genau aufgezogen und beschriftet).
  - Mehrere Spritzen mit NaCl 0,9 % zum Spülen bei akuten Problemen.

- ■ **Einstellungen der Behandlungsparameter**
- **Behandlungsparameter**
  - **Prädilution:** Zuführung des Substituats vor dem Filter.
    - Vorteil bei niedrigen Blutflüssen durch Verdünnung vor Filter.
    - Nachteil niedrigere Clearance durch Filter, d. h. größere Filtrationsrate erforderlich (mind. 30 ml/kg).
  - **Postdilution:** Zuführung des Substituats hinter dem Filter.
    - Vorteil: höhere Clearance, Einsparung von Filtratlsg.
    - Nachteil: stärkere Hämokonzentration im Filter, ggf. höhere Antikoagulation erforderlich.
  - **Blutfluss:** 2–3, dann 5(–10) ml/kg/min.
    Langsam starten wg. Gefahr art. Hypotonie; Volumen/Noradrenalin bereithalten; bei hämodynamischer Stabilität innerhalb von Minuten schrittweise auf Zielblutfluss steigern.
    CAVE: Für jeweiligen Filter empfohlene Blutflussraten sollten erreicht werden.
  - **Filtrationsrate** (je nach Gerät = **Substituatflussrate** = **Umsatz/h**): 20–40 ml/kg/h

- **Filtrationsfraktion** (FF = Filtrationsrate + Ultrafiltratrate/ Blutfluss) Soll <20 % (sonst Gefahr Clotting).
- **Ultrafiltratrate** (UF-Rate; je nach Gerät = Abnahmerate): Flüssigkeitsentzug je nach Bilanzziel und hämodynamischer Stabilität.
- **Dialysatfluss** (ml/h): 300 ml (SG)–1.500(–5.000) ml/h, i. d. R. 2- bis 3-facher Blutfluss.

- **Bsp. Behandlungsparameter**

Patient 12 J, 40 kg, nicht-oligurisches akutes Nierenversagen:

Blutfluss	5 ml/kg/min	= 200 ml/min
Filtrationsrate	30 ml/kg/h	=1200 ml/h
Dialysatfluss	3-facher Blutfluss	= 600 ml/h

- - **Antikoagulation**
- **Heparin**
  - Heparinbolus zu Beginn (10–)50 IE/kg i.v, dann Beginn mit 10 IE/kg/h [Heparinspritze z. T. am Gerät über eigene Pumpe steuerbar, Applikation in zuführenden Schenkel (rot)]
  - Zielwerte post-Filter: ACT 160–180 s; PTT = 50–60 s, erforderliche Heparindosis variiert stark.
  - Kontrollen nach 30 min, dann stündlich, weiter je nach Stabilität der Werte.
  - KO: blutungsgefährdete Patienten, z. B. postoperativ, systemische PTT >60 s, Thrombopenie <50.000/µl.

- **Zitrat**
  - Zunehmend Standardverfahren, da nur regionale Antikoagulation.
  - Indikation unbedingt bei blutungsgefährdeten Patienten, z. B. nach chirurgischem Eingriff innerhalb der letzten 3 d.
  - **Prinzip:** Blut wird vor dem Filter antikoaguliert, indem Ca^{2+} durch Natriumzitrat gebunden wird und damit als

wichtiger Kofaktor nicht mehr für die Gerinnungskaskade zur Verfügung steht. Die Gerinnbarkeit im Patienten wird durch Metabolisierung (v. a. in der Leber; aus 1 mol Zitrat entstehen 3 mol Bikarbonat) sowie die zusätzliche Ca^{2+}-Substitution nach dem Filter wieder hergestellt.

- Relative KI: Leberinsuffizienz, Alkalose, Hypernatriämie, Hyperkalziämie.
- Lsg: z. B. Na-Zitrat-Lsg ACD-A von Baxter (113 mmol/l Zitrat) oder Na-Zitrat-Lsg 4 % (138 mmol Zitrat), Kalziumglukonat 10 % (0,23 mmol/ml Ca^{2+})
- Substituat bzw. Dialysatlsg möglichst mit reduziertem Bikarbonatanteil verwenden. Kalziumhaltige Lsg sind nicht kontraindiziert.

> ❯ Zitratantikoagulation: Standardverfahren, da nur regionale Antikoagulation!

Durchführung:
- Zitratinfusion wird direkt über Hämo(dia)filtrationsgerät oder am art. Schenkel (rot) angeschlossen.
- Initiale Einstellungen von Zitratlsg und Kalzium als Anhaltswerte, Modifikation häufig notwendig, Monitoring durch Kontrollen von ionisiertem Ca^{2+} post-Filter und Patient.
  - **Zitratfluss pro Stunde:** = 1,5- bis 2-facher Blutfluss/min.
    - *ACD-A Lsg*: Zitratfluss (ml/h) = Blutfluss (ml/min) × 2. (z. B. Blutfluss 100 ml/min entspricht Zitratfluss von 200 ml/h).
    - *Natriumcitrat-4 %-Lsg*: Zitratfluss (ml/h) = Blutfluss (ml/min) × 1,7. Kalzium wird am venösen Schenkel (blau) über Drei-Wege-Hahn infundiert.
  - **Initiale Kalziuminfusionsrate:**
    - *Kalziumglukonat 10 %*: Kalziumfluss (ml/h) = Blutfluss (ml/min) / 4. (z. B. Blutfluss 100 ml/min entspricht Kalziumfluss von 25 ml/h).
    - *Kalziumchlorid*: Kalziumfluss (ml/h) = Blutfluss (ml/min) / 8.

Steuerung und Monitoring:

- Kalziumkontrollen initial alle 30 min, dann stündlich, weiter je nach Stabilität der Werte.
- Filterkontrolle: ion. Kalzium post-Filter [Ziel: 0,2–0,3(–0,5) mmol/l], bei Werten außerhalb des Zielbereichs wird die Zufuhr von Zitrat nachgeregelt (z. B. in 20 %-Schritten).
- Patientenkontrolle: ion. Kalzium an Patientenzugang (ZVK, Arterie) (Ziel Normokalzämie 1,1–1,3 mmol/l), bei Werten außerhalb des Zielbereichs wird die Zufuhr von Kalzium nachgeregelt (z. B. in 20 %-Schritten).
- **CAVE**: bei Kontrollen prä-Filter (im Schlauchsystem) möglicherweise ungenaue Werte.
- Bei Abhängen des Patienten von der Maschine bzw. Rückführen des Bluts Zitrat und Kalziumzufuhr stoppen, Kalzium (Patienten) kontrollieren und Substitution je nach Wert.

❶ **CAVE**
Bei Blutpumpenstillstand müssen sofort Zitrat- und Kalziumzufuhr pausiert werden!

- Die infundierten Kalzium- und Zitratvolumina müssen in die Volumenbilanz (und damit Ultrafiltratrate) des Patienten einberechnet werden (falls nicht vom Hämofiltrationsgerät gesteuert)!
- Komplikationen:
  – E'lytstörungen: v. a. Hypokalzämie, Hyperkalziämie, Hypernatriämie, Hypomagnesiämie.
  – Störungen des Säure-Basen-Haushalts: Alkalose (z. B. zu hohe Bikarbonatsubstitution, Zitratüberdosierung mit hoher Zitratmetabolisierung): CVVHDF beginnen oder ggf. Erhöhung des Dialysatfluss oder Reduktion des Zitrat- (und Blut)fluss.

❶ **CAVE**
Zitratakkumulation z. B. durch reduzierten hepatischen Metabolismus: metabol. Azidose, sinkendes ion. Ca^{2+}, steigender Quotient (Ca_{gesamt}/Ca^{2+} >2,5), evtl. Laktatanstieg → Reduktion der Zitratzufuhr (Ziel ion. Ca^{2+}

post-Filter 0,4–0,5 mmol/l), Erhöhung des Dialysatflusses, wenn erfolglos (selten) Behandlung beenden!

- **Prostacyclin (Epoprostenol)**
  - Hemmt die Plättchenaggregation, induziert Vasodilatation.
  - Alleinige Antikoagulation sowie Kombination mit Heparin möglich.
  - Wenig Komplikationen (Hypotension), da kurze Halbwertszeit.
  - Sehr gute Erfahrungen bei akutem Leberversagen.
  - Dosierungsempfehlung:
    - Beginn mit 4 ng/kg/min, wenn Halbwertszeit des Filters <48 h Steigerung um 2 ng/kg/min bis max. 8 ng/kg/min unter Monitoring von NW (Blutungszeichen, Hypotension, Bradykardie, Thrombopenie).
  - **Praktischer Tipp zum Aufziehen:**
    - Rekonstituierte Substanz von Eporostenol 10 µg/ml.
    - → 12 µg/kg (= 1,2 ml/kg) verdünnt auf 50 ml NaCl 0,9 % (max. 12 h haltbar).
    - → 0,5–2 ml/h entsprechen dann 2–8 ng/kg/min.
  - Rein klinisches Monitoring, ggf. PFA-Test.

- **Danaparoid, Lepirudin, Argatrobane**
  - Bei heparininduzierter Thrombopenie (HIT) möglich.
  - Keine Steuerung über ACT möglich, Monitoring über Anti-Xa bzw. aPTT.
  - Kaum päd. Erfahrungen.

- ■ **Monitoring**
  - Herzfrequenz, S_pO_2: kontinuierlich (Tachykardie bei Hypovolämie!).
  - Blutdruck: initial alle 3–5 min, dann alle 20 min (besser kontinuierliche art. Druckmessung).
  - Engmaschiges neurologisches Monitoring: Wachheitszustand, Pupillen, fokale neurologische Zeichen.
  - Gerätealarme: kontinuierlich.
  - Einfuhr/Ausfuhr stündlich, Gesamtbilanz alle 6 h.

- Antikoagulation: ACT bei Heparinantikoagulation (schlechtere Alternative: PTT) bzw. ion. Kalzium bei Zitratantikoagulation initial nach 30 min, i. V. stündlich, dann nach Stabilität der Werte (Antikoagulation).
- E'lytkontrollen (Kalium, Kalzium): anfangs alle h, dann alle 2–4 h.
- Blutbild (Hb, Thrombozyten) und Gerinnung: 2×/d.
- Weitere E'lyte (Phosphat, Magnesium), Eiweiß, Albumin, IgG, Harnstoff, Kreatinin 2×/d.
- Blutkulturen aus allen Katheterschenkeln bei Infektionsverdacht.

■ ■ **Flüssigkeitssubstitution, Ernährung und Medikamente**

❗ CAVE
Das Filtrat ist kein „Urin", sondern Primärharn! Es sind große Filtratmengen erforderlich, um eine ausreichende Clearance für die harnpflichtigen Substanzen zu erzielen. Ggf. Diät/Ernährung anpassen!

- Bei Unterbrechungen der Hämo(dia)filtration muss die zusätzliche Zufuhr von E'lyten (**CAVE:** Kalium, Phosphat), Ernährung, Flüssigkeit reduziert bzw. gestoppt werden!
- Hauptinfusion sowie parenterale bzw. enterale Ernährung in der Bilanz berücksichtigen!
- Ernährung anpassen: unter Filtration ggf. doppelte Normaldosis für Aminosäuren, Spurenelemente und wasserlösliche Vitamine.
- Bei längerer Anwendung extrakorporaler Verfahren Aminosäuren, Spurenelemente, Vitamine, Carnitin etc. kontrollieren, ggf. substituieren.
- Medikamentendosierungen anpassen! Unterschiedliche Dosierungen während Filtration bzw. in Filtrationspausen (Niereninsuffizienzdosis) bedenken! Ggf. Spiegelkontrollen durchführen, z. B. Vancomycin.
- Häufig Dosiserhöhung (ggf. Dosierung nach Wirkung) von Katecholaminen erforderlich.

- **Gesamtbilanz des Patienten**
    - **Bilanz: Zufuhr – Nettoentzug über Maschine (= UF-Rate × Laufzeit) – Ausfuhr.**
    - Zufuhr: Medikamente, DTI/ Perfusoren, TPN, Nahrung (**CAVE:** Kalzium/Zitratantikoagulation als relevante Flüssigkeitsmenge!).
    - Ausfuhr: Stuhl, Magensaft, Wundsekrete, Drainagen, Restdiurese, Perspiratio (10–15 ml/kg, 300 ml/m² KOF).

⊘ CAVE
Katecholamine werden ebenfalls gefiltert: evtl. Dosiserhöhung erforderlich!

- ■ **Komplikationen und Probleme**
- **Filter**
    - Filter-Clotting: Alarm des Transmembrandrucks und/oder des Druckabfalls über den Filter: manuelles Spülen mit NaCl 0,9 %, ggf. Filtrationsfraktion reduzieren, bzw. Filterwechsel.
    - Filterbruch: Filtrat rötlich gefärbt, Detektorenalarm: sofort stoppen!

- **Patienten**
    - E'lytentgleisung: initial häufige Kontrollen, ggf. zusätzliche Substitution. **CAVE:** Substitution beenden bei Unterbrechungen der Hämofiltration!
    - Hypotension: Kontinuierliche bzw. engmaschige Überwachung von Herzfrequenz und Blutdruck, insbesondere beim Start: Volumen, evtl. Katecholamine bereithalten.
    - Allergische Reaktionen/Anaphylaxie (Fremdmaterial bzw. bei Plasmapherese auf FFP bzw. HA 5 %): Notfallmedikation bereithalten (Adrenalin i. v.-Boli 0,001 mg/kg bis Stabilisierung).
    - Bei Patienten mit niedrigem Hb <7(–8) g/dl EK-Transfusion unabhängig vom Filter durchführen.
    - Katheterinfektion, Gefäßthrombosen, Luftembolie, Hypothermie (Gerät- bzw. Schlauchheizung), Leukopenie, Thrombopenie, Abfall der O_2-Sättigung (beginnendes ARDS? Embolie?), Blutungen.

Hämofiltration (CVVH)

■   **Prinzip**

Entfernung mittlerer und großer Moleküle durch Ultrafiltration und Konvektion in einem extrakorporalen Kreislauf. Filtrationsdruck über Pumpe filtert wasserlösliche Substanzen bis etwa 20.000 Dalton Molekulargewicht.

■   **Vorher immer**
- ▪ Ausreichendes Intravasalvolumen sichern, bei V. a. Hypovolämie Volumenbolus 10–20 ml/kg über 30 min. i. v. (**CAVE**: kontraindiziert bei Hypertension, ARDS, hohem O_2-Bedarf).
- ▪ Versuch mit Furosemid (bis 10 mg/kg/d als Dauerinfusion, zuvor Bolus 2 mg/kg), evtl. diuresewirksam, anderweitig keine Verbesserung der Nierenfunktion.

Ind. ▪ Standardverfahren unter den extrakorporalen Nierenersatzverfahren.
- ▪ Nierenversagen mit E'lytentgleisung: Hyperkaliämie, Hyperphosphatämie (>8 mg/dl), metabol. Azidose (isoliert oder in Kombination) nach Scheitern konservativer Therapie, Flüssigkeitsüberladung i.R. eines Nierenversagens oder isoliert (>15 % KG-Zunahme, ARDS, Lungenödem, nicht ausreichende Negativbilanz unter Furosemid).
- ▪ Selten: Intoxikationen.

■   **Relative KI**
- ▪ Erhaltene Diurese, z. B. Urinproduktion >0,5 ml/kg/h.
- ▪ Hyperkataboles Nierenversagen (führt Grunderkrankung zu Zellzerfall?), dafür manchmal nicht ausreichend effektiv.

Hämodialyse

■   **Prinzip**

Extrakorporales Verfahren zur Entfernung kleiner Moleküle mittels Diffusion über eine semipermeable Membran im Gegenstromprinzip.

Ind. ▪ Neonatale Stoffwechselkrisen (Hyperammonämie, Ahornsirupkrankheit).
- ▪ Manche Intoxikationen (Giftnotruf befragen).

Aufgrund der erhöhten hämodynamischen Belastung durch eine in der Regel intermittierend durchgeführte Hämodialyse wird bei kritisch kranken Kindern die kontinuierliche Hämodiafiltration bevorzugt.

Hämodiafiltration

- **Prinzip**

Kombination aus Hämofiltration und -dialyse, d. h. Kombination von Konvektion mit Diffusion plus Gegenstromprinzip.

- Verfahren mit hoher Effizienz bzgl. Harnstoff- und Ammoniakentfernung und E'lytkorrektur.
- Vorteil: Kombination aus hoher Clearance und geringerer Kreislaufbelastung als Hämodialyse.

Ind.
- Hyperkataboles Nierenversagen mit refraktärer Hyperkaliämie.
- Hyperammonämie (z. B. angeborene Stoffwechselerkrankung, akutes Leberversagen).

- **Behandlungsparameter**
  - **Blutfluss:** 2–3, dann 5(−10–15) ml/kg/min.
  - **Filtrationsrate** (je nach Gerät = **Substituatflussrate** = Umsatz/h): 20–40 ml/kg/h.
  - **Ultrafiltratrate** (UF-Rate; je nach Gerät = **Abnahmerate**): Flüssigkeitsentzug je nach Bilanzziel und hämodynamischer Stabilität.
  - **Dialysatfluss:** 300 ml (SG)−1.500(−5.000) ml/h, i. d. R. mind. 2- bis 3-facher Blutfluss (Dialyselsg muss physiologische Konzentration an E'lyten enthalten! **CAVE:** Glukosekonzentration je nach BZ auswählen, wird über Dialysat verloren).

❶ CAVE
E'lytkontrollen. Kalium kann extrem schnell abfallen!

Plasmapherese

- **Prinzip**

Extrakorporale Entfernung von großmolekularen Plasmabestandteilen (z. B. Antikörper, Immunkomplexe) bis ca. 3 Mio Dalton.

Anwendung in Einzelzyklen, in der Regel nicht als kontinuierliches Verfahren angewandt.

Ind. ■ Standardtherapie: TTP (Notfallindikation: neurologische Symptome), Guillain-Barré-Syndrom (bei fehlendem IgG-Erfolg), Myasthenia gravis (autoimmunvermittelt), Goodpasture-Syndrom.
   ■ Gute Erfahrungen, daher meist indizierbar: z. B. Anti-NMDA-Enzephalitis, refraktäre Autoimmun-Hämolyse, atypisches HUS mit Autoantikörpern z. B. gegen Faktor H, SLE.
   ■ Bei akutem Leberversagen mit höhergradiger Enzephalopathie.

■ **Technik**
   ■ Therapieform PEX bzw. TPE („therapeutic plasma exchange"): in der Praxis keine relevanten Unterschiede.
   ■ Filter: ► Abschn. 15.6.2.1 (Plasmafilter hat größere Poren).
   ■ Blutentnahmen vor und nach PEX: Blutbild, E'lyte, Eiweiß, Albumin, Gerinnung, Immunglobuline.
     CAVE: Alle erforderlichen serologischen Untersuchungen vorher abnehmen (EHEC-Ak, ANA etc.)
     Während PEX engmaschige E'lyt- und Hb Kontrollen (initial alle 30 min., dann 1×/h).
   ■ Plasmaersatzlsg: Individuell je nach Indikation und Laborwerten (v. a. Gerinnung, Albumin): Möglich sind NaCl 0,9 %, FFP, HA 5 % in unterschiedlichen Anteilen (z. B. NaCl 0,9 % und HA5 % im Verhältnis 2:1 bis 1:2, manche Zentren nur NaCl 0,9 %), bei schwerer Gerinnungsstörung: FFP.
   ■ Antikoagulation: meist Heparinisierung (Kontrollen und Zielwerte: ► Abschn. 15.6.2.1).
   ■ Frequenz je nach Indikation, z. B. alternierend alle 2 d.
   ■ Gesamtzahl der Behandlungen je nach Indikation und klinischem Verlauf, meist 5–15 Zyklen.

■ **Behandlungsparameter**
   ■ **Plasmaaustauschvolumen**:
     Berechnen: Blutvolumen 60–80 ml/kg, Plasmavolumen = Blutvolumen × (1 - Hkt/100)

→ **Austausch** von 150 % (max. 200 %) des Plasmavolumens pro Zyklus.

- **Blutfluss:** 2–3(–5) ml/kg/min
- Weitere Einstellungen je nach Gerät:
  - **Filtrationsrate:** 1/5, max. 1/3 des Blutflusses, d. h. 0,5–1,0 ml/kg/min (wird 1:1 durch die Maschine mit Ersatzlsg ersetzt) *oder*
  - **Verhältnis Substituat/Plasma:** 100 % (Plasma wird zu 100 % durch Substituat ersetzt).
  - **Verhältnis Plasma/Blut(fluss):** meist zwischen 10–20 %, je nach geplanter Dauer des Plasmapheresezyklus. **CAVE:** Keine Gewichtsabnahme, da 1:1-Austausch.
- **Empfohlene Dauer eines Zyklus:** (3–)4 h, **Zyklusdauer = Austauschplasmavolumen/Filtrationsrate**

> ❯ **Arzt am Bett!** Hämodynamische oder allergische Komplikationen möglich!

- **Komplikationen**
  - Wie Hämofiltration, aber häufiger Gerinnungsstörung (Verlust der Faktoren); **CAVE:** Blutungsgefahr.
  - Hämolyse bei zu hohem TMP bzw. zu hohem Filtratfluss, Thrombozytopenie, Hypogammaglobulinämie, Hypofibrinogenämie: Kontrolle vor und nach PEX, ggf. Substitution.
  - E'lytstörungen (häufig) Hypokaliämie, Hypokalzämie: stündliche Kontrollen und ggf. E'lytsubstitution während PEX.
  - Elimination von Medikamenten: Dosisanpassung bzw. Medikamentengaben möglichst nach Plasmapherese.
  - Allergische Reaktionen auf FFP bzw. HA5 %: Notfallmedikation bereithalten (Adrenalin).

> ❯ **Sofortiger Abbruch der Plasmapherese bei blutigem Filtrat** (Plasmawasser wird rot) **= Filterleck!**

Immunadsorption

- Extrakorporales Verfahren zur Entfernung von Autoantikörpern, Immunkomplexen.

- AK werden durch Bindung an Adsorber-/Adsorptionssäulen entfernt.
- Gute Erfahrungen bei Auto-AK-vermittelten Enzephalitiden.
- Weniger Gerinnungs- und E'lytprobleme im Vergleich zu Plasmapherese.
- **CAVE:** hohes extrakorporales Volumen.

15.7   Pulmonale ECMO

Ind.
- Kardiale ECMO → veno-art. Kanülierung (Ausnahmen s. u.) allgemein:
  - Bei Pat. mit dtl. eingeschränkter kardialer Pumpfuntion, nach Herz-OP (Maschinenabgang nicht möglich), häufigste Indikation.
  - Präoperative Stabilisierung, Kardiomyopathie (Myokarditis, toxisch etc.), Arrhythmien (seltene Indikation), pulmonale Hypertonie.
  - ECPR, Sepsis mit massiver kardialer Insuffizienz (prognostisch nicht sehr günstig).
- Pulmonale ECMO → veno-venöse Kanülierung bevorzugt (s. u.):
  - Akutes Lungenversagen (lebensbedrohlich, vermutlich reversibel, konservativ therapieresistent).
  - Oxygenierungsindex (MAP × F_iO_2 × $100/p_aO_2$) >45 für >6 h (bzw. >35 für >12 h) unter optimierter Beatmung.
  - Überschreitung empfohlener maximaler Beatmungsparameter (PIP >35 cmH$_2$O und V_t >6–8 ml/kg für 8 h oder HFO-Amplitude >55 für 8 h).
  - Hyperkapnie mit pH <7,10 für >4 h (nicht wenn durch permissive Hyperkapnie bedingt).
  - Akute Verschlechterung unter optimaler Therapie: p_aO_2 <30 sofortige Indikation bzw. p_aO_2 <40 für 2 h.
  - Beatmungsdauer <7 d.
  - In der Neonatologie (nicht FG): Mekoniumaspiration, Zwerchfellhernien, PPHN, Sepsis(?) (Outcome bei neonataler ECMO am besten s. u.).

- **Vorher immer**
  - Optimierung der Beatmung (▶ Abschn. 2.10) einschließlich permissiver Hyperkapnie, Bauchlage und unkonventioneller Maßnahmen (NO, ggf. Surfactant), ev. Umintubation auf größeren bzw. gecufften Tubus, Tubuslage bedenken; Entwässerung (ggf. mit Hämofiltration); Diagnose hinterfragen; Infektion (häufig) therapieren; Ergüsse, Pneumothorax behandeln; Sekret mobilisieren. Manchmal Bronchoskopie sinnvoll. Patienten ggf. relaxieren, Sedierung optimieren.
  - Bei Kreislaufversagen: Optimierung der Katecholamintherapie, Volumenstatus, Therapie von Herzrhythmusstörungen, Echodiagnostik.

> ⊘ **CAVE**
> ECMO ist beim moribunden Patienten nicht Outcome verbessernd, also nicht zu lange mit Entscheidung zu ECMO oder Verlegung in ein ECMO-Zentrum warten. Rechtzeitige Verlegung in ECMO-Zentrum: Mortalität signifikant gesenkt, in 20 % der Fälle durch Therapieoptimierung ECMO sogar vermieden.

- **KI**
  - **Sichere** KI: Schwere irreversible ZNS-Schädigung, terminale Grunderkrankung, <2.000 g, <36 SSW.
  - **Relative** KI: Vorbestehende chronische schwere Lungenerkrankung ("acute on chronic") außer als "bridge to transplant", aggressive Beatmung >7–10 Tage, onkologische Erkrankungen, v. a. HSCT; schwere chromosomale Erkrankung bzw. Syndrom (nicht Trisomie 21), chronische myokardiale Dysfunktion (aber bei akuter Dekompensation als "bridge to decision" bzw. "bridge to transplant" zu diskutieren), unkontrollierbare Blutungsneigung, schwerer Immundefekt.

- ■■ **Bemerkungen**
  - ECMO bei therapierefraktärer Sepsis als Rescue-Option empfohlen (Guidelines der Surviving Sepsis Campaign, Weiss et al. 2020). VV- besser als VA-ECMO.

- Reanimation (ECPR): Nur bei reversibler Ursache des Herzkreislaufstillstands (beobachteter Arrest bei biventrikulärer Zirkulation).
- Kardiale Patienten (allerdings nicht univentrikuläres Herz) Outcome besser (z. B. Reanimation im Katheterlabor oder auf der kardialen Intensivstation).
- Onkologische Patienten: Überleben bei soliden Tumoren + ECMO ca. 35 %, KMT 0–5 %.

> **Frühzeitige Kontaktaufnahme mit ECMO-Zentrum essenziell!**

15.8   Notfallkofferinhalt

15.8.1 Basisausrüstung für Notfallkoffer/-tasche auf Normalstation

◘ Tab. 15.13 (nach Heinzel et al. 2012)

◘ Tab. 15.13 Basisausrüstung für Notfallkoffer/-tasche auf Normalstation			
	Größe/Menge	Dosis	Bemerkung
A – Airway			
Manuelles Absauggerät (Hand- oder fußbetrieben)	1×		
Absaugkatheter	Je 2× Ch 6 – Ch 16		
Verneblermasken für O_2-Anschluss	1× Kind, 1× Erw.		Direkt an Flowmeter ohne Befeuchter betreiben
Guedel-Tuben	Je 1× Gr. 0, 1, 2, 3, 4, 5		

◻ Tab. 15.13 (*Fortsetzung*)

	Größe/Menge	Dosis	Bemerkung
Wendl-Tuben	Je 1×		Gut toleriert auch bei Spontanatmung
B – Breathing			
Stethoskop	1×		
O₂-Flasche m. Druckminderer u. Reservoir	1×5 l Füllvolumen		
Pulsoxymeter u. Sättigungssensoren			Möglichst 3 unterschiedliche Sensorgrößen
100 %-O₂-Maske mit Reservoir	1× Kind, 1× Erw.		
Einmalbeatmungsbeutel Kinder, 400–600 ml	1×		FG- und NG-Beutel (150–250 ml) entbehrlich
Einmalbeatmungsbeutel Erwachsene 1500 ml	1×		
Einmalbeatmungsmasken	Je 2× in jeder Größe (min. 4 Größen)		Vorteile: durchsichtig, weicher Rand, gut abdichtber
C – Circulation			
i. v.-Zugang	Je 2× 26G (lila) – 18G (grün)		
Stauschlauch			
Pflaster			

■ **Tab. 15.13** (*Fortsetzung*)

	Größe/Menge	Dosis	Bemerkung
Spritzen	Je 5× 20 ml, 10 ml, 5 ml, 2 ml, 1 ml		
50-ml-Perfusor-spritze	5×		Für Volumengabe bei kleinen Kindern
Aufziehkanülen 20G (gelb)	10×		
i. m.-Kanüle 26 G (1/2; lila)	3×		Für Adrenalingabe bei Anaphylaxie
Infusionssystem	4×		
„Kombistopfen"	10×		
Minispike	3×		Zum schnellen Aufziehen von Volumen
Nasaler Medikamenten-versprüher	3×		Schnellerer Wirk-eintritt, auch zur Analgesie!
Sonstiges			
Wasserfester Stift, Kugel-schreiber			
Desinfektions-spray			
Dosierungs-tabellen, Not-falllineal et.			
Pupillenlampe			

◘ Tab. 15.13 (Fortsetzung)

	Größe/Menge	Dosis	Bemerkung
Medikamente			
Salbutamol	4×1 Fertig-inhalat (1,25 mg in 2,5 ml) oder Inh.-Lsg	10–20 Tr. der Inhalati-onslsg./2 ml NaCl 0,9 %	Bei Bedarf Dauer-inhalation bis zur Befundbes-serung unter Monitorkontrolle, eher großzügige Dosierung!
Ipratropi-umbromid	2×1 Fertiginhalat (250 µg/2 ml) oder Inh-Lsg	Alters-unabhängig 5–10 Hübe	In Kombination mit Salbutamol
Adrenalin „pur" für Inhalation/ Anaphylaxie	5×1 Amp. 1 mg/ ml	0,5 ml/kg, max. 5 ml pur 0,1 ml pro 10 kg pur i. m. bei Anaphyla-xie (max. 0,5 ml i. m.)	Schnelle Wirkung nur bei unverdünnter Applikation Herz-frequenzkontr.
Adrenalin i. m.-Fertigspritze	1×500 µg, 1×300 µg, 1×150 µg	bis 6. Lj: 150 µg i. m. 6–12 J: 300 µg i. m. >12 J: 500 µg i. m.	Gebrauchsanwei-sung beachten, nach Injektion 10 s warten
Midazolam	3×1 Amp. 15 mg/1 ml der i. v.-Lsg oder Buc-colam-Fertiglsg. (2,5/5/7,5/10 mg)	0,1–0,2 mg/ kg i. v., 0,3 mg/kg intranasal, 0,5 mg/kg buccal	Konzentr. Am-pullen für bessere intranasale Gabe der i. v.-Lsg. über MAD, alternativ buccale Appl. von 5 mg/ml-i. v.-Lsg. oder gewichts-adaptierte Buccolam-Dosis
Prednison/Pred-nisolon 250 mg	1×1 Amp. inkl. Lösungsmittel	2 mg/kg i. v.	

◼ Tab. 15.13 (Fortsetzung)

	Größe/Menge	Dosis	Bemerkung
Rektales Kortikoid 100 mg	1 Supp.	100 mg altersunabhängig	
Dexamthason p. o.		0,15 mg/kg p. o.	
Aqua ad. Inj. 10 ml	4×1 Amp.		
NaCl 0,9 % 10 ml	8×1 Amp		
Glukose 20 % (G20 %) 10 ml	4×1 Amp.	2–3 ml/kg	

15.8.2 Erweiterte Ausrüstung (Intensivstation, Notaufnahme, Akutbereich, OP)

◼ Tab. 15.14

◼ Tab. 15.14 Erweiterte Ausrüstung (Intensivstation, Notaufnahme, Akutbereich, OP)

	Größe/Menge	Bemerkung	Dosis
A – Airway und B – Breathing			
Larynxmasken	Je 1× Größe 1–5 (<5 kg)	Vorzugsweise mit Absaugkanal	
Laryngoskop mit Ersatzbatterien			
Spatel	Je 1× Größe 0–5	Gr. 0 und 1: zusätzlich Miller-Spatel, ab Gr. 2 nur McIntosh	

◻ **Tab. 15.14** (*Fortsetzung*)

	Größe/Menge	Bemerkung	Dosis
Magillzange	Je 1× klein, mittel, groß		
Xylocain-/Intubationsgel	1×1 Tube		
Intubationshilfe/Führungsstab	Je 1× Ch 8, Ch 2, Ch 14	Intubationshilfen mit Vorteilen bei der schwierigen Intubation, da Larynxöffnung mit weicher Spitze sondiert werden kann	
Endotrachealtuben	je 2× ID 2,5–7,0 (je 1× mit Cuff, Größe 3,0 und 3,5 ohne Cuff)	Für kleine ID Tuben mit kleinem, distal sitzendem Cuff verwenden	
Einmal-CO_2-Detektoren	1× Kinder, 1× Erwachsen	Alternativ Vitaldatenmonitor mit Kapnographiemöglichkeit	
C – Circulation			
EZ-IO-Bohrer	Mit 2× Kanülen ≤40 kg, 2× Kanülen >40 kg		
Großlumige Verbindungsleitung mit 3-Wege-Hahn	2×	Wichtig für ausreichende Flußssate über dicke Kanülen	
Druckbeutel		Für Volumengabe bei Schulkindern/Jugendlichen	
Perfusorleitung	3×		

◘ Tab. 15.14 *(Fortsetzung)*

	Größe/Menge	Bemerkung	Dosis
Sonstiges			
Tragbarer Defibrillator/ Monitor	Inkl. Klebe-Pads in 2 Größen		
Medikamente			
Atemwege/Atmung			
Magnesium 10 %	3×10 ml	Indikation: bronchiale Obstruktion, therapieresistente ventr. Arryhtmien	0,1 ml/kg Mg-Sulfat 10 %
Kreislauf			
Adrenalin-Fertigspritze 1:10.000	2×1 Fertigspritze		10 µg/kg max. alle 3–5 min i. v.
Atropinsulfat	2×1 Amp. 0,5 mg/ml	Mind. 0,2 mg i. v.	0,02 mg/kg
Adenosin	2×1 Amp. 6 mg/2 ml	Schnell einspülen, vorher Sedierung mit z. B. Midazolam	0,1–0,2–0,3 mg/kg i. v.
Amiodaron	2×1 Amp. 150 mg/3 ml	NIE als Bolus falls noch Kreislauf vorhanden, nur bei der CPR i. v. spritzen	5 mg/kg als Kurzinf. i. v.
Kalziumglukonat 10 %	1×1 Amp. 10 ml entspr. 2,53 mmol	NICHT bei Reanimation, nur bei Hyperkaliämie oder Intox.	0,05–0,2 mmol/kg langsam i. v.
Analgesie/Sedierung/Narkose			
Propofol 1 %	1×20 ml	Nur beim kreislaufstabilen Patienten	3 mg/kg i. v.

□ Tab. 15.14 (Fortsetzung)

	Größe/Menge	Bemerkung	Dosis
Esketamin	2×1 Amp. 50 mg/2 ml oder 4×1 Amp. 25 mg/5 ml (Ketamin: 100 mg/2 ml od. 50 mg/5 ml)	Konzentrierte Form für nasale Applikation brauchbarer, Ketamin-S jeweils die Hälfte applizieren	Ketamin i. v.: 0,5–1–3 mg/kg n. Wirkung, Ketamin nasal: 3–5 mg/kg n. Wirkung
Evtl. **ein** Opioid, z. B. Fentanyl oder Morphin oder Dipidolor		Je nach Hausstandard, Beschränkung auf ein Medikament! Falls Ketamin vorhanden evtl. verzichtbar, Fentanyl gut nasal applizierbar!	
Flumazenil	1×1 Amp. 0,5 mg/ml		5 µg/kg.i. v.
Naloxon	2×1 Amp. 0,4 mg/ml		10 µg/ kg.i. v.
Rocuronium als schnell wirksames Muskelrelaxans	2×1 Amp. 50 mg/5 ml	Muss gekühlt gelagert werden, evtl. in allen peripheren Bereichen im Kühlschrank, KEINE Notfallintubation ohne Relaxierung!	1 mg/kg i. v. (hohe Dosis = schnellere Wirkung)
Epileptischer Anfall			
Phenobarbital	2×1 Amp. 200 mg/1 ml	Beutel und Maske griffbereit, v. a. bei SG	15–20 mg/ kg über 8–10 min i. v.
Levetiracetam	2×1 Amp. 500 mg/5 ml	Bei Kindern >1 J evtl. Vorteile gegenüber Phenytoin/ Phenobarbital	40(–60) mg/kg über 5 min i. v.

Literatur

Choi YH, Cheon JE, Shin SH et al (2015) Optimal insertion lengths of right and left internal jugular central venous catheters in children. Pediatr Radiol 45:1206–1211. https://doi.org/10.1007/s00247-015-3289-9

Demirakca S (2017) Akutes respiratorisches Versagen: Nicht-invasive Beatmung im Kindesalter. Intensivmed Up2date 13:443–459

Heinzel O, Daub J, Heimberg E, Gloning H, Hoffmann F (2012) Ausrüstung für Kindernotfälle – praktische Empfehlungen für Klinik und Praxis. Monatsschr Kinderheilkd 160:1137–1146

Lynch RE, Lungo JB, Loftis LL et al (2002) A procedure for placing pediatric femoral venous catheter tips near the right atrium. Pediatr Emerg Care 18:130–132

Weiss SL, Peters MJ, Alhazzani W, et al. (2020) Surviving Sepsis Campaign International Guidelines for the Management of Septic Shock and Sepsis-Associated Organ Dysfunction in Children. Pediatr Crit Care Med. 21(2):e52–e106. https://doi:10.1097/PCC.0000000000002198. PMID: 32032273.

Medikamente

T. Nicolai, F. Hoffmann, C. Schön, K. Reiter

Der Beitrag wurde verfasst unter Mitarbeit von E. Jaszkowski, F. Shann, A. Pecar

16.1   Medikamentenliste mit Dosierungen

■■ Anmerkungen
- Alle Angaben entsprechen Erfahrungen aus der pädiatrischen Intensivmedizin. Sie sind ohne Anspruch auf Vollständigkeit und unverbindlich und besagen nichts über eine Zulassung der Arzneistoffe für bestimmte Anwendungen und Altersklassen (manchmal nur erlaubt, wenn keine Alternative, Einwilligung der Eltern); manche Dosen unterscheiden sich von den Herstellerempfehlungen.
- Nebenwirkungen und Indikationsspektren etc. wurden mit Absicht nicht in diese Tabelle aufgenommen.
- Angaben über die Dosen von Zytostatika geben nur den üblichen Bereich bei verschiedenen Therapieschemata an und können diese nicht ersetzen, jedoch zur groben Dosisüberprüfung herangezogen werden. Die Dosen entsprechen z. T. den Angaben in der neuesten Auflage (12/2017) des Hefts „Drug Doses" von Frank Shann (dem wir für die freundliche Erlaubnis zur Verwendung der Angaben und Hilfe bei der Abfassung dieses Kapitels danken), das die Erfahrungen der Intensivstation des Royal Childrens Hospital in Melbourne wiedergibt, erhältlich über: Resource Centre for Child Health and Safety, Royal Children's Hospital, Flemington Road Parkville VIC 3052 Australia

© Springer-Verlag Berlin Heidelberg 2021
T. Nicolai, F. Hoffmann, C. Schön, K. Reiter, *Pädiatrische Notfall- und Intensivmedizin*,
https://doi.org/10.1007/978-3-662-61597-3_16

(Fax 0061 3 9345 6120; Bestellungen per E-Mail: chic.
bookshop@rch.org.au). Die Namen, Dosen und in
Deutschland erhältlichen Konzentrationen und Zuberei-
tungsformen etc. wurden in Zusammenarbeit mit Frau E.
Jaszkowski von der Apotheke des Klinikums Großhadern
und nach den eigenen Erfahrungen angepasst bzw. verändert und erweitert; zusätzlich findet man Empfehlungen
zur Therapie bei Dialyse und Hämofiltration (Sieving-Ko-
effizienten, SiC, werden im Medikamententeil angegeben)
sowie Informationen zur Arzneimittelgabe über Sonde
und eine Tabelle wechselseitiger Unverträglichkeiten (In-
kompatibilitäten) von Medikamenten in der Infusion
(nach der Medikamentenliste).

- Hinweise auf KI beim Long-QT-Syndrom („Long-QT!")
  finden sich bei den einzelnen Substanzen.
- Vorgehen nach Stichverletzungen mit HIV-positivem Material: am Ende des Kapitels (unter Mitarbeit von U. v.
  Both).

■■ **Konzentrationen**
- 1/10 = 10 % = 100 mg/ml
- 1/100 = 1 % = 10 mg/ml
- 1/1.000 = 1 mg/ml
- 1/10.000 = 0,1 mg/ml

Körperoberfläche (KOF in m^2) = (Länge [m] × Masse [kg]/3.600)

■■ **Abkürzungen**
- **d**: Tag
- **Dauerinf.**: Dauerinfusion
- **ED**: Einzeldosis
- **FG**: Frühgeborene
- **h**: Stunde
- **Imp.**: Nur als Import in Deutschland
- **Inf.**: Infusion
- **J**: Jahr, Jahre
- **KI**: Kontraindikation
- **KK**: Kleinkinder
- **Kurzinf.**: Kurzinfusion

- **LJ**: Lebensjahr
- **Long-QT**: Verlängert QT, kann „Torsade de Pointes" verursachen
- **LW**: Lebenswoche
- **Max. Sp.**: Maximalspiegel
- **Mo**: Monat, Monate
- **ND**: Normaldosis
- **NG**: Neugeborene
- **NW**: Nebenwirkung
- **Parent. Ern.**: Parenterale Ernährung
- **PCA**: Postkonzeptionelles Alter
- **SG**: Säuglinge
- **Tal-Sp.**: Talspiegel
- **tägl.**: Täglich
- **wdh./Wdh.**: Wiederholen/Wiederholung
- **Wo**: Woche(n)

- - **Dosisanpassungen**
  - NI = Niereninsuffizienz:
    - Dosis in % der Normaldosis (=% ND). Clearance: normal: >90 ml/min/1,73 m². Wenn im Text nur als Zahl oder ml/min angegeben → auf 1,73 m² standardisierte Clearance (Berechnung nach Schwartz) gemeint. Anpassungsdaten stammen i. d. R. aus Erfahrungen mit Erwachsenen.
  - CRRT = kontinuierliche Nierenersatztherapie („continuous renal replacement therapies").
  - IHD = intermittierende Hämodialyse.
  - PD = Dosis bei Peritonealdialyse.
  - LD = „loading dose" (mg/l).
  - LI = Leberinsuffizienz.

Die Dosierungen zur Anpassung bei Niereninsuffizienz und Nierenersatzverfahren entsprechen den Angaben in der Literatur, insbesondere Aronoff (2007), Taketomo (2016), Daschner (2005).

- - **Filter**

Aus infektionspräventiver Sicht: **keine Empfehlung** zum routinemäßigen Einsatz von **Bakterienfiltern (0,2 μm)**. Der Einsatz von

Bakterienfiltern und/oder **Partikelfiltern (1,2 μm)** kann die Phle-
bitisrate bei periphervenösen Verweilkanülen signifikant senken.
Sollten Filter zum Einsatz kommen, gilt: Filter so patientennah wie
möglich platzieren.

Eine Infusion über Bakterienfilter ist bei folgenden Lsg nicht
möglich: Lipidinfusionen, Amphotericin B, Blutprodukten, Gerinnungsfaktoren, Immunglobulinen, Albuminlsg unverdünnt.

Partikelfilter lassen Lipidinfusionen und Amphotericin B pas-
sieren.

16.1.1 Liste

- **Abacavir**
  8 mg/kg/ED (max. 300 mg) alle 12 h p. o.
- **Abatacept** (Orencia)
  Juvenile idiopathische Arthritis: 10 mg/kg (6–17 J und
  <75 kg); 750 mg (75–100 kg); 1 g (>100 kg) i. v. über
  30 min an Tag 1, nach 2 und 4 Wo, anschließend alle 4 Wo.
- **Acetazolamid**
  Diurese: meist 5 mg/kg alle 24 h, evtl. 2–7,5 mg/kg/ED
  (Erw. 100–350 mg) alle 8 h p. o., i. m., i. v. *Hydrozephalus*:
  8 mg/kg/ED alle 8 h, je nach Bedarf steigern bis max.
  100 mg/kg/d (1 Mo–12 J) + Furosemid 0,25 mg/kg alle 6 h
  (Blutgase monitoren, Bikarbonat bei Bedarf). *Hyperphosphatämie*: 15 mg/kg alle 3–4 h. GRF 10–50 ml/
  min/1,73 m^2: alle 12 h, GFR <10 ml/min/1,73 m^2: meiden.
  LI: kontraindiziert bei Leberzirrhose und schweren Leberfunktionsstörungen. **CAVE:** Diamox pH 9!
- **Acetylcystein**
  Paracetamolvergiftung (unabhängig von Verzögerung): initial 150 mg/kg in Glukose 5 % über 1 h, dann 50 mg/kg
  über 4 h, dann 100 mg/kg für 16 h; Gesamtdosis: 300 mg/kg
  Orales Schema (72 h): 140 mg/kg Loading Dose, dann
  70 mg/kg alle 4 h (17 Dosen); Gesamtdosis 1.330 mg/kg;
  länger, wenn Enzephalopathie weiterbesteht. Kalium kontrollieren! Indikation wenn Paracetamolspiegel
  >1.000 μmol/l (150 μg/ml) nach 4 h, >500 μmol/l nach 8 h,
  >250 μmol/l nach 12 h.

Inhalation: SG: 3- bis 4-mal/d 1–2 ml einer 20%igen Lsg oder 2–4 ml einer 10%igen Lsg. Kinder: 3- bis 4-mal/d 3–5 ml einer 20%igen Lsg oder 6–10 ml einer 10%igen Lsg.

Distales intestinales Obstruktionssyndrom (früher: Mekonium-Ileus-Äquivalent): p. o.: <10 J: 3×/d (insges. 3 ED) 30 ml einer 10%igen Lsg mit 30 ml Saft verdünnt; >10 J: 3×/d (insges. 3 ED) 60 ml einer 10%igen Lsg mit 60 ml Saft verdünnt.

Rektal unterschiedliche Dosierungsangaben: 100–300 ml einer 4–6%igen Lsg 2- bis 4-mal/d oder 50 ml einer 20%igen Lsg 1- bis 4-mal/d oder 5–30 ml einer 10–20%igen Lsg 3- bis 4-mal/d.

CF: 4–8 mg/kg/ED alle 8 h p. o. GFR <10 ml/min/1,73 m^2; pH 2,2.

- **Acetylsalicylsäure**
  10–15 mg/kg/ED (Erw. 300–600 mg) alle 4–6 h p. o.; *antithrombotisch*: 2–5(–10) mg/kg/d; *Kawasaki-Syndrom*: 25 mg/kg/ED alle 6 h für 14 d (Spiegel messen), dann 4 mg/kg/d, mind. 7 Wo. *Arthritis*: 25 mg/kg/ED (max. 2 g) alle 6 h für 3 d, dann 15–20 mg/kg/ED alle 6 h; Salicylatspiegel (Arthritis) 0,7–2,0 mmol/l (×13,81 = mg/100 ml), 150–300 µg/ml; Bei *Intoxikation*: Bikarbonat, Kohle. NI (GFR <10 ml/min/1,73 m2): meiden, IHD: nach der Dialyse geben, PD: meiden, CRRT: 100 % ND (ggf. Spiegelmessung).

- **Aciclovir**
  Herpesenzephalitis: ab 3 Mo: 10–15 mg/kg, Erw.: 10 mg/kg alle 8 h i. v. über 1 h für mind. 14–21 d + Liquor HSV-negativ! NG: 20 mg/kg/ED alle 8 h i. v. über 1 h für mind. 21 d + Liquor HSV-negativ! *Varizellen*: 20 mg/kg/ED alle 6 h p. o. oder 10 mg/kg/ED alle 8 h i. v. *dermaler Herpes*: 20 mg/kg/ED alle 6 h p. o. oder 5(–10) mg/kg/ED alle 8 h i. v. über 1 h; *Zoster* (NICHT pro kg): 400 mg (<2 J) oder 800 mg (>2 J) 5×/d für 7 d p. o. *CMV-Prophylaxe*: 600 mg/m^2/ED alle 6 h p. o., i. v. 500 mg/m^2 alle 8 h; *Fieberbläschen*: Creme 5×/d. GFR 30–50 ml/min/1,73 m^2: 10 mg/kg/ED alle 12 h, GFR 10–29 ml/min/1,73 m^2: 10 mg/kg/ED alle 24 h, GFR <10 ml/min/1,73 m^2: 5 mg/kg/ED alle 24 h,

IHD: 5 mg/kg/ED alle 24 h (nach der Dialyse), PD: 5 mg/kg/ED alle 24 h; CRRT: 10 mg/kg/ED alle 12 h. Hämodialysierbar; Intoxikation: Wässern, Kohle. i. v.: separat von sonstigen Infusionen! Zentral 25 mg/ml; peripher max. 7–10 mg/ml; pH 11,0.

- **ACTH**
  - ▶ Corticotropin.
- **Actilyse**
  - ▶ Alteplase.
- **Actinomycin D**
  - ▶ Dactinomycin.
- **Adalimumab**

  Polyartikuläre juvenile idiopathische Arthritis (2–12 J)
  24 mg/m^2 KO (max. ED 20 mg für Patienten im Alter von 2 bis <4 J, max. ED 40 mg im Alter von 4–12 J), jede zweite Wo s. c.
  Polyartikuläre juvenile idiopathische Arthritis (13–17 J)
  40 mg jede 2. Wo
  Morbus Crohn bei Kindern und Jugendlichen <40 kg:
  40 mg in Wo 0, gefolgt von 20 mg in Wo 2, danach 20 mg s. c. jede 2. Wo; ≥40 kg: 80 mg in Wo 0, gefolgt von 40 mg in Wo 2, danach 40 mg s. c. jede 2. Wo.
- **Adenosin**

  0,1 mg/kg (Erw. 3 mg) 1× schneller i. v.-Bolus, alle 2 min um 0,05 mg/kg (Erw. 3 mg) erhöhen bis max. 0,5 mg/kg (Erw. 18 mg)
  Bei Testung der Reaktivität bei pulmonalenr Hypertonie evtl. allmählich erhöhen bis 350 µg/kg/ED, möglichst ZVK, dann bei pulm. Hypertonie: 50(–200) µg/kg/min i. v. Nicht nach Herztransplantation, pH 6,1–6,6.
- **Adrenalin**
  - ▶ Epinephrin.
- **Aethanol**
  - ▶ Alkohol.
- **Agalsidase beta**

  0,2–1 mg/kg alle 2 Wo. i. v. über 40 min. 1 mg/kg alle 2 Wo. i. v., initial max. 0,25 mg/min.

- **Aktivkohle**
  Bei Vergiftung einmalig 1 g/kg p. o., danach ggf. wenn
  Darmgeräusche vorhanden: 0,25 g/kg/ED stündlich über
  Magensonde. Als Laxativ Sorbitol 1g/kg p. o.

- **Albendazol**
  20 mg/kg/ED (max. 400 mg), 1× bzw. alle 12 h für 3 d, dann
  wiederholt nach 3 Wo (Strongyloides, kutane Larva mi-
  grans, Taenia, H. nana, O. viverrini, C. sinesis); 7,5 mg/kg/
  ED alle 12 h für 7–30 d (Neurozystizerkose); 7,5 mg/kg/ED
  alle 12 h für drei 28-Tage-Zyklen mit je 14 d Abstand (Hy-
  datiden).

- **Albumin**
  i. v. 5 %: 10–20 ml/kg, 20 %: 2–5 ml/kg (nur bei Flüssig-
  keitseinschränkung). Korrekturdosis (ml/kg) = 5×(ange-
  strebter Anstieg g/l)/(% Albumin).

- **Aldactone**
  ▶ Kaliumcanrenoat; Spironolacton.

- **Alemtuzumab**
  Aplastische Anämie: 1 mg als Testdosis, dann 0,2 mg/kg/
  ED (max. 10 mg) i. v. 1×/d für 10 d; *HLH:* optimale Dosierung unbekannt; mittlere kumulative Dosis: 1 mg/kg
  (0,1–8,9 mg/kg, initial max. 3 mg) i.v, s. c., aufgeteilt über
  4 d (2–10 d).

- **Alendronat**
  0,5 mg/kg (max. 40 mg/d); *Osteoporose* (NICHT pro kg)
  (Erw.) präventiv: 5 mg/d (oder 35 mg retard 1×/Wo) p. o.
  therapeutisch: 10 mg/d (oder 70 mg retard 1×/Wo) p. o.
  Paget 40 mg/d.

- **Alfacalcidol**
  0,05 µg/kg/d (max. 1 µg) p. o. oder i. v.

- **Alfentanil**
  10 µg/kg i. v. oder i. m. als ED, dann 5 µg/kg nach Bedarf;
  OP (beatmet): 30–50 µg/kg i. v. über 5 min, dann 15 µg/kg
  nach Bedarf oder 0,5–1 µg/kg/min; *Intensivstation:* 50–
  100 µg/kg i. v. über 10 min, dann 0,5–4 µg/kg/min.

- **Alkohol**
  600 mg/kg p. o., i. v., dann 66 mg/kg/h i. v. Blutspiegel
  >100 mg/dl (1‰). Obstruierter ZVK: 2–3 ml (max.

0,55 ml/kg) der 70 %-Lsg. in Katheter geben, nach 30–
60 min abziehen.

- **Allopurinol**
  Gicht: 2–12 mg/kg/ED (max. 600 mg) tägl. p. o.
  Tumortherapie (*Prophylaxe des Tumorlysesyndroms*): 2,5–
  5 mg/kg/ED (max. 200 mg) alle 6 h p. o., evtl. i. v. GFR 10–
  50 ml/min/1,73 m^2: 50 %, GFR <10 ml/min/1,73 m^2: 30 %,
  IHD: 30 %, PD: 30 %, CRRT: 50 %.

- **Alpha-Antitrypsin**
  Alphaproteinaseinhibitor.

- **Alphaproteinaseinhibitor**
  60 mg/kg 1×/Wo i. v. über 30 min.

- **Alpha$_1$-Tocopherol-Acetat**
  (1 mg = 1 E Vitamin E).
  Abetalipoproteinämie: 100 mg/kg (max. 4 g) tägl. p. o.
  (NG), 50–100 mg/kg täglich p. o. (1 Mo–18 J); *Mukoviszi-
  dose*: 50 mg tägl. p. o. (1 Mo–1 J); 100 mg tägl. p. o. (1–
  12 J.); 100–200 mg tägl. p. o. (12–18 J); *Vitamin-E-Defizit*:
  10 mg/kg/d p. o. (NG), 2–10 mg/kg/d bis zu 20 mg/kg/d
  (1 Mo–18 J); *Bedarf*: FG: 2,8–3,5 mg/kg/d i.v, NG: 2,8–
  3,5(–11) mg/kg/d i. v. oder p. o.

- **Alprostadil**
  (Prostaglandin E$_1$, PGE$_1$, Minprog): 0,01–0,1 µg/kg/min
  (10–100 ng/kg/min), S$_a$O$_2$ monitoren. *PDA offenhalten*
  mit 0,01 µg/kg/min (10–60 ng/kg/min), <16 kg: 30 µg/kg
  in 50 ml physiologischer NaCl, davon 1 ml/h; >16 kg:
  500 µg in (830/Gewicht in kg) ml physiologischem NaCl,
  davon 1 ml/h (z. B. 20-kg-Kind: 500 µg in 41,5 ml physiologischer NaCl mit 1 ml/h); *Pulmonale Vasodilatation* mit
  0,1 µg/kg/min (100 ng/kg/min): 500 µg in 83 ml/kg physiologischer NaCl, davon 1 ml/h (5,0 µg/kg/min Nitroglycerin = 2,0 µg/kg/min Nitroprussid = 0,1 µg/kg/min
  PGE$_1$). pH 4,5.

- **Alteplase**
  (Rekombinanter Tissue Plasminogen Activator = rTPA =
  Actilyse); *Reanimation bei Lungenembolie*: 0,6 mg/kg als Bolus;i *Rechtsherzbelastung und instabilem Patienten*: 0,9 mg/
  kg, 10 % als Bolus (max. 10 mg) den Rest über 2 h (max.
  90 mg). *Schlaganfall*: 0,9 mg/kg i. v., 10 % als Bolus den Rest

über 1 h. *Nierenvenenthrombose*: 0,2–0,5(–1) mg/kg/h, lokale Lyse: 0,5–2 mg/h, max. 50 mg i. v. Dazu Heparin 10 E/kg/h, Ziel: PTT nicht >50 s. **CAVE**: Fibrinogen fällt messtechnisch ab, Substitution nur bei Blutung! Einwilligung erforderlich, aufgelöstes Produkt kann in einzelnen Portionen ohne Aktivitätsverlust eingefroren werden. 0,2–0,5 mg/kg/h i. v. für 6–12 h (länger, wenn kein Erfolg). Bei Blutung sofort Stopp der Infusion! *Katheterblockade*: Actilyse Cathflo 2 mg/2 ml, Beachte Füllvolumen des Katheters, für 2 h belassen, abziehen, mit NaCl 0,9 % spülen, evtl. nach 24 h wdh. pH 7,3.

- **Amantadin**
  4,4–8,8 mg/kg/d (max. 150 mg/d) in 1–2 ED p. o.; *Influenza-A-Prophylaxe*: 50–100 mg tägl. (1–4 J), 100 mg tägl. (5–9 J), 100 mg alle 12 h (>9 J). CrCl 30–50 ml/min: Tag 1 ND, dann 50 %, CrCl 15–30 ml/min: Tag 1 ND, dann 50 % alle 48 h, CrCl <15 ml/min: 100 % alle 7 d. Long-QT!

- **Amikacin**
  1×/d i. v. (oder i. m.) 15 mg/kg/d in 1 ED (FG/NG >7 d), 15–20 mg/kg/d in 1 ED (4 Wo–12 J) (max. 1,5 g). Tal-Sp. (1×/d) <2 µg/ml, Peak-Sp. (1×/d) 56–64 µg/ml. Peripher max. 2,5 mg/ml. Tal-Sp. (mehrmals tgl. Gabe) <5–10 µg/ml, Peak-Sp. (mehrmals tgl. Gabe) 20–30 µg/ml. SiC 0,9. pH 3,5–5,5. NI: nach Spiegel, 5–7,5 mg/kg. GFR 30–50 ml/min/1,73 m^2: alle 12–18 h, GFR 10–29 ml/min/1,73 m^2: alle 18–24 h, GFR <10 ml/min/1,73 m^2: alle 48–72 h, IHD: 5 mg/kg (nach Spiegel), PD: 5 mg/kg (nach Spiegel), CRRT: 7,5 mg/kg alle 12 h (Serumspiegel).

- **Amilorid**
  0,2 mg/kg/ED (max. 5 mg) alle 12 h p. o.

- **Aminobenzoat**
  (= Kaliumaminobenzoat, Potaba Glenwood). 50 mg/kg/ED (max. 3 g) alle 6 h p. o. bei Sklerodermie u. Ä.

- **Aminocapronsäure**
  100 mg/kg/ED (max. 5 g), dann 30 mg/kg/h (max. 1,25 g/h), bis Blutung steht (max. 18 g/m^2/d); p. o.- oder i. v.-Prophylaxe: 70 mg/kg/ED alle 6 h.

- **Amiodaron** (Cordarex)
  Kammerflimmern oder *Kammertachykardie*: 5 mg/kg i. v. bei *Reanimation* als Bolus, sonst über (5–)20 min. i. v.:

25 µg/kg/min für 4 h, dann 5–15 µg/kg/min (max.
1,2 g/24 h); NG: 2,5 mg/kg alle 6 h (über 1 h, verdünnt mit
Glukose 5 %). p. o.: 4 mg/kg/ED (max. 200 mg) alle 8 h für
1 Wo, alle 12 h für 1 Wo, dann alle 12–24 h; nach Beginn
mit Tabletten die i. v.-Inf. über 5 d ausschleichen. Dosis
von Digoxin und Marcumar reduzieren. Nicht bei Kokainintoxikation. i. v.-Lsg nicht mit Heparin kompatibel, Long-
QT! LI: red.

- **Amitriptylin**
  Üblicherweise 0,5–1,0 mg/kg/ED (max. 25–50 mg) alle 8 h
  p. o. *Enuresis*: 1,0–1,5 mg/kg abends. Long-QT!

- **Amlodipin**
  0,05–0,2 mg/kg (Erw. 2,5–10 mg) tägl. p. o.; Steigerung alle
  1–2Wo bis max. 0,4 mg/kg/d möglich.

- **Amoxicillin**
  30 mg/kg/ED (max. 1 g) alle 8 h p. o. *Endokarditisprophy-*
  laxe: 50 mg/kg 1 h vor OP. GFR 10–29 ml/min/1,73 m^2:
  20 mg/kg/ED alle 12 h, GFR <10 ml/min/1,73 m^2: 20 mg/
  kg/ED alle 24 h, IHD: 20 mg/kg/ED 24 h nach Dialyse,
  PD: 20 mg/kg/ED alle 24 h, CRRT: nicht geben.

- **Amoxicillin + Clavulansäure**
  20 mg/kg/ED (Amoxicillin-Anteil) alle 8 h p. o., GFR 10–
  29 ml/min/1,73 m^2: 20 mg/kg/ED alle 12 h, GFR <10 ml/
  min/1,73 m^2: 20 mg/kg/ED alle 24 h, IHD: 20 mg/kg/ED
  24 h nach Dialyse, PD: 20 mg/kg/ED alle 24 h, CRRT:
  nicht geben.

- **Amphotericin B (konventionell)**
  Evtl. Testdosis 0,1 mg/kg i. v. über 1 h oder Beginn mit
  0,25 mg/kg (<3 Mo: 0,1 mg/kg) über 6 h/d, ansteigend um
  0,25 mg/kg/d (schwere Infektion: 0,5 mg/kg/d) bis Enddo-
  sis 0,5–1,5 mg/kg (<3 Mo: bis1 mg/kg), i. v. über 6 h 1×/d
  erreicht ist. Gesamtdosis 30–35 mg/kg über 4–8 Wo; *Bla-*
  senspülung: 25 µg/ml. Bei Nephrotoxizität ggf. Dosisreduktion um 50 % oder Intervall alle 48 h; Separat von sonstigen Infusionen! Peripher max. 0,2 mg/ml, ZVK 0,5 mg/ml;
  Bei *Fieberanstieg/Schüttelfrost*: 5 mg Prednisolon oder
  10 mg/kg Paracetamol oder Pethidin 0,5–1 mg/kg vor Inf.
  SiC 0,3. pH 7,2–8, Long-QT!

- **Amphotericin B, liposomal**
  3–5(–15) mg/kg tägl. i. v. über 1–2 h, üblicherweise
  2–4 Wo. pH 5–6.
- **Ampicillin**
  50 mg/kg/ED alle 8 h i. v. über 10 min *Meningitis*: 100 mg/
  kg/ED alle 8 h (max. 15 g/d). GFR 10–29 ml/min/1,73 m^2:
  35–50 mg/kg/ED alle 8–12 h, GFR <10 ml/min/1,73 m^2:
  35–50 mg/kg/ED alle 12 h, IHD: 35–50 mg/kg/ED alle
  12 h, PD: 35–50 mg/kg/ED alle 12 h, CRRT: 35–50 mg/kg/
  ED alle 6 h. Peripher max. 100 mg/ml. SiC 0,7. pH 9–10.
- **Ampicillin + Sulbactam**
  50 mg/kg/ED (Ampicillin-Anteil) alle 8 h i. v. GFR 10–
  29 ml/min/1,73 m^2: 35–50 mg/kg/ED alle 12 h, GFR
  <10 ml/min/1,73 m^2: 35–50 mg/kg/ED alle 24 h, IHD: 35–
  50 mg/kg/ED alle 24 h, PD: 35–50 mg/kg/ED alle 24 h, intraperitoneal: 1 g/l LD, dann 100 mg/l Erhalt, CRRT: 35–
  50 mg/kg/ED alle 8 h. pH 8–10.
- **Anakinra**
  1 mg/kg/d s. c.; bei Bedarf 2(–5) mg/kg/d s. c. (>8 Mo u.
  >10 kg), (max. 100 mg/d s. c.), CrCl <30 ml/min: jeden
  2. d.
- **Anidulafungin**
  2–4 mg/kg (max. 100–200 mg) i. v. an Tag 1, dann 1–2 mg/
  kg/d (max. 50–100 mg).
- **Antithrombin III** (= AT)
  Anzahl E = (gewünschter – aktueller Spiegel) × kg/1,4.
  1.000 I.E. in 20 ml H$_2$O mit NaCl 0,9 % auf 50 ml auffüllen: 2,5 ml/kg/h (50 I.E./kg/h) für 3 h, danach 0,3 ml/kg/h
  (6 I.E./kg/h). AT III nach 6 h messen, danach alle 8–12 h:
  <80 % → Dosis um 30 % erhöhen, >120 % → Dosis um
  30 % vermindern. pH 7.
- **Antithymozyten-(Lymphozyten)globulin** (ATG)
  ▶ Immunglobuline.
- **Apraclonidin**
  (1 %) 1 Tr./Auge alle 12 h.
- **Aprepitant**
  ≥6 Mo u. ≥6 kg: 3 mg/kg (max. 125 mg/ED). 1 h vor Chemo, dann 2 mg/kg (max. 80 mg) an Tagen 2 und 3. In

Kombination mit einem 5-HT$_3$-Antagonisten und einem Kortikosteroid anwenden.

- **Aprotinin**

  1 kiE = 140 ng = 0,00056 epu, 1 mg = 7.143 kiE. Testdosis 1,4 mg in ZVK 10 min vor Loading. 100.000–1,2 Mio kiE/m^2 i. v. über 1 h, dann 100.000–300.000 kiE/m^2/h (max. 50.000 kiE/h); *Blutungsprophylaxe*: 4.000 kiE/kg langsam i. v., dann 2.000 kiE/kg/ED alle 6 h; *Obere GI-Blutung* (NICHT pro kg): 1.000.000 kiE über 30 min, dann 200.000 kiE/h; *Blutung an ECMO*: 10.000 kiE/kg/h; NI: GFR 10–29 ml/min/1,73 m^2: 75 %, GFR <10 ml/min/1,73 m^2: 50 %, IHD: 50 %, PD: 50 %, CRRT: 100 % (Monitoring: Gerinnung).

- **Argatroban**

  Initialer Bolus 250 µg/kg, dann Erhalt mit 2 µg/kg/min; anpassen zur Erhaltung einer aktivierten PTT×1,5 bis 3, (max. 10 µg/kg/min).

- **Arginin-HCl**

  In mg = BE × 70 × kg, in mmol: 0,5 × KG × BE (davon jeweils die Hälfte geben, nur nach NaCl-/KCl-Optimierung) i. v. über 2 h; *GH-Test*: 500 mg/kg über 30 min. *Harnstoffzyklusdefekt*: 0,8 g/kg initial, dann 0,2–0,8-g/kg/d-Dauerinf. Max. Konzentration 100 mg/ml; *Katheterobstruktion*: 1 molares Arginin-HCL 1:10 verdünnen, davon 2 ml in Katheter, nach 30–60 min abziehen und Katheter mit 5 ml NaCl 0,9 % durchspülen LI: meiden. pH 5–6,5.

- **Arginin-Vasopressin**

  ▶ Vasopressin.

- **Artemether 20 mg + Lumefantrin 120 mg**

  NICHT/kg: 1 Tbl. (5–14 kg), 2 Tbl. (15–24 kg), 3 Tbl. (25–34 kg), 4 Tbl. (>34 kg) mit fettreicher Nahrung (z. B. Milch) zu folgenden Zeitpunkten: 0 h, 8 h, 24 h, 36 h, 48 h und 60 h. Dosis nachgeben, wenn Erbrechen <1 h nach Gabe, Long-QT!

- **Arterenol**

  ▶ Norepinephrin.

- **Artesunat**

  2,4 mg/kg i. v. oder i. m., wdh. nach 12 und 24 h, anschließend 1×/d bis p. o.-Therapie möglich. Imp. (Thailand).

- **Artesunat + Mefloquin**
  p. o.: 2,5 mg/kg zu den Zeitpunkten 0, 12, 24 und 48 h (mit Mefloquin 15–25 mg/kg an Tag 2) und täglich für 2–4 d bei Mefloquinresistenz i. m. oder i. v. über 1–2 min: 2 mg/kg, dann 1 mg/kg in 6 h bei hoher Parasitenzahl, danach 2 mg/kg/d, bis p. o.-Therapie möglich ist.

- **Ascorbinsäure**
  Skorbut: 100 mg (NICHT pro kg) alle 8 h p.o, 10 d; *Urinansäuerung*: 10–30 mg/kg/ED alle 6 h.

- **Asparaginase-L**
  Test 2–50 E intradermal. Übliche Dosis 6.000 E/m^2 jeden 3. d für 9 Dosen i. v. über 4 h, i. m. oder s. c.

- **Aspirin**
  ▸ Acetylsalicylsäure.

- **Atazanavir** (ATV)
  Nicht/kg! 5 bis <15 kg: 200 mg/d in 1 ED + Ritonavir 80 mg/d in 1 ED; 15 bis <35 kg: 250 mg/d in 1 ED + Ritonavir 80 mg/d in 1 ED; ≥35 kg: 300 mg/d in 1 ED + Ritonavir 100 mg/d in 1 ED.

- **Atenolol**
  p. o.: 1–2 mg/kg/ED (max. 100 mg) alle 12–24 h GFR 30–50 ml/min/1,73 m^2: max. 1 mg/kg alle 24 h, GFR <30 ml/min/1,73 m^2: max. 1 mg/kg alle 48 h, IHD: max. 1 mg/kg alle 48 h (nach Dialyse), PD: max. 1 mg/kg alle 48 h, CRRT: max. 1 mg/kg alle 24 h.

- **Atomoxetin**
  0,5 mg/kg (>70 kg: max. 40 mg) tägl. p. o. für mindestens 7 d, danach erhöhen auf max. 1,2 mg/kg (>70 kg: max. 100 mg) als 1 ED/d oder auf 2 ED/d geteilt. LI: moderate LI 50 % ND, schwere LI 25 % ND, Long-QT!

- **Atorvastatin**
  Bei schwerer Dyslipidämie: 0,2 mg/kg/d (Erw. 10 mg), evtl. alle 4 Wo erhöhen bis max. 1,6 mg/kg/d (bis 80 mg/d [4–17 J]).

- **Atovaquon** (mikronisiert)
  Pneumozystisprophylaxe: 1–3 Mo und >24 Mo: 30 mg/kg/d; 4–24 Mo: 45 mg/kg (max. 1.500 mg) tägl. p. o. in 1 ED; *Therapie PCP-Pneumonie*: 1–3 Mo und >24 Mo:

40 mg/kg/d in 2 ED; 4–24 Mo: 45 mg/kg/d in 2 ED, wenn
Cotrimoxazol, Pentamidin unverträglich.

- **Atovaquon + Proguanil** (Malarone)
  Malariabehandlung: 20 mg/kg Atovaquon (Erw. 1 g) tägl.
  für 3 d p. o. *Prophylaxe*: 5 mg/kg Atovaquon (Erw.
  250 mg) tägl.

- **Atracurium**
  0,3–0,6 mg/kg als ED, dann 5–10 µg/kg/min i. v. pH
  3–6,5.

- **Atropin**
  0,02 mg/kg (max. 0,6 mg) i. v. oder i. m., dann 0,01 mg/kg/
  ED alle 4–6 h; *Organophosphatvergiftung*: 0,05 mg/kg i. v.,
  dann 0,02–0,05 mg/kg/ED alle 15–60 min, bis Atropinef-
  fekt (12–24 h fortsetzen).

- **Autoplex**
  ► Faktor VIII.

- **Azathioprin**
  1–3 mg/kg p. o./i. v. tägl. Bei Transplantation: 5 mg/kg initial an Tag 1, dann 1–4 mg/kg/d. *Arthritis*: Effekt nach
  2–3 Mo; GFR 10–50 ml/min/1,73 m²: 75 % ND,
  <10 ml/min/1,73 m²: 50 % ND alle 24 h, IHD: 50 % alle
  24 h, PD: 50 % alle 24 h, CRRT: 75 % alle 24 h, pH 8–12.

- **Azidothymidin** (AZT)
  ► Zidovudin.

- **Azithromycin**
  10 mg/kg/d p. o./i. v. in 1 ED (max. 500 mg/d), Long-
  QT!

- **Aztreonam**
  30 mg/kg/ED (max. 1 g) alle 6–8 h i. v. *Schwere Infektion*:
  50 mg/kg/ED (max. 2 g): alle 12 h (1. LW), alle 8 h
  (2–4 Wo.), alle 6 h (>4 Wo), Kurzinf. über 20–60 min.
  NI: GFR 10–29 ml/min/1,73 m²: 15–20 mg/kg/ED alle 8 h,
  GFR <10 ml/min/1,73 m²: 7,5–10 mg/kg/ED alle 12 h,
  IHD: 7,5–10 mg/kg/ED alle 12 h, PD: 7,5–10 mg/kg/ED
  alle 12 h oder intraperitoneal: 1 g/l LD, dann 250 mg/l Erhalt; CRRT: 100 %.

- **Azyklovir**
  ► Aciclovir.

- **Baclofen**
  0,2 mg/kg/ED (max. 5 mg) alle 8 h p. o., alle 3 d um
  0,1 mg/kg/ED erhöhen; effektive Dosis etwa 0,4–1 mg/kg/
  ED alle 8 h. *Intrathekale Inf.*: 2–20 µg/kg/d (max. 1.000 µg).

- **Basiliximab**
  12 mg/m^2 (max. 20 mg) i. v. 2 h prä-OP, nach 4 d wiederholen
  Die gebrauchsfertige Lsg ist isotonisch und kann als Bolus-
  injektion gegeben oder zur Infusion auf ein Volumen von
  25 ml (Simulect 10 mg) bzw. 50 ml (Simulect 20 mg) oder
  mehr mit isotonischer Kochsalzlsg oder Dextroselsg
  50 mg/ml (5 %) verdünnt werden.

- **Beclomethason**
  Rotacaps oder Aerosol (NICHT pro kg): 100–200 µg
  (<8 J), 150–500 µg (>8 J) 2–4/d
  Nasal: Aerosol oder Spray (50-µg-Sprühstoß): 1 Sprühstoß
  alle 12 h (<12 J), 2 Sprühstöße alle 12 h (>12 J).

- **Benzoat**
  ▶ Natriumbenzoat.

- **Beractant**
  (Rindersurfactant, Survanta) 25 mg/ml-Lsg.: 4 ml/kg/ED intratracheal, insgesamt max. 4 ED innerhalb der ersten 48 h.

- **Beta-Carotin**
  Porphyrie: 1–5 mg/kg/d p. o. (max. 300 mg).

- **Bevacizumab**
  Kinder mit soliden Tumoren: Monotherapie 15 mg/kg alle
  2 Wo in 28-Tages-Zyklen; Kombinationstherapie:
  5–10 mg/kg alle 2 Wo.

- **Bikarbonat**
  <5 kg: Dosis [mmol] = BE × kg/4 langsam i. v.; >5 kg: Dosis [mmol] = BE × kg/6 langsam i. v. Diese Dosis korrigiert
  das halbe Basendefizit. *Urinalkalisierung*: 0,25 mmol/kg
  alle 6–12 h p. o. pH 7–8,5. Peripher 1:2 (evtl. 1:1) mit Aqua
  verdünnen.

- **Biotin**
  Therapie (NICHT /kg): 5–20 mg tägl. i. v., i. m. oder p. o.
  Bedarf parent. Ern.: FG 6 µg/kg/d, sonst 20 µg/d.

- **Biperiden**
  0,02–0,04 mg/kg/ED (max. 2 mg) alle 8–12 h p. o. Langsam i. v., i. m.: 0,05–0,1 mg/kg (max. 5 mg) max. alle 6 h.
- **Bisacodyl**
  (NICHT /kg): <12 Mo: 2,5 mg rektal, 1–5 J: 5 mg rektal oder 5–10 mg p. o., >5 J: 10 mg rektal oder 10–20 mg p. o.
- **Bisoprolol**
  0,1–0,4 mg/kg (Erw. max. 10 mg) tägl. p. o. GFR 10–29 ml/min/1,73 m^2: 66 %, GFR <10 ml/min/1,73 m^2: 50 %, IHD: 50 %, PD: 50 %, CRRT: 100 % ND.
- **Bleomycin**
  10–20 E/m^2 i. m., s. c. oder i. v. über 15 min 1–2×/Wo, max. Gesamtdosis 250 E/m^2.
- **Blut**
  4 ml/kg EK erhöhen das Hb um 1 g%. 1 Beutel = 300 ml. Separat von sonstigen Infusionen! Gewaschene EK: 24 h haltbar, nach Bestrahlung (3.000 Gy): 14 d haltbar.
- **Bosentan**
  p. o.: 1 mg/kg/ED (Erw. bzw. ab 40 kg: 62,5 mg) alle 12 h über 1–4 Wo, dann 2 mg/kg/ED (Erw. bzw. ab 40 kg: 125 mg) alle 12 h. LI: kontraindiziert bei mittleren und schweren Leberfunktionsstörungen.
- **Botulinumtoxin A**
  (NICHT /kg) 50 E/Injektionsstelle i. m., alle 12 Wo, wenn erforderlich; *Blepharospasmus*: 1,25–2,5 E in 3 Injektionsstellen/Auge (max. 5 E) i. m. Gesamtdosis max. 200 E in 30 d. *Ösophagusachalasie*: 100 E auf 4–6 Injektionsstellen verteilt.
- **Botulinumtoxin B**
  Erw. (NICHT /kg) übliche Gesamtdosis 2.500–10.000 E, alle 3–4 Mo wdh., nach Bedarf.
- **Budesonid**
  Dosieraerosol (NICHT /kg): <12 J: 50–200 µg alle 6–12 h, reduzieren auf 100–200 µg alle 12 h; >12 J: 100–600 µg alle 6–12 h, reduzieren auf 100–400 µg alle 12 h. Inhaliergerät (NICHT /kg): <12 J: 0,5–1 mg alle 12 h, reduzieren auf 0,25–0,5 mg alle 12 h; >12 J: 1–2 mg alle 12 h, reduzieren auf 0,5–1 mg alle 12 h; Nasenspray oder Aerosol (NICHT /kg): 100–200 µg/Nasenloch tägl. *Krupp*: 2 mg (NICHT /kg) im Vernebler.

- **Bupivacain**
  Max. Dosis: 2–3 mg/kg (0,4–0,6 ml/kg der 0,5 %-Lsg.),
  mit Adrenalin max. Dosis: 3–4 mg/kg (0,6–0,8 ml/kg der
  0,5 %-Lsg.). *Epidurale Inf.*: 0,25 mg/kg/h. *Interkostalka-*
  theter: 0,2–0,4 mg/kg (0,25 %-Lsg.) alle 4–6 h. *Intrapleu-*
  rale Gabe: Loading Dose 0,625 mg/kg, dann Dauerinf.
  initial 1,25 mg/kg/h, allmählich vermindern auf
  0,75 mg/kg/h.

- **Buprenorphin**
  3–9 µg/kg/ED (max. 600 µg) alle 6–8 h s. l., i. m. oder langsam i. v., Long-QT!

- **Buscopan**
  ▶ Butylscopolamin.

- **Busulfan**
  Induktion: 0,06 mg/kg (max. 4 mg) tägl. p. o., wenn Leu-
  kozyten >20.000/mm^3 und Thrombozyten >100.000/mm^3.
  Erhaltung: 0,01–0,03 mg/kg/d (max. 2 mg).

- **Butylscopolamin**
  0,3–0,6 mg/kg/ED (max. 20 mg) alle 6 h (max. 1,5 mg/
  kg/d) p.o, i. m., s. c. oder i. v.

- **C_1-Esterase-Inhibitor**
  (Berinert) 1 E = Aktivität in 1 ml Plasma. 15–30 E/kg als
  ED i. v. innerhalb von 6 h vor Eingriff (*Prophylaxe*); *Angio-*
  neurotisches Ödem: 20 E/kg i. v. HWZ 22 h, meist einmalige Behandlung ausreichend.

- **Calcitonin (Lachs)**
  Hyperkalzämie: s. c., i. m.: 2,5–5 E/kg/ED alle 12 h (max.
  400 E alle 6–8 h), je nach Effekt anpassen, kann bis auf 8 E/
  kg/ED alle 6–12 h erhöht werden; i. v.: 5–10 E/kg/ED langsam i. v. über mind. 6 h. *Morbus Paget*: 1,5–3 E/kg (max.
  160 mg) 3×/Wo i. m. oder s. c. *Osteogenesis imperfecta*:
  2 E/kg, 3×/Wo.

- **Calcitriol** (1,25-OH-Vitamin-D_3)
  Nierenversagen, Vitamin-D-resistente Rachitis: 0,02 µg/kg
  tägl. p. o., um 0,02 µg/kg alle 4–8 Wo erhöhen; Erhaltungsdosis 0,03–0,06 µg/kg/d, max. 2 µg/d, je nach Se-
  rumkalzium.

- **Calcium**
  ▶ Kalzium.

- **Candesartan**
  0,1–0,3 mg/kg (Erw. 4–16 mg) tägl. p. o.
- **Cannabidiol**
  25 mg + δ-9-Tetrahydrocannabinol 27 mg pro 100-µl-Sprühstoß über 2 Wo auf max. 12 Sprühstöße/d einschleichen. Effektbeurteilung nach 4 Wo. In Dt. nicht im Handel.
- **Canrenoat**
  ▸ Kaliumcanrenoat.
- **Captopril**
  0,1–1(–2) mg/kg/ED (max. 50 mg) alle 8 h p. o. NG: 0,05–0,5 mg/kg alle 8–24 h. NI: GFR 10–50 ml/min/1,73 m^2: 75 % ND, GFR <10 ml/min/1,73 m^2: 50 % ND alle 24 h, IHD: 50 %, PD: 50 %, CRRT: 75 %.
- **Carbamazepin**
  2 mg/kg/ED alle 8 h p. o., kann über 2 Wo bis 5–10 mg/kg/ED (max. 500 mg) alle 8 h erhöht werden. Spiegel 20–50 µmol/l (×0,24 = µg/ml), d. h. 4–12 µg/ml (Talspiegel). Max. Sp. 8,5–19 h, HWZ 8,5–19 h. NI: GFR <10 ml/min/1,73 m^2: 75 %, IHD: 75 %, PD: 75 %, CRRT: 75 % (Serumspiegel). Schwere LI: meiden. Selten: Fieber, Exanthem, Hepatosplenomegalie.
- **Carbimazol**
  0,15–0,4 mg/kg/ED (max. 15 mg) alle 8 h p. o. für 2 Wo, dann 0,1 mg/kg/ED alle 8–12 h. NG: 2,5 mg alle 8 h, dann reduzieren nach Wirkung.
- **Carbocain**
  ▸ Mepivacain.
- **Carboplatin**
  300–400 mg/m^2 i. v. über 60 min alle 4 Wo.
- **Carbostesin**
  ▸ Bupivacain.
- **Carmustin (BCNU)**
  200 mg/m^2 i. v. über 2 h alle 6 Wo (reduzieren, wenn Leukozyten <3.000/mm^3 oder Thrombozyten <75.000).
- **Carnitin**
  50 mg/kg als Loading Dose, dann 20–35 mg/kg/ED (max. 1 g) alle 8 h p. o. oder i. v., bis 300 mg/kg/d. Bei Stoffwechselstörung evtl. 10–70 mg/kg alle 6 h.

- **Carvedilol**
  0,1 mg/kg (max. 3,125 mg) alle 12 h p. o.; je nach Toleranz alle 1–2 Wo um 0,1 mg/kg (max. 3,125 mg) bis max. 0,5–0,8 mg/kg (Erw. 25 mg) alle 12 h steigern.
- **Caspofungin**
  <3 Mo: 25 mg/m^2/d in 1 ED; ab 3 Mo: 70 mg/m^2 (max. 70 mg) an Tag 1, dann 50 mg/m^2 (normalerweise max. 50 mg, bei >80 kg bis zu 70 mg) tägl. i. v. über 1 h. NI: keine Dosisanpassung erforderlich. Nicht dialysierbar. Mittelschwere LI: 70 % ND, schwere LI: nicht verwenden. pH 6,6.
- **Cefaclor**
  10–15 mg/kg/ED (max. 500 mg, <6 J: max. 300 mg) alle 8 h p. o.; GFR <10 ml/min/1,73 m^2: 50 % ND, IHD: 50 %, PD: 50 %, CRRT: nein.
- **Cefadroxil**
  15–25 mg/kg/ED (max. 1 g) alle 12 h p. o.; GFR 10–29 ml/min/1,73 m^2: 15 mg/kg alle 24 h, GFR <10 ml/min/1,73 m^2: 15 mg/kg alle 36 h, IHD: 15 mg/kg alle 24 h, PD: 15 mg/kg alle 36 h, CRRT: nein.
- **Cefepim**
  50 mg/kg/ED (max. 2 g) i. v. alle 8–12 h oder Dauerinf. GFR 10–50 ml/min/1,73 m^2: alle 24 h, GFR <10 ml/min/1,73 m^2: alle 48 h, IHD: alle 24 h, PD: alle 24 h; CRRT: alle 12 h ND.
- **Cefixim**
  4–6 mg/kg/ED (max. 200 mg) alle 12 h p. o. oder 8 mg/kg tägl. in 1 ED. GFR <20 ml//min/1,73 m^2: 4 mg/kg/d.
- **Cefotaxim**
  100–200 mg/kg/d in 3 ED i. v. *Meningitis*: 200 mg/kg/d in 4 ED; GFR 30–50 ml/min/1,73 m^2: 35–70 mg/kg/ED alle 8–12 h, GFR 10–29 ml/min/1,73 m^2: 35–70 mg/kg/ED alle 12 h, GFR <10 ml/min/1,73 m^2: 35–70 mg/kg/ED alle 24 h, IHD 35–70 mg/kg/ED alle 24 h, PD 35–70 mg/kg/ED alle 24 h, intraperitoneal: 500 mg/l LD, dann 125 mg/l Erhalt, CRRT 35–70 mg/kg/ED alle 12 h. *Peripher*: max. 130 mg/ml. pH 4,5–6,5.
- **Cefpodoximproxetil**
  5 mg/kg/ED (max. 200 mg) alle 12 h p. o.; GFR 10–29 ml/min/1,73 m^2: alle 24 h, GFR <10 ml/min/1,73 m^2: alle 48 h, IHD: 5 mg/kg nach jeder HD-Behandlung.

- **Ceftazidim**
- 150 mg/kg/d (max. 6 g) in 3 ED i. v. oder Dauerinf. (>4 Wo); GFR 30–50 ml/min/1,73 m^2: 50 mg/kg/ED alle 12 h, GFR 10–29 ml/min/1,73 m^2: 50 mg/kg/ED alle 24 h, GFR <10 ml/min/1,73 m^2: 50 mg/kg/ED alle 48 h, IHD: 50 mg/kg/ED alle 48 h (an Tagen mit HD, nach HD), PD: 50 mg/kg/ED alle 48 h. Intraperitoneal: 250 mg/l LD, dann 125 mg/l Erhalt; CRRT: 50 mg/kg alle 12 h. SiC 0,9. pH 5–7,5; *CF*: 50–70 mg/kg alle 8 h, max. 12g/d.
- **Ceftazidim/Avibactam**
  3 bis <6 Mo: 120 mg/kg/d (Ceftazidimanteil) i. v. in 3 ED; ≥6 Mo: 150 mg/kg/d (Ceftazidimanteil) i. v. in 3 ED über 2 h; GFR 31–50 ml/min/1,73 m^2: 25 mg/kg/ED alle 8 h, GFR 16–30 ml/min/1,73 m^2: 19 mg/kg/ED alle 12 h, GFR 6–15 ml/min/1,73 m^2: 19 mg/kg/ED alle 24 h, GFR ≤5 ml/min/1,73 m^2: 19 mg/kg/ED alle 48 h.
- **Ceftriaxon**
  50–80 mg/kg/d (max. 4 g) in 1–2 ED i. v. *Hämophilus- oder Meningokokkenprophylaxe*: 1×125 mg (<15 J), 1×250 mg (Erw.) i. m. in 1 % Lidocain. NI 1 + 2: 100 %, NI 3: alle Dosierungen alle 24 h, IHD: 50 mg/kg/ED alle 24 h, PD: 50 mg/kg/ED alle 24 h, CRRT: 50 mg/kg/ED alle 24 h. Obstruktion der Gallengänge! pH 6–8.
- **Cefuroxim**
  100–150 mg/kg/d (max. 6 g) in 3 ED i. v. oder Dauerinf. (>2 Wo). GFR 10–29 ml/min/1,73 m^2: ND alle 12 h, GFR <10 ml/min/1,73 m^2: ND alle 24 h, IHD: ND alle 24 h, PD: ND alle 24 h. Intraperitoneal: 500 mg/l LD, dann 125 mg/l Erhalt, CRRT: ND alle 8 h. pH 6–6,5.
- **Cefuroxim-Axetil**
  Nur p. o., nicht identisch mit Cefuroxim-Na (= i. v.-Präparation, andere Dosis!) 30 mg/kg/d (max. 1 g) p. o. in 2 ED. GFR <10 ml/min/1,73 m^2: 15 mg/kg/ED alle 24 h, IHD: 15 mg/kg/ED alle 24 h, PD: 15 mg/kg/ED alle 24 h, CRRT: nicht geben.
- **Celecoxib**
  Meist 2 mg/kg/ED (Erw. 100 mg) alle 12 h, max. 4 mg/kg/ED (Erw. 200 mg) alle 12 h p. o. LI: moderate LI: 50 % ND, schwere LI: vermeiden.

- **Cephalexin**
  10–25 mg/kg/ED (max. 1 g) alle 6–12 h p. o. NI: GFR 30–50 ml/min/1,73 m^2: 5–10 mg/kg/ED alle 8 h, GFR 10–29 ml/min/1,73 m^2: 5–10 mg/kg/ED alle 12 h, GFR <10 ml/min/1,73 m^2: 5–10 mg/kg/ED alle 24 h, IHD: 5–10 mg/kg/ED 24 h nach Dialyse, PD: 5–10 mg/kg/ED alle 24 h, CRRT: nicht geben.

- **Cephazolin**
  30 mg/kg/ED alle 8 h i. v. oder i. m. Schwere Infektion: 50 mg/kg/ED (max. 2 g) i. v. alle 6–8 h oder Dauerinf. NI (basierend auf ND von 50–100 mg/kg/d): GFR 10–29 ml/min/1,73 m^2: 25 mg/kg/ED alle 12 h, GFR <10 ml/min/1,73 m^2: 25 mg/kg/ED alle 24 h, IHD: 25 mg/kg alle 24 h, PD: 25 mg/kg alle 24 h. Intraperitoneal: 500 mg/l LD, dann 125 mg/l Erhalt, CRRT: 25 mg/kg alle 8 h.

- **Certoparin**
  Prophylaxe: 60 E/kg 1–2 h prä-OP, dann 1× tägl. NI: CrCl <30 ml/min: nur unter Vorsicht.

- **Cetirizin**
  NICHT /kg: 2,5 mg (6 Mo–2 J), 2,5–5 mg (2–5 J), 5–10 mg (>5 J) tgl. p. o. NI: GFR 10–29 ml/min/1,73 m^2: 50 %, GFR <10 ml/min/1,73 m^2: nicht empfohlen, IHD: 50 %, PD: 50 %, CRRT. nicht empfohlen.

- **Cetuximab**
  Erw.: 400 mg/m^2 i. v. über 2 h initial, dann 250 mg/m^2 über 1 h, 1×/Wo.

- **Chinidin (Base)**
  p. o.: 1×10 mg/kg, dann 5 mg/kg/ED (max. 333 mg) alle 4–6 h. i. v.: 6,3 mg/kg (10 mg/kg des Gluconats) i. v. über 2 h, dann 0,0125 mg/kg/min. i. m.: 1×15 mg/kg, dann 7,5 mg/kg/ED (max. 400 mg) alle 8 h. Achtung: 1 mg Base = 1,2 mg Sulfat = 1,3 mg Bisulfat = 1,6 mg Gluconat. Imp. Long-QT!

- **Chinin (Base)**
  p. o.: 8,3 mg/kg/ED (max. 500 mg) alle 8 h für 3–7 d. Parenteral: 16,7 mg/kg (20 mg/kg des Dihydrochlorids) i. v. über 4 h, oder i. m.: dann 8,3 mg/kg/ED alle 8 h i. v. über 2 h oder i. m. 1 mg Base = 1,7 mg Bisulfat = 1,2 mg Dihydrochlorid = 1,2 mg Ethylcarbonat = 1,3 mg Hydro-

bromid = 1,2 mg Hydrochlorid = 1,2 mg Sulfat. Imp.
Long-QT!

- **Chloralhydrat**
  Hypnotisch: 1×50 mg/kg (max. 2 g; bis zu 100 mg/kg. max.
  5 g, auf der Intensivstation); *Sedierung für kleinen Eingriff*:
  NG: 1×25 mg/kg → nicht wdh.!, Ältere Kinder:
  50–75(–100) mg/kg 30 min vor Eingriff p. o., rektal; *Sonstige Sedierung*: 6 mg/kg/ED alle 6 h p. o. NI: bei schwerer
  NI meiden. Long-QT!

- **Chlorambucil**
  0,1–0,2 mg/kg/d p. o.

- **Chloramphenicol**
  Schwere Infektion: 40 mg/kg (max. 2 g) initial, dann 25 mg/
  kg/ED (max. 1 g) i. v. oder p. o. 1×/d (<1 Wo), alle 12 h
  (2–4 Wo), alle 6 h (>4 Wo). Serumspiegel 20–30 µg/ml
  (Spitzenspiegel nach 2 h); <15 µg/ml (Tal-Sp.); alle 2 d Retikulozyten. NI: ND. LI: reduzieren. Schwere LI: meiden.
  pH 6,4–7. Imp.

- **Chlordiazepoxid**
  0,1 mg/kg/ED alle 12 h p. o., kann bis max. 0,5 mg/kg/ED
  alle 6–8 h gesteigert werden.

- **Chloroquin**
  Dosen in mg Base; *Malariabehandlung*: p. o.: 10 mg/kg,
  6 h später 5 mg/kg, dann 5 mg/kg/d für 2 d. i. m.: 4 mg/
  kg/ED alle 12 h für 3 d; *Prophylaxe*: 5 mg/kg (max.
  300 mg) p. o. 1×/Wo. *Extraintestinale Amöbenruhr*:
  10 mg/kg/d für 2–3 Wo (max. insgesamt 300 mg/d); *Lupus, rheumatoide Arthritis*: 12 mg/kg (max. 600 mg)
  tägl., reduzieren bis 4–8 mg/kg (max. 400 mg) tägl. p. o.,
  Long-QT!

- **Chlorpromazin**
  p. o. oder rektal: 0,5–2 mg/kg/ED (max. 100 mg) alle
  6–8 h; langsam i. v. oder i. m.: 0,25–1 mg/kg/ED (max.
  50 mg) alle 6–8 h. Long-QT! *Psychosen* bis zu 20 mg/kg/
  ED alle 8 h p. o. oder rektal; *NG bei Entzug von mütterlichem Heroin*: 2–3 mg/kg/d in 4 ED für 4 d i. m., i. v.

- **Chlorprotixen (Truxal)**
  1 mg/kg (max. 50 mg) alle 6–12 h. pH 3,7–4,3, Long-QT!

- **Chlorthalidon**
  2 mg/kg (max. 100 mg) 3×/Wo p. o.
- **Cholecalciferol**
  (Vitamin D_3) 1 E = 1 E Ergocalciferol. Vitamin D. FG:
  1.000 I.E./d p. o., SG: 500 I.E./d p. o. *Vitamin-D-Mangel*:
  500–1.000 I.E./d. *Malabsorption*: 3.000(–5.000) I.E./d. *Rachitis, Osteoporose*: 1.000–5.000 I.E./d p. o.
- **Cholestyramin**
  50(–150) mg/kg/ED (bis 250 mg/kg/ED bei *familiärer Hypercholesterinämie*) (max. 9 g) alle 6–8 h p. o.
- **Chorion-Gonadotrophin**
  Hodenhochstand: (NICHT /kg) 250 I.E./ED 2×/Wo über
  5 Wo.
- **Ciclesonid**
  DA, Inhalation: 80–160 µg (6–12 J), 80–320 µg (>12 J) alle
  12–24 h.
- **Ciclosporin**
  ▶ Cyclosporin.
- **Cidofovir**
  5 mg/kg über 1 h an Tag 0 und 7; dann alle 14 d; Hydrierung: 20 ml/kg 0,9 % NaCl (max. 1,0 l) über 1 h vor Cidofovir, 20 ml/kg 0,9 % NaCl über 1 h während Cidofovirinfusion, gefolgt von 2 h Erhaltungsflüssigkeit; Probenezid:
  25–40 mg/kg/ED p. o. (max. 2 g) 3 h vor Cidofovir- und
  10–20 mg/kg/ED (max. 1 g) 2–3 h und 8–9 h nach Cidofovirinfusion. Intraläsional: 6,25 mg/ml, bis zu 0,6 mg/kg,
  alle 2–6 Wo wdh. NI, IHD, PD: vermeiden, CRRT: vermeiden; wenn notwendig: 2 mg/kg 1×/Wo. pH 7,4.
- **Cimetidin**
  p. o.: 5–10 mg/kg/ED (max. 400 mg) alle 6 h. i. v.: 10–
  15 mg/kg/ED (max. 200 mg) alle 12 h (NG), alle 6 h
  (>4 Wo). *GI-Blutung*: Dauerinf. pH 4,5–6, Long-QT!
- **Cinacalcet**
  ≤0,2 mg/kg/ED 1×/d, Dosisanpassung alle 4 Wo nach Parathormonspiegel, bis max. 2,5 mg/kg/d bzw. max. 180 mg/d.
- **Cinnarizin**
  0,3–0,6 mg/kg/ED alle 8 h p. o. *Periphere Gefäßerkrankung*:
  1,5 mg/kg/ED (max. 75 mg) alle 8 h p. o.

- **Ciprofloxacin**
  15 mg/kg/ED (max. 750 mg/ED) alle 12 h p. o., 10 mg/kg/
  ED (max. 400 mg/ED) alle 8–12 h i. v. über 60 min oder
  15 mg/kg/ED (max. 400 mg/ED) i. v. alle 12 h, höhere Dosis gelegentlich indiziert. *CF*: p. o.: 20 mg/kg (max. 1 g/ED)
  alle 12 h; i. v.: 10 mg/kg (max. 400 mg/ED) alle 8 h. *Meningokokkenprophylaxe*: 1×20 mg/kg (max. 500 mg) p. o.
  Theophyllindosis reduzieren. GFR 10–29 ml/min/1,73 m^2:
  10–15 mg/kg/ED alle 18 h, GFR <10 ml/min/1,73 m^2: 10–
  15 mg/kg/ED alle 24 h, IHD: 10–15 mg/kg/ED alle 24 h
  nach Dialyse, PD: 10–15 mg/kg/ED alle 24 h, intraperitoneal: 50 mg/l LD, 25 mg/l Erhalt; CRRT: 10–15 mg/kg/ED
  alle 12 h. Ciprobay pH 3,9–4,5. Peripher max. 2 mg/ml.
  SiC 0,8Long-QT!
- **Ciprofloxacin Augentropfen 0,3 %**
  Korneale Ulzera: 1 Tr./15 min über 6 h, dann 1 Tr./30 min
  für 18 h (Tag 1), 1 Tr. stündlich (Tag 2), 1 Tr. alle 4 h
  (Tag 3–14). *Konjunktivitis*: 1 Tr. alle 4 h; wenn schwere
  Ausprägung: 1 Tr. alle 2 h im Wachzustand für 2 d, dann
  alle 6 h.
- **Cisatracurium**
  1×0,1–0,15 mg/kg i. v., dann 1–3(–10) µg/kg/min oder
  0,03 mg/kg bei Bedarf.
- **Cisplatin**
  60–100 mg/m^2 i. v. über 6 h alle 3–4 Wo in 6 Zyklen.
  NI: GFR 10–50 ml/min/1,73 m^2: 75 %, GFR <10 ml/
  min/1,73 m^2: 50 %, IHD: 50 % (nach Dialyse), PD: 50 %,
  CRRT: 75 % (Hersteller empfiehlt Normalisierung der
  Nierenfunktion vor Verabreichung von nächster Cisplatin-
  dosis!).
- **Citalopram**
  <11 J: initial 5–10 mg/d in 1 ED; langsam steigern alle
  2 Wo nach Bedarf um 5 mg/d; Dosisbereich 10–40 mg/d
  („*obsessive compulsive disorder*") bzw. 20–60 mg/d (*Depression*). >12 J: initial 10–20 mg/d in 1 ED; ggf. alle 2 Wo
  nach Bedarf um 10 mg/d steigern; Dosisbereich 10–
  40 mg/d („obsessive compulsive disorder") bzw. 20–
  60 mg/d („Depression"), Long-QT!

- **Citrullin**
  Harnstoffzyklusdefekt bis 170 mg/kg/d. Nach Plasmaaminosäuren steuern.
- **Cladribin**
  Haarzellleukämie: 0,09 mg/kg/d für 7 d i. v.-Dauerinf.
  CML: 0,12 mg/kg/d über 2 h i. v. an Tagen 1–5 des 28-Tage-Zyklus, max. 6 Zyklen. *AML*: 9 mg/m²/d über 2 h für 5 d oder 8,9 mg/m²/d über 24 h für 5 d. NI: GFR 10–50 ml/min/1,73 m²: 50 %, GFR <10 ml/min/1,73 m²: 30 %, IHD: 30 %, PD: keine Daten, CRRT: 50 %.
- **Clarithromycin**
  7,5(–15) mg/kg/ED (max. 500 mg) alle 12 h p. o./i. v. GFR 10–29 ml/min/1,73 m²: 8 mg/kg/d in 2 ED, GFR <10 ml/min/1,73 m²: 4 mg/kg/d in 1 ED, IHD: 4 mg/kg/d in 1 ED nach HD, PD: 4 mg/kg/d in 1 ED, CRRT: 50 %, Long-QT!
- **Clemastin**
  0,02–0,06 mg/kg/ED (max. 3 mg) alle 12 h p. o.
- **Clenbuterol**
  Erw. (NICHT /kg): 20 mcg (bis 40 mcg) alle 12 h p. o. Kinder: 8–1,5 µg/kg/d als Clenbuterolhydrochlorid.
- **Clindamycin**
  >1 Mo: 20–40 mg/kg/d in 3–4 ED (max. 2,7 g/d) p. o., i. m. oder i. v. über 10–60 min, max. 30 mg/min. NG: 1. LW: 5 mg/kg/ED; <2.000 g: alle 12 h, >2.000 g: alle 8 h. NG >1. LW: 5 mg/kg/ED, <1.200 g: alle 12 h, 1.200–2.000 g: alle 8 h, >2.000 g alle 6 h. NI, IHD, PD, CRRT: ND. Intraperitoneal: 300 mg/l LD, 150 mg/l Erhalt. LI: ND, mit Vorsicht. Peripher max. 12 mg/ml, ZVK: max. 18 mg/ml; pH 6,5–7.
- **Clobazam**
  0,1–0,4 mg/kg/ED (max. 20 mg) alle 8–12 h p. o.
- **Clodronsäure-Natrium**
  6 mg/kg (max. 300 mg) i. v. über 2 h tägl. für 7 d, dann 15–30 mg/kg/ED (max. 1,6 g) alle 12 h p. o.
- **Clofazimin**
  1–2 mg/kg (max. 100 mg) tägl. p. o. *Lepra-Reaktion*: bis zu 6 mg/kg (max. 300 mg) tägl. für max. 3 Mo; Imp., Long-QT!

- **Clomethiazol**
  i. v. (-edisilat 0,8 %): 1–2 ml/kg (8–16 mg/kg) über 15 min, dann 0,5–1,0 ml/kg/h (4–8 mg/kg/h).

- **Clomipramin**
  0,5–1 mg/kg/ED alle 8–12 h p. o. Long-QT!

- **Clonazepam**
  0,01 mg/kg/ED (max. 0,5 mg) alle 12 h p. o. Langsam (alle 3 d um 0,25–0,5 mg) auf 0,05 mg/kg/ED (max. 5 mg) alle 6–12 h steigern. Status (darf wiederholt werden, NICHT / kg): NG 0,25 mg (wenn beatmet), dann 0,01 mg/kg alle 8 h, Kind 0,5 mg, Erwachsene 1 mg i. v. Sp. 0,02–0,075 µg/ml, max. Sp. 1–3 h; HWZ 20–30 h; pH 4–4,6.

- **Clonidin**
  Hypertonie: 1–5 µg/kg langsam i. v., 1–6 µg/kg/ED (max. 300 µg) alle 8–12 h p. o. *Migräne*: Beginn mit 0,5 µg/kg/ED alle 12 h p. o. Clonidin-Test (GH): 4 µg/kg. Therapie bei *Entzugssymptomen*: 20 µg/kg/24 h i. v.-Dauerinf., evtl. steigern. *Analgesie/Analgosedierung*: 2,5 mcg/kg als Prämedikation p. o. oder 0,3 mcg/kg/h i. v., beatmete Patienten 0,5–2 mcg/kg/h (<12 kg: 1 mcg/kg/h, z. B.: 50 mcg/kg in 50 ml mit 1 ml/h; >12 kg: 25 mcg/kg in 50 ml mit 2 ml/h) + Midazolam 1 mcg/kg/min (3 mg/kg in 50 ml mit 1 ml/h). NI: ND. pH 5–7.

- **Clopidogrel**
  0,2 mg/kg (Erw. 75 mg) 1×tägl. p. o. (CYP-2C19-Slow-Metabolizer brauchen höhere Dosen oder Prasugrel). Omeprazol kann Spiegel vermindern, aber ggf. Effekt nicht klinisch relevant.

- **Clostridien-Antitoxin**
  ▶ Gasbrandantitoxin.

- **Clotrimazol**
  Topisch: 1 % Creme oder Lsg. alle 8–12 h. *Vaginal* (NICHT /kg): 1 % Creme oder 100 mg Vaginaltabletten tägl. für 6 d oder 2 % Creme oder 500 mg Vaginaltabletten tägl. für 3 d.

- **Cocain**
  ▶ Kokain.

- **Codein**
  ▶ Kodein.

- **Coenzym Q10**
  ► Ubidecarenon.
- **Coffein**
  ► Koffein.
- **Coffeincitrat**
  ► Koffeinzitrat.
- **Colchicin**
  Akute Gicht: 0,02 mg/kg/ED (max. 1 mg) alle 2 h p. o. (max. 3 ED/d). Chronische Therapie (*Gicht, Mittelmeerfieber*): 0,01–0,04 mg/kg (max. 2 mg) tägl. p. o. NI: GFR 10–50 ml/min: 50–100 % ND, GFR <10 ml/min: 25 % ND.
- **Colesevelam**
  625 mg/Tbl. Erw. (NICHT /kg): 3 Tbl. alle 12 h p. o. bzw. 6 Tbl./d. Mit Statinen: 4–6 Tabl./d in 1–2 ED. *Familiäre Hypercholesterolämie* (heterozygot): Jungen und Mädchen nach Menarche: 10–17 J: 1.875-mg-Pulverpäckchen alle 12 h oder 3.750-mg-Pulverpäckchen alle 24 h p. o. zur Mahlzeit.
- **Colestipol Granulat**
  0,1–0,2-g/kg/ED (max. 10 g) alle 8 h p. o.
- **Colistin**
  75.000–150.000 I.E./kg/d i. v. in 3 ED über 30–60 min. Bei CF auch Dosierungen >150.000 I.E./kg/d. >40 kg Erwachsenendosis: 9 Mio I.E./d i. v. (NICHT /kg) in 2–3 ED, bei schwerer Erkrankung Aufsättigungsdosis mit 9 Mio I.E.
  12.500 I.E. Colistimethat-Natrium = 1 mg Colistimethat-Natrium = 0,4 mg Colistinbasen-Aktivität. NI: CrCl 50–79 ml/min: 75.000–114.000 I.E./kg/d in 2 ED, CrCl 30–49 ml/min: 75.000 I.E./kg/d in 1–2 ED, CrCl 10–29 ml/min: 45.000 I.E./kg alle 36 h. IHD: 45.000 I.E./kg alle 24–48 h nach HD, CRRT: 75.000 I.E./kg alle (12–)24–48 h. Peripher max. 16.667 I.E./ml, pH: 6,5–8,5.
- **Corticorelin**
  1–2 µg/kg (max. 100 µg) i. v.
- **Corticotropin (ACTH)**
  1 E/kg (Erw. 40 E) i. m. tägl. – Tetracosactid, 1 E = 0,01 mg.
- **Corticotropin Releasing Faktor oder Hormon (CRF, CRH)**
  ► Corticorelin.

- **Cortisonazetat**
  Physiologischer Bedarf 0,2 mg/kg/ED alle 8 h p. o. 1 mg = Hydrokortison 1,25 mg bzgl. Mineralokortikoid- und Glukokortikoidwirkung.
- **Cotrimoxazol**
  (Trimethoprim 1 mg und Sulfamethoxazol 5 mg). TMP 3–6 mg/kg/ED alle 12 h i. v. über 1 h oder p. o. *Pneumozystis*: TMP **15–20 mg/kg/d i. v. oder p. o. in 3–4 ED**. NI: CrCl 15–30 ml/min: 50 % ND, CrCl <15 ml/min: nicht empfohlen, IHD: 5–10 mg/kg TMP alle 24 h, PD: nicht empfohlen, wenn dann 5–10 mg/kg TMP alle 24 h, intraperitoneal: 320/1600 mg/l LD, 80/400 mg/l Erhalt, CRRT: 3–5 mg/kg alle 18 h; LI: ND. 1 h post-Inf. Serum-TMP 5–10 μg/ml, *SMX* 100–200 μg/ml; i. v.-Inf.: TMP max. 1,6 mg/ml in 5 % Glukose. Kepinol pH 10, peripher 1 mg/ml Trimethoprim. SiC 0,9, Long-QT!
- **Cromoglicinsäure**
  Inhalation: 2-ml-Lsg. (20 mg) alle 6–8 h, Dosieraerosol 1–10 mg alle 6–8 h. Augentropfen (2 %): 1 Tr. pro Auge alle 4–6 h, p. o.: 5–10 mg/kg/ED (max. 200 mg) alle 6 h p. o. Nasal: 5 mg in jedes Nasenloch alle 6 h bzw. 1 Sprühstoß in jedes Nasenloch alle 6 h.
- **Cryopräcipitat**
  (1 Beutel etwa 20–30 ml, Faktor VIII etwa 5 E/ml und 100 E/Beutel, Fibrinogen etwa 10 mg/ml und 200 mg/Beutel). Faktor VIII erniedrigt: 1 E/kg erhöht Aktivität um 2 % (HWZ 12 h): meist 5 ml/kg oder 1 Beutel/4 kg alle 12 h i. v. für 1- bis 2-mal (Muskel-, Gelenkblutung); 3- bis 6-mal (Hüfte, Unterarm, retroperitoneal, Oropharynx); 7- bis 14-mal (intrakranial). Fibrinogen niedrig: 5 ml/kg oder 1 Beutel/4 kg i. v. Nach Auftauen 6 h verwendbar, gepoolt: 4 h.
- **Curosurf**
  ▶ auch Poractant intratracheal: 1×200 mg/kg, dann bis zu 2 ED von 100 mg/kg alle 12 h, wenn nötig.
- **Cyanocobalamin**
  (Vitamin B_{12}) 20 μg/kg/ED i. m., s. c., tägl. für 7 d, dann wöchentlich (max. 250 μg/d, Behandlung), monatlich (Prophylaxe). Vorsicht bei Megaloblastenanämie mit i. v.-Gabe! Bei *neurologischer Beteiligung*: 100 μg/d für 15 d,

dann 1×/Wo. *Methylmalonazidurie*: 1 mg/d. Bedarf bei parent. Ern.: ▶ Vitamin B_{12}.

- **Cyclophosphamid**
  600 mg/m^2 i. v. über 30 min tägl. für 3 d, dann 600 mg/m^2 i. v. wöchentlich oder 10 mg/kg 2×/Wo (wenn Leukozyten >3.000/mm^3), NI: GFR <10 ml/min/1,73 m^2: 75 %, IHD: 50 % (nach der Dialyse), PD: 75 %, CRRT: 100 %.

- **Cyclosporin**
  (Deutsche Schreibweise: Ciclosporin) 1–3 µg/kg/min i. v. für 24–48 h, dann 5–8 mg/kg/ED alle 12 h, um 1 mg/kg/ED monatlich reduzieren bis auf 3–4 mg/kg/ED p. o. Tal-Sp. (12 h nach Gabe): Abbott TDx monoklonal (×2,5 = Spiegel, unspezifischer Test) aus Vollblut: 100–250 ng/ml (KMT), 300–400 ng/ml erste 3 Mo, dann 100–300 ng/ml (Nierentransplantation), 200–250 ng/ml, erste 3 Mo, dann 100–125 ng/ml (Lebertransplantation), 100–400 ng/ml (Herz, Lungentransplantation); *nephrotisches Syndrom, JRA*: 1,5–2,5 mg/kg alle 12 h, max. 4 mg/kg/d. SiC 0,6. pH 6–7.

- **Cyproheptadin**
  0,1 mg/kg/ED alle 8–12 h p. o.

- **Cyproteronazetat**
  25–50 mg/m^2/Dosis alle 8–12 h p. o.

- **Cysteamin**
  Initial 2,5 mg/kg/ED alle 6 h p. o., alle 3 Wo um 2,5 mg/kg/ED steigern. Effektive Dosis meist 15 mg/kg/ED (<50 kg) oder 1,3 g/m^2/d, besser bei älteren Kindern. Leukozytenzysteamin <1–2 nmol, Halbcystein/g Protein 5–6 h nach Gabe; Imp.

- **Cytarabin**
  Üblicherweise 100 mg/m^2 tägl. für 10 d i. v. oder Dauerinf. Intrathekal: 30 mg/m^2 alle 4 d, bis Liquor normal (in physiologischem NaCl lösen, nicht in Lösungsmittel!).

- **Cytomegalovirus Immunoglobulin**
  ▶ Immunglobulin CMV.

- **Dacarbazin**
  250 mg/m^2 i. v. tägl. für 5 d alle 3 Wo.

- **Dactinomycin**
  400–600 µg/m^2/d i. v. für 5 d, nach 3–4 Wo wdh.

- **Dalteparin**
  Prophylaxe: 100 E/kg/ED s. c. 1–2 h vor OP, dann 1× tägl.
  Venenthrombose: 100 E/kg/ED alle 12 h s. c. oder i. v. über
  12 h; *Hämodialyse*: 5–10 E/kg 1×, dann 4–5 E/kg/h i. v.
  (bei akutem Nierenversagen, Anti-Xa 0,2–0,4 E/ml); 30–
  40 E/kg 1×, dann 10–15 E/kg/h (bei chronischem Nierenversagen, Anti-Xa 0,5–1,0 E/ml). NI: Dosisanpassung nach
  Anti-Xa-Spiegel.

- **Danaparoid**
  Prophylaxe: 15 Anti-Xa-E/kg alle 12 h s. c.; *Heparinindu-
  zierte Thrombozytopenie* (HIT): 30 E/kg einmalig i. v.,
  dann 1,2–2 E/kg/h zur Erhaltung, Anti-Xa-Spiegel: 0,4–
  0,8 E/ml. NI: Dosisanpassung nach Anti-Xa-Aktivität.

- **Dantrolen**
  Hyperpyrexie: 1 mg/kg/min bis Wirkung (max. 10 mg/
  kg/d), dann 1–2 mg/kg/ED alle 6 h für 1–3 d i. v. oder p. o.
  Alternativ: 2,5 mg/kg i. v., nach 45 min 10 mg/kg, wenn
  noch Residualsymptome; *Spastik*: 0,5–2 mg/kg/ED (max.
  100 mg) alle 6 h p. o.

- **Dapson**
  1–2 mg/kg (max. 100 mg) tägl. p. o. *Dermaler Herpes*:
  1–6 mg/kg (max. 300 mg) tägl.; ▶ auch Pyrimethamin;
  PCP-Prophylaxe: 2 mg/kg/d.

- **Daptomycin**
  <12 Mo vermeiden; <2 Mo (begrenzte Daten): 6 mg/kg/
  ED alle 12 h; SG: 8–10 mg/kg/ED alle 24 h; 1 bis <2 J.: 10–
  12 mg/kg/ED alle 24 h, 2–6 J.: 9–12 mg/kg/ED alle 24 h,
  7–11 J.: 7–9 mg/kg/ED alle 24 h; 12–17 J.: 5–7(–10) mg/kg/
  ED alle 24 h, Erwachsene: 4–10 mg/kg/ED alle 24 h. NI:
  GFR 10–29 ml/min/1,73 m^2: 67 % ND alle 24 h, GFR
  <10 ml/min/1,73 m^2: 67 % ND alle 48 h, IHD: 67 % ND
  alle 48 h, PD: 67 % ND alle 48 h, CRRT (Erwachsene):
  4–6 mg/kg/ED alle 24 h oder 8 mg/kg/ED alle 48 h. Monitoring Kreatinphosphokinase mind. 1×/Wo.

- **Darbepoetin alpha**
  0,45 µ/kg wöchentlich s. c. oder i. v., Dosis erhöhen oder
  vermindern, falls erforderlich (um 25 % alle 4 Wo).

- **Darunavir (DRV)**
  Erw. (NICHT /kg): 600 mg alle12 h mit Nahrung p. o.

- **Darunavir + Ritonavir**
  20–29 kg: 375/50 mg alle 12 h mit Nahrung; 30–39 kg: 450/60 mg alle 12 h; ≥40 kg: 600/100 mg alle 12 h, ≥18 J: 800/100 mg (naive) 600/100 mg (wiederholte Therapie) 1×/d mit Nahrung.

- **Daunorubicin**
  30 mg/m^2 wöchentlich langsam i. v. oder 60–90 mg/m^2 alle 3 Wo. Max. Gesamtdosis 500 mg/m^2. NI: GFR <10–29 ml/min/1,73 m^2: 50 %, IHD: 50 %, PD: 50 %, CRRT: 100 %.

- **DDAVP**
  ▶ Desmopressin.

- **Deferasirox**
  20 mg/kg (15–30 mg/kg) 1×/d p. o.

- **Deferoxamin**
  Als *Antidot*: 10–15 mg/kg/h i. v. für 12–24 h (max. 6 g/24 h); evtl. 5–10 g 1× (NICHT /kg) p. o. *Thalassämie*: 30–60 mg/kg/d über 8–12 h s. c. 5–7 d/Wo.

- **Desipramin**
  0,5–1,0 mg/kg/ED (max. 50 mg) alle 8–12 h p. o., Long-QT!

- **Desmopressin (DDAVP = Minirin)**
  5–10 µg (0,05–0,1 ml) pro Dosis (NICHT /kg) alle 12–24 h nasal; Dosis nasal zu i. v. = 10:1 *Faktor VIII niedrig*: 0,3 µg/kg in 1 ml/kg NaCl 0,9 % i. v. über 1 h alle 12–24 h, max. 6 Gaben (Tachyphylaxie!) i. v.-Lsg (4 µg/ml); *Diabetes insipidus*: 0,1–0,4(–1) µg s. c., i. m., i. v. 2–4 µg/d in 2 ED i. v., s. c. (>12 J); *Hämophilie, von Willebrand*: 0,3 µg/kg (Erw. 20 µg) i. v. über 1 h alle 12–24 h.

- **Dexamethason**
  0,1–0,25 mg/kg/ED alle 6 h p. o. oder i. v. *BPD*: 0,1 mg/kg/ED alle 6 h für 3 d, dann alle 8 h für 3 d, alle 12 h für 3 d, alle 24 h für 3 d, alle 48 h für 7 d; *Krupp*: 1,5 mg/kg p. o.; 0,6 mg/kg (max. 20 mg) i. v. oder i. m. 1×. Zur *Extubation bei Intubation >48 h* und erwarteten Problemen: 0,6 mg/kg/d in 2 ED, Beginn 1 d vor geplanter Extubation, für insgesamt 36–48 h; *Meningitis*: 0,15 mg/kg alle 6 h i. v. für 4 d oder 0,4 mg/kg alle 12 h für 2 d; *Antiemetisch*: 0,5 mg/kg (max. 16 mg) tägl. i. m., i. v., p. o. *Tumorschmerz*:

6–12 mg/m^2/d initial; *Augentropfen* 0,1 %: 1 Tr./Auge alle
3–8 h. Dexamethason hat keine Mineralokortikoidwirkung, 1 mg = 25 mg Hydrokortison Glukokortikoidwirkung. LI, NI: ND. Decadron pH 7–8.

- **Dexamphetamin**
  0,2 mg/kg tägl. p. o., steigern, bis max. 0,6 mg/kg/ED
  (max. 30 mg) alle 12 h; *Narkolepsie* (>6 J): mit 5 mg/d beginnen, um 5 mg/Wo steigern, bis Effekt oder NW. Max.
  60 mg/d; Imp., Long-QT!

- **Dexmedetomidin**
  Nur Intensivstation: 0,5–1 mcg/kg i. v. über 15 min, dann
  0,2–0,7(–1,4) mcg/kg/h für max. 24 h (Einzelfallberichte:
  auch länger gegeben), **CAVE:** Arrhythmien, RR-Abfall,
  Long-QT!

- **Dextromethorphan**
  0,2–0,4 mg/kg/ED alle 6–8 h p. o., Long-QT!

- **Diazepam**
  0,2–0,4(–1) mg/kg/ED (max. 10 mg) i. v.; 0,04–0,2 mg/kg/
  ED (max. 10 mg) alle 8–12 h p. o., 0,3–0,5 mg/kg/ED
  (max. 20 mg) rektal. Nicht peripher. i. v.-Dauerinf. (bindet
  an PVC), aber Diazemuls kann in eine Fett-Dauerinf. gemischt werden. *Prämedikation:* 0,2–0,4 mg/kg p. o. Spiegel:
  0,2–1,5 µg/ml, max. Spiegel: 1–2 h. HWZ 10–20 h. NI:
  ND, LI: reduzieren. SiC 0,02. pH 6,7–7,3.

- **Diazoxid**
  Hypertension: 1–3 mg/kg 1× als schneller (<30 s) i. v.-Bolus (**CAVE:** schwerer RR-Abfall), evtl. 1× bei Bedarf wdh.,
  dann 2–5 mg/kg/ED i. v. alle 6 h; *Hyperinsulinismus*: 30–
  100 mg/m^2/ED bzw. 5 mg/kg/ED (SG), 1–3 mg/kg/ED
  (>1 J) alle 8 h p. o.

- **Diclofenac**
  1 mg/kg/ED (max. 50 mg) alle 8–12 h p. o., rektal; *Augentropfen* 0,1 %: prä-OP 1–5 Tr. über 3 h, post-OP 1×1 Tr.,
  dann 1 Tr. alle 4–8 h. Gel: 2–4 g alle 6–8 h.

- **Dideoxycytidin (ddC)**
  ▸ Zalcitabin.

- **Digitoxin**
  4 µg/kg/ED (max. 0,2 mg) alle 12 h p. o. für 4 d, dann
  1–6 µg/kg (Erw. meist 0,15 mg, max. 0,3 mg) tägl. SiC 0,9.

- **Digoxin**
  1×15 µg/kg und 1×5 µg/kg nach 6 h, dann 3–5 µg/kg/ED
  (max. 200 µg i. v., 250 µg p. o.) alle 12 h langsam i. v. oder
  p. o. Spiegel (mind. 6 h nach Gabe): 0,5–2,5 nmol/l
  (nmol×0,78 = ng/ml). NI: GFR 30–50 ml/min/1,73 m²:
  75 % ND, GFR 10–29 ml/min/1,73 m²: 50 % oder alle 36 h,
  GFR <10 ml/min/1,73 m²: 25 % ND oder alle 48 h, IHD:
  25 % oder alle 48 h, PD: 25 % oder alle 48 h, CRRT: 75 %
  (Serumspiegel kontrollieren!), nicht dialysierbar. SiC 0,9.
  pH 6,4.

- **Digoxin-FAB-Antikörper**
  i. v.-Dosis über 30 min (runden auf nächste 40 mg) = Se-
  rumdigoxin [nmol/l] × KG [kg] × 0,3, oder p. o. einge-
  nommene Menge in mg × 55. Bei oraler Intoxikation ab
  >0,3 mg/kg oder ab Serumspiegel >6,4 nmol/l (5,0 ng/ml)
  indiziert.

- **Dihydralazin**
  i. v.-Infusion: 0,1 mg/kg/h (max. 3,5 mg/kg/d). p. o.: 0,25–
  1 mg/kg alle 12 h. Nepresol pH 2,9.

- **Dihydrocodein**
  0,5–1 mg/kg/ED alle 4–6 h p. o.

- **Dihydrotachysterol (1-OH Vitamin D₂)**
  Nierenversagen, Vitamin-D-resistente Rachitis: 20 µg/kg
  tägl. p. o., erhöhen um 20 µg/kg alle 4–8 Wo, je nach Se-
  rumkalzium.

- **Diltiazem**
  1 mg/kg/ED alle 8 h, steigern bis max. 3 mg/kg/ED (max.
  180 mg) alle 8 h p. o.

- **Dimenhydrinat**
  1–1,25 mg/kg/ED (max. 50 mg) alle 6–8 h p. o., i. m. oder
  i. v.

- **Dimeticon**
  Säuglingskoliken (NICHT /kg): 42 mg (entspricht 0,6 ml
  Sab Simplex) mit der Nahrung (max. 6×/d).

- **Dimercaprol**
  Vorher Diphenhydramin. Urin alkalisieren! i. m. *Arsen-/
  Goldintoxikation:* Mild: 2,5 mg/kg/ED: alle 6 h für 2 d, alle
  12 h an Tag 3, dann alle 24 h für 10 d. Schwer: 3 mg/kg/ED
  alle 4 h für 2 d, alle 6 h an Tag 3, dann alle 12 h für 10 d;

Quecksilberintoxikation: initial 5 mg/kg, dann 2,5 mg/kg alle 12–24 h für 10 d; *Bleiintoxikation*: schwer, Blutspiegel >70 µg/dl: 4 mg/kg/ED alle 4 h für 3–5 d, 2. Dosis: danach Ca-EDTA 50 mg/kg/d-Dauerinf.

- **Dimethylsulfoxid (DMSO)**
  50 % 50 ml in Blase für 15 min, alle 2 Wo; Bei *Paravasat* von Anthracyclinen, Cisplatin, Carboplatin, Paclitaxel: 10 %ige Salbe lokal auftragen, alle 3–5 h für 3–14 d.
- **Dimetindenmaleat (Fenistil)**
  0,02–0,04 mg/kg/ED (max. 2 mg) alle 8 h p. o., 0,02–0,04 mg/kg i. v. über 30(–60) s.
- **Diphenhydramin**
  1–2 mg/kg/ED (max. 100 mg) alle 6–8 h p. o., Long-QT!
- **Diphtherie-Antitoxin (Pferd)**
  i. m. oder i. v. (NICHT /kg): 2.500 E (nasale Diphtherie), 10.000 E (unilateral tonsillär), 20.000 E (bilateral tonsillär), 30.000 E (laryngeal), 50.000 E (jenseits der tonsillären Fossa) i. m. *Cäsarenhals*: 150.000 E. Dosiswiederholung kann erforderlich sein; ► auch Immunglobulin, Diphtherie.
- **Dipidolor**
  ► Piritramid.
- **Dinatriumpamidronat (= Pamidronsäure)**
  ► Pamidronsäure.
- **Distigmin**
  Neurogene Blase, Megakolon: 0,01 mg/kg i. m. tägl.; 0,1 mg/kg p. o. tägl. *Myasthenia gravis*: 0,1–0,2 mg/kg/ED alle 12–24 h (max. 20 mg tägl.) p. o.
- **DNAse**
  ► Dornase-alpha.
- **Dobutamin**
  1–20 µg/kg/min i. v. Wirkt nach 1–10 min, HWZ 2 min. pH 2,5–5,5, Long-QT!
- **Dolantin**
  ► Pethidin.
- **Domperidon**
  p. o.: 0,2–0,4 mg/kg/ED (max. 20 mg) alle 4–8 h. Supp.: Erw. 30–60 mg (NICHT /kg) alle 4–8 h rektal, Long-QT!

- **Dopamin**
  1–20 µg/kg/min i. v. pH 2,5–4,5. Wirkt nach 5 min, HWZ 2 min, NI: länger. α-adrenerge Wirkung ab 15 µg/kg/min, Long-QT!
- **Dormicum**
  ▶ Midazolam.
- **Dornase-alpha (Deoxyribonuclease, Pulmozyme)**
  NICHT /kg dosieren. SG: 2,5 mg alle 24 h, 2,5 mg (max. 10 mg) tägl. (5–21 J), alle 12–24 h (>21 J) per Inhalation, Lsg. 1 mg/ml, pH 6,0.
- **Doxapram**
  5 mg/kg i. v. über 1 h, dann 0,5–1,0 mg/kg/h für 1 h (max. Gesamtdosis 400 mg). NG: evtl. initial 1–2 mg/kg i. v., dann Dauerinf. 0,5–2,5 mg/kg/h, nach Effekt reduzieren! pH 3,5–5.
- **Doxazosin**
  0,02–0,1 mg/kg (max. 4 mg) tägl. p. o.
- **Doxepin**
  0,2–2 mg/kg/ED (max. 100 mg) alle 8 h p. o. Long-QT!
- **Doxorubicin**
  30 mg/m^2 i. v. über 15 min/Wo oder 30 mg/m^2 tägl. für 2–3 d alle 3–4 Wo. Max. Gesamtdosis 480 mg/m^2 (300 mg/ m^2 bei Mediastinalbestrahlung). Long-QT! *Liposomalkarzinom*: 50 mg/m^2 i. v. alle 3 Wo. *Kaposi*: 20 mg/m^2 i. v. alle 2 Wo.
- **Doxycyclin**
  ≥8 J: 4 mg/kg/d (max. 200 mg) in 1–2 ED p. o./i. v.; GFR <10 ml/min/1,73 m^2: 1 mg/kg/ED alle 12 h, IHD: 1 mg/kg/ ED alle 12 h, PD: 1 mg/kg/ED alle 12 h, CRRT: 100 %. pH 5,1–6.
- **Doxylamin**
  0,25–0,5 mg/kg/ED (max. 25 mg) alle 8 h p. o. *Hypnotisch*: 0,5–1 mg/kg (max. 50 mg).
- **Dronabinol**
  Initial 5 mg/m^2/ED alle 2–4 h (max. 4–6 ED/d) p. o., langsam um 2,5 mg/m^2/ED erhöhen bis max. 15 mg/m^2/ED alle 4 h.
- **Dronedaron**
  8 mg/kg (Erw. 400 mg) alle 12 h p. o., Long-QT!

- **Droperidol**
  i. m. oder langsam i. v.: *PONV-Prophylaxe*: post-OP 0,02–
  0,05 mg/kg (max. 1,25 mg) alle 4–6 h. *PONV-Therapie*:
  max. 0,1 mg/kg/ED, Folgedosen mit Vorsicht. Long-QT!
- **Dydrogesteron**
  0,2 mg/kg/ED (max. 10 mg) alle 12–24 h p. o.
- **Eculizumab**
  NICHT /kg, i. v.: 5–9 kg: 300 mg 1×/Wo für 2 ED, dann
  300 mg alle 3 Wo, 10–19 kg: 600 mg 1×/Wo für 1 ED, dann
  300 mg in Wo 2, dann 300 mg alle 2 Wo, 20–29 kg: 600 mg
  1×/Wo für 3 ED, dann 600 mg alle 2 Wo, 30–39 kg: 600 mg
  1×/Wo für 2 ED, dann 900 mg in Wo 3, dann 900 mg alle
  2 Wo, ab 40 kg: 900 mg 1×/Wo für 4 ED, dann 1200 mg in
  Wo 5, dann 1200 mg alle 2 Wo. Zusätzliche Dosis bei Plasmapherese oder FFP-Gabe.
- **Edrophonium (Tensilon)**
  Testdosis 20 µg/kg; dann 1 min später 80 µg/kg (max.
  8 mg) i. v. *Supraventr. Tachykardie*: 0,15 mg/kg (max.
  2 mg), bis max. 0,75 mg/kg (max. 10 mg) erhöhen. Atropin
  bereitlegen, 8 h vorher Anticholinergika absetzen; Imp.
- **EDTA**
  Natriumkalziumedetat.
- **Efavirenz**
  350 mg/m^2 (Erw. 600 mg) tägl. p. o. >3 J: 10–15 kg: 200 mg/d
  in 1 ED; 15–20 kg: 250 mg/d in 1 ED; 20–25 kg: 300 mg/d in
  1 ED; 25–32,5 kg: 350 mg/d in 1 ED; 32,5–40 kg: 400 mg/d
  in 1 ED; >40 kg: 600 mg/d in 1 ED, Long-QT!
- **Eisen**
  Prophylaxe: 2 mg/kg/d elementares Eisen p. o. Behand-
  lung: 6 mg/kg/d elementares Eisen p. o. Fumarat 1 mg =
  0,33 mg Eisen. Gluconat 1 mg = 0,12 mg Eisen. Sulphat
  (Trockensubstanz) 1 mg = 0,3 mg Eisen.
- **EK**
  Blut.
- **EMLA-Creme**
  Lidocain und Prilocain.
- **Emtricitabin**
  >3 Mo: 6 mg/kg/d in 1 ED p. o., max. 240 mg/d.

- **Enalapril**
  0,1 mg/kg (max. 2,5 mg) tägl. p. o., Steigerung über 2 Wo
  bis max. 0,5 mg/kg (max. 20 mg) alle 12 h p. o. möglich.
  NI: GFR 10–50 ml/min/1,73 m^2: 75 %, GFR <10 ml/
  min/1,73 m^2: 50 % ND, IHD: 50 %, PD: 50 %, CRRT:
  75 % ND.
- **Enalaprilat**
  0,025 mg/kg/ED (max. 1,25 mg) alle 6 h i. v., max. 0,1 mg/
  kg/ED (max. 5 mg) alle 6 h. NI: GFR 10–50 ml/
  min/1,73 m^2: 75 %, GFR <10 ml/min/1,73 m^2: 50 % ND,
  IHD: 50 %, PD: 50 %, CRRT: 75 % ND.
- **Enfuvirtid**
  ≥6 J: 2 mg/kg (max. 90 mg) alle 12 h s. c.
- **Enoxaparin**
  (1 mg = 100 E) *Vorbeugung der tiefen Venenthrombose*:
  <2 Mo: 0,75 mg/kg/ED alle 12 h, 2 Mo–18 J: 0,5 mg/kg/ED
  alle 12 h, 2–12 h prä-OP, dann tägl. s. c. *Therapie*: <3 Mo:
  1,8 mg/kg/ED, 3–12 Mo: 1,5 mg/kg/ED, 1–5 J: 1,25 mg/kg/
  ED, >5 J: 1 mg/kg/ED alle 12 h s. c. Anti-Xa 0,5–1 E/ml 4 h
  nach Dosis. *Hämodialyse*: 1 mg/kg in art. Schenkel zu Beginn einer 4-h-Dialyse. NI: GFR 10–29 ml/min/1,73 m^2:
  70 % ND, GFR <10 ml/min/1,73 m^2: 50 %, alle 24 h, IHD:
  50 %, PD: 50 %, CRRT: 70 % (Kontrolle Anti-Xa-Spiegel,
  Dosisanpassung).
- **Enoximon (Perfan)**
  i. v.: 5–20 µg/kg/min separat von sonstigen Infusionen! Evtl.
  Loading Dose 1 mg/kg über 2 min, dann 10 µg/kg/min.
- **Ephedrin**
  0,3–1 mg/kg/ED (max. 60 mg) alle 6–8 h p. o., i. m., s. c.,
  i. v.; Long-QT!
- **Epinephrin (= Suprarenin)**
  Krupp: 1/1.000, max. 0,5 ml/kg/ED (max. 6 ml, Beginn mit
  z. B. 2 ml p. i., ggf. Verneblertopf nachfüllen) oder 1–2 ml
  mit Taschenvernebler (InfektoPharm); *Herzstillstand*:
  0,1 ml/kg, 1/10.000 verdünnt i. v., intraossär. *Anaphylaxie*:
  <6 J: 150 mcg, 6–12 J: 300 mcg, >12 J: 500 mcg, jeweils
  i. m.: bis zu 3 Dosen im 20-min-Abstand, wenn nötig. evtl.
  auch i. v.: dann titrieren mittels Einzelgaben von 1 mcg/kg

(Erw. 50 mcg) i. v., wdh. je nach Wirkung. Inf.: 0,1–2 µg/kg/min; pH 2,5–5, Long-QT!

- **Epirubicin**
  Erw.: 75–90 mg/m^2 i. v. über 10 min alle 3 Wo, Long-QT!
- **Eplerenon**
  0,5–1 mg/kg (max. 50) alle 12–24 h p. o.
- **Epoetin alpha, beta, delta, theta, zeta**
  20–50 E/kg 3×/Wo, bis max. 300 E/kg/Wo in 1–3 ED/Wo
  s. c., i. v. steigern. Hb >100 g/l: 20–100 E/kg 2–3×/Wo. pH 7.
- **Epoprostenol (Prostazyklin, PGI$_2$)**
  0,002–0,02 µg/kg/min i. v. *Pulmonale Vasodilatation*:
  0,01 µg/kg/min, evtl. allmählich weiter steigern, je nach Effekt/NW. Inhalativ: (1–)10–25 ng/kg/min für 15 min, evtl.
  alle 4 h; alternativ: 16–32 ng/kg/min durch Dauerinf. von
  Prostazyklin (500 µg Flolan in 50 ml Glyzinpuffer, pH 10)
  in den Ultraschallvernebler des Siemens Servo 300. Übliche verdünnte Prostazyklininfusionslsg. (50 ml Stammlsg +
  300 ml NaCl 0,9 %) enthalten 1.430 ng Epoprostenol/ml.
  0,01 µg/kg/min Epoprostenol = 5 µg/kg/min Nitroglyzerin = 2 µg/kg/min Natriumnitroprussid = 0,1 µg/kg/min
  PGE$_1$. Bei chron. pulmonaler Hypertonie: i. v. 2 ng/kg/min,
  bis auf 40 ng/kg/min steigerbar. Muss alleine laufen!
- **Epsilonaminocapronsäure**
  ▶ Aminocapronsäure.
- **Eptacog alpha (rekombinanter Faktor VIIa)**
  ▶ Faktor VIIa.
- **Ergocalciferol**
  Vitamin D.
- **Ergotamintartrat**
  >10 J (NICHT /kg): 1×2 mg s. l., dann 1 mg/h (max. 6 mg/
  Episode, 10 mg/Wo). Supp. (1–2 mg): 1×, evtl. nach 1 h 1×
  wdh.
- **Ertapenem**
  15 mg/kg alle 12 h (3 Mo–12 J); 1 g/d in 1 ED (13–17 J)
  i. v. über 30 min, CrCl ≤ 30 ml/min/1,73 m^2: 50 %.
- **Erythrozytenkonzentrat**
  ▶ Blut. 10 ml/kg erhöht Hb um 3 g%, Hk um 10 %! Beutel
  enthält 250–350 ml

- **Erythromycin**
  10 mg/kg/ED, bei *schwerer Infektion* 10–20 mg/kg/ED
  (Erw. 0,25–1 g) alle (6–)8 h p. o. oder langsam i. v. (max.
  5 mg/kg/h). Arrhythmien! *Propulsiv*: 2 mg/kg/ED alle 8 h.
  NI: GFR <10 ml/min/11,73 m^2: 10–17 mg/kg/ED alle 8 h,
  IHD: 10–17 mg/kg/ED alle 8 h, PD: 10–17 mg/kg/ED alle
  8 h, CRRT: 100 %. Peripher max. 5 mg/ml. Long-QT! pH
  6,5–7,5.
- **Erythropoietin**
  Epoetin.
- **Escitalopram**
  ≥12 J (NICHT /kg): 5 mg tägl. p. o.; falls erforderlich bis
  max. 20 mg tägl. erhöhen, Long-QT!
- **Esketamin**
  ► Ketamin S.
- **Esmolol**
  0,5 mg/kg i. v. über 1 min, wiederholen, falls notwendig.
  Infusion: 25–300 µg/kg/min; für bis zu 48 h; Wirkdauer
  10–30 min.
- **Esomeprazol (Nexium)**
  0,4–0,8 mg/kg (Erw. 20–40 mg) tägl. p. o. *Magensonde*
  >Charr 8: Man kann Kügelchen (intakt lassen) aus Nexium mups in Wasser geben, es entsteht milchige Suspension, sofort in die Magensonde applizieren. Magensonde ≤
  Charr 5: Sonde kann verstopfen, Nexium 10 mg Granulat
  in 10–20 ml Wasser suspendieren, sondengängig ab
  Charr 5–6. *Jejunal- bzw. Duodenalsonde*: Säureschutz
  nicht mehr wichtig, d. h. bei kleinen Sondendurchmessern Mupskügelchen mörsern, Long-QT!
- **Etacrynsäure**
  i. v.: 0,5–1 mg/kg/ED (max. 50 mg) alle 12–24 h über
  20 min. p. o.: 1–4 mg/kg/ED (max. 200 mg) alle 12–24 h.
  NI: ND, PD: 100 %, CRRT: 100 %. Peripher max. 2 mg/ml.
  pH 6,3–7,7 (Import).
- **Etanercept (Enbrel)**
  0,4 mg/kg (max. 25 mg pro Dosis) 2×/Wo s. c. oder
  0,8 mg/kg (max. 50 mg/ED) 1×/Wo.

- **Ethambutol**
  25 mg/kg 1×/d für 8 Wo, dann 15 mg/kg tägl. p. o. Intermittierend: 35 mg/kg 3×/Wo. NI: GFR 10–29 ml/min/1,73 m^2: 15–25 mg/kg/ED alle 36 h, GFR <10 ml/min/1,73 m^2: 15–25 mg/kg/ED alle 48 h, IHD: 15–25 mg/kg/ED alle 48 h, PD: 15–25 mg/kg/ED alle 48 h, CRRT: 100 %. pH 6,3–6,7.
- **Ethosuximid**
  10 mg/kg/d p. o., jede Wo um 50 % erhöhen bis max. 40 mg/kg/d (max. 2 g). Spiegel 40–100 µg/ml, max. Spiegel 1–4 h, HWZ 30 h.
- **Etomidat**
  0,3 mg/kg langsam i. v. Etomidat lipuro: separat von sonstigen Infusionen!
- **Etoposid**
  50–60 mg/m^2 i. v. über 1 h tägl. für 5 d, nach 2–4 Wo wdh. Orale Dosis = 2- bis 3-mal i. v.-Dosis. NI: GFR 30–50 ml/min/1,73 m^2: 75 %, GFR 10–29 ml/min/1,73 m^2: 75 %, GFR <10 ml/min/1,73 m^2: 50 %, IHD: 50 %, PD: 50 %, CRRT: 75 %.
- **Everolimus**
  Erw. (NICHT /kg): 0,75 mg alle 12 h p. o. angepasst nach Tal-Sp. 3–8 ng/ml (chromatographischer Assay).
- **Exosurf**
  13,5 mg/ml; *Prophylaxe*: 5 ml/kg intratracheal über 5 min sofort nach der Geburt, und nach 12 h und 24 h, wenn noch beatmet; *Rescue*: 5 ml/kg intratracheal über 5 min, wdh. nach 12 h, wenn noch beatmet.
- **Faktor VII**
  30–50IE/kg KG i. v. im Notfall, 1 E/kg hebt Spiegel um 1–2 %. HWZ 4 h, nicht über Filter
- **rFaktor VIIa (rFVIIa)**
  (NovoSeven, NovoNordisk) 90–100 µg/kg i. v. bei *unstillbarerer Blutung* (Voraussetzung: Temp. ≥34 °C, pH ≥7,2, ion. Kalzium ≥0,9 mmol/l, Fibrinogen ≥100 mg/dl, Hb ≥7 g/dl, keine Hyperfibrinolyse; 4.500 E/kg (90 µg/kg) alle 2 h bei Hemmkörperhämophilie, nicht über Filter). Nach Blutstillung ggf. alle 3–6 h weiter. Bei *pulmonaler Hämorrhagie* ultima ratio: 50 mcg/kg in 0,5–1,0 ml/kg

0,9 % NaCl, bronchoskopisch je zur Hälfte in beide Haupt-
bronchien bzw. auf die Seite der Blutung.

- **Faktor VIII**
  50 IE(–100 IE)/kg im Notfall, 1–2 E/kg = % Anstieg im Serum, HWZ 8 h, nicht über Filter!

- **Faktor VIII, von-Willebrand-Faktor-Konzentrat (Haemate HS)**
  30 IE(–50IE)/kg im Notfall, 1–2 E/kg = % Anstieg im Serum, nicht über Filter!

- **Faktor IX**
  50 IE(–100 IE)/kg im Notfall, 1–2 E/kg = % Anstieg. HWZ
  12 h, nicht über Filter!

- **Faktor XIII**
  30 IE(–50 IE)/kg, 1 E/kg hebt Spiegel um 1–2 %. HWZ 6 d.
  Nicht über Filter!

- **Famotidin**
  0,5–1,0 mg/kg/ED (max. 40 mg) alle 12–24 h p. o. 0,5 mg/
  kg/ED (max. 20 mg) alle 12 h langsam i. v. NI: GFR 30–
  50 ml/min/1,73 m^2: 0,5 mg/kg/d alle 24 h, GFR 10–29 ml/
  min/1,73 m^2: 0,25 mg/kg/d alle 24 h, GFR <10 ml/
  min/1,73 m^2: 0,125 mg/kg/d alle 24 h, IHD: 0,125 mg/kg
  alle 24 h, PD: 0,125 mg/kg alle 24 h, CRRT: 0,5 mg/kg alle
  24 h. SiC 0,7, Long-QT!

- **Fasturtec**
  ▶ Rasburicase.

- **FEIBA**
  ▶ Faktor VIII, inhibitorstabil.

- **Felbamat**
  5 mg/kg/ED alle 6–8 h (max. 1.200 mg/d) p. o., über
  2–3 Wo bis 15 mg/kg/ED alle 6–8 h (max. 3.600 mg/d) erhöhen. Spiegel 30–100 µg/ml. Long-QT! LI: kontraindiziert, NI: meiden, Dosisreduktion um 50 %.

- **Fenistil**
  ▶ Dimetindenmaleat.

- **Fenoterol**
  Inhalationslsg. 1 mg/ml: 0,5 ml/ED verdünnt auf 2 ml alle
  3–6 h (mild), 1,0 ml/ED verdünnt auf 2 ml alle 1–2 h (mittel), unverdünnt ohne Pause wiederholt (schwer, auf der

Intensivstation); Aerosol (200 µg/Sprühstoß): 1–2 Sprühstöße alle 4–8 h, Long-QT!

- **Fentanyl**
  Nicht beatmet: 1–2 µg/kg/ED (max. 100 µg) i. m. oder i. v.;
  Inf. 2–4 µg/kg/h; *beatmet:* 5–10 µg/kg 1× oder 50 µg/kg i. v.
  über 1 h; Inf. 5–10 µg/kg/h (Amp. 50 µg/ml mit 0,1–0,2 ml/
  kg/h). Intranasal: 1,5 mcg/kg möglichst über MAD. NI: GFR
  10–50 ml/min/1,73 m^2: 75 % ND, GFR <10 ml/min/1,73 m^2:
  50 % ND, IHD: 50 %, PD: 50 %, CRRT: 75 %. pH 3,8–5,8.

- **Fentanyl (Durogesic) Pflaster**
  ≥2 J. Stationäre Einstellung erforderlich! Nur Tumorschmerz, nicht zerschneiden. Wirkungsbeginn: 12 h, 72 h
  belassen, nicht vorher wechseln! Dosis: Morphin p. o.
  (in mg/d)/100 = Fentanyl transdermal (in mg/d), Fentanyl
  i. v. 1:1. 30–44 mg/d Morphin p. o.: Fentanylpflaster mit
  Freisetzungsrate 12 µg/h, 45–134 mg/d Morphin p. o.:
  Fentanylpflaster mit Freisetzungsrate 25 µg/h. Nach Pflas-
  terentfernung HWZ 18 h.

- **FFP, Fresh Frozen Plasma**
  Enthält alle Gerinnungsfaktoren, Inhibitoren und Aktiva-
  toren im physiologischen Gleichgewicht, hoher Eiweißge-
  halt, viel Volumen, keine Virusinaktivierung, sofort nach
  dem Auftauen verwenden (Aktivitätsverlust!). *DIC, Fak-
  tor-V-, -F-, -XI-Mangel:* 10–20 ml/kg i. v. nicht schneller
  als 1 ml/kg/min → sonst evtl. schwere Hypokalzämie. Inf.-
  Dauer <2 h, sonst Wirkungsverlust. 1 Beutel ist etwa
  230 ml. 1 ml/kg erhöht den Faktorengehalt um 1 %. Bei
  HUS, TTP: am besten kryopräzipitatfrei **CAVE**: Verdünnung! Hypokalzämie!

- **Filgrastim (GCSF)**
  Idiopathische oder zyklische Neutropenie: 5 µg/kg tägl. s. c.
  oder i. v. über 30 min; *kongenitale Neutropenie:* 12 µg/kg
  tägl. s. c. oder i. v. über 1 h; *Knochenmarktransplantation:*
  20–30 µg/kg tägl. i. v. über 4–24 h; reduzieren, wenn Neutrophile >1×10^9/l (1.000/µl). pH 4–6,1.

- **Flecainid**
  2 mg/kg/ED (max. 100 mg) alle 12 h p. o., i. v. über 30 min,
  kann über 2 Wo bis 4(–7) mg/kg/ED (max. 200 mg) alle
  12 h erhöht werden. NI: 50–75 % ND. Long-QT!

- **Flolan**
  ▶ Epoprostenol.
- **Flucloxacillin**
  100 mg/kg/d in 3 ED p. o. *Schwere Infektion*: 200 mg/kg/d in 4 ED i. v. (max. 2 g/ED). pH 6.
- **Fluconazol**
  Invasive Infektion: 12 mg/kg/ED (max. 800 mg) i. v., p. o. alle 24 h. *Schleimhaut-Candidose:* (3–)6 mg/kg/ED p. o., i. v. alle 24 h. NI: GFR 10–50 ml/min/1,73 m^2: 1,5–6 mg/kg/d alle 24 h, GFR <10 ml/min/1,73 m^2: 1,5–6 mg/kg/d alle 48 h, IHD: 1,5–6 mg/kg/ED alle 48 h nach Dialyse, PD: 1,5–6 mg/kg/ED alle 48 h, CRRT: ND, evtl. höhere Dosen notwendig, bis 12 mg/kg/ED alle 12 h. pH 5–7, Long-QT!
- **Flucytosin (5-Fluorocytosin)**
  400–1.200 mg/m^2/ED (25–40 mg/kg) (max. 2 g) alle 6–8 h i. v. über 30 min oder p. o. Spitzen-Sp. 50–100 µg/ml, Tal-Sp. 25–50 µg/ml (×7,75 = µmol/l). NI: GFR 30–50 ml/min/1,73 m^2: 25–37,5 mg/kg/ED alle 8 h, GFR 10–29 ml/min/1,73 m^2: 25–37,5 mg/kg/ED alle 12 h, GFR <10 ml/min/1,73 m^2: 25–37,5 mg/kg/ED alle 24 h, IHD: 25–37,5 mg/kg/ED alle 24 h (nach Dialyse), PD: 25–37,5 mg/kg/ED alle 24 h, CRRT: 25–37,5 mg/kg/ED alle 8 h (Serumspiegel kontrollieren). pH 6,9–7,9.
- **Fludarabin**
  25 mg/m^2/d 5× i. v. über 30 min, alle 28 d wdh.
- **Fludrokortison**
  0,05–0,2 mg (NICHT /kg) tägl. p. o., Fludrokortison 1 mg = Hydrokortison 125 mg Mineralokortikoidwirkung, 10 mg Glukokortikoid.
- **Flumazenil**
  5–10 µg/kg i. v., wdh. alle 60 s, bis max. total 50 µg/kg (max. 2 mg), dann 2–10 µg/kg/h i. v. pH 3–5.
- **Flunarizin**
  Migräne: 0,1–0,2 mg/kg (max. 10 mg) p. o. tägl. abends; *Epilepsie*: 0,4 mg/kg (max. 20 mg) tägl. abends.
- **Flunisolid**
  Nasal (25 µg/Sprühstoß): 1–2 Sprühstöße/Nasenloch alle 8–24 h.

- **Flunitrazepam**
  0,1–2 mg/kg/ED. Erw.: 0,5–2 mg (NICHT /kg) abends p. o.
- **Fluorouracil**
  15 mg/kg (max. 1 g) i. v. über 4 h tägl., bis NW, dann
  5–10 mg/kg wöchentlich; Long-QT! Folinsäure.
- **Fluorid**
  Therapie bei *Osteoporose*: 0,1–0,2 mg/kg alle 8 h; *Karies-
  prävention*: >6 Mo–3 J: 0,25 mg/d, 3–6 J: 0,5 mg/d, 6–16 J:
  1 mg/d.
- **Fluoxetin**
  0,5 mg/kg (max. 20 mg) tägl., steigern bis max. 1,0 mg/kg/
  ED (max. 40 mg) alle 12 h p. o. Long-QT!
- **Flupenthixol**
  p. o.: 0,05–0,2 mg/kg/ED (max. 9 mg) alle 12 h. Depot
  i. m.: meist 0,4–0,8 mg/kg (bis zu 5 mg/kg, max. 300 mg)
  alle 2–4 Wo. (1 mg Flupenthixoldecanoat = 0,625 mg Flu-
  phenazindecanoat = 1,25 mg Haloperidol). Long-QT!
- **Fluphenazin**
  0,02–0,2 mg/kg/ED (max. 10 mg) alle 8–12 h p. o.
- **Flurazepam**
  Erw. (NICHT /kg): 15–30 mg abends p. o.
- **Fluticasonpropionat**
  Inhalation (NICHT /kg): 50–100 µg/ED (Kind), 100–
  1.000 µg/ED (Erw.) alle 12 h; 0,05 %ige Lsg.: 1–4 Sprühstö-
  ße/Nasenloch tägl., Long-QT!
- **Fluvastatin**
  0,4 mg/kg (Erw. 20 mg) abends p. o., bis max. 0,8 mg/kg
  (max. 40 mg) alle 12 h erhöhen, falls nötig. Retard: 80 mg
  abends.
- **Folsäure**
  Behandlung (NICHT /kg): 50 µg (NG), 0,1–0,3 mg (<4 J),
  0,5–1 mg (>4 J) tägl. i. v., i. m. oder p. o. *Stoffwechselerkrankung*: 5 mg/d. *Schwangerschaft*: 0,2–0,5 mg (NICHT /
  kg) tägl. Bedarf bei *parent. Ern.*: FG 56 µg/kg/d, sonst
  140 µg/d (Kinder und Jugendliche).
- **Folinsäure (Kalziumfolinat)**
  5–15 mg (NICHT /kg) p. o. oder 1 mg i. m. oder i. v. tägl.
  Rescue: Beginn bis zu 24 h nach Methotrexat: 10–15 mg/
  m^2/ED alle 6 h für 36–48 h i. v. *Methotrexattoxizität*: 100–

1.000 mg/m^2/ED alle 6 h i. v. *Vor Fluorouracildosis* von 370 mg/m^2: 200 mg/m^2 i. v. tägl. 5×, alle 3–4 Wo wdh.

- **Fomepizol**
  (Antidot gegen Methylenglykol) 15 mg/kg in 100 ml Glukose 5 % über 30 min, dann 10 mg/kg alle 12 h für 48 h, dann 15 mg/kg alle 12 h (wegen P$_{450}$-Induktion), bis Äthylenglykol <20 mg/dl. Hämodialyse: alle 4 h.

- **Formoterol**
  Inhalativ: Kaps. 6 oder 12 µg (NICHT /kg): >5 J: bis 12 µg alle 12 h, Long-QT!

- **Fosamprenavir + Ritonavir**
  ≥6 J: FPV 18 mg/kg (max. 700 mg) + RTV 3 mg/kg (max. 100 mg) alle 12 h p. o. >18 J: FPV 1.400 mg + RTV 200 mg (FPV-naiv) 100 mg (sonst) 1×/d.

- **Fosaprepitant**
  3–5 mg/kg (max. 150 mg) 1× 90 min vor Chemotherapie an Tag 1 i. v.; ggf. weiter mit Aprepitant p. o. an Tag 2 und 3.

- **Foscarnet**
  20 mg/kg i. v. über 30 min, dann 200 mg/kg/d per Dauerinf. i. v. (weniger, wenn Kreatinin >1,3 mg/dl) oder 60 mg/kg/ED alle 8 h i. v. über 2 h. Dauertherapie: 90–120 mg/kg i. v. über 2 h tägl. NI: GFR 30–50 ml/min/1,73 m^2: 60–80 mg/kg alle 48 h, GFR 10–29 ml/min/1,73 m^2: 50–65 mg/kg alle 48 h, GFR <10 ml/min/1,73 m^2: nicht empfohlen, IHD und PD: nicht empfohlen, CRRT: 60–80 mg/kg alle 48 h. Long-QT! pH 7,3–7,4.

- **Fosfomycin**
  50 mg/kg alle 12 h i. v. (<4 Wo), 80 mg/kg alle 8 h i. v. (>4 Wo–1 J), 30–100 mg/kg alle 8 h i. v. (>12 Mo–12 J) i. v. über 30 min (max. 15 g/d). Peripher max. 50 mg/ml. NI:
  CrCl 40 ml/min: 70 % normale Tagesdosis in 2–3 ED,
  CrCl 30 ml/min: 60 % normale Tagesdosis in 2–3 ED,
  CrCl 20 ml/min: 40 % normale Tagesdosis in 2–3 ED,
  CrCl 10 ml/min: 20 % normale Tagesdosis in 1–2 ED; pH 7,6–7,7.

- **Fosinopril**
  0,2–0,8 mg/kg (max. 40 mg) tägl. p. o.

- **Fragmin P**
  ▶ Heparin, niedermolekulares.

- **Fresh Frozen Plasma**
  ► FFP.
- **Furosemid**
  Üblicherweise 0,5–1,0 mg/kg/ED alle 6–12 h (FG 1×/d)
  p. o., i. m., i. v. über 20 min (nicht schneller als 0,05 mg/
  kg/min i. v.), max. Dosis 10(–12) mg/kg/d. p. o. bis max.
  6 mg/kg/d (max. 600 mg/d). i. v.-Inf.: 0,1–1,0 mg/kg/h.
  (max. Dosis 10–2 mg/kg/d) NI: ND. Lasix pH 8–9,3,
  Long-QT!
- **GABA**
  (Somsanit) initial 50 mg/kg, dann 10 mg/kg/h. NI 2–3:
  meiden
- **Gabapentin**
  5–15 mg/kg/ED (max. 800 mg) alle 8–24 h p. o. *Antikon-*
  vulsiv: 3–12 J: initial 10–15 mg/kg/d, verteilt auf 3 ED.
  Dosis hoch titrieren über 3 d, bis zur üblichen Dosierung
  von 40 mg/kg/d in 3 ED (3–4 J), 25–35 mg/kg/d in 3 ED
  (5–12 J). Dosierungen von bis zu 50 mg/kg/d werden als
  gut verträglich beschrieben. >12 J: initial 300 mg 3×/d,
  b. B. Dosissteigerung. Übliche Dosierung:
  900–1.800 mg/d in 3 ED. Dosierungen von bis zu
  2.400 mg/d werden als gut verträglich beschrieben, max.
  3.600 mg/d. NI: GFR 30–50 ml/min/1,73 m^2: 75 % alle
  12 h, GFR 10–29 ml/min/1,73 m^2: 75 % alle 24 h, GFR <
  10 ml/min/11,73 m^2: 75 % alle 48 h, IHD: 75 % alle 48 h,
  Extragabe nach Dialyse; PD: 75 % alle 48 h, CRRT: 75 %
  alle 12 h (keine Angaben für Kinder <12 J). *Prämedikati-*
  on: 25 mg/kg (Erw. 1.200 mg) 1 h prä-OP. *Analgesie:* 2 mg/
  kg (Erw. 100 mg) alle 8 h, ggf. bis auf 15 mg/kg (Erw.
  800 mg) alle 8 h oder höher steigern, je nach Verträglichkeit. Sp. 7–12 µg/ml; minimale effektive Serumkonzentra-
  tion 2 µg/ml
- **Gadobutrol (KM für NMR)**
  0,1 mmol/kg i. v.
- **Gammaglobulin**
  ► Immunoglobulin.
- **Gammahydroxybutyrat**
  pH 8.

- **Gammalinolensäure**
  2–5 mg/kg (Erw. 120–240 mg) alle 12 h p. o.
- **Ganciclovir**
  CMV-Infektion: initial 10 mg/kg/d in 2 ED für 14–21 d,
  dann 5 mg/kg/d in 1 ED/d oder 6 mg/kg/d in 1 ED 6×/Wo.
  Prophylaxe nach Transplantation: initial 10 mg/kg/d in
  2 ED für 7–14 d, dann 5 mg/kg/d in 1 ED/d oder 6 mg/
  kg/d in 1 ED 6×/Wo. Peripher max. 10 mg/ml. NI: GFR
  30–50 ml/min/1,73 m^2: i. v. initial 2,5 mg/kg/ED alle 24 h,
  dann 1,25 mg/kg/ED alle 24 h, GFR 10–29 ml/
  min/1,73 m^2: i. v. initial 1,25 mg/kg/ED alle 24 h, dann
  0,625 mg/kg/ED alle 24 h, GFR <10 ml/min/1,73 m^2: i. v.
  inital 1,25 mg/kg/ED 3×/Wo, dann 0,625 mg/kg/ED 3×/
  Wo, IHD: i. v. initial 1,25 mg/kg/ED 3×/Wo, dann
  0,625 mg/kg/ED 3×/Wo (jeweils nach Dialyse); PD: i. v.
  initial 1,25 mg/kg/ED 3×/Wo, dann 0,625 mg/kg/Wo,
  CRRT: i. v. initial 2,5 mg/kg/ED alle 24 h, dann 1,25 mg/
  kg/ED alle 24 h, pH 11.
- **Gasbrand-(Clostridien-)Antitoxin**
  Prophylaxe: 25.000 E i. m. oder i. v. *Behandlung*: 75.000–
  150.000 E i. v. über 1 h, 1- bis 2-mal nach 8–12 h wdh.
  100.000 E lokal i. m. zusätzlich bei schwerer Infektion.
- **Gaviscon**
  ▶ Alginsäure.
- **GCSF**
  ▶ Filgastrim, Lenograstim.
- **Gemcitabin**
  1.000 mg/m^2 i. v. über 30 min wöchentlich für 3 Wo, Pause
  für 1 Wo, dann 4-Wo-Zyklus wdh.
- **Gemtuzumab**
  Ozogamicin 9 mg/m^2 i. v. über 2 h, nach 14 d wdh.
- **Gentamicin**
  i. v. oder i. m.: NG 5 mg/kg (über 30 min), alle 36–48 h
  (<34 Wo Gestationsalter), alle 24 h (ab 35 Wo Gestations-
  alter), jenseits Ngb-Alter 5–7,5 mg/kg über 30 min alle
  24 h. Tal-Sp. (1×/d) <1,0 mg/l, Peak (1×/d) 16–24 mg/l.
  8-h-Spiegel (1×/d): Abnahme 8 h nach Infusionsbeginn,
  Soll: 1,5–6 mg/l. Tal-Sp. (mehrmals tgl. Gabe): <2 mg/l,

Peak (mehrmals tgl. Gabe): 5–10 mg/l. *Intrathekal*: 1 mg/d.
NI: Dosis nach Spiegel! GFR 30–50 ml/min/1,73 m²:
2,5 mg/kg alle 12–18 h, GFR 10–29 ml/min/1,73 m²:
2,5 mg/kg alle 18–24 h, GFR <10 ml/min/1,73 m²: 2,5 mg/
kg alle 48–72 h, IHD: 2 mg/kg, dann Intervall je nach Serumspiegel; PD: 2 mg/kg, dann Intervall nach Serumspiegel, intraperitoneal: 8 mg/l LD, dann 4 mg/l Erhalt; CRRT:
2–2,5 mg/kg/ED alle 12–24 h, Serumspiegelkontrolle. SiC
0,8. pH 4,8.

- **GHRH (Ferring)**
1 µg/kg morgens nüchtern i. v.
- **Glibenclamid**
Erw.: initial 2,5 mg (NICHT /kg) tägl. p. o., max. 20 mg
tägl.
- **Glucagon**
1 E = 1 mg. 0,03 E/kg (max. 2 mg) i. v. oder i. m. 1×,
dann 10–50 µg/kg/h (0,5 mg/kg in 50 ml mit 1–5 ml/h)
i. v. *β-Blockerüberdosis*: 0,1 mg/kg i. v. einmalig, dann
0,07 mg/kg/h.
- **Glukose**
Hypoglykämie: 1 ml/kg Glukose 50 % i. v., dann Inf.
schneller stellen; *Hyperkaliämie*: 0,1 E/kg Insulin mit 2 ml/
kg Glukose 50 % i. v. NG: 6 g/kg/d (etwa 4 mg/kg/min) an
Tag 1, auf 12 g/kg/d steigern (bis zu 18 g/kg/d bei Hypoglykämie). Infusionsgeschwindigkeit [ml/h] =
(4,17×KG×g/kg/d)/% Glukose = (6×KG×mg/kg/
min)/% Glukose. Dosis [g/kg/d] = (ml/h×% Glukose)/
(4,17×KG). Dosis [mg/kg/min] = (ml/h×% Glukose)/
(6,0×KG). mg/kg/min = g/kg/d/1,44. Peripher: bis 12 %
meist toleriert. pH 3,5–5,5.
- **Glutamin**
Alanyl- oder Glyzylglutamin, bei parent. Ern. (Erw.) 20 g/d.
- **Glutaminsäure**
10–20 mg/kg (max. 1 g) p. o. mit den Mahlzeiten.
- **Glycerol**
(Glycerosteril 10 %) Bei *Hirndruck*: 0,25–0,5 g/kg, 1,8 ml/
kg/h (max. 7 ml/kg/24 h), über ZVK geben.

- **Glyceroltrinitrat**
  (= Nitroglycerin = Glycerylnitrat) Erw. (NICHT /kg): sublingual: Tbl. 0,3–0,9 mg/ED (wirkt 30–60 min); sublinguales Aerosol 0,4–0,8 mg/ED; transdermal: 0,5–5 cm von 2 % Salbe oder 5–15 mg Pflaster alle 8–12 h.
  i. v.: ▶ Glycerylnitrat. Inf.: 1–10 µg/kg/min i. v., Polyethylenspritze und Schläuche, nicht PVC. *Pulmonale Vasodilatation*: 5 µg/kg/min Nitroglycerin = 2 µg/kg/min Natriumnitroprussid = 0,1 µg/kg/min PGEL. pH 3–6,5.
- **Glycopyrroniumbromid**
  Reduziert Sekret, auch bei Bradykardie, wie Atropin: 4–8 µg/kg/ED (max. 400 µg) alle 6–8 h i. v. oder i. m.; mit 0,05 mg/kg Neostigmin: 10–15 µg/kg i. v. *Anticholinerge Wirkung*: 0,02–0,04 mg/kg/ED (max. 2 mg) alle 8 h p. o.
- **GMCSF**
  ▶ Sargramostim.
- **Golimumab**
  Erw. (NICHT /kg): 50–100 mg 1×/Mo s. c. in Kombination mit Methotrexat; *rheumatoide Arthritis, Psoriasis-Arthritis, ankylosierende Spondylitis*: 50 mg 1×/Mo in Kombination mit MTX; *Colitis ulcerosa*: <80 kg initial 200 mg, dann 100 mg in der 2. Wo, dann 50 mg alle 4 Wo; >80 kg initial 200 mg, dann 100 mg in der 2. Wo, dann 100 mg alle 4 Wo.
- **Gonadorelin (GnRH oder LHRH)**
  100 µg/ED (NICHT /kg) i. v.
- **Granisetron**
  0,01–0,05 mg/kg (max. 3 mg) i. v. über 10 min; bis zu 3 ED/d, mit mindestens 10 min Abstand zwischen Dosen, Long-QT!
- **Haemaccel**
  10–20 ml/kg (darf wiederholt werden) HWZ 2 h.
- **Haemate HS**
  ▶ Faktor VIII, von-Willebrand-Faktor.
- **Haloperidol**
  Initial 0,01–0,025 mg/kg (max. 0,5 mg) alle 12 h, auf bis zu 0,05(–0,1) mg/kg/ED (max. 5 mg) alle 12 h i. v. oder p. o. erhöhen. Selten bis zu 0,2 mg/kg/ED (max. 10 mg) alle 12 h. NI: ND. Long-QT!

- **HCl**
  Auf 150 mmol/l verdünnen, i. v. nur in ZVK erlaubt! Dosis [ml] = BE×kg×2,2 (davon die Hälfte geben). Maximale Infusionsgeschwindigkeit = 1,33 ml/kg/h. Geblockter ZVK: 1,5 ml/Lumen, über 2–4 h belassen, dann abziehen.

- **Heparin**
  1 mg = 100 E; *Low-dose*: 1×75 E/kg i. v., dann (5–)10(–15) E/kg/h i. v. (500 E/kg in 50 ml mit 1 ml/h = 10 E/kg/h); PTT unverändert, z. B. Prophylaxe nach/unter Lyse; *Vollheparinisierung*: 1×200 E/kg, dann 15–30 E/kg/h; PTT 60–80 s, z. B. Thrombose bei KI für Lyse; *ECMO, Hämofiltration* etc.: 10–20 E/kg/h prä-Filter, 2–5 E/kg/h post-Filter. AT III >80 % halten, an HIT denken (▶ Kap. 4, Gerinnungsstörungen); *Heparinblock*: 100 u/ml. NI 3: 50 %, IHD: 50 %, PD: 50 %, CRRT: Messung von PTT oder ACT und entsprechende Dosisanpassung. pH 5–7.

❯ **Keine PVC-haltigen Materialien im Infusionssystem verwenden (Adsorption von Heparin bis zu 25 %); Perfusorspritzen enthalten kein PVC. Heparin sinkt in Infusionslsg ab, deshalb nicht in Mischbeutel zuspritzen, Perfusorspritzen horizontal einspannen**

- **Heparin, niedrigmolekulares**
  ▶ z. B. Enoxaparin 1–1,5 mg/kg s. c. *Therapie*: 2×/d, *Prophylaxe* 1×/d.; Dalteparin-Fertgspritze 2.500 E Anti-Xa Forte: Fertigspritze = 5.000 E; *Prophylaxe*: 80–100 E/kg/d s. c. *Therapie*: 100–150 E/kg/d s. c.; Anti-Xa-Sp.: Ziel: 4 h nach Gabe: 0,6–0,8 E/ml oder i. v. über 24 h; *Hämodialyse*: 1×5–10 E/kg, dann 4–5 E/kg/h i. v. (bei akutem Nierenversagen, Anti-Xa 0,2–0,4 E/ml); 1×30–40 E/kg, dann 10–15 E/kg/h (bei chronischem Nierenversagen, Anti-Xa 0,5–1,0 E/ml); NI 3: 50 % ND, PTT unverändert, HIT II = KI. Schriftliches Einverständnis erforderlich!

- **Hydralazin**
  1×0,1–0,2 mg/kg (max. 10 mg) i. v. oder i. m., dann 4–6 µg/kg/min (max. 300 µg/min) i. v.; p. o.: 0,4 mg/kg/ED

(max. 20 mg) alle 12 h, langsam auf max. 1,5 mg/kg/ED (max. 50 mg) alle 6–8 h steigern. NI: GFR <10 ml/min/1,73 m²: alle 12–24 h, IHD: alle 12–24 h, PD: alle 12–24 h, CRRT: alle 8 h.

- **Hydrochlorothiazid**
  1–1,6 mg/kg/ED (max. 50 mg) alle 12–24 h p. o. NI: GFR <30 ml/min/1,73 m²: meiden, IDH: nicht empfohlen, PD: nicht empfohlen, CRRT: 100 %, Long-QT!

- **Hydrocortison**
  2–4 mg/kg/ED (max. 100 mg) alle 6 h i. m. oder i. v. Physiologische Dosis: 0,2 mg/kg/ED (3–5 mg/m²/ED) alle 8 h i. m. oder i. v.; Stressdosis = 100–200 mg/m²/d in 3 ED p. o., i.v, i. m. oder als Dauerinf. oder 1 mg/kg alle 6 h i. m., i. v.; Beginn: z. B. 1 d vor OP, post-OP über 1 Wo auf Erhaltung ausschleichen, sobald Patient stabil.

- **Hydromedin**
  ► Etacrynsäure.

- **Hydromorphon**
  p. o. (schnell freisetzend): 0,05–0,1 mg/kg (max. 4 mg) alle 4 h. i. m., s. c.: 0,02–0,05 mg/kg (max. 2 mg) alle 4–6 h. langsam i. v.: 0,01–0,02 mg/kg (max. 1 mg) alle 4–6 h; Dauerinf.: 5–8 µg/kg/h i. v.

- **Hydroxocobalamin (Vitamin B$_{12}$)**
  20 µg/kg/ED i. m. tägl. für 7 d, dann wöchentlich (Behandlung), alle 2–3 Mo (Prophylaxe). i. v.: gefährlich bei megaloblastärer Anämie. Homozystinurie, Methylmalonazidurie: 1 mg tägl. i. m. für 5–7 d, je nach Ansprechen; Erhaltungsdosis 1 mg 1- bis 2-mal/Wo.

- **Hydroxychloroquin**
  Dosierungsangaben als Hydroxychloroquinsulfat (200 mg = 155 mg Base): *Malaria:* 10 mg/kg/d (max. 600 mg/d) für 3 d p. o. *Prophylaxe*: 5 mg/kg (max. 300 mg) 1×/Wo p. o. *Rheumatoide Arthritis*: 3–5 mg/kg/d in 1–2 ED, max. 7 mg/kg/d, max. 400 mg/d, Long-QT!

- **Hyoscin (= Scopolamin) transdermal 1,5 mg**
  >10 J: 1 Patch alle 72 h.

- **Ibuprofen**
  10 mg/kg/ED (max. 600 mg) alle 6–8 h p. o., i. v. oder rektal; *CF*: 20–30 mg/kg alle 12 h; *Arthritis*: 40 mg/kg/d in

3–4 ED; PDA verschließen bei NG: 10 mg/kg i. v., dann 5 mg/kg nach 24 und 48 h i. v. über 15 min; nicht mit Paracetamol kombinieren. pH 7,8–8,2.

- **Icatibant (C_1-Esteraseinhibitormangel, Bradykinin-Rezeptorantagonist)**
  0,4 mg/kg (max. 30 mg) s. c. als Einmaldosis.

- **Idarubicin**
  12 mg/m^2 i. v. über 15 min tägl. für 3 d. NI: GFR <10–50 ml/min/1,73 m^2: 75 %, IHD: 75 %, PD: 75 %, CRRT: 75 %.

- **Idursulfase (Mukopolysaccharidase II)**
  0,5 mg/kg 1×/Wo über 1–3 h i. v.

- **Ifosfamid**
  Üblicherweise 1,2–2,0 g/m^2 i. v. über 4 h für 5 d oder 1×5–6 g/m^2 (max. 10 g) i. v. über 24 h. Alle 2–4 Wo wdh.
  NI: GFR <10 ml/min/1,73 m^2: 75 %, IHD: 1 g/m^2, 6–8 h vor der Dialyse; PD: keine Daten, CRRT: 100 %.

- **Ilomedin**
  ▶ Iloprost.

- **Iloprost**
  Inhalativ: 0,1 μg/kg pro Inhal, 6×/d. Kumulative Gesamtdosis: 1 μg/kg/d; i. v.: 0,5–2 ng/kg/min.

- **IL-11**
  ▶ Oprelvekin.

- **Imatinib**
  260–340 mg/m^2/d p. o., Erw. (NICHT /kg): 400 mg/d (chronische Phase CML), 600 mg/d (Blastenkrise) oder 400 mg/ED alle 12 h (resistente Blastenkrise) p. o.

- **Imipenem/Cilastatin**
  15 mg/kg/ED (max. 500 mg) alle 6 h i. v. über 30 min. *Schwere Infektion*: 25 mg/kg/ED i. v. über 1 h (max. 1 g) alle 12 h (1. LW), alle 8 h (2–4 Wo), alle 6–8 h oder Dauerinf. (> 4 Wo) (max. 4 g/d). GFR 30–50 ml/min/1,73 m^2: 7–13 mg/kg/ED alle 8 h, GFR 10–29 ml/min/1,73 m^2: 7,5–12,5 mg/kg/ED alle 12 h, GFR <10 ml/min/1,73 m^2: 7,5–12,5 mg/kg/ED alle 24 h, IHD: 7,5–12,5 mg/kg/ED alle 24 h nach Dialyse, PD: 7,5–12,5 mg/kg/ED alle 24 h oder intraperitoneal: LD 500 mg/l, Erhalt 200 mg/l; CRRT: 7–13 mg/kg/ED alle 8 h. Peripher max. 8 mg/ml. SiC 1. pH 6,5–7,5.

- **Imipramin**
  Initial 1,5 mg/kg/d in 1–4 ED. Alle 3 d um 1 mg/kg/d steigern bis 3,5 mg/kg/d, selten (Vorsicht!) bis 5 mg/kg/d. *Enuresis* (NICHT /kg): ab 6 J 10–25 mg abends; wenn kein Effekt, nach 1 Wo um 25 mg/d steigern, max. 50 mg/d (<12 J), 75 mg/d (>12 J). Long-QT!

- **Immunglobulin**
  Hypogammaglobulinämie: 4–16 ml/kg der 5%igen Lsg. (400–800 mg/kg) i. v. über 4 h, dann 4–8 ml/kg (200–400 mg/kg) monatlich; oder 0,6 ml/kg der 16 %-Lsg. (z. B. Beriglobin) (100 mg/kg) alle 2–4 Wo i. m. *Kawasaki-Syndrom, ITP, Myasthenia gravis, Still-Syndrom*: 1×35 ml/kg der 6 %-Lsg. (2 g/kg) i. v. über 10 h; dann, wenn nötig, 15 ml/kg (900 mg/kg) i. v. über 4 h jeden Mo; *Guillain-Barré-Syndrom*: 0,4 g/kg/d für 5 d oder 1 g/kg/d für 2 d. *Prävention Hepatitis A*: 0,1 ml/kg (16 mg/kg) i. m. *Prävention Masern*: 0,2 ml/kg (32 mg/kg) i. m. (bei Immundefekt/-suppression am nächsten Tag wdh.). *ITP*: 1×800 mg/kg, evtl. wdh. an Tag 2; wenn Thrombozyten <30.000 nach 3 d, evtl. wdh. pH 4–4,3

- **Immunglobulin, CMV**
  100–200 mg/kg i. v. über 2 h. *Transplantation*: tägl. für die ersten 3 d, wöchentlich 6×, monatlich 6×

- **Immunglobulin, Diphtherie**
  1×250 E i. m.

- **Immunglobulin, Hepatitis B**
  400 E i. m. innerhalb 5 d nach Stichverletzung, nach 30 d wdh. 100 E i. m. innerhalb 24 h nach Geburt bei jedem NG einer HbSAg-positiven Mutter.

- **Immunglobulin, Lymphozyten (Anti-Thymozyten-Globulin, vom Pferd)**
  10 mg/kg in NaCl 0,9 % über 4 h tägl. für 3–5 d i. v.

- **Immunglobulin M**
  ▶ Pentaglobin.

- **Immunglobulin, Tollwut (Berirab, Tollwutglobulin Merieux)**
  1×20 E (0,133 ml)/kg i. m. (davon die Hälfte um die Wunde infiltrieren), mit Tollwutimpfstoff.

- **Immunglobulin, Rh Rhesogam, Partobulin**
  (1.000 E/ml). 1–2 ml i. m. innerhalb 72 h von Exposition.
  Große Transfusion von Rh-unverträglichem Blut: 100 E
  (20 µg) pro ml Rh-positive Erthrozyten fraktioniert über
  mehrere Tage. (Mütterliches Serum sollte 24–48 h nach Injektion anti-D-positiv werden).
- **Immunglobulin, RSV, monoklonal**
  (= Palivizumab) 15 mg/kg alle 30 d.
- **Immunglobulin, RSV, polyklonal**
  750 mg/kg 1×/Mo i. v. (50 mg/ml: 1,5 ml/kg/h für 15 min,
  3 ml/kg/h für 15 min, dann 6 ml/kg/h).
- **Immunoglobulin, Tetanus**
  i. m.: 250–500 E (1–2 Amp.). i. v.-Lsg: 4.000 E (100 ml) mit
  0,04 ml/kg/min für 30 min, dann 0,075 ml/kg/min.
- **Immunoglobulin, Zoster**
  Windpockenprävention bei Immunsuppression/-defekt:
  0,4–1,2 ml/kg (max. 6 ml) i. m.
- **Indocyanin-Grün**
  0,1 mg/kg (max. 5 mg) i. v. Pulsion-Monitor (PiCCO):
  0,1–0,25–0,5 mg/kg. Leberfunktion: 0,25–0,5 mg/kg.
- **Indomethacin**
  PDA: 0,1 mg/kg/d für 6 d p. o. oder i. v. in physiologischem NaCl über 1 h (0,13 mg/kg/d, wenn >14 d)
  oder 0,2 mg/kg alle 12 h für 3 ED; *Arthritis*: 0,5–1 mg/
  kg/ED (max. 50 mg) alle 6–8 h p. o. oder rektal. pH
  6,5–7,5.
- **Infliximab**
  Arthritis: 3 mg/kg (mit Methotrexat) als Kurzinf.
  M. Crohn: 5 mg/kg i. v. über 2 h, dann (bei Wirkung) nach
  2 Wo, weitere 6 Wo, danach 5–10 mg/kg alle 8 Wo.
- **Influenza-A- und B-Impfstoff (Influsplit)**
  Inaktiviert: ab 6 Mo: 1×0,5 ml i. m., Kinder <9 J, die noch
  nie gegen Grippe geimpft wurden: 2. Dosis nach 4 Wo.
  Jährliche Neuimpfung.
- **Inositolnicotinat**
  20 mg/kg/ED (max. 1 g) alle 6–8 h p. o.
- **Insulin**
  Altinsulin: 0,05–0,2 E/kg nach Bedarf oder 0,1 E/kg/h,
  später 1 E/10 g Glukose i. v. Besonders bei NG/KK und

Dauerinf.: System mit 20 E Altinsulin in 50 ml Glukose 5 % durchspülen (5–30 min, um Plastikoberflächen zu „sättigen"), dann mit Insulinlsg für Pat. füllen, dann verwenden; Behandlung der *Hyperkaliämie*: 0,1 E/kg Insulin und 2 ml/kg Glukose 50 % i. v. Bei *parent. Ern.*: evtl. 5–25 E/250 g Glukose s. c.

Insulin Lispro: Wirkungseintritt nach 10–15 min, Wirkungsmaximum 1 h, Wirkdauer 2–5 h

Altinsulin: Wirkungseintritt 30–60 min, Wirkungsmaximum 4 h, Wirkdauer 6–8 h

Isophan-Insulin: Wirkungseintritt 2–4 h, Wirkungsmaximum 4–12 h, Wirkdauer 18–24 h

Zink-(Lente-)Insulin: Wirkungseintritt: 2–3 h, Wirkungsmaximum 7–15 h, Wirkdauer 24 h

Zink-Insulin kristallin (Ultralente): Wirkungseintritt 4–6 h, Wirkungsmaximum 10–30 h, Wirkdauer 24–36 h

Protamin-Zink-Insulin: Wirkungseintritt 4–8 h, Wirkungsmaximum: 15–20 h, Wirkungdauer 24–36 h; NI: GFR 10–50 ml/min: 75 % ND, GFR <10 ml/min: 50 % ND. pH 7,1–7,3.

- **Ipratropium**
  Inhalationslsg. (250 µg/ml): 0,25–1,0 ml verdünnt auf 4 ml alle 4–8 h; *schwerer Asthmaanfall*: evtl. 250 µg alle 20 min für 3 ED. Aerosol 20 µg/Sprühstoß: 2–4 Sprühstöße alle 6–8 h.

- **Irinotecan**
  350 mg/m^2 i. v. über 90 min alle 3 Wo; falls Toxizität, vermindern auf 250–300 mg/m^2 alle 3 Wo.

- **Isoket**
  Isosorbiddinitrat.

- **Isoniazid**
  10–15 mg/kg (max. 300 mg) tägl. p. o., i. m. oder i. v. *Tuberkulöse Meningitis*: 15–20 mg/kg (max. 500 mg) tägl. pH 6,2–7,4.

- **Isosorbiddinitrat**
  (z. B. Isoket) s. l.: 0,1–0,2 mg/kg/ED (max. 10 mg) alle 2 h oder nach Bedarf. p. o.: 0,5–1,0 mg/kg/ED (max. 40 mg) alle 6 h oder nach Bedarf; Retardtabletten: Erw. 20–80 mg alle 12 h (NICHT /kg); i. v.-Inf. (Isoket pro Inf.): 0,6–2 µg/kg/min.

- **Itraconazol**
  2–5 mg/kg/ED (max. 200 mg) alle 12–24 h p. o. nach Nahrung. Bevorzugt Lsg (bessere orale Bioverfügbarkeit). NI: ND; Talspiegel >0,5 µg/ml. Long-QT!

- **Ivabradine**
  0,1 mg/kg (Erw. 5 mg) alle 12 h p. o., Dosisbereich: 0,05–0,15 mg/kg (Erw. 2,5–7,5 mg) alle 12 h, Long-QT!

- **Ivermectin**
  0,2–0,4 mg/kg/d in 1 ED p. o. Bei 15–24 kg: 3 mg, 25–35 kg: 6 mg, 36–50 kg: 9 mg, 50–65 kg: 12 mg.

- **Kalium (Kaliumchlorid)**
  Max. i. v. 0,4(–1) mmol/kg/h (max. 40 mmol/h). Max. p. o.: 1 mmol/kg/ED (<5 J), 0,5 mmol/kg/ED (>5 J). Bedarf: 2–4 mmol/kg/d. 1 g KCl = 13,3 mmol K^+, 7,5 % KCl = 1 mmol/ml. Periphere Inf. schmerzhaft/unmöglich ab 40(–80) mmol/l, d. h. 1:12,5–1:25 verd. mit Aqua. ZVK max. 100(–200) mmol/l = (1:3–)1:10 verd. mit Aqua. pH 4,5–7,5.

- **Kaliumcanrenoat**
  SG: initial 2–3 mg/kg/d i. v., dann 1,5–2 mg/kg/d i. v. Ältere Kinder: initial 4–5 mg/kg/d i. v., dann 2–3 mg/kg/d i. v. jeweils in 3 ED im Abstand von je einer Stunde langsam i. v. als Kurzinf. pH 11.

- **Kalzium**
  (Als Karbonat, Laktat oder Phosphat). (NICHT /kg): <3 J: 100 mg, 2–3×/d p. o.; 4–12 J: 300 mg, 2–3×/d; >12 J: 1.000 mg 1–2×/d.

- **Kalziumchlorid**
  10 % (0,7 mmol Ca^{2+}/ml) 0,2–0,5 ml/kg (max. 10 ml) langsam i. v. Bedarf 2 ml/kg/d. *Inotropie*: 0,5–2 mmol/kg/d (0,03–1,2 ml/kg/h).

- **Kalziumfolinat**
  ▶ Folinsäure.

- **Kalziumglukonat**
  10 % (0,22 mmol Ca^{2+}/ml) 0,5 ml/kg (max. 20 ml) langsam i. v. Bedarf 5 ml/kg/d. *Inotropie*: 0,5–2 mmol/kg/d (0,1–0,4 ml/kg/h). 200 mg (= 2 ml) ersetzen das durch 100 ml transfundiertes EK gebundene Kalzium. In

Deutschland: Calcium Braun 10 % (Kalziumsaccharat und -glukonat, 0,23 mmol Ca^{2+}/ml).

- **Ketamin-S (Esketamin)**
  Narkose: initial: 1–2 mg/kg, dann Wiederholungsdosen alle 5–15 min: 0,5–1 mg/kg i. v., 2,5–5 mg/kg i. m. *Anästhesie* 5–10 µg/kg/min; *tiefe Analgosedierung*: 2,0 mg/kg nasal der 25 mg/ml Lsg., 5 mg/kg rektal oder i. v. initial 0,25–0,5 mg/kg; b. B. alle 10–15 min 0,25–0,5 mg/kg oder Dauerinf. 0,2–1,5 mg/kg/h oder 2 µg/kg/min; *bei intubierten Patienten*: initial 0,25 mg/kg, dann 0,2–0,5(–1,5) mg/kg/h. pH 3,5–5,5.

- **Ketoconazol**
  5 mg/kg/ED (max. 200 mg) alle 12–24 h p. o., Long-QT!

- **Ketoprofen**
  1–2 mg/kg/ED (max. 50–100 mg) alle 6–12 h p. o., i. m., rektal (max. 4 mg/kg bzw. 200 mg/24 h) Retardform (Erw.): 200 mg (NICHT /kg) tägl.

- **Ketotifen**
  Kind >2 J: 1 mg/ED (NICHT /kg) alle 12 h p. o. mit Nahrung. Erw.: 1–2 mg/ED (NICHT /kg) alle 12 h p. o. mit Nahrung.

- **Kodein**
  Analgesie: 0,5–1 mg/kg/ED alle 4 h p. o., i. m., s. c. *Antitussiv*: 0,25–0,5 mg/kg/ED alle 6 h. NI: GFR 10–50 ml/min/1,73 m^2: 75 % ND, GFR <10 ml/min/1,73 m^2: 50 % ND, IHD:. 50 %, PD: 50 %, CRRT: 75 %. LI: reduzieren.

- **Koenzym Q10**
  ▶ Ubidecarenon.

- **Koffein**
  Halbe Koffeinzitratdosis.

- **Koffeinzitrat**
  Initial 20 mg/kg p. o., i. v., dann 5(–10) mg/kg/d alle 24 h, Spiegel nach 72 h. Ziel: 10–20 µg/ml, reduzierte Dosis bei HF >190/min. Als reines Koffein: halbe Dosis.

- **Kohle**
  Wenn Darmgeräusche vorhanden: Ultracarbon 0,25 g/kg/ED stündlich über Magensonde.

- **Kolon-Lavage-Lsg**
  (GoLYTELY) Mekonium-Ileus-Äquivalent bei CF, *Vergiftungen*: wenn Peristaltik ↑: 30 ml/kg/h über Magensonde für 2–4 h, evtl. bis 48 h (bis rektal klare Flüssigkeit).

- **Lacosamide**
  1 mg/kg (Erw. 50 mg) alle 12 h, ggf. in Wochenschritten bis auf 2–4 mg/kg (Erw. 100–200 mg) alle 12 h i. v. über 1 h oder p. o. steigerbar.

- **Lactulose**
  66 % (Bifiteral); *laxativ*: 5–10 ml (0,3–0,5 ml/kg/ED) alle 12–24 h p. o. *Leberkoma*: 0,3–0,4 ml/kg/ED auf 10 ml NaCl 0,9 % wiederholt rektal, bis Darm entleert, dann alle 6–8 h; oder 0,8 ml/kg/ED p. o. jede Stunde, bis Darm entleert, dann alle 6 h.

- **Lamivudin**
  NG <30 d: 2 mg/kg alle 12 h p. o., Kind 30 d–3 Mo: 4 mg/kg alle 12 h p. o., >3 Mo: 5 mg/kg alle 12 h oder 10 mg/kg alle 24 h. Erw., Jugendliche, Kinder >25 kg: 150 mg alle 12 h oder 300 mg tägl. p. o. *Hepatitis B*: 3–4 mg/kg (max. 100 mg) tägl. p. o. NI: CrCl 30–49 ml/min: 5 mg/kg/ED alle 24 h, CrCl 15–29 ml/min: 3,3 mg/kg/ED alle 24 h (Initialdosis 5 mg/kg), CrCl 5–14 ml/min: 1,6 mg/kg/ED alle 24 h (Initialdosis 5 mg/kg), CrCl <5 ml/min: 0,9 mg/kg alle 24 h (Initialdosis 1,6 mg/kg), IHD: 1 mg/kg/ED alle 24 h, PD: 1 mg/kg/ED alle 24 h, CRRT: 4 mg/kg/ED alle 24 h.

- **Lamotrigin**
  0,3 mg/kg p. o. tägl. für 2 Wo, dann 0,6 mg/kg tägl. 2 Wo, dann Steigerung alle 1–2 Wo bis 1–6 mg/kg/ED (max. 200 mg) alle 12 h (Dosis verdoppeln, wenn gleichzeitig Carbamazepin, Phenobarbital, Phenytoin oder Primidon; Dosis halbieren, wenn gleichzeitig Valproat). NI: GFR <10 ml/min/1,73 m^2: 50 %, IHD: 50 %, PD: 50 %, CRRT: keine Angaben. Sp. 0,5–5,5 µg/ml.

- **Lanreotid (lang wirksames Octreotid)**
  0,5–1 mg/kg/ED (max. 30 mg) i. m. alle 2 Wo.

- **Laronidase (Mukopolysaccharidosen)**
  0,58 mg/kg i. v. 1×/Wo.

- **Lasix**
  ▸ Furosemid.
- **Laxativ**
  Sorbitol 1 g/kg (1,4 ml/kg 70%ig) 1× per Sonde, evtl. 1×
  wdh., nicht bei Fruktoseintoleranz. Kind >1 J: evtl. Natriumsulfat 0,5 g/kg.
- **Lecithin**
  ▸ Phosphatidylcholin.
- **Lenograstim (rHuG-CSF)**
  150 µg/m^2 tägl. s. c. oder i. v. über 30 min; Leukozyten bei
  5.000–10.000/mm^3 halten. pH 6,5.
- **Levetiracetam**
  >4 J: 10 mg/kg/ED (Erw. 500 mg) 12 h p. o., erhöhen alle
  2–4 Wo zu max. 30 mg/kg/ED (Erw. 1.500 mg) alle 12 h;
  falls erforderlich, parenteral: 20 mg/kg i. v. (in 20–100 ml
  verdünnen, über 10 min als Kurzinf.). *Status:* 50 mg/kg
  (max. 2,5 g) i. v. über 10 min, dann 30–40 mg/kg (max.
  2 g) alle 8 h (bis zu alle 4 h, falls erforderlich). NI: GFR
  <10–50 ml/min/1,73 m^2: 50 %, IHD: 50 % alle 24 h, Extra-
  dosis nach der Dialyse; PD: 50 %, CRRT: 50 %.
- **Levofloxacin**
  6 Mo bis <5 J: 8–10 mg/kg/ED alle 12 h, ≥5 J: 10 mg/kg/
  ED alle 24 h (max. 750 mg/d) p. o. oder i. v. über 1 h. GFR
  10–29 ml/min/1,73 m^2: 5–10 mg/kg/ED alle 24 h, GFR
  <10 ml/min/1,73 m^2: 5–10 mg/kg/ED alle 48 h, IHD:
  5–10 mg/kg/ED alle 48 h, PD: 5–10 mg/kg/ED alle 48 h,
  CRRT: 10 mg/kg/ED alle 24 h. Long-QT!
- **Levomepromazin**
  (Neurocil) 0,25–1 mg/kg alle 6–8 h p. o., i. v., i. m. *Übel-
  keit/Erbrechen (Palliativmedizin):* 0,1–0,4 mg/kg konti-
  nuierlich über 24 h i. v. oder s. c. *Unruhe/Verwirrheit (Pal-
  liativmedizin):* 0,35–3 mg/kg kontinuierlich über 24 h s. c.
  pH 4,2–4,6, Long-QT!
- **Levonorgestrel**
  Erw.: 0,03 mg/ED zur *Kontrazeption*; 1,5 mg einmalig zur
  Notfallkontrazeption p. o.
- **Levopromazin**
  ▸ Levomepromazin.

- **Levosimendan**
Initial 12–24 µg/kg über 10 min, anschließend 0,1 µg/kg/
min. Je nach Hämodynamik nach 30–60 min weiter mit
0,05–0,2 µg/kg/min. Therapiedauer 24 h i. v. via ZVK oder
peripher i. v.
- **Lidocain**
i. v.: 1×1 mg/kg (0,1 ml/kg der 1%igen Lsg.) über 2 min,
dann 15–50 µg/kg/min; intratracheal: 1 mg/kg, evtl. wdh.
2× in je 10 min Abstand; *Nervenblockade*: ohne Adrenalin
max. 4 mg/kg (0,4 ml/kg von 1 %), mit Adrenalin 7 mg/kg
(0,7 ml/kg von 1 %); Topisch: max. 3–4 mg/kg (Xylocain
Pumpspray: etwa 10 mg/Sprühstoß). SiC 0,2.
- **Lidocain 2,5 % + Prilocain 2,5 % (EMLA-Creme)**
- Max. 1 g und 10 cm^2 für 1 h (0–2 Mo), max. 2 g und
20 cm^2 für 1 h (3–11 Mo), max. 10 g und 100 cm^2 für
1–5 h (1–5 J), max. 20 g und 200 cm^2 für 1–5 h (6–11 J):
jeweils als Okklusionsverband. Pflaster: max. 1 für 1 h
(0–2 Mo), max. 2 für 1 h (3–11 Mo), max. 10 für 1–5 h
(1–5 J), max. 20 für 1–5 h (6–11 J).
- **Linezolid**
10 mg/kg alle 8 h, ab 12 J: 600 mg alle 12 h (Erw.), i. v. über
0,5–2 h oder p. o. (vancomycinresistente Enterokokken).
IHD: 10 mg/kg/ED alle 12 h, PD: 10 mg/kg/ED alle 12 h,
CRRT: 100 %.
- **Liothyronin (T_3)**
p. o.: 0,2 µg/kg/ED (max. 10 µg) alle 8 h, kann bis 0,4 µg/
kg/ED (max. 20 µg) alle 8 h gesteigert werden; i. v.: 0,1–
0,4 µg/kg/ED (max. 20 µg) alle 8–12 h.
- **Lipid 20 %**
1–3 g/kg/d i. v. (ml/h = g/kg/d×kg×0,21).
- **Lisdexamphetamin**
(NICHT /kg) 6–12 J: 30 mg 1×/d p. o. über 2–3 Wo auf
max. 70 mg/d steigerbar, Long-QT!
- **Lisinopril**
0,1 mg/kg tägl. p. o., kann über 4–6 Wo bis 0,2–1 mg/kg
(max. 20 mg) tägl. erhöht werden. NI: GFR 10–50 ml/
min/1,73 m^2: 50 %, GFR <10 ml/min/1,73 m^2: 25 %, IHD:
25 %, PD: 25 %, CRRT: 50 %.

- **Lithium**
  5–20 mg/kg/ED alle 8–24 h. Tal-Sp. 0,8–1,6 mmol/l
  (>2 mmol/l toxisch), Long-QT!
- **Lomustin (CCNU)**
  100–130 mg/m^2 p. o. alle 6 Wo.
- **Loperamid**
  0,05–0,1 mg/kg/ED (max. 2 mg) alle 8–12 h p. o., bis max.
  0,4 mg/kg/ED (max. 4 mg) alle 8 h steigerbar; Long-QT!
- **Lopinavir + Ritonavir (LPV/r)**
  >2 J: 230/57,5 mg/m^2 (max. 400/100 mg) alle 12 h p. o.; mit
  Nevirapin oder Efavirenz 300/75 mg/m^2 (max.
  600/150 mg) alle 12 h, Talspiegel Lopinavir ≥1000 ng/ml;
  Long-QT!
- **Loratadin**
  NICHT /kg: 2,5 mg (1 J <12 kg), 5 mg (12–30 kg), 10 mg
  (>30 kg) 1×/d p. o.
- **Lorazepam**
  Akut: 0,05–0,2 mg/kg (max. 10 mg) i. v. über 2 min; Dauertherapie: 0,02–0,06 mg/kg/ED (max. 3 mg) alle 8–24 h
  p. o.; buccal: (Tavor expidet) 1 mg (Erw. 2,5 mg); sublingual: 0,1 mg/kg der i. v.-Lsg. zur Therapie des Krampfan-
  falls, noch nicht offiziell zugelassen. pH 6,8–8,4.
- **Losartan**
  0,5–2 mg/kg (Erw. 25–100 mg) tägl. p. o.
- **Lovastatin**
  0,4–0,8 mg/kg/ED (max. 40 mg) alle 12–24 h p. o.
- **Macrogol 3.350, 105 g/l**
  2–11 J: 6,563 g in 60 ml Wasser, >11 J: 13,125 g in 125 ml
  Wasser: 1 Säckchen tägl. p. o., falls erforderlich, auf 2- bis
  3-mal/d erhöhen; *Fäkalimpaktion*: >2 J: ein 13,125-g-
  Säckchen in 125 ml Wasser per 5 kg (Erw. 8 Säckchen)
  über <6 h einnehmen (max. 3 d Therapie); *Darmspülung*: 25–40 ml/kg/h, bis Rektalflüssigkeit klar ist. Erw.:
  20–30 ml/min bis max. 4 l oder bis Rektalflüssigkeit
  klar ist.
- **Magnesiumaspartat**
  1 ml = 0,3 mmol, 0,5–1 ml/kg/d i. v.

- **Magnesiumchlorid**
  0,48 g/5 ml (1 mmol Mg^{2+}/ml). 0,4 mmol (0,4 ml)/kg/ED
  alle 12 h langsam i. v. *Myokardinfarkt* (NICHT /kg):
  5 mmol/h i. v. für 8 h, dann 1 mmol/h für 24–48 h; *Torsade
  de Pointe*s, *Asthma*: 50 mg/kg i. v. über 10 min (**CAVE:**
  Bradykardie). Nicht in Deutschland, nur Imp.
- **Magnesiumhydroxid**
  Antazidum: 10–40 mg/kg/ED (max. 2 g) alle 6 h p. o. *Laxativ*: 50–100 mg/kg (max. 5 g) p. o.
- **Magnesiumsulfat**
  Mangel: 50%iges Magnesiumsulfat (2 mmol Mg^{2+}/ml)
  0,2 ml/kg/ED (max. 10 ml) alle 12 h i. m., langsam i. v. *Asthma*: 25–40 mg/kg (max. 2 g) i. v. (0,05 ml/kg der 50%igen
  bzw. 0,25 ml/kg der 10%igen $MgSO_4$-Lsg.) 1× über 30 min.
  Infarkt (NICHT /kg): 5 mmol/h i. v. für 6 h, dann
  1,0 mmol/h für 24–48 h. *Digoxintachyarrhythmie*: 50 %
  $MgSO_4$ 0,1 ml/kg (max. 5 ml) i. v. über 10 min, dann 0,4 ml/
  kg (max. 20 ml) über 6 h, dann 0,8 ml/kg (max. 40 ml) über
  18 h i. v. (Mg^{2+} i.S. 1,5–2,0 mmol/l). *Pulmonale Hypertonie*
  bei NG (PFC): Serumspiegel 3–4 mmol/l. *Laxativ*: 0,5 g/kg/
  ED (max. 15 g) als 10 %-Lsg. alle 8 h für 2 d p. o.
- **Mannitol**
  0,25–0,5 g/kg/ED i. v. über 5 min (1,25–2,5 ml/kg der
  20%igen Lsg.) alle 2–4 h nach Bedarf, solange Serumosmolalität <320–330 mmol/l. Evtl. 1 g/kg über 30 min. Inhalation bei Atelektase: 330 mg (NICHT /kg, Gesamtdosis
  für Erw.).
- **Maprotilin**
  0,15–1 mg/kg/ED (max. 50 mg) alle 8–24 h p. o. Long-QT!
- **Maraviroc (MVC)**
  ≥16 J: 150 mg (mit starken CYP3A-Inhibitoren, Protease-
  inhibitoren), 300 mg (mit Tipranavir oder Ritonavir),
  600 mg (mit CYP3A-Induktoren inkl. Efavirenz) alle 12 h
  p. o.; resistentes HIV-1: Talspiegel >50 ng/ml.
- **Marcumar**
  ▶ Phenprocoumon.
- **Mebendazol**
  100 mg/ED (NICHT /kg) alle 12 h für 3 d; *Enterobiasis*:
  1×100 mg (NICHT /kg), nach 2–4 Wo wdh.

- **Mebeverin**
  (135 mg/Tbl., Duspatal) Erw.: 1–3 Tbl. (NICHT /kg) tägl.
  p. o. 3–4 J. 25 mg/ED 3×/d; 4–8 J.: 50 mg/ED 3×/d; 8–10 J.:
  100 mg/ED 3×/d; 10–18 J.: 135–150 mg/ED 3×/d; immer
  bevorzugt 20 min. vor dem Essen.
- **Mefloquin**
  15 mg/kg (max. 750 mg) 1×/d, dann 10 mg/kg (max.
  500 mg) nach 6–8 h; *Prophylaxe*: 5 mg/kg (max. 250 mg)
  1×/Wo. Long-QT!
- **Melatonin**
  0,1 mg/kg (max. 5 mg) abends p. o.
- **Meloxicam**
  0,15–0,3 mg/kg (Erw. 7,5–15 mg) p. o., rektal.
- **Melphalan**
  6 mg/m^2/d für 4–6 d, alle 6 Wo wdh.
- **Mepivacain**
  Max. Dosis 5–7 mg/kg.
- **Mercaptopurin (6-MP)**
  75–100 mg/m^2/d p. o.; NI: GFR <10–50 ml/min/1,73 m^2:
  alle 48 h; IHD, PD und CRRT: alle 48 h.
- **Meropenem**
  20 mg/kg/ED i. v. über 5–30 min alle 8 h; *schwere Infektion,
  Meningitis*: 40 mg/kg/ED i. v. über 5–30 min alle 8 h (max.
  2 g/ED alle 8 h). GFR 30–50 ml/min/1,73 m^2: 20–40 mg/kg/
  ED alle 12 h, GFR 10–29 ml/min/1,73 m^2: 10–20 mg/kg/ED
  alle 12 h, GFR <10 ml/min/1,73 m^2: 10–20 mg/kg/ED alle
  24 h, IHD: 10–20 mg/kg/ED alle 24 h (nach Dialyse), PD:
  10–20 mg/kg/ED alle 24 h, CRRT: 20–40 mg/kg/ED alle
  12 h. Meronem pH 7,3–8,3. Peripher max. 50 mg/ml.
- **Mesalazin**
  10–15 mg/kg/ED (max. 0,8 g) alle 8 h p. o. Suppositorium:
  5–10 mg/kg (max. 500 mg) alle 8 h. Einlauf: 20 mg/kg
  (max. 1 g) abends.
- **Mesna**
  20(–40)% der Cyclophosphamid- oder Ifosfamiddosis i. v.
  über 30 min zur Stunde 0, 4 und 8. Inhaliergerät: 0,6–
  1,2 g/ED (NICHT /kg) alle 4–6 h.
- **Metamizol**
  10 mg/kg p. o., i. v. alle 4–6 h. SiC 0,4. pH 6,5–8.

- **Methadon**
  Üblicherweise 0,1–0,2 mg/kg/ED (max. 10 mg) alle 6–12 h
  p. o., s. c. oder i. m.; NI: GFR 30–50 ml/min/1,73 m^2: alle
  6–8 h, GFR 10–29 ml/min/1,73 m^2: alle 8–12 h, GFR
  <10 ml/min/1,73 m^2: alle 12–24 h, IHD: alle 12–24 h, PD:
  alle 12–24 h, CRRT alle 8–12 h, nach 4–5 ED Intervall auf
  8–24 h ausweiten, Long-QT!

- **Methionin**
  50 mg/kg/ED (max. 2,5 g) p. o. alle 4 h für 4 ED.

- **Methocarbamol**
  p. o.: (15–)30 mg/kg/ED (max. 1,5 g) alle 6 h für 3 d, dann
  15–20 mg/kg/ED (max. 1 g) alle 6–8 h. i. v. über 5–10 min
  oder i. m.: 15 mg/kg/ED (max. 750 mg) alle 6 h (Tetanus).

- **Methohexital**
  1–2 mg/kg/ED (max. 120 mg) langsam i. v., rektal 25 mg/
  kg.

- **Methotrexat**
  Leukämie: üblicherweise 3,3 mg/m^2/d i. v. für 4–6 Wo;
  dann 2,5 mg/kg i. v. alle 2 Wo oder 30 mg/m^2 p. o. oder
  i. m. 2×/Wo; höhere Dosis mit Leukovorin-Rescue. Intrathekal: 12 mg/m^2 1×/Wo für 2 Wo, dann monatlich; Erw.
  mit *Psoriasis*: 0,2–0,5 mg/kg 1×/Wo p. o., i. v. oder i. m. bis
  Wirkung, dann reduzieren; *Arthritis*: 5–20 mg/m^2 1×/Wo
  p. o., s. c., i. v., i. m. NI: GFR 10–50 ml/min/1,73 m^2: 50 %,
  GFR <10 ml/min/1,73 m^2: 30 %, IHD und PD: 30 %,
  CRRT: 50 % (Serumspiegel!).

- **Methylzellulose**
  Obstipation: 30–60 mg/kg/ED (max. 3 g) mit mindestens
  10 ml/kg (Erw. 300 ml) Flüssigkeit alle 12 h p. o.

- **Methyldopa**
  3 mg/kg/ED alle 8 h p. o., kann bis max. 15 mg/kg/ED
  (max. 750 mg) gesteigert werden.

- **Methylenblau**
  Methämoglobin <40 % und Symptome: p. o., MetHb 40–
  60 %: i. v., MetHb >60 %: Austauschtransfusion, 1–2(–
  4) mg/kg/ED i. v. über 5 min, p. o.; angeborener *NADH-
  Reduktasemangel*: 1,5–5 mg/kg/d p. o. und 5–8 mg/kg/24 h
  Vitamin C. *Septischer Schock*: 2 mg/kg über 15 min i. v.,
  dann 0,25–2 mg/kg/h.

- **Methylnatrexon**
  0,15 mg/kg (Erw. 12 mg) jeden 2. d s. c., 8 mg (38–61 kg),
  12 mg (>62 kg) jeden 2. d s. c.
- **Methylphenidat**
  5 mg (<12 J), 10 mg (>12 J) p. o. um 8:00 Uhr, mittags und
  bei Bedarf um 16:00 Uhr; wöchentliche Steigerung um
  max. 0,4 mg/kg/ED mögl. Retard (NICHT /kg): 10–60 mg
  morgens. Long-QT!
- **Methylprednisolon**
  Asthma: 0,5–1 mg/kg/ED alle 6 h p. o., i. v. oder i. m. an
  Tag 1, alle 12 h an Tag 2, dann 1 mg/kg/d, reduzieren, bis
  minimale effektive Dosis; *schwerer Krupp*: 1×4 mg/kg i. v.,
  dann 1 mg/kg/ED alle 8 h. Schwere *Sepsis* vor Antibiotika
  (bzw. innerhalb von 4 h): 1×30 mg/kg i. v.; *Rückenmark-
  trauma* (innerhalb 8 h): 1×30 mg/kg, dann 5 mg/kg/h für
  2 d. ITP: 30 mg/kg/d für 3 d; Methylprednisolon 1 mg =
  Hydrokortison 5 mg (Glukokortikoidwirkung) bzw.
  0,5 mg Mineralokortikoid. NI: ND. pH 7–8.
- **Metoclopramid**
  0,1–0,2 mg/kg/ED (max. 15 mg) alle 6–8 h i. v., i. m. oder
  p. o. 0,2–0,4 mg/kg/ED (max. 20 mg) alle 8 h rektal. *Perioperativ*: 0,5 mg/kg (max. 20 mg) i. v., dann bei Bedarf
  0,2 mg/kg (max. 10 mg) alle 4–6 h. *Bei Chemotherapie*: bis
  zu 1–2 mg/kg/ED alle 4 h i. v. NI: GFR 30–50 ml/
  min/1,73 m^2: 75 %, GFR 10–29 ml/min/1,73 m^2: 50 % ND,
  GFR <10 ml/min/1,73 m^2: 25 %, IHD: 25 %, PD: 25 %,
  CRRT: 75 %. pH 4,5–6,5, Long-QT!
- **Metoprolol**
  i. v.: 0,1 mg/kg (max. 5 mg) über 5 min, alle 5 min wdh. bis
  max. 3 Dosen, dann 1–5 µg/kg/min. p. o.: 1–2 mg/kg/ED
  (max. 100 mg) alle 6–12 h. NI: ND.
- **Metronidazol**
  >4 Wo: 30 mg/kg/d in 3 ED p. o., i. v. (max. 2 g/d); NG:
  1×15 mg/kg, dann 7,5 mg/kg/ED <2 kg: alle 12 h (erste Er-
  haltungdosis 48 h nach Aufsättigungsdosis bei FG, nach
  24 h bei reifen NG), >2 kg: alle 8 h i. v. über 60 min, rektal
  oder p. o. Spiegel 60–300 µmol/ml (×0,17 = µg/ml). GFR
  <10 ml/min/1,73 m^2: 4 mg/kg/ED alle 6 h, IHD: 4 mg/kg/

ED alle 6 h, PD: 4 mg/kg/ED alle 6 h, CRRT: 100 %, schwere
LI: 50 %; max. 25 mg/min i. v. SiC 0,8. pH 4–7, Long-QT!

- **Metyrapone**
  Diagnostik: 15 mg/kg/ED (min. 250 mg) 6 ED alle 4 h p. o.
  Cushing: 1–20 mg/kg/ED (max. 1 g) alle 4 h.

- **Mexiletin**
  i. v.-Inf.: 2–5 mg/kg (max. 250 mg) über 15 min, dann
  5–20 µg/kg/min (max. 250 mg/h). p. o.: 1×8 mg/kg (max.
  400 mg), dann 4–8 mg/kg/ED (max. 400 mg) alle 8 h, Beginn 2 h nach Aufsättigungsdosis.

- **Micafungin**
  SG: 10 mg/kg, Kinder: 8 mg/kg, (Erw. 150 mg) 1×/d i. v.
  über 1 h; Therapie *invasive Candidose*: 2–4 mg/kg/d in
  1 ED (max. 200 mg), *ösophageale Candidose*: 3 mg/kg/d in
  1 ED (Erw. 150 mg), bei Bedarf auf 4 mg/kg/d erhöhen.
  Teilweise deutlich höhere Dosierungen in Studien (8–
  15 mg/kg/d); Prophylaxe: 1 mg/kg (Erw. 50 mg) tägl. i. v.
  über 1 h

- **Midazolam**
  Sedierung: 0,1–0,2 mg/kg i. v. oder i. m.; bis zu 0,5 mg/kg
  bei Kindern. Effekt: nach 3–5 min, evtl. Apnoe; *Anästhesie*:
  0,5 mg/kg, dann 2 µg/kg/min (3 mg/kg in 50 ml mit
  2 ml/h) i. v.-Dauerinf. bei *Status epilepticus* 0,1–0,4 mg/
  kg/h. *Prämedikation*: 13 mg/m² oder 0,5 mg/kg p. o. (Effekt nach 10–15 min), 0,05–0,1 mg/kg i. m., 0,035 mg/kg
  (evtl. wdh. bis 0,2 mg/kg) i. v. *Sedierung* intranasal: 0,2–
  0,4 mg/kg in 0,1 ml/kg NaCl; buccal, rektal: 0,5 mg/kg
  (Buccolam 5 kg: 2,5 mg, 10 kg: 5 mg, 20 kg: 7,5 mg, 30 kg:
  10 mg); NI: GFR 10–29 ml/min/1,73 m²: 75 %, GFR
  <10 ml/min/1,73 m²: 50 % ND, IHD: 50 %, PD: 50 %,
  CRRT: 100 % (nach Effekt titrieren), schwere LI: reduzieren. Dormicum pH 3–4,2.

- **Miglustat (Morbus Gaucher Typ 1)**
  Initial 100 mg alle 8 h oder 1/3 der vollen Dosis in der
  1. Wo, 1/2 Dosis in der 2. Wo, dann je nach Verträglichkeit
  die volle Dosis: 110 mg/m² (Erw. 200 mg) alle 8 h p. o.
  Eine vorübergehende Dosisreduktion auf 100 mg 1- oder
  2-mal/d kann bei einigen Patienten aufgrund von Durchfall erforderlich sein.

- **Milrinon**
  50–75 μg/kg i. v. über 10 min, dann 0,25–0,75(–1) μg/kg/min (max. 1,13 mg/kg/d). NI: GFR 30–50 ml/min/1,73 m^2: 0,33–0,43 μg/kg/min, GFR 10–29 ml/min/1,73 m^2: 0,23–0,33 μg/kg/min, GFR <10 ml/min/1,73 m^2: 0,2 μg/kg/min, IHD: 0,2 μg/kg/min, PD: 0,2 μg/kg/min, CRRT: 0,33–0,43 μg/kg/min.
- **Minirin**
  ▶ Desmopressin.
- **Minocyclin**
  >8 J: 1×4 mg/kg (max. 200 mg), dann 2 mg/kg/ED (max. 100 mg) alle 12 h p. o. oder i. v. über 1 h.
- **Minoxidil**
  0,1 mg/kg/d (max. 5 mg) bis max. 0,5 mg/kg/ED (max. 25 mg) alle 12–24 h p. o. steigern. Männl. *Alopezie*: 2 %ige Lsg. 1 ml alle 12 h auf trockene Kopfhaut.
- **Minprog**
  ▶ Alprostadil.
- **Mirtazapin**
  0,3–1 mg/kg/d (max. 60 mg) p. o.
- **Misoprostol (PGE$_1$)**
  5 μg/kg/ED (max. 200 μg) alle 4–6 h p. o.
- **Mitomycin**
  2 mg/m^2 i. v. tägl. für 10 d; wdh. nur, wenn Leukozyten >3.000/mm^3 und Thrombozyten >75.000/μl.
- **Mitoxantron**
  Mammakarzinom oder *Lymphom*: 10–14 mg/m^2 i. v. über 10 min alle 3 Wo; *Leukämie*: 10–12 mg/m^2 i. v. über 10 min tägl. für 3–5 d; *MS*: 12 mg/m^2 i. v. alle 3 Mo.
- **Mivacurium**
  1×200–500 μg/kg, dann 100 μg/kg/ED i. v.; Inf.: 5–15 μg/kg/min.
- **Mometason**
  Allergische Rhinitis: 50 mcg Nasenspray. Kinder 2–12 J: 1×/d 1 Sprühstoß pro Nasenloch (Gesamtdosis = 100 μg) >12 J: 1×/d 2 Sprühstöße pro Nasenloch (Gesamtdosis = 200 μg).

- **Montelukast**
  NICHT /kg: 4 mg (2–5 J), 5 mg (6–14 J), 10 mg (>14 J)
  abends p. o.
- **Moroctogog alpha**
  Rekombinanter (rDNA) Faktor VIII, Faktor VIII.
- **Morphin**
  0,1–0,2 mg/kg/ED (<3 Mo: 0,05–0,1 mg/kg) i. v., 0,2 mg/
  kg/ED i. m. (HWZ 2–4 h). Inf.: 1 mg/kg in 50 ml Glukose 5 % mit 0,5–3 ml/h (10–60 µg/kg/h). PCA: 20 µg/kg-
  Boli (1 ml bei 1 mg/kg in 50 ml) mit 5 min Sperrzeit +
  5 µg/kg/h bei Kindern. p. o.: parenterale Dosis verdoppeln.
  Retard: 0,6 mg/kg/ED alle 12 h, alle 48 h bei Bedarf erhöhen. NI: GFR 10–50 ml/min/1,73 m^2: 75 % ND, GFR
  <10 ml/min/1,73 m^2: 50 % ND, IHD: 50 %, PD: 50 %,
  CRRT: 75 % (titrieren nach Effekt). pH 3,5–4,5.
- **Moxifloxacin**
  10 mg/kg/d in 1 ED i. v., p. o. (Erw. 400 mg), Long-QT!
- **Mycophenolatmofetil**
  600 mg/m^2/ED alle 12 h p. o. oder über 2 h i. v., 8–30 mg/
  kg/ED alle 12 h p. o. (max. 2 g/d). NI: GFR <10–29 ml/
  min/1,73 m^2: nicht mehr als 600 mg/m^2/d, IHD: nicht
  mehr als 600 mg/m^2/d, PD: nicht mehr als 600 mg/m^2/d,
  CRRT: 100 % (Spiegelkontrollen!).
- **Mykophenolat**
  ▸ Mycophenolatmofetil.
- **Nadroparin**
  Venenthrombose: 90 Anti-Xa-E/kg alle 12 h s. c. *Prophylaxe*
  prä-OP 2.850 Anti-Xa-E (Erw. NICHT /kg) tägl. s. c. Or-
  thopädische Eingriffe: 40 Anti-Xa-E/kg tägl. (Beginn 12 h
  vor OP) s. c., dann 55 Anti-Xa-E/kg/d; *Hämodialyse*:
  65 Anti-Xa-E/kg in den art. Schenkel zu Beginn der 4-h-
  Dialyse. NI: CrCl 30–50 ml/min: 66–75 % ND, CrCl
  <30 ml/min: Prophylaxe 66–75 % ND, Therapie kontraindiziert.
- **Nalbuphin**
  0,2–0,5 mg/kg/ED (max. 20–30 mg) alle 3–6 h s. c., i. m.
  oder i. v. *Anästhesie*: 0,3–1,0 mg/kg i. v. über 15 min, dann
  0,2–0,5 mg/kg alle 30 min.

- **Naloxon**
  Opiatintoxikation (einschl. NG): 1×0,01 mg/kg (max.
  2 mg) i. v., i. m., s. c., alle 2 min wdh. (i. v.), alle 15 min
  (i. m., s. c.) bis 4×, dann 0,01 mg/kg/h i. v. Post-OP:
  0,002 mg/kg/ED alle 2 min wdh. (bis 4×), dann 0,01 mg/
  kg/h i. v. NI: ND. pH 3–4.
- **Naltrexon**
  0,5–1 mg/kg (Erw. 25–50 mg) tägl. p. o.
- **Naproxen**
  5–10 mg/kg/ED (max. 500 mg) alle 12 h p. o.
- **Naratriptan (Migräne)**
  0,05 mg/kg (Erw. 2,5 mg), nach 4 h bei Bedarf wiederholen.
- **Natrium**
  Defizit: um Serum-Na^+ um 0,5 mmol/l/h zu erhöhen (Ma-
  ximalgeschwindigkeit). Infusionsgeschwindigkeit [ml/h] =
  2×Gewicht [kg]/% der NaCl-Inf.-Lsg. Infusionsdauer [h] =
  $2 \times (140 - Serum\text{-}Na^+)$. Tagesbedarf 2–6 mmol/kg/d.
  NaCl: Molekulargewicht = 58,45, 1 g NaCl = 17,1 mmol
  Na^+, NaCl 20 % = 3,4 mmol/ml.
- **Natriumnitroprussid**
  Nitroprussid.
- **Natriumbenzoat**
  250 mg/kg in 30 ml Glukose 10 % über 1 h i. v., dann 250–
  500 mg/kg/d Dauerinf. (s. o., in 10 % Glukose lösen) i. v.
- **Natriumkalziumedetat (EDTA)**
  30–40 mg/kg/ED alle 12 h i. m., i. v. über 1 h oder als Dau-
  erinf. für 5 d.
- **Natriumfluorid**
  (NICHT /kg) <2 J: 0,55 mg p. o. tägl., 2–4 J: 1,1 mg, >4 J:
  2,2 mg. *Osteoporose, Morbus Paget, Knochenmetastasen*:
  Erw. 20–40 mg-Dosis (NICHT /kg) alle 8–12 h.
- **Natriumsulfat**
  Bei Intoxikation als Glaubersalz: 0,5 g/kg p. o.
- **Natriumthiosulfat**
  2,5 ml/kg (max. 125 ml) 10 %-Lsg. i. v. über 10 min.
- **Nelarabin**
  Kinder: 650 mg/m^2 über 1 h i. v. 1×/d für 5 d, alle 21 d
  wiederholen. Erw.: 1.500 mg/m^2 über 2 h i. v. an den Ta-
  gen 1, 3 und 5; alle 21 d wiederholen.

- **Neomycin**
  12,5–25 mg/kg/ED (max. 1 g) alle 6 h p. o. *Blasenspülung*:
  40–2.000 mg/l.
- **Neostigmin**
  i. v., i. m.: 0,01–0,05 mg/kg/ED alle 3–4 h (max. 20 mg/d);
  Relaxanzienantagonisierung: 0,025–0,1 mg/kg/ED i. v. *Antagonisierung cholinerger NW*: Atropin 25 µg/kg. Mögliche
  Verdünnung: Neostigmin (2,5 mg/ml) 0,5 ml + Atropin
  (0,6 mg/ml) 0,5 ml + physiologisches NaCl 0,5 ml, davon
  0,1 ml/kg i. v. pH 5–6,5.
- **Neupogen**
  ▶ Filgastrim.
- **Neurocil**
  ▶ Levomepromazin.
- **Nevirapin**
  <8 J: 200 mg/m^2 (max. 200 mg) 1×/d p. o. für 2 Wo, dann
  alle 12 h, wenn kein Ausschlag auftritt. ≥8 J: 120–150 mg/
  m^2 (max. 200 mg) 1×/d p. o. für 2 Wo, dann alle 12 h,
  wenn kein Ausschlag auftritt. Talspiegel >3.000 ng/ml.
- **Nexium**
  ▶ Esomeprazol.
- **Niacin**
  Bedarf bei parent. Ern.: FG 6,8 mg/kg/d, sonst 17 mg/d
  (NICHT /kg). *Hyperlipoproteinämie*: 3 mg/kg alle 8 h, all-
  mählich erhöhen, max. Dosis 2,2 g/d wurde berichtet. *Pel-
  lagra*: 50–100 mg alle 8 h.
- **Nicardipin**
  0,4–0,8 mg/kg/ED (max. 40 mg) alle 8 h p. o., 1–3 µg/kg/
  min i. v. Wirkdauer 2–4 h. Long-QT! Imp.
- **Niclosamid**
  Rinderbandwurm, Schweinebandwurm, Fischbandwurm: ab
  6 J und Erw: 2 g als Einmalgabe; 2–6 J: 1 g als Einmalgabe;
  <2 J: 0,5 g als Einmalgabe; *Zwergbandwurm*: ab 6 J und
  Erw.: 1. Tag: 2 g, 2.–7. d: 1 g/d; 2–6 J: 1. d: 1 g; 2.–7. d:
  0,5 g/d.
- **Nifedipin**
  Schnell freisetzend: 0,25–0,5 mg/kg/ED (max. 20 mg)
  alle 6–8 h (max. 2 mg/kg/d). Retard (**CAVE**: Tbl. nicht
  teilen!): initial 0,25–0,5 mg/kg/d in 1–2 ED (max.

60 mg/d) p. o.; Dosistitration bis max. 3 mg/kg/d (max. 120 mg/d) möglich. i. v.: 0,5–1 µg/kg/min NI: ND. Adalat pH 4,5–7,5.

- **Nimodipin**
  10–15 µg/kg/h (max. 1 mg/h) i. v. für 2 h, dann 10–45 µg/kg/h (max. 2 mg/h).

- **Nitisinone (Tyrosinämie I)**
  Initial 1 mg/kg/d in 1–2 ED p. o.; individuelle Dosisanpassung bis max. 2 mg/kg/d.

- **Nitrazepam**
  Epilepsie: 0,125–0,5 mg/kg/ED alle 12 h p. o.; *hypnotisch*: (NICHT /kg): 2–5 mg.

- **Nitric oxide (NO)**
  5–40 ppm (gelegentlich bis zu 80 ppm). 0,1 l/min von 1.000 ppm zu 10 l/min Atemgas ergibt 10 ppm.

- **Nitrofurantoin**
  1,5 mg/kg/ED (max. 100 mg) alle 6 h p. o. *Prophylaxe*: 1–2,5 mg/kg abends, kontraindiziert bei eGFR <45 ml/min.

- **Nitroglycerin**
  ▶ Gylcerylnitrat.

- **Nitroprussid**
  0,5–10 µg/kg/min; wenn für >24 h, max. 4 µg/kg/min, max. gesamt 70 mg/kg bei normaler Nierenfunktion (oder Natriumthiozyanate <1.725 µmol/l, ×0,058 = mg/l); *pulmonale Vasodilatation*: 5 µg/kg/min oder 1 mg auf 4 ml verdünnen, alle 4 h p. i. Nitroglycerin = 2 µg/kg/min Nitroprussid = 0,1 µg/kg/min PGE_1.

- **NO**
  ▶ Nitric oxide.

- **Nonacog alpha**
  Rekombinanter Faktor IX, Faktor IX.

- **Noradrenalin**
  ▶ Norepinephrin.

- **Norepinephrin**
  = Arterenol. i. v.-Inf.: 0,05–0,5 µg/kg/min. Arterenol pH 3–4,5, Long-QT!.

- **Norfloxacin**
  10 mg/kg/ED (max. 400 mg) alle 12 h p. o., Long-QT!

- **Nortriptylin**
  0,5–1,5 mg/kg/ED (max. 75 mg) alle 8 h p. o.
- **Noscapin**
  (NICHT /kg): 6 mg (6 Mo–3 J), 12 mg (3–12 J), 24 mg
  (>12 J), bis zu 6×/d p. o.
- **NovoSeven**
  (NovoNordisk) Faktor VIIa.
- **Nusinersen**
- (NICHT /kg): 12 mg/ED (5 ml) intrathekal über 1–3 min.
  4 Aufsättigungsdosen an Tag 0, 14, 28 und 63, anschlie-
  ßend alle 4 Mo. Long-QT!
- **Nystatin**
  500.000 E (1 Tbl.) alle 6–8 h p. o. NG: 100.000 E (1 ml)
  alle 6 h, SG: 200.000 E alle 6 h: *Prophylaxe*: 100.000 E
  (1 ml) alle 6 h. Bei *NEC*: p. o. verdünnte Amp.-Lsg., nicht
  Fertigpräparate (Osmolarität)! *Topisch*: 100.000 E/g als
  Gel, Creme oder Salbe alle 12 h. *Vaginal*: 100.000 E alle
  12–24 h.
- **Octocog alpha**
  ▶ Faktor VIII.
- **Octreotid**
  1 µg/kg/ED alle 12–24 h s. c., kann bis 10 µg/kg/ED (max.
  250 µg) alle 8 h gesteigert werden (etwa um 0,3 µg/kg/ED
  alle 3 d); i. v.: 1–10 µg/kg alle 12 h, evtl. 1–3(–5) µg/kg/h,
  z. B. zur Chylusreduktion. Long-QT!
- **Ofloxacin**
  5 mg/kg/ED (max. 200 mg) alle 8–12 h p. o. oder 10 mg/
  kg/ED alle 12 h p. o. NI: GFR 10–50 ml/min/1,73 m^2:
  7,5 mg/kg/ED alle 24 h, GFR <10 ml/min/1,73 m^2: 7,5 mg/
  kg/ED alle 48 h, IHD: 7,5 mg/kg/ED alle 48 h, PD: 7,5 mg/
  kg/ED alle 48 h, CRRT: 7,5 mg/kg/ED alle 24 h, Long-QT!
- **Olanazapin**
  0,1–0,2 mg/kg (max. 10 mg) tgl.; falls erforderlich, langsame Steigerung bis max. 0,4 mg/kg (max. 20 mg) tgl.
  Long-QT!
- **Olmesartan**
  0,3 mg/kg (max. 10 mg) tgl. p. o.; falls erforderlich, Steigerung alle 2 Wo bis max. 0,8 mg/kg/d (max. 40 mg) p. o.

- **Omalizumab**
  ≥6 J: (NICHT /kg) 75–600 mg s. c. alle 2–4 Wo, je nach Körpergewicht und Serum-IgE.
- **Omeprazol**
  0,5–1 mg/kg/d in 1 ED; *Zollinger-Ellison*: 1,0 mg/kg (max. 60 mg) alle 12–24 h p. o., auf bis zu 3,5 mg/kg/d erhöhen. i. v.: 1×2 mg/kg (max. 80 mg), dann 1 mg/kg (max. 40 mg) alle 8–12 h; *Helicobacter*: 1 mg/kg/d (Erw. 40 mg) alle 24 h mit Metronidazol 8 mg/kg/ED (max. 400 mg) alle 8 h und Amoxycillin 25 mg/kg/ED (max. 1000 mg) alle 12 h p. o. für 2 Wo. i. v. pH 9. *Magensonde* ≥Charr 8: man kann Kügelchen (intakt lassen) aus Antra mups in Wasser geben, es entsteht milchige Suspension, sofort in die Magensonde applizieren. Magensonde ≤Charr 5: Sonde kann verstopfen, Mupskügelchen mörsern (ein Großteil der Wirkung geht durch den dann fehlenden Säureschutz verloren), entstehendes Pulver mit Wasser suspendieren, sofort applizieren. Der Überzug bei Antra mups löst sich schlechter auf als bei Nexium mups (Esomeprazol), bei kleinen Sonden Nexium 10 mg Granulat (Esomeprazol) vorziehen. *Jejunal- bzw. Duodenalsonde*: Säureschutz nicht mehr wichtig, d. h. bei kleinen Sondendurchmessern Mupskügelchen mörsern, Long-QT!
- **Ondansetron**
  i. v.: *Prophylaxe* 0,15 mg/kg (max. 4 mg); *Behandlung* 0,2 mg/kg (max. 8 mg) über 5 min; Inf. 0,25–0,5 µg/kg/ min. p. o.: 0,1–0,2 mg/kg/ED (meist max. 8 mg) alle 8–12 h. pH 3,5, Long-QT!
- **Orciprenalin**
  3–7 µg/kg langsam i. v. *Bradykardie*: 0,1–0,5 µg/kg/min. p. o.: 0,25–0,5 mg/kg/ED (max. 20 mg) alle 6 h. Long-QT!
- **Oseltamivir**
  Therapie: <1 J: 3 mg/kg/ED alle 12 h; ab 1 J (NICHT /kg): <15 kg: 30 mg alle 12 h für 5 Tage; 15–23 kg: 45 mg/ED alle 12 h für 5 d; 23–40 kg: 60 mg/ED alle 12 h für 5 d; >40 kg: 75 mg/ED alle 12 h für 5 d. *Prophylaxe:* gleiche ED wie Therapie, alle 24 h für 10 d.
- **Oxazepam**
  0,2–0,5 mg/kg/ED (max. 30 mg) alle 6–8 h p. o. SiC 0,1.

- **Oxcarbazepin**
  Anfangs 4–5 mg/kg/ED (max. 300 mg) alle 12 h p. o.; wöchentlich um max. 5 mg/kg/ED (max. 300 mg) bis auf 15 mg/kg/ED (Erw. 750 mg) erhöhen, max. 25 mg/kg/ED (Erw. 1.200 mg). NI: GFR <10–29 ml/min/1,73 m^2: 50 %, IHD: 50 %, PD: 50 %, CRRT: 50 %.

- **Oxybutynin**
  <5 J: 0,2 mg/kg/ED alle 8–12 h p. o.; > 5 J (NICHT /kg): 2,5–5 mg/ED alle 8–12 h p. o.

- **Oxycodon**
  0,1–0,2 mg/kg/ED (max. 10 mg) alle 4–6 h p. o., s. c. oder i. v. (**CAVE**: Hypoventilation); i. v. Inf: 0,05 mg/kg/h. Retardtbl.: 0,6–0,9 mg/kg/ED alle 12 h. NI: GFR 10–50 ml/min/1,73 m^2: 75 %, GFR <10 ml/min/1,73 m^2: 50 %, IHD: 50 %, PD: 50 %, CRRT: keine Angaben.

- **Paclitaxel**
  250–360 mg/m^2 i. v. über 24 h alle 2–3 Wo, insgesamt 3–6 Dosen.

- **Palivizumab**
  15 mg/kg i. m. 1×/Mo. pH 6,0.

- **Pamidronsäure**
  Osteogenesis imperfecta, Osteoporose: 1,0 mg/kg (Erw. 15–90 mg) i. v. über 4 h/d für 3 d alle 4 Mo oder 1× alle 3–4 Wo; *Hyperkalzämie*: 0,5–1 mg/kg/ED, frühestens nach 24 h wdh.

- **Pancuronium**
  Intensivstation: 0,1–0,15 mg/kg i. v. nach Bedarf; *OP*: 0,1 mg/kg i. v., dann 0,02 mg/kg nach Bedarf; Inf.: 0,25–0,75 µg/kg/min. NG <4 Wo: 0,05–0,1 mg/kg. NI: GFR 10–50 ml/min/1,73 m^2: 50 %, GFR <10 ml/min/1,73 m^2: 50 % ND, GFR <10 ml/min/1,73 m^2: meiden, IHD + PD: meiden, CRRT: 50 %. pH 4.

- **Panitumumab (Anti-EGF)**
  6 mg/kg über 1–2 h i. v., alle 14 d.

- **Pantoprazol**
  0,8 mg/kg (max. 40 mg) tägl. p. o./i. v. *Zollinger Ellison*: Dosis titrieren bis Magensäure <10 mmol/l, Long-QT!

- **Pantothensäure**
  Bedarf bei parent. Ern.: FG 2 mg/kg/d, sonst 5 mg/d
  (NICHT /kg).

- **Paracetamol**
  p. o./rektal: 15 (Initialdosis 30) mg/kg/ED alle 8 h (≤3 Mo,
  max. 60 mg/kg/d), alle 6 h (>3 Mo, max. 90 mg/kg/d, max.
  4 g/d); max. Tagesdosen für max. 48 h (≤3 Mo) bzw. 72 h
  (>3 Mo).i. v.: ≤10 kg: 7,5 mg/kg/ED über 15 min alle 4–6 h
  (max. 30 mg/kg/d), >10 kg: 15 mg/kg/ED über 15 min alle
  4–6 h (max. 60 mg/kg/d, max. 3 g/d). Max. Wirkspiegel
  erst nach 1 h. Überdosis: Acetylcystein. Toxische Spiegel:
  ab 200 µg/ml 4 h, 50 µg/ml 12 h nach Einnahme. NI: i. v.:
  CrCl ≤30 ml/min: Tagesdosis reduzieren, Intervall verlängern, p. o.: GFR <10 ml/min/1,73 m2: alle 8 h; IHD: alle
  8 h; PD: alle 8 h; CRRT: ND.

- **Paromomycin (Humatin)**
  Amöbiasis: 10 mg/kg alle 8 h. *Coma hepaticum:* 20 mg/kg
  alle 6 h (max. 4 g/d).

- **Paroxetin**
  0,4 mg/kg tägl., langsame Steigerung über 4 Wo bis
  1,0 mg/kg (max. 50 mg) tägl. p. o. Long-QT!

- **Pegaspargase**
  82,5 E/kg ($<0,6 \, m^2$) oder 2.500 E/m^2 ($>0,6 \, m^2$) i. m. oder
  i. v. über 2 h, alle 14 d.

- **Pegfilgrastim**
  100 mcg/kg, >44 kg: max. 6 mg s. c. 24 h nach Chemotherapie.

- **Peginterferon alpha-2a**
  Hepatitis C: Päd. ED: 104 µg/m^2 (max. 180 µg) 1×/Wo s. c.
  plus Ribavirin p. o., für 24–48 Wo. 5–17 J: Körperoberfläche (KOF) Bereich (m^2), Wöchentliche Dosis (Mikro-
  gramm): 0,71–0,74 m^2: 65 µg; 0,75–1,08 m^2: 90 µg; 1,09–
  1,51 m^2: 135 µg; >1,51 m^2: 180 µg.

- **Peginterferon alpha-2b**
  1,5 µg/kg oder 60 µg/m^2 wöchentlich für 6–12 Mo s. c.

- **Penicillamin**
- *Morbus Wilson*: 20 mg/kg/d (max. 2 g/d) in 2–3 ED; *Zysti-
  nurie*: 8 mg/kg alle 6 h (max. 4 g/d, Zystinausscheidung

<100–200 mg/d); *juvenile Arthritis*: 5 mg/kg/d für 2 Mo, dann 10 mg/kg/d für 4 Mo.

- **Penicillin (Benzylpenicillin (Penicillin G)-Benzathin)**
  1×20 mg/kg = 25.000 E/kg (max. 900 mg) i. m.; *Geschlechtskrankheiten*: 1×40 mg/kg = 50.000 E/kg (max. 1,8 g); *Streptokokkenprophylaxe*: 20 mg/kg = 25.000 E/kg (max. 900 mg) i. m. alle 3–4 Wo oder 10 mg/kg = 12.500 E/kg i. m. alle 2 Wo.

- **Penicillin (Benzylpenicillin (Penicillin G)-Natrium)**
  50.000 E/kg/ED alle 4–6 h. *Schwere Infektion*: 100.000 E/kg/ED (max. 3 g) i. v. über 5 min alle 12 h (1. LW), alle 6 h (2–4 Wo), alle 4 h oder Dauerinf. (>4 Wo). NI 1: alle 8 h, NI 2: 8–12 h, NI 3: 12–18 h. Peripher: max. 150.000 E/ml, ZVK: 1 Mega/ml. SiC 0,7.

- **Pentaglobin**
  400 mg/kg/d über 4 h i. v., für 5 d.

- **Pentamidin**
  3–4 mg/kg Pentamidindiisetionat i. v. über 2 h oder i. m. tägl. für 10–14 d (1 mg Base = 1,5 mg Mesylat = 1,74 mg Isethionat). Inhalation: 9 mg/kg/ED (<5 J), 300 mg/ED (>5 J) alle 4 Wo; *Leishmanien*: systemisch: 3–4 mg/kg Isethionat i. m. alle 2 d (max. 10 Gaben), ggf. zweiter Behandlungszyklus; *Kutan*: 3–4 mg/kg Isethionat i. m. 2×/Wo, bis abgeheilt; NI: GFR 10–30 ml/min/1,73 m^2: 4 mg/kg/ED alle 36 h, GFR <10 ml/min/1,73 m^2: 4 mg/kg/ED alle 48 h, IHD: 4 mg/kg/ED alle 48 h, nach Dialyse am Tag der Dialyse; PD: 4 mg/kg/ED alle 48 h, CRRT: 100 %. Long-QT!

- **Pentostatin**
  4 mg/m^2 i. v. wöchentlich.

- **Pentoxiphyllin**
  p. o.: 20 mg/kg/d in 3 ED (max. 3×400 mg/d); *Kawasaki-Syndrom*: i. v. 5 mg/kg/h über 6 h (pulmonale Hypertonie). NI: ND.

- **Perphenazin**
  0,1–0,3 mg/kg/ED (max. 20 mg) alle 8–12 h p. o., Long-QT!

- **Pethidin**
  0,5–1,0 mg/kg/ED i. v., 0,5–2 mg/kg/ED i. m. (HWZ 2–4 h). Inf.: 5 mg/kg in 50 ml mit 1–3 ml/h (100–300 µg/

kg/h). p. o.: Tropfenlsg. 0,6–1,2 mg/kg/ED. 1 ml = 20 Tr. = 50 mg. pH 4,6–5,6.

- **Phenobarbital**
  Aufsättigungsdosis in Notfall: 1×20–30 mg/kg i. m. oder i. v. über 30 min. *Beatmet*: wiederholt Dosen von 10–15 mg/kg bis zu 100 mg/kg in 24 h (Vorsicht: RR-Abfall!). *Erhaltung*: 5 mg/kg (max. 300 mg) tägl. i. v., i. m. oder p. o. Talspiegel: 10–40 µg/ml. Max. Sp. 2–10 h, HWZ 37–73 h. NI: GFR <10 ml/min/1,73 m^2: 50 % alle 24 h, IHD: 100 %, zusätzliche Gabe während und nach der Dialyse (je nach Bedarf des Patienten); PD: 40–50 %, wird durch die PD entfernt; CRRT: 10 mg/kg/ED alle 8 h; alle 6 h, falls höhere Spiegel erwünscht sind (Spiegelkontrollen!). LI: reduzieren. Luminal pH 8,5–9,5. SiC 0,8.

- **Phenprocoumon**
  (Marcumar) Ziel: Quick-Wert 25–30 %. Interaktionen: Quick-Wert steigt bei: Carbamazepin, Barbituraten, Digitalis, Steroiden. Quick-Wert fällt bei Lokalanästhetika, bestimmten Nahrungsmitteln. Bei Blutungen: Vitamin K i. v., PPSB.

- **Phenoxybenzamin**
  p. o.: initial 0,2 mg/kg/ED (max. 10 mg) alle 12–24 h, alle 4 d um 0,2 mg/kg/d steigern; übliche Erhaltungsdosis: 0,4–3 mg/kg/d in 3–4 ED (max. 40 mg/ED), bis max. 4 mg/kg/d.

- **Phenoxymethyl-Penicillin (Penicillin V)**
  7,5–15 mg/kg = 10.000–25.000 E/kg (max. 500 mg) alle 6 h p. o. *Prophylaxe*: 12,5 mg/kg = 20.000 E/kg alle 12 h p. o.

- **Phentolamin**
  0,1 mg/kg/ED, dann 5–50 µg/kg/min i. v., evtl. 1 mg absolut 1 h vor OP i. v., i. m. Wirkdauer 3–10 min.

- **Phenylephrin**
  i. v.: 2–10 µg/kg/ED (max. 500 µg), dann 1–5 µg/kg/min s. c. oder i. m.: 0,1–0,2 mg/kg (max. 10 mg). p. o.: 0,2 mg/kg/ED (max. 10 mg) alle 6–8 h, Long-QT!

- **Phenytoin**
  Aufsättigungsdosis in Notfall: 15–20 mg/kg (max. 1,5 g) i. v. über 1 h. *Erhaltung*: p. o. oder i. v.: 2 mg/kg/ED alle 12 h (FG); 3 mg/kg/ED alle 12 h (1. LW), alle 8 h (2. LW-4 J)

alle 12 h (5–12 J); 2 mg/kg/ED (max. 100 mg) alle 8 h
(>12 J). Spiegel 16–20 µg/ml, max. Sp. 4–12 h, HWZ 20 h.
NI: ND. i. v.: separat von sonstigen Infusionen, insbesondere Glukose! Peripher max. 3 mg/ml, d. h. Infusionskon-
zentrat verwenden. Nicht schneller als 0,5–1 mg/kg/min,
HF monitoren. **Stopp**, wenn HF um 10/min sinkt! SiC 0,4.
pH 10,8–12.

- **Phosphat, Kalium (1 mmol/ml)**
  0,1–1,5 mmol/kg/d (max. 3 mmol/kg/d) i. v., 2–3 mmol/
  kg/d p. o. Inf. In *Notfall*: wenn Serum-PO_4^{3-} 0,5–1 mg/dl:
  0,15–0,25 mmol/kg über 4–6 h. Wenn PO_4^{3-} <0,5 mg/dl:
  0,25–0,35 mmol/kg über 6 h i. v.; Imp.

- **Phosphat, Natrium-(Reducto 613 mg Phosphat/Tbl.)**
  0,5–1 g (NICHT /kg) alle 8 h p. o. (max. 50 mg/kg/d),
  1-ml-Amp = 1 mmol Na^+, 0,6 mmol Phosphat. Dosis
  ► Phosphat, Kalium.

- **Phosphatidylcholin (= Lecithin)**
  Üblicherweise 60 mg/kg (max. 3 g) tägl. p. o.

- **Phosphocysteamin**
  10 mg/kg alle 6 h p. o., alle 2 Wo um 2,5 mg/kg/ED bis auf
  10–20 mg/kg alle 6 h erhöhen.

- **Physostigmin**
  0,02 mg/kg (max. 1 mg) i. v. alle 5 min bis Wirkung (max.
  0,1 mg/kg), dann 0,5–2,0 µg/kg/min.

- **Phytomenadion (Vitamin K₁)**
  0,3 mg/kg (max. 10 mg), i. m. oder i. v. über 1 h. Parent.
  Ern.: FG 100 µg/kg/d, NG 200 µg/kg/d. *Prophylaxe bei NG*
  (NICHT /kg): 1 mg i. m. bei Geburt oder 2 mg p. o. oder
  0,1 mg i. m. bei Geburt, nach 1 Wo, 34 Wo, (U1, U2, U3);
  bei FG, Risiko-NG: 1×/Wo. Bei Blutung: 0,5–5 mg + FFP.

- **Pilocarpin**
  0,1 mg/kg/ED (Erw. 5 mg) alle 4–8 h p. o.

- **Pipamperon**
  Erw. (NICHT /kg): 40 mg (max. 120 mg) alle 8 h p. o.
  <14 J: initial 1 mg/kg/d, um 1 mg/kg/d bis zur optimalen
  Dosis steigern (meist 2–4 mg/kg/d, ggf. bis zu 6 mg/kg in
  3 ED), Long-QT!

- **Piperacillin**
  50 mg/kg/ED i. v. über 5 min alle 8 h (NG <2.000 g oder <7 d), 100 mg/kg/ED i. v. über 5 min alle 8 h (NG >2.000 g und >7 d); sonst 50–100 mg/kg alle 8 h. GFR 30–50 ml/min/1,73 m^2: 50–75 mg/kg/ED alle 8 h, GFR 10–29 ml/min/1,73 m^2: 50–75 mg/kg/ED alle 12 h, GFR <10 ml/min/1,73 m^2: 50–75 mg/kg/ED alle 12 h, IHD: 50–75 mg/kg/ED alle 12 h, PD: 50–75 mg/kg/ED alle 12 h, intraperitoneal: keine LD, Erhalt 250 mg/l; CRRT: 50–75 mg/kg/ED alle 8 h. pH 5,5–7,5, Long-QT!

  Piperacillin + Tazobactam
  100 mg/kg/ED (Piperacillin-Anteil) i. v. alle 8 h; GFR 30–50 ml/min/1,73 m^2: 50–70 mg/kg/ED alle 8 h, GFR <30 ml/min/1,73 m^2: 35–50 mg/kg/ED alle 8 h, IHD: 50–75 mg/kg/ED alle 12 h, PD: 50–75 mg/kg/ED alle 12 h, CRRT: 35–50 mg/kg/ED alle 8 h.

- **Piracetam**
  15 mg/kg/ED (max. 800 mg) alle 8 h p. o., i. m. oder i. v.

- **Pirenzepin**
  0,1–0,2 mg/kg/d alle 12 h p. o.

- **Piritramid**
  0,1 mg/kg i. v., i.m, s. c. Dipidolor pH 2,8–4,8. Plasma HWZ 8 h, Effekt 4–6 h.

- **Piroxicam**
  0,2–0,4 mg/kg (max. 20 mg) tägl. p. o.

- **Pitressin**
  ▶ Vasopressin.

- **Poractant alpha**
  (Porcine Surfactant, Curosurf) Intratracheal: 200 mg/kg initial, dann evtl. bis zu 2 Dosen à 100 mg/kg alle 12 h.

- **Posaconazol**
  Invasive Infektion: (Suspension): 4,5–6 mg/kg/ED alle 6 h p. o. (max. 800 mg/d). i. v.: 6–10 mg/kg/ED alle 12 h an Tag 1, dann 6–10 mg/kg/ED alle 24 h (max. 300 mg/ED). *Prophylaxe:* (Suspension) 4–6 mg/kg/ED (max. 400 mg) alle 8 h. Tbl: 5–7 mg/kg/ED alle 12 h an Tag 1, dann alle 24 h. Alternative Dosierung: *Therapie:* 150 mg/m^2 (max. 200 mg) alle 6 h oder 300 mg/m^2 (max. 400 mg) alle 12 h p. o. *Prophylaxe:* 230 mg/m^2 (max. 300 mg) alle 12 h. Ein-

nahme mit fetthaltiger Mahlzeit. NI: GFR <50 ml/min/1,73 m^2: i. v. vermeiden. Long-QT!

- **PPSB**
(Faktor II, VII, IX, X, Protein C, Protein S). (Beriplex) 1 ml/kg (INR 2–3,9), 1,4 ml/kg (INR 4–6), 2 ml/kg (INR > 6). **CAVE:** Thrombosen! Virusinaktiviert. Indikation: Hepatopathie, Vitamin-K-Mangel, Marcumar und Blutung, angeborener FII-Mangel. pH 7,0.

- **Pravastatin**
(NICHT /kg) Initial 1×10 mg abends p. o., in 4-wöchigen Intervallen Steigerung auf bis zu max. 20 mg/d (8–13 J) bzw. max. 40 mg/d (14–17 J) möglich.

- **Praziquantel**
20 mg/kg/ED alle 4 h für 3 Dosen p. o.

- **Prednisolon**
Asthma: 0,5–2 mg/kg/ED alle 6 h für 24 h, alle 12 h für die nächsten 24 h, dann 1 mg/kg tägl. (max. 60 mg/d). *Schwerer Krupp*: 2 mg/kg p. o. *Antiinflammatorisch/immunsuppressiv*: 0,1–2 mg/kg/d in 1–4 ED. *ITP*: 4 mg/kg/d. Prednisolon 1 mg = Hydrokortison 0,8 mg in Mineralokortikoidwirkung, 4 mg in Glukokortikoid. NI: ND. pH 7–8.

- **Pregabalin**
Epilepsie: 4–17 J, <30 kg: initial 3,5 mg/kg/d in 2–3 ED, Steigerung wöchentlich bis max. 14 mg/kg/d möglich; ab 30 kg: 2,5 mg/kg/d in 2–3 ED, Steigerung wöchentlich bis max. 10 mg/kg/d (max. 600 mg/d) möglich. NI: Dosisreduktion!

- **Prilocain**
Max. Dosis 6 mg/kg (0,6 ml/kg der 1%igen Lsg.). Mit Adrenalin max. Dosis 9 mg/kg (0,9 ml/kg der 1%igen Lsg.).

- **Primaquin**
0,5 mg/kg (max. 30 mg) 1×/d für 14 d p. o.; *Übelkeit*: 0,25 mg/kg (max. 15 mg) alle 12 h für 14–21 d; *Prophylaxe*: 0,5 mg/kg (max. 30 mg) 1×/d; *Gametozyten*: 1×0,7 mg/kg (max. 45 mg); Imp., Long-QT!

- **Primidon**
Initial 2,5 mg/kg (max. 125 mg) zur Nacht, falls notwendig Erhöhung: 5–15 mg/kg/ED (max. 750 mg) alle 12 h p. o.

Tal-Spiegel 5–12 µg/ml. HWZ 5–12 h. GFR 10–50 ml/
min/1,73 m^2: alle 12 24 h, GFR <10 ml/min/1,73 m^2:
alle 24 h.

- **Probeneicid**
  1×25 mg/kg (max. 1 g), dann 10 mg/kg/ED (max. 500 mg)
  alle 6 h p. o. Ähnlicher Mechanismus an der Niere auch
  durch Ranitidin, Furosemid.

- **Procainamid**
  i. v.: 0,4 mg/kg/min (max. 20 mg/min) für max. 25 min,
  dann 20–80 µg/kg/min (max. 2 g/d); p. o.: 5–8 mg/kg alle
  4 h. Spiegel: 3–10 µg/ml. QRS monitoren. Long-QT! GFR
  30–50 ml/min/1,73 m^2: p. o. alle 6–12 h, i. v. DTI 100 %;
  GFR 10–29 ml/min/1,73 m^2: p. o. alle 6–12 h, i. v. DTI
  100 %; GFR <10 ml/min/1,73 m^2: p. o. alle 8–24 h, i. v.: LD
  12 mg/kg, dann DTI in niedriger Dosis; IHD: p. o. alle
  8–24 h, nach Dialyse geben, i. v.: LD 12 mg/kg, dann DTI;
  PD: p. o. alle 12–24 h, i. v.: LD 12 mg/kg, dann DTI; CRRT:
  p. o. alle 6–12 h, i. v. 100 % DTI. SiC 0,9. Imp.

- **Procain**
  Max. Dosis 20 mg/kg (1 ml/kg der 2%igen Lsg.).

- **Procarbazin**
  1 mg/kg tägl. p. o., über 4–6 d bis 4–6 mg/kg (max.
  300 mg) tägl. erhöhen, bis Remission eintritt, dann
  1–2 mg/kg (max. 100 mg) tägl. Stoppen, solange Leukozyten <3.000/mm^3 oder Thrombozyten <80.000/mm^3.

- **Procyclidin**
  0,05–0,2 mg/kg/ED (max. 10 mg) alle 6–8 h p. o.

- **Progesteron**
  Prämenstruelles Syndrom (Erw.): 200–400 mg/ED
  (NICHT /kg) vaginal oder rektal alle 12–24 h (2. Zyklus-
  hälfte); *Blutung*: 5–10 mg/d (NICHT /kg) i. m. für 5–10 d
  vor Menses; *Wehenhemmung*: 25–100 mg (NICHT /kg)
  i. m. alle 2–4 d.

- **Proguanil**
  3,5 mg/kg (Erw. 200 mg) tägl., p. o. nach Nahrung.

- **Promethazin**
  (Atosil) *Antihistaminikum, Antiemetikum*: 0,2–0,5 mg/kg/
  ED (max. 25 mg) alle 6–8 h i. v., i. m. oder p. o. *Sedierung,*

hypnotisch: 0,5–1,5 mg/kg/ED (max. 100 mg). pH 4,5–5,5, LI: vermeiden, Long-QT!

- **Propafenon**
  p. o.: 10 mg/kg/d in 3 ED (max. 300 mg); oder 70–165 mg/ m^2 (max. 300 mg) alle 8 h i. v.: 1–2 mg/kg über 2 h, dann 4 µg/kg/min, falls notwendig Steigerung bis max. 8 µg/kg/ min, Long-QT!

- **Propiverin**
  0,8 mg/kg/d p. o. in 2–3 ED.

- **Propofol**
  Sedierung Intensivstation: 1–3 mg/kg/h (max. 4 mg/kg/h) i. v., max. 48 h. *Kurzzeitnarkose:* 2,5–3,5 mg/kg, dann 7,5– 15 mg/kg/h i. v. **CAVE:** Azidose, Myolyse idiosynkratisch schon nach 2–6 h beschrieben, myokardiale Depression. Separat von sonstigen Infusionen! Nicht als Dauersedativum, Zinkmangel. Warnhinweis: nicht zur Sedierung <16 J. pH 7,5–8,5, Long-QT!

- **Propranolol**
  i. v.: 0,02 mg/kg Testdosis, dann 0,1 mg/kg (max. 5 mg) über 10 min (1- bis 3-mal nach Bedarf wdh.), dann 0,1– 0,3 mg/kg/ED (max. 15 mg) alle 3 h. p. o.: 0,2–0,5 mg/kg/ ED (max. 25 mg) alle 6–12 h; wenn nötig, langsam (1 mg/ kg/d) bis max. 1,5 mg/kg/ED (max. 80 mg) alle 6–12 h steigern (z. B. Fallot-Krise, hier bei sek. Resistenz evtl. bis 15 mg/kg/d). *Hämangiome*: von 0,5 mg/kg/d auf 2 mg/ kg/d (in 2–4 ED), meist bis Ende 1. LJ. NI: ND.

- **Propylthiouracil**
  50 mg/m^2/ED alle 8 h p. o., nach Wirkung reduzieren.

- **Prostaglandin**
  Alprostadil (PGE$_1$), Carboprost (15-MePGF2-α), Dinoprost (PGF2-α), Dinoprostol (PGE$_2$), Epoprostenol (PG12, Prostazyklin), Gemeprost (PGE$_1$-Analog) und Misoprostol (PGE$_1$-Analog).

- **Prostazyklin**
  ▶ Epoprostenol.

- **Protamin**
  1×1 mg/100 E Heparin (oder 1 mg pro 25 ml Maschinenblut) i. v., nachfolgende Dosis 0,25–0,5 mg/kg (max. 50 mg). Heparin 1 mg = 100 E (HWZ 1–2 h). Heparingabe

vor >2 h: 0,25 mg Protamin neutralisieren 100 E Heparin.
Heparin-HWZ: 90 min.

- **Protionamid**
- *TBC*: 15–20 mg/kg (max. 1 g) abends p. o., *Lepra*: 5–8 mg/
  kg (max. 375 mg) tägl.
- **Prothrombin (Faktor II, VII, IX und X)**
  1 ml/kg langsam i. v., 1 IE/kg hebt den Quick um ca. 1 %,
  CAVE: Thrombosen bei akutem Leberausfall!
- **Pseudoephedrin**
  1 mg/kg/ED (max. 60 mg) alle 6–8 h p. o., Long-QT!
- **Pulmozyme**
  ▶ DNAse.
- **Pyrantel**
  10 mg/kg/ED p. o. als Einmalgabe. *Necator*: 20 mg/kg tägl.
  für 2 d. *Enterobius*: 10 mg/kg alle 2 Wo für 3 Dosen.
- **Pyrazinamid**
  35 mg/kg/ED (max. 2 g) tägl. p. o. oder 50–75 mg/kg
  (max. 3 g) 2×/Wo. GFR <30 ml/min/1,73 m^2: 35 mg/kg
  3×/Wo, IHD: 35 mg/kg 3×/Wo, PD: 35 mg/kg 3×/Wo,
  CRRT: vermeiden bei CreaCl <30 ml/min/1,73 m^2.
- **Pyridostigmin**
  1–3 mg/kg/ED (max. 200 mg) alle 4–6 h p. o. Retardtablet-
  ten (Mestinon) 180 mg: Erw. 1–3 Tbl. (NICHT /kg) alle
  12–24 h. 1 mg i. v., i. m. oder s. c. = 30 mg p. o. (10–20 %
  Bioverfügbarkeit der Retardpräparate).
- **Pyridoxin**
  Mit Isoniazid: 5–10 mg tägl. (NICHT /kg) i. v. oder p. o.
  Neonatale B6-abhängige *Krampfanfälle*: 50–100 mg tägl.
  (NICHT /kg) i. v. oder p. o., zur Diagnostik 100 mg wäh-
  rend Krampfanfall mit laufendem EEG; *Sideroblastenanä-
  mie*: 2–8 mg/kg (max. 400 mg) tägl. i. v. oder p. o.
- **Pyrimethamin**
  Toxoplasmose: 1 mg/kg alle 12 h für 3 d, dann alle 24 h für
  4 Wo mit Sulfadiazin kombiniert.
- **Quetiapin**
  Ab 10 J (NICHT /kg): alle 12 h p. o.: 25 mg an Tag 1,
  50 mg an Tag 2, 100 mg an Tag 3, 150 mg an Tag 4, danach
  150–250 mg (75–400 mg) alle 12 h (Dosisangaben für

nicht retardierte Quetiapinpräparate). Erw.: 50–800 mg/d, Long-QT!

- **Quinapril**
  0,2–0,8 mg/kg (max. 40 mg) tägl. p. o.

- **Rabies-Impfstoff**
  1 µg/kg i. v. über 30 s, dann 0,05–0,2(–1) µg/kg/min (Narkose). *Beatmet*: 1 µg/kg, dann meist 0,5–1 µg/kg/min; gelegentlich bis zu 8 µg/kg/min, falls notwendig
  (Rabipur) Inaktiviert ≥2,5 I.E./ml. Grundimmunisierung: 1 ml i. m. initial (Tag 0), an Tag 7 und 21 (oder 28). Auffrischimpfung alle 2–5 J. Nach Biss (Postexpositionsprophylaxe): wenn immun, 1 ml i. m. an Tag 0 und Tag 3; wenn nicht immun, 1 ml i. m. an Tag 0, 3, 7, 14, 28 (mit Immunoglobulin einmalig gleichzeitig mit der 1. Gabe).

- **Raloxifen**
  1 mg/kg/d (max. 60 mg) p. o.

- **Raltegravir (RAL)**
  6 mg/kg (Erw. 400 mg, max. 600 mg) alle 12 h p. o.

- **Ramipril**
  0,05 mg/kg (max. 2,5 mg) p. o. tägl., kann über 4–6 Wo bis 0,1–0,2 mg/kg (max. 10 mg) tägl. erhöht werden. GFR 10–29 ml/min/1,73 m^2: 50 %, GFR <10 ml/min/1,73 m^2: 30 %, IHD: 30 %, PD: 30 %, CRRT: 100 %.

- **Ranitidin**
  i. v.: 1 mg/kg/ED (max. 50 mg) über >5 min (besser: Kurzinf.) alle 6–8 h oder 2 µg/kg/min; p. o.: 2–5 mg/kg/ED (max. 150 mg) alle 12 h oder 4 mg/kg (max. 300 mg) abends.
  NI: GFR 30–50 ml/min/1,73 m^2: p. o. 2 mg/kg/ED alle 12 h, i. v. 1 mg/kg/ED alle 12 h; GFR 10–29 ml/min/1,73 m^2: p. o. 1 mg/kg/ED alle 12 h, i. v. 0,5 mg/kg/ED alle 12 h; GFR <10 ml/min/1,73 m^2: p. o. 1 mg/kg/ED alle 24 h, i. v. 0,5 mg/kg/ED alle 24 h; IHD: p. o. 1 mg/kg/ED alle 24 h, i. v. 0,5 mg/kg/ED alle 24 h; PD: p. o. 1 mg/kg/ED alle 24 h, i. v. 0,5 mg/kg/ED alle 24 h; CRRT: p. o. 2 mg/kg/ED alle 12 h, i. v. 1 mg/kg/ED alle 12 h. Max. Konzentration 2,5 mg/ml. Manchmal Protein falsch-positiv (Urin-Stix). SiC 0,8. pH 6,7–7,3.

- **Rasburicase**
  (Fasturtec). 0,2 mg/kg/d.

- **Refludan**
  ► Lepirudin.
- **Remifentanil**
  1 µg/kg i. v. über 30 s, dann 0,05–0,2(–1) µg/kg/min (Narkose). *Beatmet*: 1 µg/kg, dann meist 0,5–1 µg/kg/min; gelegentlich bis zu 8 µg/kg/min, falls notwendig.
- **Remodulin**
  ► Treprostinil.
- **Reproterol**
  i. v.: 1,2 µg/kg langsam i. v. über 0,5–1 min (Bolus); 1 µg/kg/min über 10 min (Kurzinf.); 0,2 µg/kg/min, langsame Steigerung bis max. 2 µg/kg/min möglich, über 36–48 h (Dauerinf.); stufenweise Reduktion, um Rebound zu verhindern. Aerosol 0,5 mg/Sprühstoß: 1–2 Sprühstöße alle 3–8 h p. i.
- **Resonium (Natriumpolystyrolsulfonat)**
  0,3–1 g/kg/ED alle 6 h p. o. (mit Lactulose), rektal.
- **rF VIIa**
  ► Faktor VII.
- **Rheomakrodex**
  ► Dextran 40.
- **Ribavirin**
  Inhalation (Spezialvernebler SPAG2): 20 mg/ml (6 g auf 300 ml Aqua) mit 25 ml/h (190 µg/l Gas) für 12–18 h/d für 3–7 d oder 2 g über 2 h alle 8 h (60 mg/ml, d. h. 6 g auf 100 ml Aqua); wenn nicht beatmet; p. o. 5–15 mg/kg/ED alle 8–12 h; *hämorrhagisches Fieber (HFRS)*: initial 30 mg/kg/d in 3 ED, dann 15 mg/kg/d in 3 ED i. v. *Hepatitis C*: Interferon Alpha-2b.
- **Riboflavin**
  5–10 mg tägl. (NICHT /kg) p. o.; *Organoazidose*: 50–300 mg (NICHT /kg) tägl. p. o., i. m. oder i. v.
- **Rifabutin**
  5–20 mg/kg (max. 600 mg) tägl. p. o.; CrCl <30 ml/min: 50 %.
- **Rifampicin**
  10–20 mg/kg (max. 600 mg) tägl. p. o. nüchtern oder i. v. über 3 h. *Prophylaxe* (Meningokokken, Hämophilus): 10 mg/kg tägl. (NG), 20 mg/kg (max. 600 mg) tägl.

(>4 Wo), Erw. 1.200 mg/d in 2 ED p. o. für 4 d (Hämophilus) bzw. 2 d (Meningokokken). LI: vermeiden. pH 8–8,8.

- **Rifaximin**
  7,5–10 mg/kg (max. 400 mg) mg alle 8 h p. o.
- **Risedronat**
  Osteoporose: 0,1 mg/kg/d (max. 5 mg) p. o. *Morbus Paget*:
  0,5 mg/kg/d (max. 30 mg) p. o. für 2 Mo.
- **Risperidon**
  0,01 mg/kg/ED (max. 0,5 mg)1×/d, auf max. 0,15 mg/kg/
  ED (max. 8 mg, meist 2–4 mg) alle 12 h p. o. steigern, falls
  notwendig. Long-QT!
- **Ritonavir**
  Nur als Booster; Atazanavir, Darunavir, Efavirenz u. a.
- **Rituximab**
  CLL: 375 mg/m^2 an Tag 0, dann 500 mg/m^2 jeweils an
  Tag 1 jedes Chemotherapiezyklus über insgesamt 6 Zyklen; *rheumatoide Arthritis* (Erw. NICHT /kg): 1 g i. v.,
  nach 2 Wo 1× wiederholen.
- **Rizatriptan (Migräne)**
  Ab 6 J <40 kg: 5 mg (NICHT /kg) als Einzeldosis, ab 40 kg:
  10 mg (NICHT /kg) als Einzeldosis.
- **Rocuronium**
  1×0,45–1,2 mg/kg i. v., dann 0,1–0,2 mg/kg intermittierend oder 5–15 µg//kg/min kontinuierlich.
- **Romiplostim**
  1–10 mcg/kg s. c. 1×/Wo.
- **Ropivacain**
  Periphere Nervenblockaden: 1–3 mg/kg; kontinuierlich:
  0,2–0,6 mg/kg/h bis zu 72 h. *Epiduralanästhesie:* 1–2 mg/
  kg; kontinuierlich: 0,2–0,4 mg/kg/h bis zu 72 h.
- **Rosuvastatin**
  5–10 mg tägl. p. o.; falls erforderlich, bis 20 mg erhöhen,
  dann bis 40 mg in 4-wöchigen Intervallen.
- **Roxithromycin**
  2,5–3,5 mg/kg/ED (max. 150 mg) alle 12 h p. o. vor den
  Mahlzeiten, Long-QT!
- **rtPA**
  ▶ Alteplase.

- **Rufinamid**
  10 mg/kg/d (Erw. 400 mg) in 1–2 ED p. o., über 1–2 Wo
  auf 45 mg/kg/d (Erw. 2.400–3.200 mg) in 1–2 ED steigern.
  Niedrigere Dosis mit Valproat.
- **Salbutamol**
  0,1–0,15 mg/kg/ED (max. 4 mg) alle 6 h p. o.; Inhalation:
  mild, Inhalationslsg. (5 mg/ml, 0,5 %) 0,5-ml-Dosis verdünnt auf 4 ml oder Fertiginhalat Forte 2,5 mg/2,5 ml alle
  3–8 h; mittelschwer: 0,5 % Lsg. 1-ml-Dosis verdünnt auf
  4 ml alle 1–2 h; schwer (auf Intensivstation): 0,5 % Lsg. unverdünnt dauerinhalieren. Aerosol 100 μg/Sprühstoß:
  1–2 Sprühstöße alle 4–6 h. i. m. oder s. c.: 10–20 μg/kg
  (max. 500 μg) alle 3–6 h. i. v.: Kind 1–5 μg/kg/min (1 μg/
  kg/min: 1 mg/ml Lsg. = 0,06×kg = ml/h); evtl. 15 μg/kg in
  15 min i. v. bei *schwerem Asthma* ohne Reaktion auf wiederholte Inhalation. *Hyperkaliämie*: <25 kg: 0,5 ml, >25 kg:
  1 ml der 0,5 % Lsg. auf 4 ml NaCl 0,9 % p. i.; i. v. 4 μg/kg in
  5 ml Aqua über 20 min, Long-QT!
- **Salcatonin**
  ▶ Calcitonin.
- **Salmeterol**
  Aerosol oder Diskhaler (NICHT /kg): 50–100 mg alle
  12 h.
- **Secretin**
  (1 Amp. = 100 klinische Einheiten, KE) 1–2 E/kg langsam
  i. v.
- **Selen**
  (Selenase) Erw.: 100–200 μg (max. 500 μg)/d, FG/NG:
  2–3 μg/kg/d.
- **Sempera**
  ▶ Itraconazol.
- **Sevelamer**
  20–40 mg/kg/ED (Erw. max. 800–1.600 mg) alle 8 h p.o, je
  nach Serumphosphatspiegel.
- **Sildenafil**
  Pulmonale Hypertension: 0,3 mg/kg/ED bis max. 2–3 mg/
  kg/ED erhöhbar, jeweils alle 3–6 h p. o. 1 Stunde vor Been-
  digung der NO-Therapie: 0,4 mg/kg p. o.

- **Silibinin**
  5 mg/kg/ED alle 6 h über 2 h.
- **Simvastatin**
  Initial 0,2 mg/kg (max. 10 mg) tägl., kann alle 4 Wo bis max. 1 mg/kg (max. 40 mg) tägl. p. o. erhöht werden. Kontraindiziert bei aktiver Lebererkrankung oder unklare andauernde Erhöhung der Serumtransaminasen.
- **Sirolimus**
  3 mg/m²/d (max. 6 mg) an Tag 1, dann 1 mg/m² (max. 2 mg) 1×/d p. o. Anpassung nach Spiegel (je nach Indikation Vollbluttalspiegel 4–20 ng/ml). LI: Milde bis moderate Einschränkung: 66 % Erhaltungsdosis, schwere Einschränkung: 50 % Erhaltungsdosis.
- **Somatorelin**
  Diagnostik: 1 mcg/kg i. v. Therapie: 30 mcg/kg 1×/d s. c., vor dem Schlafen.
- **Somatostatin**
  ► Octreotid.
- **Somatropin**
  0,7–1,4 mg/m²/d s. c. oder 0,025–0,050 mg/kg/d s. c.
- **Sorbitol**
  Nicht bei SG und KK! Lsg. (70 %) p. o. 1,5–2 ml/kg (max. 150 ml). Vorsicht: KI bei Fruktoseintoleranz, rektal Klysma → induzierte Diarrhö.
- **Sotalol**
  i. v.: 0,5–2 mg/kg/ED (max. 100 mg) über 10 min alle 6 h; p. o.: 1–4 mg/kg/ED (max. 160 mg) alle 8–12 h. GFR 30–60 ml/min/1,73 m²: 50 % ND, GFR 10–30 ml/min/1,73 m²: 25 % ND, GFR <10 ml/min/1,73 m²: vermeiden. Long-QT!
- **Spironolacton**
  NG: 1–2 mg/kg/d p. o. in 1–2 ED; bis zu 7 mg/kg täglich bei resistentem Aszites. Kinder 1 Mo–12 J: 1–3 mg/kg/d in p. o. 1–3 ED, bis zu 9 mg/kg/d bei resistentem Aszites. 12–18 J: 50–100 mg p. o. (NICHT /kg), in 1–2 ED; bis zu 9 mg/kg/d (max. 400 mg/d) bei resistentem Aszites. NI: GFR <30 ml/min/1,73 m²: kontraindiziert.

- **Streptokinase**
  Selten indiziert, besser Urokinase, Alteplase. Kurzzeitig
  (Herzinfarkt): 30.000 E/kg (max. 1.500.000 E) i. v. über
  60 min; wdh. wenn Rezidiv <5 d. Dauerinf. (tiefe Venenthrombose, Lungenembolie, art. Thrombose): 2.500–
  4.000 E/kg (max. 250.000 E) i. v. über 30 min, dann 500–
  1.000 E/kg/h (max. 100.000 E/h) für bis zu 3 d bis Reperfusion. Heparin und Aspirin stoppen, wenn PTT noch <2-
  fach Normwert nach 4 h, dann zusätzlich 10.000 E/kg
  (max. 500.000 E) i. v. über 30 min. Streptokinase stoppen,
  wenn PTT >5-fachem Normwert, dann 1.000 E/kg/h. Lokale Inf.: 50 E/kg/h (gleichzeitig Heparin 10–15 E/kg/h).
  Blockierten ZVK durchgängig machen: 5.000 E/kg in 2 ml
  in den Schlauch/Kanüle für 2 h, dann abziehen, evtl. bis 2×
  wdh. NI: ND.
- **Streptomycin**
  i. m.: NG: 10–20 mg/kg, SG: 20–30 mg/kg (max. 1 g) tägl.,
  >1. LJ: 20–40 mg/kg, jeweils alle 24 h. GFR 30–50 ml/
  min/1,73 m^2: 7,5 mg/kg/ED alle 24 h, GFR 10–29 ml/
  min/1,73 m^2: 7,5 mg/kg/ED alle 48 h, GFR <10 ml/
  min/1,73 m^2: 7,5 mg/kg/ED alle 72–96 h, IHD: 7,5 mg/kg/
  ED alle 72–96 h, PD: 7,5 mg/kg/ED alle 72–96 h, CRRT:
  7,5 mg/kg/ED alle 24 h. Serumspiegel kontrollieren (Peak:
  20–30 µg/ml, Tal: <5 µg/ml).
- **Succinylcholin**
  ▶ Suxamethoniumchlorid.
- **Sucralfat**
  1-g-Beutel (NICHT /kg): 0–2 J: ¼ Beutel alle 6 h, 3–12 J:
  1/2 Beutel alle 6 h, >12 J: 1 Beutel alle 6 h p. o.
- **Sufentanil**
  2 µg/kg langsam i. v.; dann so infundieren, dass Gesamtdosis = 1 µg/kg/h erwartete OP-Zeit. Sedierung 0,5(–1–
  2) µg/kg/h.
- **Sugammadex**
  2–4 mg/kg, 16 mg/kg zur sofortigen Antagonisierung von
  Rocuronium (aber nicht Vecuronium).
- **Sulbactam**
  ▶ Ampicillin und Sulbactam.

- **Sulfadiazin**
  Konnatale Toxoplasmose: 25 mg/kg alle 6 h p. o. und Pyrimethamin 1 mg/kg/d und Folsäure 5 mg alle 3 d für 6 Mo
  >1 J, *Toxoplasmose*: 50 mg/kg alle 6 h mit Pyrimethamin 2 mg/kg/d für 3 d, dann 1 mg/kg/d und Folsäure.
- **Sulfamethoxazol**
  ► Cotrimoxazol.
- **Sulfasalazin**
  >2 J: aktive Erkrankung: 10–15 mg/kg/ED (max. 1 g) alle 6 h p. o. Remission: 5–7,5 mg/kg/ED (max. 0,5 g) alle 6 h.
- **Sultamicillin**
  25 mg/kg/ED alle 12 h p. o.
- **Sultiam**
  1 mg/kg/ED alle 8–12 h p. o., kann gesteigert werden bis 5 mg/kg/ED (max. 200 mg) alle 8 h.
- **Sumatriptan**
  p. o.: 1–2 mg/kg (Erw. 50–100 mg) 1- bis evtl. 2-mal wdh.;
  s. c.: 1×0,12 mg/kg (max. 8 mg), evtl. nach 1 h 1× wdh.
  Long-QT!
- **Suprarenin**
  ► Epinephrin.
- **Surfactant**
  ► Beractant (Survanta), Calfactant (Infasurf), Colfosceril (Exosurf), Poractant (Curosurf), Pumactant (ALEC).
- **Suxamethoniumchlorid**
  i. v.: NG: 3 mg/kg/ED, Kind: 2 mg/kg/ED, Erw.: 1 mg/kg/ED; i. m.: doppelte i. v.-Dosis. NI: ND, schwere LI: reduzieren.
- **Tacrolimus**
  (FK 506). Post-Transplantation: i. v.-Inf.: 2 mg/m^2/d oder 0,03–0,1 mg/kg/d als Dauerinf. p. o.: 3 mg/m^2-Dosis oder 0,15 mg/kg/ED alle 12 h. Tal-Sp. im Plasma 0,5–1,5 ng/ml, Vollblut-Sp. 5–20 ng/ml. Therapie von Autoimmunerkrankungen evtl. niedrigere Spiegel, max. Infusionskonzentration 0,1 mg/ml (verdünnen mit 0,9 % NaCl oder 5 % Glukose). Long-QT! Patienten mit NI oder LI sollten die niedrigste Dosierung des Dosierungsbereichs erhalten, Spiegelkontrollen! Long-QT!

- **Tadalafil**
  Pulmonale Hypertension: 1 mg/kg/ED (max. 40 mg) 1×/d
  p. o.
- **Tamoxifen**
  Erw.: 20 mg tägl. (NICHT /kg), auf 40 mg tägl. steigern,
  wenn keine Wirkung nach 1 Mo. Long-QT!
- **Tamsulosin**
  Erw.: 400 µg p. o. nach dem Frühstück.
- **Tazobactam**
  ▶ Piperacillin + Tazobactam.
- **Teicoplanin**
  >2 Mo: 10 mg/kg/d alle 12 h für 3 ED, dann 6–10 mg/kg/d
  alle 24 h, <2 Mo: Tag 1: 1×16 mg/kg, dann 8 mg/kg/ED
  alle 24 h. GFR 10–50 ml/min/1,73 m^2: 1–4 mg/kg/ED alle
  24 h, GFR <10 ml/min/1,73 m^2: 1 mg/kg/ED alle 24 h,
  IHD: 1 mg/kg/ED alle 24 h (nach Dialyse), PD: 1 mg/kg/
  ED alle 24 h oder intraperitoneal: LD 400 mg/l, Erhalt
  20 mg/l; CRRT: 1–4 mg/kg/ED alle 24 h (Serumspiegel)
  Nicht dialysierbar! pH 7,2–7,8.
- **Temazepam**
  Erw. (NICHT /kg): 10–30 mg abends p. o.
- **Temocillin**
  25–50 mg/kg (Erw. 1–2 g) alle 12 h i. v. oder i. m.
- **Temozolomid**
  200 mg/m^2 1×/d p. o. für 5 d in einem 28-Tage-Zyklus
  (150 mg/m^2, wenn vorher bereits Chemo).
- **Tenofovir TDF**
  1 Tbl. Viread 245 mg enthält Tenofovir disoproxil fumarat
  299,75 mg → entspricht Tenofovir disoproxil 245 mg
  → entspricht Tenofovir 135,47 mg. <35 kg: 8–10 mg/kg
  1×/d p. o.; ≥35 kg: 300 mg 1×/d p. o.
- **Terbutalin**
  p. o.: 0,05–0,1 mg/kg/ED (max. 5 mg) alle 6 h; s. c.:
  5–10 µg/kg/ED (max. 500 µg); i. v.: 1×5 µg/kg über 10 min,
  dann 1–10 µg/kg/h. Inhalation – mild: Inhalationslsg.
  (1 % = 10 mg/ml) 0,25-ml-Dosis verdünnt auf 4 ml alle
  3–6 h; mittel: 0,5 ml von 1 % verdünnt auf 4 ml alle 1–2 h;
  schwer (Intensivstation): unverdünnte Dauerinhalation.

Aerosol 250 µg/Sprühstoß: 1–2 Sprühstöße alle 4–6 h, Long-QT!

- **Terlipressin**
0,04 mg/kg/ED (max. 2 mg) i. v., dann 0,02–0,04 mg/kg/ED alle 4–6 h für max. 72 h. Wirkungseintritt langsam, lange Nachwirkung, kann lokale Nekrosen hervorrufen, Long-QT!

- **Testosteron**
Enanthat tief i. m., *Pubertätsauslösung*: 25–50 mg/m^2/ED jeden Monat für 6 Mo. *Wachstumsstopp*: 100 mg/m^2 alle 30 d. Bei *Substitution nach Pubertät*: 100 mg/m^2 alle 2 Wo. Testosteron-Sp. <16 J: 5–10 nmol/l, >16 J: 10–30 nmol/l.

- **Tetracosactid (Synacthen)**
600 µg/m^2 (max. 1 mg) i. m., alle 1–7 d.

- **Tetrazyclin**
>8 J: 25–50 mg/kg/d in 2–4 ED p. o.

- **Thalidomid**
4 mg/kg/ED (Erw. 200 mg) alle 12 h p. o., über 24 Wo bis 0,5–1 mg/kg/ED (Erw. 25–50 mg) alle 12 h reduzieren. Aphten bei AIDS, chron. GvHD. Plasmaspiegel >5 µg/ml 2 h nach Einnahme.

- **THAM**
▶ Trometamol.

- **Theophyllin**
Aufsättigungsdosis: 8 mg/kg (max. 500 mg), bei *Frühgeborenenapnoen* 5 mg/kg p. o. Erhaltung: 1. LW: 2 mg/kg/ED alle 12 h; 2. LW: 3 mg/kg/ED alle 12 h, 3 Wo–12 Mo [(0,1×Alter in Wo) + 2,7] mg/kg/ED alle 8 h; 1–9 J: 4 mg/kg/ED alle 4–6 h oder 10 mg/kg/ED Retard alle 12 h; 10–16 J oder Erw. (Raucher): 3 mg/kg/ED alle 4–6 h oder 7 mg/kg/ED alle 12 h (Retardform); Erw. (Nichtraucher): 3 mg/kg/ED alle 6–8 h. Serumspiegel: NG 6–12 µg/ml. *Asthma* 5–15 µg/ml. NI: ND. LI: reduzieren. pH 9. SiC 0,9.

- **Thiamazol (Favistan)**
0,3–1 mg/kg (max. 60 mg) tägl. p. o., bis 0,1–0,5 mg/kg (max. 30 mg) tägl. reduzieren. Akut: 1 mg/kg i. v., dann 23 mg/kg/d als Dauerinf.

- **Thiamin**
  Beriberi: 1–2 mg/kg i. v., i. m. oder p. o. tägl.
- **Thiopental**
  1×3–5(–7) mg/kg langsam (Vorsicht: RR-Abfall, insbesondere bei SG), dann 1–5 mg/kg/h i. v.-Spiegel 40–50 µg/ml. pH 10–11.
- **Thiotepa**
  10–14 mg/m^2 i. v., alle 1–4 Wo.
- **Threonin**
  15–30 mg/kg/ED (max. 1,5 g) alle 8 h p. o.
- **Thrombinkleber**
  10.000 E Thrombin in 9 ml mit 1 ml 10 % Kalziumchlorid in Spritze 1, 10 ml Kryopräzipitat in Spritze 2: zusammen in Blutungsquelle injizieren.
- **Thrombokonzentrat**
  1 TK/10 kg erhöht Thrombozyten um etwa 25.000/µl, Abfall etwa 20 %/24 h. Thrombozytenfilter verwenden. Thrombozyten >50.000 halten prä-OP, bei Blutung, NG, plasmatischer Gerinnungsstörung, Sepsis; sonst >5.000–20.000. Halten 5 d auf Rüttler, 4 h gepoolt.
- **Thyroxin (Levothyroxin natrium)**
  NG bis 3 Mo: 10–15 µg/kg 1×/d p. o., 3–6 Mo: 8–10 µg/kg 1×/d p. o., 6–12 Mo: 6–8 µg/kg 1×/d p. o., 1–5 J: 5–6 µg/kg 1×/d p. o., 6–12 J: 4–5 µg/kg 1×/d p. o., >12 J: 1,7–3 µg/kg 1×/d p. o., ggf. mit niedrigerer Dosis starten, Anpassung nach klinischem Effekt und Laborparametern. i. v., i. m.: 50–75 % der p. o.-Dosis.
- **Ticarcillin**
  50 mg/kg/ED (max. 3 g) i. v. alle 6–8 h (1. LW), alle 4–6 h oder Dauerinf. (>2 Wo). *CF*: 100 mg/kg/ED (max. 6 g) alle 8 h i. v. GFR 10–29 ml/min/1,73 m^2: 50–75 mg/kg/ED alle 8 h, GFR <10 ml/min/1,73 m^2: 50–75 mg/kg/ED alle 12 h, IHD: 50–75 mg/kg/ED alle 12 h, PD: 50–75 mg/kg/ED alle 12 h, CRRT: 50–75 mg/kg/ED alle 8 h. Imp.
- **Tigecyclin**
  1–2 mg/kg (Erw. 50 mg) i. v. über 30 min alle 12 h.
- **Tinzaparin-Natrium**
  (1 mg = 75 Anti-Xa-E). Prophylaxe: 50 E/kg s. c. 2 h vor OP, dann tägl. für 7–10 d. Therapie: 1 Mo: 275 E/kg,

2–11 Mo: 250 E/kg, 1–4 J: 240 E/kg, 5–9 J: 200 E/kg, ab
10 J: 175 E/kg 1×/d s. c. für mindestens 6 d.

■ **Tioguanin**
200 mg/m^2 1×/d p. o. für 5–20 d.

■ **Tiotropiumbromid**
Ab 6 J: 5 μg 1×/d (2 Hübe) p. i. (Spiriva Respimat).

■ **Tipranavir (TPV) kombiniert mit Ritonavir**
Resistentes *HIV-1*: Talspiegel ≥20,500 ng/ml: 2–12 J:
375 mg/m^2 alle 12 h (+ 150 mg Ritonavir/m^2 alle 12 h,
max. 500 mg Tipranavir/200 mg Ritonavir/ED).

■ **Tirofiban**
0,4 μg/kg/min für 30 min, dann 0,1 μg/kg/min für 2–5 d; +
Heparin, bis aPTT 2-fache Norm.

■ **Tobramycin**
i. v. oder i. m.: NG 5 mg/kg (über 30 min), alle 36–48 h
(<34 Wo Gestationsalter), alle 24 h (ab 35 Wo Gestationsalter), jenseits NG-Alter 5–7,5 mg/kg über 30 min alle
24 h. *CF*: 10–12 mg/kg alle 24 h. Tal-Sp. (1×/d) <1,0 mg/l,
Peak (1×/d) 16–24 mg/l. 8-h-Spiegel (1×/d Gabe): Abnahme 8 h nach Infusionsbeginn, Soll: 1,5–6 mg/l. Tal-Sp.
(mehrmals tgl. Gabe): <2 mg/l, Peak (mehrmals tgl. Gabe):
5–10 mg/l. Inhalativ: 2×2 mg/kg/d (CF: 80 mg auf 4 ml
verdünnt alle 12 h oder TOBI 300 mg alle 12 h). NI: Dosis
nach Spiegel! GFR 30–50 ml/min/1,73 m^2: 2,5 mg/kg alle
12–18 h, GFR 10–29 ml/min/1,73 m^2: 2,5 mg/kg alle 18–
24 h, GFR <10 ml/min/1,73 m^2: 2,5 mg/kg alle 48–72 h,
IHD, PD: 2 mg/kg, dann nach Serumspiegel, intraperitoneal: Loading dose 8 mg/l, Erhalt 4 mg/l, CRRT: 2–2,5 mg/
kg alle 12–24 h. Peripher max. 3,2 mg/ml. pH 3–6,5.

■ **Tocilizumab (IL-6 Rezeptorantagonist)**
Rheuma: über 1 h i. v.; *systemische idiopathische Arthritis*,
JIA: >2 J und >30 kg: 8 mg/kg alle 2 Wo; <30 kg: 12 mg/kg
alle 2 Wo; *polyartikuläre JIA*: >2 J und >30 kg: 8 mg/kg alle
4 Wo; <30 kg: 10 mg/kg alle 4 Wo.

■ **Tocopherol**
▶ α-Tocopherolacetat und Vitamin E.

■ **Topiramat**
0,5 mg/kg (max. 25 mg) tägl. p. o., wöchentliche Steigerung
auf 3–5 mg/kg/ED (max. 200 mg) alle 12 h p. o.; max. 15 mg/

kg/ED (max. 1 g) alle 12 h. NI: GFR 10–50 ml/min/1,73 m^2: 50 %, GFR <10 ml/min/1,73 m^2: 25 %, IHD: 25 %, zusätzliche Gabe nach Dialyse; PD: 25 %, CRRT: 50 %.

- **Topotecan**
  0,75–2 mg/m^2/d i. v. über 30 min für 5 d, alle 3 Wo wdh. für mindestens 4 Zyklen. GFR 30–50 ml/min/1,73 m^2: 75 %, GFR 10–29 ml/min/1,73 m^2: 50 % oder 0,75 mg/m^2/ED, GFR <10 ml/min/1,73 m^2: 25 %, IHD: 0,75 mg/m^2, PD: keine Angaben, CRRT: 50 % oder Reduktion auf 0,75 mg/m^2/ED.

- **Torasemid**
  0,1–1,0 mg/kg (max. 50 mg) tägl. p. o. oder i. v. Evtl. bis zu 4 mg/kg (max. 200 mg/d) tägl. bei Nierenversagen, Long-QT!

- **tPA**
  ▶ Alteplase.

- **Tramadol**
  1–2 mg/kg/ED (max. 100 mg) alle 4–6 h (max. 400 mg/d) p. o., i. v. pH 6,5, Long-QT!

- **Tranexamsäure**
  10(–20) mg/kg/ED (max. 2 g) alle 8 h p. o. oder i. v. NI: GFR >50 ml/min: 50 % ND, GFR 10–50 ml/min: 25 %, GFR <10 ml/min: 10 %. IHD, PD: vermeiden, CRRT: 25 %.

- **Trazodon**
  Initial 0,5–1 mg/kg alle 8 h, alle 2–3 d allmählich erhöhen, bis max. 1–4 mg/kg/ED (max. 200 mg) alle 8 h p. o., Long-QT!

- **Treprostinil**
  1,25 ng/kg/min s. c. oder i. v., wöchentlich um 1,25–2,5 ng/kg/min bis max. 40–160 ng/kg/min erhöhen.

- **Triamcinolon**
  Gelenk, Sehne: 2,5–15 mg (NICHT /kg) Einmaldosis i. m.: 0,05–0,2 mg/kg alle 1–7 d. Triamcinolon hat keine Mineralokortikoidwirkung, 1 mg = 5 mg Hydrokortison, Glukokortikoidwirkung.

- **Triamcinolon-Hexacetonid**
  In art. Knie 1 mg/kg, max. 3×/J. >12 J: (NICHT /kg) 10 mg in kleine Gelenke (Finger, Zeh), 20 mg in mittelgroße Ge-

lenke (Schulter, Ellenbogen), 20–40 mg in große Gelenke
(Knie, Hüfte).

- **Triamteren**
  2 mg/kg/ED (max. 100 mg) alle 8–24 h p. o. NI: kontraindiziert bei schweren Nierenfunktionsstörungen. LI: kontraindiziert bei schweren Leberfunktionsstörungen.

- **Triazolam**
  0,005–0,01 mg/kg (max. 0,5 mg) abends, p. o., prä-OP
  0,02 mg/kg (max. 0,5 mg) p. o. zur Sedierung. Bei Kindern
  nicht zugelassen.

- **Trihexyphenidyl**
  Initial 0,02 mg/kg/ED (max. 1 mg) alle 8 h, erhöhen bis zu
  0,1–0,3 mg/kg/ED (max. 5 mg) alle 8 h tägl. p. o.

- **Trimethoprim**
  3–4 mg/kg/ED (max. 150 mg) alle 12 h, *PCP-Therapie*: 15–
  20 mg/kg/d in 3–4 ED. HWI-Prophylaxe: 2 mg/kg/d (max.
  100 mg) in 1 ED zur Nacht. NI: CrCl 15–30 ml/min: 50 %
  ND, CrCl <15 ml/min: nicht empfohlen. Long-QT!

- **Trimipramin**
  1–2 mg/kg/ED (max. 100 mg) alle 8–24 h p. o.

- **Triptorelin (LHRH)** 11,25 mg i. m. alle 3 Mo; oder: <20 kg
  1,875 mg, 20–30 kg 2,5 mg, ab 31 kg 3,75 mg an Tag 0, 14
  und 28, dann alle 3–4 Wo s. c. oder tief i. m.

- **Trometamol (THAM, TRIS)**
  Menge in ml der 0,3-molaren Lsg. (18 g/500 ml) = kg×BE
  (davon die Hälfte, möglichst nur ZVK, peripher 1:10 mit
  Aqua verdünnen) i. v., über 30–60 min oder Dauerinf.
  Azidoseausgleich von ACD-Blut: 14–70 ml pro 500 ml
  Blut. pH 11.

- **Tropisetron**
  0,1 mg/kg (max. 5 mg) langsam i. v. kurz vor Chemotherapie, dann p. o. (1 h vor Frühstück) für 5 d, Long-QT!

- **Truxal**
  ▶ Chlorprotixen.

- **Ubidecarenon (= Koenzym Q10)**
  1–3 mg/kg (Erw. 50–150 mg) alle 12 h p. o., max. 200 mg/d
  (NG), 300 mg/d (1 Mo–18 J)

- **Ugurol**
  ▶ Tranexamsäure.

- **Ulipristal-Acetat**
  Notfallkontrazeption: 30 mg einmalig innerhalb von
  120 Stunden (5 d) nach einem ungeschützten Geschlechts-
  verkehr bzw. Versagen der Kontrazeption.
- **Urapidil**
  1–14 mg/kg/h initial, dann 0,2–3,3 mg/kg/h. SG: 2 mg/
  kg/h initial, dann 1 mg/kg/h. Ggf. langsam 1 mg/kg i. v.
  Ebrantil pH 5,6–6,5.
- **Uratoxidase**
  50–100 E/kg/d i. m., i. v.
- **Urikase**
  ▶ Uratoxidase.
- **Ursodeoxycholsäure**
  5–10 mg/kg/ED (max. 400 mg) alle 12 h p. o. CF: 10 mg/kg
  alle 6–8 h.
- **Ustekinumab (Anti-IL12, IL-23, Psoriasis)**
  <60 kg: 0,75 mg/kg, 60–100 kg: 45 mg, >100 kg: 90 initial,
  nach 4 Wo, dann alle 12 Wo s. c.
- **Valaciclovir**
  20 mg/kg/ED (Erw. 1 g) alle 8 h p. o. GFR 30–50 ml/
  min/1,73 m^2: 20 mg/kg/ED alle 12 h, GFR 10–29 ml/
  min/1,73 m^2: 20 mg/kg/ED alle 24 h, GFR <10 ml/
  min/1,73 m^2: 10 mg/kg/ED alle 24 h, IHD: 10 mg/kg/ED
  alle 24 h (nach Dialyse), PD: 10 mg/kg/ED alle 24 h,
  CRRT: keine Angaben.
- **Valganciclovir**
  Kongenitale CMV-infektion: 16 mg/kg/ED alle 12 h für
  6 Mo. *CMV-Prophylaxe nach Organtransplantation:* Pädiatrische Dosis (mg) = 7 × KOF × CrCL (KOF nach Mostel-
  ler, Kreatininclearance nach Schwartz), 1×/d (max.
  900 mg).
- **Valproat**
  Initial 5 mg/kg/ED (max. 200 mg) alle 8 h, dann allmählich steigern (wöchentlich) bis 5–20 mg/kg/ED (max.
  1.000 mg) (manchmal max. 100 mg/kg/d bei Enzymin-
  duktion nötig, d. h. Kombinationstherapie) alle 8–12 h
  p. o. Retardpräparate: 15–60 mg/kg/d in 1–2 ED (max.
  3.000 mg). Valproat i. v.: gleiche Tagesdosis wie p. o. in
  4 ED. Status: 20–40 mg/kg i. v. über 5 min, dann 1–5 mg/

kg/h. Tal-Spiegel 50–100 µg/ml (hauptsächlich zur Compliancekontrolle), HWZ 7–15 h. NI: ND, LI: meiden. pH 7,5.

- **Valsartan**
  0,8–3 mg/kg tägl. p. o., <18 kg max. 40 mg/d, 18–34 kg max. 80 mg/d, 35–79 kg max. 160 mg/d, ab 80 kg max. 320 mg/d (Erw. 40–320 mg). Die Dosierungen unterscheiden sich je nach Indikation: CHF, Hypertonie oder Myokardinfarkt. NI: bei CrCl <30 ml/min nicht empfohlen.

- **Vancomycin**
  15 mg/kg/ED (max. 500 mg) i. v. über 1 h: FG <30. SSW: alle 24 h, 30–37. SSW: alle 18 h, >37. SSW: alle 8–12 h, jenseits des NG-Alters: alle 6 h. Spitzen-Sp. 20–40 mg/l, Tal-Sp. 10–15 mg/l. p. o.: 10 mg/kg/ED alle 6 h (keine systemische Wirkung! Indikation: Clostridienenterokolitis). *Intraventrikulär*: Trockensubstanz in NaCl 0,9 % lösen, Konzentration 5 mg/ml, NG: 5–10 mg/ED (NICHT /kg), Kinder: 5–20 mg/ED (NICHT /kg) alle 24 h. NI: GFR 30–50 ml/min/1,73 m^2: 10 mg/kg/ED alle 12 h, GFR 10–29 ml/min/1,73 m^2: 10 mg/kg/ED alle 18–24 h, GFR <10 ml/min/1,73 m^2: 10 mg/kg/ED, Intervall nach Serumspiegel; IHD: 10 mg/kg/ED, Intervall nach Serumspiegel; PD: 10 mg/kg/ED, Intervall nach Serumspiegel; intraperitoneal: LD 500 mg/l, Erhalt 30 mg/l; CRRT: 10 mg/kg/ED alle 12–24 h (Serumspiegel!). pH 3. Peripher max. 5 mg/ml, ZVK max. 10 mg/ml. SiC 0,8.

- **Vardenafil**
  (NICHT /kg): 10 mg (Range 5–20 mg) p. o., max. 1×/d, Long-QT!

- **Vasopressin**
  Wässrige Lsg.: 1–2 E in 1 l Infusionsflüssigkeit, Urinausscheidung +10 % i. v. ersetzen, oder 2–10 E i. m. oder s. c. alle 8 h. *Hirntod*: 0,0003 E/kg/min (1 E/kg in 50 ml mit 1 ml/h) + Adrenalin 0,1–0,2 µg/kg/min. Ölige Lsg: 2,5–5 E (NICHT /kg) i. m. alle 2–4 d. *GI-Blutung* (wässrige Lsg.): 0,4 E/min i. v. bei Erw., 0,1 E/min lokal i.a. bei Erw. *Ösophagusvarizenblutung*: 20–40 E/1,73 m^2 in Glukose 5 % über 20 min, dann 0,1–0,4 E/1,73 m^2/min. *Reanimation*: Arginin-Vasopressin 0,4 E/kg/ED, bei Ineffiktivität von

Adrenalin möglich, wdh. nach 5 min. Bei *Schock und Vasodilatation*: 0,0003–0,002 E/kg/min, Imp.

▪ **Vecuronium**
Intensivstation: 0,1 mg/kg nach Bedarf; Dauerinf.: 0,8–1,7 µg/kg/min i. v. OP: 1×0,1 mg/kg, dann 0,5–2(–10) µg/kg/min i. v. NI: ND. pH 4.

▪ **Velaglucerase alpha (Gaucher Typ 1)**
60 U/kg, i. v.-Infusion, alle 2 Wo.

▪ **Verapamil**
i. v.: 0,1–0,2 mg/kg (max. 10 mg) über 10 min, dann 5 µg/kg/min p. o.: 1–3 mg/kg/ED (max. 120 mg) alle 8–12 h. Extreme Vorsicht bei Kindern: mit β-Blockern kontraindiziert, unter 1 J kontraindiziert wegen irreversibler Entkopplung.

▪ **Vigabatrin**
Initial 40–50 mg/kg/d in 2 ED (max. 1 g) p. o., kann bis 80–150 mg/kg (max. 3 g) tägl. (in 1–2 Dosen) gesteigert werden (Auftitrieren in Schritten von 25 mg/kg alle 3 d). CrCl 51–80 ml/min/1,73 m^2: 75 % ND, CrCl 31–50 ml/min/1,73 m^2: 50 % ND, CrCl 11–30 ml/min/1,73 m^2: 25 % ND.

▪ **Vinblastin**
6,5 mg/m^2 i. v. über 1 min alle 1–4 Wo. NUR i. v.! LI: Bei Bilirubin >1,5 mg/dl 50 %; bei Bilirubin >3 mg/dl nicht anwenden.

▪ **Vincristin**
1,5 mg/m^2 (max. 2 mg) wöchentlich i. v. über 1 min. NUR i. v.! LI: Bei direktem Bilirubin >3 mg/dl Dosisreduktion um 50 %.

▪ **Vindesin**
3–4 mg/m^2 i. v., alle 7–10 d, wenn Leukozyten >2.500/mm^3. Nur i. v.! LI: bei direktem Bilirubin >3 mg/dl Dosisreduktion um 50 %.

▪ **Vitalipid**
Vitamine A, E, D, K: 1 ml/kg/d (max. 10 ml).

▪ **Vitaminmischpräparat**
Soluvit 1 ml/kg/d = wasserlösliche Vitamine; Vitalipid 1 ml/kg/d = fettlösliche Vitamine.

- **Vitamin A**
  Hohes Risiko (NICHT /kg): 100.000 E (<8 kg), 200.000 E
  (>8 kg) p. o. oder i. m. alle 4–6 Mo. Schwerste *Masern* oder
  Masern bei Immundefekt (NICHT /kg): 100.000 E/d
  (<1 J), 200.000 E/d (>1 J) für 2 d. >10.000 E tägl. evtl. tera-
  togen. Bedarf bei parent. Ern.: FG: 500 µg/kg/d, NG:
  700 µg/d. Bedarf p. o.: SG <6 Mo: 1.500 E/d, 6 Mo–3 J:
  2.000 E/d, 4–6 J: 2.500 E/d, 7–10 J: 3.500 E/d, >10 J:
  5.000 E.
- **Vitamin B$_1$**
  ▸ Thiamin. Bedarf bei parent. Ern.: FG 0,35 mg/kg/d,
  sonst 1,2 mg/d.
- **Vitamin B$_2$**
  Bedarf bei parent. Ern.: FG 0,15 mg/kg/d, sonst 1,4 mg/d.
- **Vitamin B$_6$**
  Bedarf bei parent. Ern.: FG 0,18 mg/kg/d, sonst 1 mg/d.
  Krampfanfälle: initial NG: 10–100 mg i. v., bei Bedarf wdh.,
  Erhaltungstherapie bei Ansprechen mit 50–100 mg/d p. o.
  Kinder >1 Mo: initial 50–100 mg/d, bei Ansprechen Erhal-
  tungstherapie 20–50 mg 1–2×/d p. o., max. 30 mg/kg
  (max. 1 g/d; 10–15 mg/kg tägl. i. v. oder p. o.).
- **Vitamin B$_{12}$**
  ▸ Hydroxycobalamin. Bedarf bei parent. Ern.: FG 0,3 µg/
  kg/d, sonst 1 µg/d.
- **Vitamin C**
  ▸ Ascorbinsäure. Bedarf bei parent. Ern.: FG 27,5 mg/
  kg/d, sonst 80 mg/d.
- **Vitamin D**
  Rachitis: Ergocalciferol (D$_2$) 10–250 µg/d (400–10.000 E;
  NICHT /kg) für 30 d p. o.; Calcifediol (25-OH-D$_3$) 1–2 µg/
  kg/d. p. o. *Renale Rachitis oder Hypoparathyreoidismus*:
  Calcitriol (1,25-OH D3), Beginn mit 0,01 µg/kg/d; Dihy-
  drotachysterol (1-OH-D$_2$) 20 µg/kg/d; Ergocalciferol (D$_2$)
  50.000–300.000 E/d (NICHT /kg). Normalbedarf bei parent. Ern.: FG 160 E/kg/d, sonst 400 E/d.
- **Vitamin E**
  (Tocopherol) Bedarf bei parent. Ern.: FG 2,8 E/kg/d, NG
  7 E/d, Erw. 30 E/d. CF: 100–400 E/d, Thalassämie:
  750 E/d.

- **Vitamin K$_1$**
  ▶ Phytomenadion. Bedarf bei parent. Ern.: FG 100 µg/kg/d, sonst 200 µg/d. SG: Konakion MM p. o. bei U1, 2, 3 je 2 mg absolut oder 100–200 µg/kg Vitamin K i. m., s. c. nach Geburt. Sonst Konakion N 0,5–1 mg/kg p. o., i. v.; bei Hepatopathie 1 mg/kg/Wo, selten Anaphylaxie.
- **Vollblut**
  8 ml/kg erhöhen Hb um 1 g%. 1 Beutel = etwa 400 ml.
- **Voriconazol**
  (Auch Non-albicans-Candida, Aspergillus, Cryptococcus, Blastomyces). <12 J o. 12–14 J <50 kg: i. v.: 9 mg/kg/ED alle 12 h an Tag 1, dann 8 mg/kg/ED alle 12 h (max. 700 mg/d), p. o.: 9 mg/kg/ED alle 12 h (max. 700 mg/d). ≥15 J o. 12–14 J ≥50 kg: i. v.: 6 mg/kg/ED alle 12 h, dann 4 mg/kg/ED alle 12 h, p. o.: <40 kg 200 mg alle 12 h an Tag 1, dann 100 mg alle 12 h, ≥40 kg 400 mg alle 12 h an Tag 1, dann 200 mg alle 12 h; <12 J Suspension empfohlen; Monitoring Serum-Talspiegel (1–5 µg/ml). CYP-Interaktionen beachten. Long-QT!
- **Warfarin**
  (Coumadin-Tbl.) 0,2 mg/kg (max. 10 mg) 1×0,2 mg/kg (max. 10 mg) am nächsten Tag, falls INR <1,3, dann 0,05–0,2 mg/kg (max. 10 mg) tägl. p. o. INR meist 2–2,5 für Prophylaxe, 2–3 für Behandlung. **CAVE**: Medikamenteninteraktionen! LI: engmaschiges INR-Monitoring, Startdosis 0,1 mg/kg.
- **Xylocain**
  ▶ Lidocain.
- **Xylometazolin**
  <2 J: 0,025 % 1 Tr. alle 8–12 h; 2 bis <6 J: 0,05 % 1 Tr. oder Sprühstoß alle 8–12 h; ab 6 J: 0,1 % 1 Tr. oder Sprühstoß alle 8–12 h; max. 7 d, Long-QT!
- **Zanamivir**
  p. i.: ab 5 J (NICHT /kg): 10 mg alle 12 h für 5 d; i. v.: 6 Mo bis <6 J: 14 mg/kg 2×/d, ab 6 J: 12 mg/kg 2×/d bis zu einer Maximaldosis von 600 mg 2×/d; NI: Dosisanpassung nach Fachinformation.

- **Zidovudin**
  (AZT). FG: 1,5 mg/kg/ED alle 12 h i. v. oder 2 mg/kg/ED
  alle 12 h p. o. bis 2 Wo (GA ≥ 30 Wo), bis 4 Wo (GA
  <30 Wo), dann alle 8 h. Reifgeborene: 1,5 mg/kg/ED alle
  6 h i. v. oder 2 mg/kg/ED alle 6 h p. o. Kinder: 180 mg/m^2
  (bis 240 mg/m^2) alle 12 h p. o. 120 mg/m^2 alle 6 h i. v. oder
  20 mg/m^2/h i. v. (90–180 mg/m^2 alle 6–8 h i. v.). Max.
  Konzentration 4 mg/ml, verdünnen mit 0,9 % NaCl oder
  5 % Glukose. NI: GFR <10 ml/min/1,73 m^2: 50 % alle 8 h,
  außer bei DTI; IHD: 50 % alle 8 h, außer DTI; PD: 50 %
  alle 8 h, außer DTI; CRRT: 100 %. pH 5,5.
- **Zinkaspartat**
  Bedarf an elementarem Zink bei parent. Ern.: >4 Wo:
  0,4 mg/kg/d i. v. (FG), 0,25 mg/kg/d i. v. (NG <3 Mo),
  0,1 mg/kg i. v. (>3 Mo). Zinkspiegel 11–22 μmol/l (0,7–
  1,4 mg/l).
- **Zoledronsäure**
  0,02 mg/kg i. v. über 15 min, dann 0,04–0,05 mg/kg (max.
  4 mg) alle 3–6 Mo., ab GFR <60 ml/min/1,73 m^2 Dosisreduktion (keine pädiatischen Dosisempfehlungen bei Niereninsuffizienz), bei GFR <35 ml/min/1,73 m^2 nicht empfohlen.
- **Zolpidem**
  0,1–0,4 mg/kg/ED (max. 5–20 mg) abends p. o.
- **Zonisamid**
  Initial 1 mg/kg/d in 1 ED, Steigerung in zweiwöchigen
  Abständen in Schritten von 1 mg/kg, Erhaltungsdosis
  6–8(–12) mg/kg/d in 1 ED, >55 kg 300–500 mg/d. Bei
  Komedikation mit CYP3A4-Induktoren wöchentliche
  Dosissteigerung. Spiegel 20–30 mg/l.
- **Zopiclon**
  0,1–0,3 mg/kg (max. 15 mg) abends p. o.

16.2 Mischbarkeit von Medikamenten und Lösungen bei parenteraler Applikation

- Kombination mit der Ernährungsinfusion – ohne Heparinzusatz – möglich (Y-Stück oder patientennahes Spritzen in den Infusionsschlauch)
  - Cefotaxim
  - Ceftazidim
  - Cefuroxim
  - Cimetidin
  - Clindamycin
  - Dobutamin
  - Dopamin
  - Erythromycin
  - Fentanyl
  - Fettemulsion
  - Fluconazol
  - Gentamicin
  - Granisetron
  - Heparin
  - Imipenem
  - Insulin
  - Metronidazol
  - Morphin
  - Noradrenalin/Norepinephrin
  - Penicillin G
  - Pethidin
  - Piperacillin
  - Piperacillin/Tazobactam
  - Tobramycin
  - Vancomycin

- Kombination mit Fettemulsion und einer Ernährungsinfusion ohne Heparin (Y-Stück) möglich
  - Ampicillin
  - Cefotaxim
  - Ceftazidim
  - Cefuroxim
  - Cimetidin

- Clindamycin
- Dobutamin
- Erythromycin
- Fentanyl
- Fluconazol
- Furosemid
- Gentamicin
- Granisetron
- Imipenem
- Insulin
- Meropenem
- Metronidazol
- Noradrenalin/Norepinephrin
- Penicillin G
- Pethidin
- Piperacillin
- Piperacillin/Tazobactam
- Ranitidin
- Tobramycin
- Vancomycin

16.3   Medikamentengabe über die Ernährungssonde

■■   **Allgemein**

Je nach Position der Sonde werden bei der Arzneimitteltherapie unterschiedliche Osmolaritäten toleriert (Duodenum max. 500–600 mOsmol/l; Magen max. 1.000 mOsmol/l).

■■   **Arzneimittel**
- Magensaftresistente Tabletten können nur bei einer Duodenalsonde zermörsert und appliziert werden (Omeprazol ist säurelabil und ist über die Magensonde unwirksam).
- Retardarzneimittel können nur in Ausnahmefällen zerkleinert und über die Sonde gegeben werden; sehr sorgfältiges Spülen der Sonde ist notwendig, weil besonders die Hilfsstoffe der Retardarzneimittel zum Quellen neigen.

- Kapseln: Der Inhalt von Hartgelatinekapseln (ohne Retardeffekt) kann in 10–15 ml Wasser aufgenommen und über die Sonde verabreicht werden. Enthält die Kapsel Retardpellets, können diese bei ausreichendem Sondendurchmesser appliziert werden (nicht mörsern!).
- Weichgelatinekapseln anstechen, Inhalt evtl. mit Spritze oder die ganze Kapsel in warmem Wasser lösen.

▪▪ Zumischung zur Sondennahrung

Arzneimittel dürfen grundsätzlich nicht zur Sondennahrung gegeben werden, da die Hersteller keine Aussagen zur Kompatibilität machen können, und da Sondennahrungen komplex zusammengesetzte Emulsionen sind.

Werden Arzneimittel mit pH-Werten <pH 4 zugemischt, können die Proteine aus der Sondennahrung ausflocken, und die Emulsion kann brechen, was zum Verstopfen der Sonde führen kann.

▪ Empfehlungen

- Vor und nach der Applikation mit Arzneimitteln Sonde mit 5–10 ml Wasser spülen.
- Jedes Arzneimittel separat applizieren, bei mehreren Arzneimitteln zwischendurch Sonde mit mind. 3–5 ml Wasser spülen.
- Stark konzentrierte Arzneimittellsg ausreichend verdünnen (Osmolarität s. o.).

❶ CAVE

- **Bei lichtempfindlichen Arzneistoffen: nicht zermörsern (Nifedipin)!**
- **Bei Arzneistoffen, die irritierend auf die Schleimhaut wirken (NSAR, Clindamycin, Kalium, Eisen, Chloralhydrat, Theophyllin).**
- **Diarrhöen bei Sondenpatienten werden v. a. verursacht durch: Antibiotika, Laktulose, Sorbitol (in vielen Säften enthalten), hyperosmolare Lsg (Probst 1997).**

16.4   Vorgehen bei Stich-/Schnittverletzung mit HIV-pos. Material

Unter Mitarbeit von U. v. Both

Eine HIV-Exposition umfasst Stich-/Schnittverletzungen mit kontaminierten Kanülen, Skalpellen, Messern etc. oder Kontakt von HIV-haltigem Blut mit Schleimhäuten. Das mittlere Risiko nach Stich-/Schnittverletzungen beträgt ca. 0,3 %, das Risiko nach Schleimhautkontakt ca. 0,09 %. Das Risiko steigt mit der Höhe der Viruslast des Indexpatienten und seinem Immunzustand (je geringer die CD4-Zahl und je fortgeschrittener das Krankheitsstadium, desto höher das Risiko). Desweiteren steigt das Risiko mit der Größe des inokulierten Blutvolumens. Neben Blut sind auch Samen und Vaginalflüssigkeit, Liquor, Aszites, Pleura/Perikardergussflüssigkeit und Fruchtwasser potenziell infektiös. Stuhl, nasale Sekrete, Sputum, Schweiß, Tränen, Urin und Erbrochenes sind – sofern sie nicht blutig tingiert sind – nicht infektiös und daher unbedenklich. Zur Indikationsstellung kann man sich an den Leitlinien der Deutschen AIDS Gesellschaft orientieren (► http://www.daignet.de).

Die höchste Effektivität der HIV-PEP ist bei Beginn innerhalb von 24 h nach Exposition anzunehmen. Wenn das Ereignis länger als 72 h zurückliegt, ist eine HIV-PEP nicht mehr sinnvoll. Nach entsprechender Indikationsstellung sollte eine HIV-PEP immer für 28 d durchgeführt werden.

■■   **Praktisches Vorgehen**

1. Evtl. FK entfernen, Blutung anregen durch Auspressen (1–2 min).
2. Wunde spreizen, 3 min alkoholische Desinfektion.
3. Wenn der Indexpatient HIV-infiziert ist und nur dann: sofortige orale Einnahme (d. h. möglichst rasch, am besten innerhalb 24 h) von 2 Nukleosidanaloga und einem Proteaseinhibitor oder Integraseinhibitor. Schleimhautkontakt mit Urin, Erbrochenem, Sputum oder Speichel (= Flüssigkeit mit niedriger Viruslast): keine Prophylaxe.
4. D-Arzt-Verfahren.
5. Standardkombinationen zur HIV-PEP (Leitlinie DAIG 2018, https://www.awmf.org/leitlinien/detail/ll/055-004.html).

Standard-PEP

Tenofovir-Emtricitabin 200/245 mg (z. B. Truvada) 1×1
plus Raltegravir (z. B. Isentress) 400 mg 2×1

    oder plus Raltegravir (z. B. Isentress) 600 mg 1×2

    oder plus Dolutegravir (z. B. Tivicay) 50 mg 1×1 (**CAVE**: nicht bei Schwangerschaft)

- **Alternativ**

Tenofovir-Emtricitabin 200/245 mg (z. B. Truvada) 1×1

    plus Darunavir/Ritonavir (z. B. Prezista + Norvir) DRV 800 mg 1×1 + RTV 100 mg 1×1

    oder plus Lopinavir/Ritonavir (Kaletra) LPV 200 mg + RTV 50 mg 2×2.

- **Bei Nierenfunktionsstörungen**

(Kreatininclearance <60 ml/min):

    Zidovudin-Lamivudin (Combivir) als Alternative zu Tenofovir-DF-Emtricitabin.

- **Schwangerschaft**

Tenofovir disoproxil-Emtricitabin + Raltegravir (RAL, Isentress) 400 mg 2×/d

    Alternativ Tenofovir disoproxil-Emtricitabin + LPV/r (LPV/r, Kaletra) LPV 200 mg + RTV 50 mg 2×2

■ ■ **Empfehungen zur HIV-PEP bei Kindern**
- **Prophylaxe für Kinder und Jugendliche ab 10 J und >35 kg, die Tabletten schlucken können**
  - Tenofovir-DF/Emtricitabin + Raltegravir
    Dosierung:
    - Tenofovir-DF (TDF)
    - Emtricitabin (FTC) (245/200 mg) 1×1 Tab (z. B. Truvada)
    - Raltegravir (RAL) (400 mg) 2×1 Tab

- **Alternative Prophylaxe mit pädiatrischen Dosierungen**
  - Kinder <17 kg: Raltegravir (RAL) + Lamivudin (3TC)/Zidovudin (ZDV)
  - Kinder >17 kg: Raltegravir (RAL) + Lamivudin (3TC)/Tenofovir-DF (TDF)

Dosierung:

- Zidovudin (ZDV):
  - 2×9 mg/kg/ED p. o., Sirup (max. 2×/d 250 mg/ED p. o.)
- Tenofovir-DF (TDF):
  - 17–22 kg: 1×1 Tab 123 mg päd. Tablette
  - 23–38 kg: 1×1 Tab 163 mg päd. Tablette
  - 28–34 kg: 1×1 Tab 204 mg päd. Tablette
- Lamivudin (3TC):
  - 2×5 mg/kg/ED p. o. Sirup (max. 150 mg/ED)
- Raltegravir (RAL):
  - >25 kg: 2×400-mg-Tablette/d p. o.
  - Kautabletten (25 mg, 100 mg) oder Granulat zu Suspensionherstellung:
    - <14 kg: 2×75 mg p. o.
    - 4–20 kg: 2×100 mg p. o.
    - 20–25 kg: 2×150 mg p. o.

Hinweis: Tenofovir-DF sollte nicht bei bekannter Niereninsuffizienz verwendet werden (s. o.): Aktuelle Hinweise, Spezialfragen unter ▶ www.rki.de (Postexpositionsprophylaxe HIV) und ▶ www. daignet.de.

Literatur

Aronoff GM (2007) Drug prescribing in renal failure, 5. Aufl. American College of Physicians, Philadelphia, USA

Centers for Desease Control and Prevention (2002) Guidelines for the Prevention of Intravascular Catheter-Related Infections. Morb Mortality Wkly Rep 51(RR-10):1–29

Daschner M (2005) Drug dosage in children with reduced renal function. Pediatr Nephrol 20:1675–1686

Kommission für Krankenhaushygiene und Infektionsprävention beim Robert Koch Insitut (2002) Prävention Gefäßkatheter-assoziierter Infektionen. Bundesgesundheitsblatt-Gesundheitsforschung-Gesundheitsschutz 45:907–924 (www.rki.de)

Probst W (1997) Arzneimitteltherapie bei Patienten mit Ernährungssonde. Pz Prisma 4:31–41

Shann F (2018) Drug Doses Bd. 12 (Resource Centre for Child Health and Safety, Royal Children's Hospital, Flemington Road Parkville VIC 3052 Australia (Bestellungen per E-mail: chic.bookshop@rch. org.au))

Taketomo CK (2016) Pediatric Dosage Handbook, 23. Aufl. Williams & Wilkins, Philadelphia, USA

BMJ Publishing Group ltd, Royal Pharmaceutical Society of Great Britain, RCPCH Publications Ltd BNF for Children 2016-2017. BMJ Publishing Group ltd, Royal Pharmaceutical Society of Great Britain, RCPCH Publications Ltd. https://www.lebpedsoc.org/doc/HIGH-LIGHTS%20FROM%20THE%20LITERATURE/bnf%20book.pdf

Versmold HT et al (1981) Aortic blood pressure during the first 12 hours of life in infants with birth weight 610 to 4,220 grams. Pediatrics 67(5):607–13

Tabellen und Formeln, Normalwerte

T. Nicolai, F. Hoffmann, C. Schön, K. Reiter

Der Beitrag wurde verfasst unter Mitarbeit von J. Hübner, A. Roscher, F. Lagler

17.1   Kardiozirkulatorische Variablen, Blutdrucktabelle

- Körperoberfläche (KOF, in m^2) = $(\sqrt{\text{Länge [cm]} \times \text{Gewicht [kg]}/3.600})$.
- Cardiac Index (CI) = CO/KO (normal 3,5–5,5 l/min/m^2).
- Ejektionsfraktion (EF): normal 55–75 % (LV), 50–60 % (RV).
- Verkürzungsfraktion (FS): normal 28–45 % (LV).
- O$_2$-Verbrauch ($\dot{V}O_2$) = CI × Hb [g/l] × 1,34 × [(S$_a$O$_2$ – S$_v$O$_2$)/100]
  (normal SG 160–180 ml/min/m^2, Kind 100–130 ml/min/m^2, Erwachsene 120–150 ml/min/m$_2$)
  Umrechnung: Hb 10 g% = 100 g/l.
- Verhältnis: pulmonaler Blutfluss/Systemblutfluss (Qp/Qs) = (S$_a$O$_2$ – S$_v$O$_2$)/(S$_{pv}$O$_2$ – S$_{pa}$O$_2$) (normal 1,0).
- Pulmonal-vaskulärer Widerstandsindex (PVRI) = 79,9 × (MPAP – LAP)/CI (normal 80–240 dyn^{-s}/cm^5/m^2).
- QT-Intervall: Formel nach Bazett: QTc = QT gemessen/$\sqrt{\text{R-R-Abstand}}$ (normal: 0–6 Mo <0,49 s, >6 Mo <0,425 s).
- Schlagvolumenindex (SI) = CI/Herzfrequenz (normal 30–60 ml/m^2).

© Springer-Verlag Berlin Heidelberg 2021
T. Nicolai, F. Hoffmann, C. Schön, K. Reiter, *Pädiatrische Notfall- und Intensivmedizin*,
https://doi.org/10.1007/978-3-662-61597-3_17

◼ Tab. 17.1 Blutdruck, 5. und 95. Perzentile

	Diast. RR [mmHg]	MAD	Syst. RR [mmHg]	Herzfrequenz [l/min]
Ngb.	30–48 (60)	40–60 (70)	50–83 (90)	95–145
3 Mon	37–60 (80)	45–75 (85)	80–110 (115)	110–175
6 Mon	43–63 (82)	50–90	80–110 (118)	110–175
1–3 J	46–79 (85)	50–100	80–113 (120)	80–140
4–6 J	47–79 (85)	55–95	80–115 (124)	75–130
7–10 J	52–83 (87)	60–90	83–122 (130)	70–120
11–13 J	58–88 (92)	65–95	95–136 (142)	60–100
14–16 J	55–77 (100)		100–127 (150)	

Manchmal individuell höherer MAD zur Diurese erforderlich (nach Task Force Report 1987, Nadas 1993, Steward 1995, Versmold 1981). Jeweils Mittelwert + SD, z. T. interpoliert. In Klammern: deutlich erhöhte Werte mit Therapiebedarf („severe hypertension" nach Task Force Report 1987)

- Schlagvolumen (SV) = CO/Herzfrequenz (normal 50–80 ml).
- Systemisch-vaskulärer Widerstandsindex (SVRI) = 79,9 × (MAP − CVP)/CI (normal 800–1.600 dyn^{-s}/cm^5/m^2).
- Blutdruck, 5. und 95. Perz.: ◼ Tab. 17.1.

17.2　Respiratorische Variablen, Beatmungsindizes

- $\dot{A}_a\dot{D}O_2 = p_AO_2 − p_aO_2 = [(p_{barom} − 47) × F_iO_2] − (p_aCO_2/0,8) − p_aO_2$;
  z. B. = $(716 × F_iO_2) − (p_aCO_2/0,8) − p_aO_2$ (Kind <10 mmHg, Erwachsene <15 mmHg).
- MAP = [(PIP × IT) + (PEEP × ({60/Frequenz} − IT)]/(60/Frequenz) oder am Beatmungsgerät direkt ablesen

PIP = inspiratorischer Pausendruck

IT = Inspirationszeit in Sekunden.

- $\dot{D}O_2 = O_2$-Delivery = $10 \times CO \times (1{,}34 \times Hb \times S_aO_2 + 0{,}003 \times p_aO_2)$.
- PF-Ratio = p_aO_2/FiO_2 (<300 mildes ARDS; <200 moderates ARDS; <100 schweres ARDS).
- SF-Ratio = S_pO_2/FiO_2.
- **OI:** ($FiO_2 \times$ mean airway pressure MAP $\times 100)/p_aO_2$ (mildes ARDS ≥4 bis <8, moderates ARDS ≤8 bis <16, schweres ARDS ≥16).
- **OSI:** ($FiO_2 \times$ mean airway pressure MAP $\times 100)/S_pO_2$, wenn p_aO_2 nicht verfügbar: F_iO_2 reduzieren bis S_pO_2 <97, dann Berechnung von OSI: mildes ARDS ≥5 bis <7,5, moderates ARDS ≥7,5 bis <12,3, schweres ARDS ≥12,3.
- Ventilationsindex (VI) = $pCO_2 \times$ Frequenz $\times$ PIP/1.000.

17.3 Glasgow-Koma-Skala

Hierzu 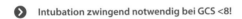 Tab. 17.2

> **Intubation zwingend notwendig bei GCS <8!**

Sonderfälle (evtl. GCS nicht beurteilbar) bei Augenverletzungen, nach Stromunfällen während Krampfanfall.

Rasch wechselnder GCS bei bestimmten Intoxikationen, insbesondere trizyklischen Antidepressiva.

17.4 AVPU-Score

Vereinfachter Score, statt GCS:

- **A** = Augen geöffnet, spricht, blickt auf Gegenstände.
- **V** = Verbale oder motorische Reaktion auf verbalen Stimulus.
- **P** = Pain, d. h. Reaktion auf Schmerzreize (motorisch, verbal).
- **U** = Unreactive.

◘ Tab. 17.2   Glasgow-Koma-Skala

Punkte	6	5	4	3	2	1
Augen-öffnen			Spon-tan	Anspra-che	Schmerz	Nicht
Verbale Antwort		Ori-entiert	Ver-wirrt	Unpass. Worte	Nur Laute	Keine
Motorik (Schmerz-reiz)	Befolgt Auffor-derung	Gezielte Abwehr	Nor-male Flexion	Abnorme Flexion	Exten-sion	Keine

Koma ab GCS ≤7, Grenzbereich bei GCS =8, kein Koma ab GCS 9

 → **Intubation bei P und U!**

17.5   E'lyte und Volumina

- Anionenlücke: = Na^+ – (Bikarbonat + Cl^-); normal <12 mmol/l.
- Anurie (nicht katabol): Harnstoff steigt um 20–30 mg/dl/d, Kreatinin steigt 0,6–1,1 mg/dl/d.
- Bikarbonat: Kind <5 kg: Defizit [mmol] = BE × kg/2 (davon 50 %) langsam i. v.
  Kind >5 kg: Defizit [mmol] = BE × kg/3 (davon 50 %) langsam i. v.
- Blutvolumen = 85 ml/kg bei NG, 65 ml/kg bei Erwachsenen.
- Osmolalität im Serum = 2 Na^+[mmol/l] + Glukose [mg/dl]/18 + Harnstoff [mg/dl]/6 (normal 270–295 mosmol/l).
- Natriumdefizit: in ml 5,85 % NaCl = kg × 0,65 × (140 – Serum-Na^+).
- Wasserdefizit bei Eindickung in ml = 600 × kg × (1 – 140/Natrium).

17.6   Schmerzscores, Sedierungs-Scores, Delir-Score

17.6.1 Schmereinschätzung

**Fremdeinschätzung Säuglinge und Kinder
bis zum Ende des 4. LJ**
KUSS für 0–4 jährige und auch für andere nonverbale oder sedierte
Patienten (◘ Tab. 17.3).

Face Pain Score-Revised (FPS-R)
Ab dem 4. Lebensjahr ist die FPS-R nach Bieri et al. zu verwenden
(◘ Abb. 17.1).

**Schmerzeinschätzung bei retardierten Kindern:
Face, Legs, Activity, Cry, Consolability-Scale
(FLACC/FLACC-Revised)**
Erfassung der Schmerzintensität durch eine Fremdeinschätzung,
für Kinder mit psychomotorischer Retardierung, Mehrfachbehin-
derungen und damit stark eingeschränkter Kommunikationsfähigkeit (◘ Tab. 17.4):

- **Alter:** 1 bis 18 Jahre
- **Anwendungsbereich:** postoperative Schmerzen, akute
  Schmerzen, schmerzhafte Interventionen
- **Kurzbeschreibung:** 5 Items mit 0 bis max. 2 Punkte; 0
  (kein Schmerz) bis 10 (sehr starker Schmerz) Punkte
- **Anwendung:** Für jede Variable ist nur eine Aussage zuläs-
  sig. Die Dauer der Beobachtung beträgt 15 sekunden. Es
  sind nur Daten aus dieser Zeit festzuhalten, auch wenn
  sich das Verhalten des Kindes danach ändert. Wiederholte
  Beobachtungen in festen Zeitabständen sind aussagekräf-
  tiger als eine Einzelbeobachtung. Zu jeder Beobachtung
  gehört die Kontrolle des Wachheitsgrades. Ein schlafendes
  Kind hat keinen zusätzlichen Therapiebedarf. Eine
  Schmerzmedikation ist ab einem summierten Wert von ≥4
  erforderlich. Mit steigender Punktzahl nimmt ihre Dringlichkeit zu.
- **Individuelle Modifikation:** Für jeden Patienten steht eine
  individuelle Erweiterung der Beschreibung des Verhal-
  tens zur Verfügung. In der Spalte „zusätzliche individuel-

◻ **Tab. 17.3   KUSS. (Mod. nach Büttner 1998)**

	0 Punkte	1 Punkt	2 Punkte
Weinen	Gar nicht	Stöhnen, Jammern, Wimmern	Schreien
Gesichtsausdruck	Entspannt lächeln	Mund verzerrt	Mund und Augen grimassierend
Rumpfhaltung	Neutral	Unstet	Aufbäumen, krümmen
Beinhaltung	Neutral	Strampelnd, tretend	An den Körper gezogen
Motorische Unruhe	Nicht vorhanden	Mäßig	Ruhelos

Max. 10 Punkte, kein Schmerz 0–3, Schmerz ≥4

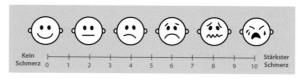

◻ **Abb. 17.1** FPS-R. (Mod. nach Bieri et al, 1990)

le Beschreibung (ZIB)" können das Pflegepersonal und die Eltern zu jeder Variablen und jeder Intensitätsstufe individuelle Verhaltensmuster des Kindes bei Schmerzen ergänzen.

◻ Tab. 17.4 Face, Legs, Activity, Cry, Consolability-Scale (FLACC/FLACC-Revised)

Beobachtung		Beschreibung	ZIB	Punktwert
Face	Gesicht	Kein besonderer Gesichtsausdruck oder Lächeln		0
		Gelegentliches Grimassieren/Stirnrunzeln, zurückgezogen oder desinteressiert, erscheint traurig		1
		Permanentes Grimassieren/Stirnrunzeln, häufiges Kinnzittern, angespannter Kiefer, angespannt schauendes Gesicht, Gesichtsausdruck von Angst und Panik		2
Legs	Beine	Normale entspannte Position der Beine oder normale Anspannung und Bewegung der Beine		0
		Unruhig, angespannt, ruhelos, gelegentliche Zuckungen/Tremor		1
		Beinestrampeln, Beine angezogen, Anstieg spastischer Bewegungen, permanente Zuckungen/Tremor		2
Activity	Aktivität	Stilles Liegen, normale Position, bewegt sich leicht/problemlos, regelmäßige rythmische Atmung		0
		Sich-Drehen-und-Wenden, schaukelnde Bewegungen, angespannte und vorsichtige Bewegungen, mäßig agitiert, oberflächliche Atmung, gelegentliches Seufzen		1
		Sich-Krümmen, steife zuckende Bewegungen, starkes Agitieren, Kopfschlagen, Zittern, Atem anhalten, Keuchen, scharfes Einatmen, sehr oberflächliche Atmung		2

■ **Tab. 17.4** *(Fortsetzung)*

Beobachtung		Beschreibung	ZIB	Punkt-wert
Cry	**Weinen**	Kein Weinen oder Verbalisieren		0
		Stöhnt und jammert, gelegentliches Klagen, gelegentlicher verbaler Ausbruch, gelegentliches Grunzen		1
		Kontinuierliches Weinen, Schreien oder Schluchzen, häufiges Klagen, wiederholte Ausbrüche, permanentes Grunzen		2
Con-sola-bility	**Trösten/ Beruhigen**	Zufrieden und entspannt		0
		Beruhigt sich durch gelegentliche Berührung, Umarmungen oder Ansprechen, ablenkbar		1
		Schwer zu trösten oder zu beruhigen, schiebt Bezugsperson/Betreuer weg, wehrt sich gegen Versorgung oder Beruhigungsversuch		2

17.6.2 Scores zur Messung der Tiefe der Sedierung/ Analgesie

Comfort-B-Skala
- Jede Verhaltensgröße wird mit 1–5 Punkte bewertet.
- Der Patient sollte unauffällig über 2 min beobachtet werden.
- Der Untersucher sollte einen Standpunkt wählen, von dem aus der gesamte Patient und dessen Gesicht beobachtet werden kann.
- Am Ende der Beobachtung sollte die Überprüfung des Muskeltonus stehen, da hier eine aktive Intervention notwendig ist. Jeweils das äußerste Maß an Verhalten sollte bei jeder Verhaltensgröße dokumentiert werden.
- Die Gesamtpunktzahl beträgt 6–30 Punkte (◘ Tab. 17.5).
- Interpretation des Ergebnisses:
  - 6–10 Punkte: Zu tiefe Sedierung.
  - 11–23 Punkte Ausreichende Sedierung und/oder Analgesie.
  - 24–30 Punkte Unzureichende Sedierung und/oder Analgesie.

17.6.3 Entzugssymptomatik/Delir

Cornell Assessment of Pediatric Delirium
◘ Tab. 17.6.

WAT-1-Scale (Withdrawal Assessment Tool)
11 Item und 12 Punkte umfassende Skala (◘ Tab. 17.7).

◻ Tab. 17.5 Comfort-B-Skala

	Punkte	Beschreibung	Durchführung
Wachheit	1	**Tiefer Schlaf** (keine oder minimale Reaktionen auf Veränderungen der Umgebung)	Beurteile die Reaktion des Patienten auf Umgebungseinflüsse (Monitoralarme, Gespräche im Raum, Licht …). Während der Beurteilung sollten keine äußeren Reize durch den Untersucher erfolgen.
	2	**Leichter Schlaf** (geringe Bewegungen oder Gesichtsmimik, vergebliche Versuche die Augen zu öffnen)	
	3	**Schläfrig** (mühsames Augen öffnen oder öfters Augen schließen, geringe Reaktion auf die Umgebung)	
	4	**Wach** (Interaktion mit der Umgebung, aber ohne übertriebene Reaktionen)	
	5	**Aufgeregt** (rasche, übertriebene Reaktion auf subtile Veränderungen der Umgebung)	
Agitation (Unruhe)	1	**Ruhig** (gelassen und ruhig, keine Anzeichen für Angst oder emotionalen Stress)	Beurteile den Grad des Erregungszustands und der Angst des Patienten
	2	**Leicht ängstlich** (der Patient ist nicht völlig ruhig, leicht Anzeichen für Angst oder emotionalen Stress)	
	3	**Ängstlich** (Angst und emotionaler Stress deutlich zu erkennen, aber der Patient hat sich vollständig unter Kontrolle)	

◻ Tab. 17.5 (Fortsetzung)

	Punkte	Beschreibung	Durchführung
	4	**Sehr ängstlich** (starke Angst und starker emotionaler Stress, der Patient hat sich weitgehend unter Kontrolle	
	5	**Panisch** (rasche Verhaltensänderungen und starker emotionaler Stress mit Verlust der Kontrolle über sein Verhalten)	
Beatmungstoleranz	1	**Kein Husten/Spontanatmung** (keine Beatmungstriggerung, keine spontanen Atembewegungen oder Thoraxexkursionen)	Beurteile das Verhalten auf den endotrachealen Tubus und Beatmung anhand von oralen Bewegungen (Kauen) und spontanen Atemanstrengungen/Pressen.
	2	**Spontanatmung** (reguläre Spontanatmung, Synchronität mit dem Beatmungsgerät, Toleranz des Beatmungsmusters)	
	3	**Gelegentliches Husten/Pressen** (gelegentliches Kauen, Pressen oder Husten, asynchrone Atemzüge)	
	4	**Häufiges Husten/Pressen** (aktive Atemzüge gegen die Maschine, häufiges Kauen, Pressen oder Husten)	
	5	**Ständiges Husten/Pressen** (Kampf gegen die Beatmungsmaschine, s. o. mit Würgen)	

□ Tab. 17.5 *(Fortsetzung)*

	Punkte	Beschreibung	Durchführung
Körperliche Bewegungen	1	**Keine Bewegungen** (keine selbstständigen Bewegungen)	Beurteile die Frequenz und Intensität der körperlichen Bewegungen des Patienten.
	2	**Geringfügige, kleine Bewegungen** (kleinamplitudige Bewegungen von Fingern und Füßen oder geringe Kopfbewegungen)	
	3	**Häufige, kleine Bewegungen** (siehe 2, jedoch häufigeres Auftreten dieser Bewegungen)	
	4	**Lebhafte Bewegungen der Extremitäten** (großamplitudige, schnelle Bewegungen der Extremitäten mit Gefahr für Installation)	
	5	Heftige Bewegungen von Extremitäten, Rumpf und Kopf (Aufbäumen, Gefahr der Tubusdislokation)	
Gesichtsmimik	1	**Schlaffe Gesichtszüge** (kein fazialer Muskeltonus, keine Bewegungen von Augen und Mund, schlaffer Mundwinkel)	Beurteile den Tonus/Anspannung der Gesichtsmuskulatur im Vergleich zum wachen, gesunden Patienten.
	2	**Keine Mimik** (normale Muskeltonus ohne Mimik mit geschlossenen Augen und Mund wie bei schlafendem Patient)	
	3	**Geringe Mimik** (Mimik ohne ausgeprägten Bewegungen von Augenbrauen, Stirn oder Mund)	

▪ Tab. 17.5 (*Fortsetzung*)

	Punkte	Beschreibung	Durchführung
	4	**Normale Mimik** (anhaltende Mimik der Gesichtsmuskulatur inkl. Augenbrauen, Stirn, Mund, Wangen)	
	5	**Grimassieren** (hyperaktive Mimik mit Zeichen des Schreiens, Unzufriedenheit oder Stresses, verkrampfte Gesichtszüge)	
Muskeltonus	1	**Relaxiert/kein Tonus** (kein Muskeltonus, kein Widerstand auf passive Bewegungen)	Beurteile den Muskeltonus des Patienten im Vergleich zu einem wachen, gesunden Patienten. Die Einteilung basiert auf der Antwort des Patienten auf schnelle oder langsame Flexion und Extension der Extremität. Wegen aktiver Intervention erst am Ende der 2-minütigen Beobachtungsperiode durchführen!
	2	**Reduzierter Tonus** (verringerter Widerstand auf passive Bewegungen, geringer Tonus vorhanden)	
	3	**Normaler Tonus** (normaler Widerstand auf passive Bewegungen)	
	4	**Erhöhter Tonus mit Flexion von Fingern/Zehen** (erhöhter Widerstand auf passive Bewegungen, keine steifen Gelenke)	
	5	**Extreme Muskelrigidität mit fixierter Flexion Finger/Zehen** (fixierter Widerstand auf passive Bewegungen, steife Gelenke)	

■ Tab. 17.6 Cornell Assessment of Pediatric Delirium. (Mod. nach Traube et al., Crit Care Med 2014;42:656–663)

Punkte	Ankerpunkte: Alter 8 Wo.	Ankerpunkte: Alter 1 Jahr	Nie	Sel-ten	Manch-mal	Oft	Im-mer
			4	3	2	1	0
1. Tritt das Kind mit den Eltern in Blickkontakt?	Folgt bewegtem Objekt über Mittellinie, betrachtet in der Hand befindliches Objekt, fokussiert Aufmerksamkeit	Hält Blick, bevorzugt Eltern, schaut dahin, wo gesprochen wird					
2. Macht das Kind zielgerichtete Bewegungen?	Symmetrische Motorik, greift in Hand gelegten Gegenstand	Erreicht Objekte und spielt damit, versucht, die Körperposition zu ändern, versucht ggf. aufzustehen					
3. Ist sich das Kind seiner Umgebung bewusst?	Reaktion Mimik oder Lächeln als Antwort auf Kopfnicken, Stirnrunzeln auf Glockengeräusch, Lautieren	Bevorzugt Elternteil, aufgeregt, wenn von Bezugspersonen getrennt, lässt sich durch vertraute Gegenstände trösten (z. B. Decke oder Stofftier)					
4. Kommuniziert das Kind seine Bedürfnisse?	Schreit, wenn hungrig oder unzufrieden	Verwendet einzelne Wörter oder Zeichen					

■Tab. 17.6 *(Fortsetzung)*

Punkte	Ankerpunkte: Alter 8 Wo.	Ankerpunkte: Alter 1 Jahr	Nie	Sel-ten	Manch-mal	Oft	Im-mer
			4	3	2	1	0
5. Ist das Kind unruhig?	Kein nachhaltiger Wachzustand	Kein nachhaltiger Ruhezustand					
6. Lässt sich das Kind nicht trösten?	Nicht mit den üblichen tröstenden Maßnahmen, (z. B. schaukeln/singen) zu beruhigen	Nicht mit den üblichen tröstenden Aktionen (z. B. singen, halten, reden, lesen) zu beruhigen					
7. Ist das Kind wenig aktiv und zeigt bei Wachheit wenig Bewegung?	Wenig oder fehlendes gezieltes Greifen, die Kontrolle Kopf und Armbewegungen, Wegschmeißen von unbeliebten Dingen	Wenig oder gar keine Spiel, Anstrengungen zu sitzen, sich nach oben ziehen, zu krabbeln oder ggf. herumzulaufen					
8. Braucht das Kind lange, um auf Interaktionen zu antworten oder zu reagieren?	Kein Lautieren, Kein Lächeln, kein Blickkontakt auf Interaktion	Kein Befolgen einfacher Anweisungen. Keine einfache Kommunikation mit einzelnen Worten oder Redewendungen möglich					

Wert ≥9 pathologisch

◼ Tab. 17.7 WAT-1-Scale (Withdrawal Assessment Tool)

Durchfall oder wässrige Stühle	Nein: 0 Ja: 1
Erbrechen	Nein: 0 Ja: 1
Temperatur >37,8 °C	nein: 0 Ja: 1
Allgemeinzustand	Schlafend/wach und ruhig: 0 Wach und unruhig: 1
Zittern	Nein/mild: 0 Moderat ausgeprägt: 1
Schwitzen	Nein: 0 Ja: 1
Unkoordinierte/wiederkehrende Bewegung	Nein/mild: 0 Moderat/ausgeprägt: 1
Gähnen oder Niesen	Keines oder eines von beidem: 0 Beides: 1
Erschrecken durch Berührung	Nein/mild: 0 Moderat/ausgeprägt: 1
Muskeltonus	Normal: 0 Gesteigert: 1
Zeit bis zur erneuten Beruhigung	<2 min: 0 2–5 min: 1 >5 min: 2
Gesamtpunktzahl	
Entzug bei >3 Punkte	